救急・集中治療
アドバンス

# 重症患者における
# 炎症と凝固・線溶系反応

専門編集●松田直之 名古屋大学

編集委員●藤野裕士 大阪大学
　　　　　松田直之 名古屋大学
　　　　　森松博史 岡山大学

中山書店

【読者の方々へ】
本書に記載されている診断法・治療法については,出版時の最新の情報に基づいて正確を期するよう最善の努力が払われていますが,医学・医療の進歩からみて,その内容がすべて正確かつ完全であることを保証するものではありません.したがって読者ご自身の診療にそれらを応用される場合には,医薬品添付文書や機器の説明書など,常に最新の情報に当たり,十分な注意を払われることを要望いたします.

中山書店

# 序

　《救急・集中治療アドバンス》シリーズでは，第1弾の『急性呼吸不全』に続き，第2弾として本書『重症患者における炎症と凝固・線溶系反応』を刊行します．救急医療，集中治療領域に携わる医師，看護師，薬剤師，臨床工学技士，理学療法士などの多職種連携はもとより，各専門診療領域の皆さんの急性期診療に応えることを目標としています．急性期の凝固・線溶系の理解と実践に役に立つ内容を，多くの皆さんとの共同執筆のかたちでまとめさせて頂きました．

　重症患者の急性期管理においては，原疾患の管理に加えて，脳，呼吸，循環，肝臓，腎臓の5臓器を中心として集中治療を行うことが重要です．これらに加えて，現在の急性期管理では，消化管，骨格筋，血管，自律神経，血液，免疫，栄養に対するアセスメントと診療も重要な位置を占めています．全身における機能組織を網羅的に評価できるように，急性期の病態学的特徴を解析し，急性期治療がどのように全身状態を改善させるかを考える基盤が必要となっています．

　本書『重症患者における炎症と凝固・線溶系反応』は，まず総論で，患者の急変後に生じる凝固・線溶系異常を，炎症と自律神経バランスの観点から，病態生理学的特徴としてまとめています．この総論に引き続き，各論として第2章では，炎症と播種性血管内凝固症候群（disseminated intravascular coagulation：DIC）に関する定義や診断の変遷を紹介しています．

　第3章では，炎症や凝固・線溶系を評価するための検査項目について，詳細な解説を加えています．また，第4章では，敗血症，外傷，環境異常症としての熱中症，悪性腫瘍，産科領域，新生児領域などの基礎疾患との関連性から，凝固・線溶系の異常を理解できるようにしました．

　さらに，第5章では，炎症の代表的な病態である敗血症について敗血症診療ガイドラインを紹介させて頂きながら現在のDIC治療を論じ，第6章では，DICとの鑑別が必要な病態と対比して，凝固・線溶系異常を整理しやすいものとしました．

　凝固・線溶系異常の病態を，急性期診療では頻回に経験します．血小板減少の病態を，凝固・線溶系異常として，皆で理解し，皆で治療できるように，多くの知識や解釈が本書により共有されることを期待しています．救急・集中治療をはじめ，さまざまな急性期診療にお役立て頂けますよう，深く祈念しております．

2017年1月

松田直之
名古屋大学大学院医学系研究科救急・集中治療医学分野教授

救急・集中治療アドバンス
重症患者における炎症と凝固・線溶系反応

# Contents

## 1章　総論

### 1-1　全身性炎症と臓器不全における凝固・線溶系の変容 ……………… 松田直之　2

1 重症患者における全身性炎症と多臓器不全症　3／2 炎症と多臓器不全の病態生理：DAMPs反応　4／3 救急・集中治療領域におけるDICの特徴　6／4 急性期における凝固の理解　8／5 急性期における線溶の理解　10／6 トロンビンとトロンビン受容体反応　11

　　Topics　血小板含有分子　10

## 2章　炎症と凝固・線溶系反応の定義と診断

### 2-1　全身性炎症反応症候群 (SIRS) の定義と診断 ……………… 豊﨑光信, 藤島清太郎　16

1 SIRSの定義と概念　16／2 SIRSの病態　17／3 SIRSと敗血症　18／4 問題点と今後　20

　　Column　多臓器機能障害と多臓器不全　18
　　Topics　SOFAスコアとqSOFAスコア　19

### [DICの定義と診断]

### 2-2　急性期DIC診断基準 ……………………………………………………… 丸藤　哲　22

1 急性期DIC診断基準の概略　22／2 急性期DIC診断基準の意義と特徴　22／3 急性期DIC診断基準の臨床応用　25

### 2-3　(旧) 厚生省DIC診断基準 ……………………………………… 和田英夫, 渡邊真希　27

1 (旧) 厚生省DIC診断基準作成の背景　27／2 (旧) 厚生省DIC診断基準の特徴　27／3 補助的検査成績ならびに所見　30／4 他の診断基準との比較　30

　　Column　フィブリン関連マーカー (FRMs) の有用性　30

### 2-4　ISTH DIC診断基準 ……………………………………………… 和田英夫, 長谷川　圭　32

1 ISTH DIC診断基準作成の背景　32／2 ISTH/SSCによるDICの定義・概念　33／3 overt DIC診断基準　34／4 non-overt DIC診断基準　35

## 2-5 産科DIC診断基準 ················ 小林隆夫 37

**1** 産科DICの凝血学的特徴 37 ／**2** 臨床症状と産科DICスコア 38 ／**3** 産科DICスコアの特徴 39

## 2-6 新生児DIC診断基準 ················ 沼口 敦 44

**1** 新生児の特徴 44 ／**2** 新生児DICの基礎疾患 45 ／**3** 新生児DICの臨床症状 46 ／**4** 新生児DICの検査所見 47 ／**5** 新生児DICの診断基準とアルゴリズム 48

  Column 新生児SIRSスコア 49

# 3章　炎症と凝固・線溶のマーカー

## 3-1 白血球 ················ 下戸 学，堤 貴彦，佐藤格夫 52

**1** 白血球が担う免疫炎症反応 52 ／**2** 免疫炎症反応における白血球の診断的意義 56 ／**3** 敗血症および病原微生物の診断マーカーとしての白血球 58

  Column NK細胞と自然リンパ球 56

## 3-2 CRP ················ 眞喜志 剛，松田直之 61

**1** CRPの分子的構造 61 ／**2** CRPの合成と代謝 61 ／**3** CRPの値に影響する因子 62 ／**4** CRPの生体内での作用 62 ／**5** 感染症のバイオマーカーとしての評価 62

## 3-3 炎症性サイトカイン ················ 松本寿健，小倉裕司 67

**1** 急性炎症反応 67 ／**2** 炎症性サイトカインと抗炎症性サイトカイン 67 ／**3** 重症患者におけるマーカーとしての有用性 70

  Column サイトカインプロファイル（cytokine profile） 76

## 3-4 増殖性サイトカイン ················ 鈴木崇生 80

**1** 血管内皮細胞増殖因子（VEGF） 80 ／**2** トランスフォーミング増殖因子（TGF）-β 81 ／**3** 血小板由来増殖因子（PDGF） 82 ／**4** インスリン様増殖因子（IGF）-I 82 ／**5** 肝細胞増殖因子（HGF） 83

## 3-5 凝固系検査と分子マーカー ················ 香取信之 87

**1** 血液凝固モデル 87 ／**2** 細胞基盤モデル 90 ／**3** 凝固系検査と分子マーカーおよびその評価 92

  Column 組織因子 89

## 3-6 線溶系検査と分子マーカー ················ 香取信之 96

**1** 線溶系の活性化と線溶活性化因子 96 ／**2** 線溶系の制御と線溶抑制因子 98 ／**3** 線溶系検査と分子マーカー 100

**3-7 プロカルシトニン** ················································ 滝本浩平　104

**1** プロカルシトニンの役割　104 ／**2** プロカルシトニンの臨床的意義　105 ／**3** これまでのランダム化比較試験（RCT）　105 ／**4** プロカルシトニンガイダンスの限界　108 ／**5** 診断マーカーとしてのプロカルシトニン　109 ／**6** プロカルシトニンの現状と課題　110

**3-8 プレセプシン** ················································ 遠藤重厚，髙橋　学　112

**1** プレセプシンの概説　112 ／**2** 敗血症診断マーカーとしてのプレセプシン　113 ／**3** 重症度の評価および治療効果の判定としてのプレセプシン測定の意義　115 ／**4** 敗血症診断時の注意点　119 ／**5** 今後の課題　119

**Column** 移動式免疫発光測定装置パスファースト（PATHFAST®）　112

**3-9 フィブリノゲン，血小板** ···························· 松﨑　孝，森松博史　120

**1** 正常な止血と凝固　120 ／**2** フィブリノゲン　120 ／**3** 血小板　122

**3-10 PT，APTT，TT** ··········································· 林　真雄　127

**1** PT，APTT，TT測定とその解釈　127 ／**2** 臨床におけるPT，APTTの延長　130 ／**3** PT，APTTと薬剤　130

**Column** Quick PTとOwren PT（TT）　127

**3-11 内因性プロテアーゼ** ········································ 平松大典　134

**1** アンチトロンビン（AT）　134 ／**2** トロンビン-アンチトロンビン複合体（TAT）　138 ／**3** $\alpha_2$プラスミンインヒビター（$\alpha_2$PI）　139 ／**4** プラスミン-$\alpha_2$プラスミンインヒビター複合体（PIC）　140

# 4章　基礎疾患との関連性

**4-1 敗血症** ························ 久志本成樹，佐藤哲哉，山本佳祐　144

**1** 敗血症における炎症と凝固・線溶系異常　144 ／**2** 敗血症における凝固・線溶系異常と重症度・転機　145 ／**3** 重症感染症における好中球と血小板の連携　146 ／**4** 重症感染症に対する防御機構としてのNETs形成　146 ／**5** immunothrombosisと感染防御　147

**4-2 外傷** ·································· 齋藤伸行，松本　尚　152

**1** 外傷後凝固障害の歴史的変遷　153 ／**2** 外傷に伴う凝固・線溶系反応　154 ／**3** acute coagulopathy of trauma-shock（ACoTS）　156 ／**4** 大量輸血プロトコール（MTP）の限界　158 ／**5** 新たな目標志向型輸血療法：ROTEM®/TEG®による凝固・線溶モニタリング　160 ／**6** 免疫学的生体反応の推移　160

**Column** 外傷後の肺炎　161

## 4-3 熱傷 ……………………………………………………………………… 松嶋麻子　166

1 熱傷後早期における凝固障害の病態　166 ／ 2 熱傷後早期における凝固障害の頻度と予後　169 ／ 3 重症熱傷の凝固障害に対する治療戦略　171

## 4-4 熱中症 ……………………………………………………………………… 三宅康史　173

1 日本における熱中症の実態　173 ／ 2 熱中症に関する基礎知識　173 ／ 3 熱中症における炎症と凝固・線溶系亢進の関係　176 ／ 4 臨床における熱中症の治療と抗炎症・DIC対策　178 ／ 5 今後の熱中症薬物治療の展望　179

   Column　熱中症患者発生に関する公開情報　173
   Column　日本救急医学会「熱中症に関する委員会」　176
   Column　労作性熱中症と古典的熱中症の特徴　179

## 4-5 悪性腫瘍 ………………………………………………………… 山田真也，朝倉英策　182

1 悪性腫瘍の疫学　182 ／ 2 悪性腫瘍におけるVTEとDICの発生頻度　183 ／ 3 DICの病型分類と腫瘍の種類　185 ／ 4 悪性腫瘍がDICをきたすメカニズム　186 ／ 5 抗悪性腫瘍薬と血栓・出血傾向　188 ／ 6 悪性腫瘍に合併したDICの治療　189

## 4-6 産科疾患 ………………………………………………………… 辻　俊一郎，村上　節　194

1 常位胎盤早期剝離　194 ／ 2 羊水塞栓症　197 ／ 3 妊娠高血圧症候群（PIH）　199 ／ 4 産褥期大量出血（PPH）　202

   Topics　羊水塞栓症におけるC1インヒビターの使用　199
   Column　妊婦におけるパートナーとの免疫学的な相性　201

## 4-7 新生児 …………………………………………………………… 高橋幸博，川口千晴　205

1 新生児の概説　205 ／ 2 炎症の概説　205 ／ 3 新生児の凝固・線溶系の特徴　205 ／ 4 新生児の炎症と凝固・線溶系における特徴　209 ／ 5 新生児とSIRS　214 ／ 6 今後の課題　215

   Column　「新生児DIC診断・治療指針2016年版」の取り組み　216

# 5章　治療法

## 5-1 敗血症診療ガイドライン ……………………………………………………… 織田成人　220

1 SSCGにおける抗凝固療法の位置づけ　220 ／ 2 日本版敗血症診療ガイドライン　222 ／ 3 改訂された日本版敗血症診療ガイドライン　223

## 5-2 アンチトロンビン濃縮製剤 ......射場敏明　226

**1** アンチトロンビンの抗凝固作用　226　／**2** 炎症時のアンチトロンビン活性と補充　228　／
**3** アンチトロンビンの抗炎症作用　229　／**4** アンチトロンビンの血管内皮機能調節作用　230
／**5** AT III製剤に関する臨床試験　232　／**6** ガイドラインにおけるAT III製剤の推奨　233

　　Topics　リコンビナントアンチトロンビン　229

## 5-3 トロンボモジュリン ......澤野宏隆　236

**1** トロンボモジュリン (TM) の構造　236　／**2** TMの生理作用　236　／**3** DICとTM　239　／
**4** リコンビナントトロンボモジュリン製剤 (rTM)　239　／**5** リコンビナント活性化プロテインC製剤とrTM　240　／**6** rTMの臨床研究　241　／**7** ガイドラインでのrTMの推奨　242

## 5-4 合成プロテアーゼ阻害薬 ......垣花泰之　246

**1** プロテアーゼインヒビター　246　／**2** DIC治療における合成プロテアーゼ阻害薬　247　／
**3** 日本版敗血症診療ガイドラインにおける推奨度　251

　　Column　NF-κB抑制効果　248
　　Column　補体　252

## 5-5 ヘパリン類 ......廣瀬智也　254

**1** ヘパリンと低分子ヘパリン，ヘパリン類似物質（ヘパリノイド）　254　／**2** 敗血症性DICに対するヘパリン投与　255　／**3** 敗血症に対するヘパリン投与　257　／**4** ヘパリンの合併症　258

# 6章　鑑別診断において重要な疾患・病態

## 6-1 血栓性微小血管症 ......藤村吉博　262

**1** 血栓性血小板減少性紫斑病 (TTP)　262　／**2** 非典型溶血性尿毒症症候群 (aHUS)　265　／
**3** 二次性血栓性微小血管症 (TMA) など　269

　　Column　VWF研究の歴史とTTP治療の最前線　265
　　Column　日本におけるaHUS診断の進歩　268

## 6-2 血栓性血小板減少性紫斑病 ......武井　卓　271

**1** 血栓性血小板減少性紫斑病 (TTP) の病態　271　／**2** TTPの診断　272　／**3** TTPの治療　272

　　Column　リツキシマブとTTP　275

## 6-3 溶血性尿毒症症候群 ……………………………………………… 夏川知輝　277

**1** 溶血性尿毒症症候群 (HUS) の病態　278 ／ **2** HUSの疫学　278 ／ **3** HUSの鑑別診断　279 ／ **4** HUSの治療　281 ／ **5** HUSの予後　282

　　Advice　ADAMTS13関連の検査依頼先　280

## 6-4 HELLP症候群 ……………………………………………… 小谷友美，吉川史隆　283

**1** HELLP症候群の病態　283 ／ **2** HELLP症候群の診断基準　284 ／ **3** HELLP症候群の合併症　285 ／ **4** HELLP症候群の管理法　286

　　Column　HELLP症候群の病態に関する研究　284

## 6-5 抗リン脂質抗体症候群 ……………………………………… 久田　諒，渥美達也　288

**1** 抗リン脂質抗体症候群 (APS) の病態　288 ／ **2** APSの臨床症状と予後　289 ／ **3** APSの診断基準　292 ／ **4** 抗リン脂質抗体の多様性　293 ／ **5** APSの鑑別診断　293 ／ **6** APSの治療　293

　　Column　抗リン脂質抗体スコア　290

## 6-6 血球貪食性リンパ組織球症 ……………………………………………… 津田弘之　296

**1** 原発性血球貪食性リンパ組織球症 (HLH)　296 ／ **2** 二次性HLH　299 ／ **3** HLHの臨床所見と診断　301 ／ **4** HLHの治療　303 ／ **5** HLHのスペクトラムの広がり　306

　　Column　成人HLHに対する世界初の前方視的臨床試験　304

## 6-7 ヘパリン起因性血小板減少症 ……………………………………………… 釈永清志　310

**1** ヘパリン起因性血小板減少症 (HIT) の病態　310 ／ **2** HITの診断　310 ／ **3** HITの治療　313

　　Advice　急性期のHITへワルファリンを単独投与した場合　313
　　Advice　HIT既往患者で心臓血管手術が必要になったとき　314

**索引** …………………………………………………………………………………………… 317

## ●執筆者一覧 (執筆順)

| | | | |
|---|---|---|---|
| 松田直之 | 名古屋大学大学院医学系研究科救急・集中治療医学分野 | 山本圭祐 | 東北大学大学院医学系研究科外科病態学講座救急医学分野/東北大学病院救急科・高度救命救急センター |
| 豊﨑光信 | 慶應義塾大学医学部救急医学 | 齋藤伸行 | 日本医科大学千葉北総病院救命救急センター |
| 藤島清太郎 | 慶應義塾大学医学部総合診療教育センター | 松本 尚 | 日本医科大学千葉北総病院救命救急センター |
| 丸藤 哲 | 北海道大学大学院医学研究科侵襲制御医学講座救急医学分野 | 松嶋麻子 | 名古屋市立大学大学院医学研究科先進急性期医学 |
| 和田英夫 | 三重大学医学系研究科生命医科学専攻臨床医学系講座検査医学分野 | 三宅康史 | 帝京大学医学部救急医学講座/帝京大学医学部附属病院高度救命救急センター |
| 渡邊真希 | 三重大学医学部附属病院中央検査部 | 山田真也 | 金沢大学附属病院血液内科 |
| 長谷川 圭 | 三重大学医学部附属病院中央検査部 | 朝倉英策 | 金沢大学附属病院高密度無菌治療部 |
| 小林隆夫 | 浜松医療センター | 辻 俊一郎 | 滋賀医科大学医学部産科学婦人科学講座 |
| 沼口 敦 | 名古屋大学大学院医学系研究科救急・集中治療医学分野 | 村上 節 | 滋賀医科大学医学部産科学婦人科学講座 |
| 下戸 学 | 京都大学大学院医学研究科初期診療・救急医学教室 | 高橋幸博 | 奈良県立医科大学新生児集中治療部 |
| 堤 貴彦 | 京都大学大学院医学研究科初期診療・救急医学教室 | 川口千晴 | 東大寺福祉療育病院診療局長兼小児科部長兼光明園施設長 |
| 佐藤格夫 | 京都大学大学院医学研究科初期診療・救急医学教室 | 織田成人 | 千葉大学大学院医学研究院救急集中治療医学 |
| 眞喜志 剛 | 名古屋大学大学院医学系研究科救急・集中治療医学分野 | 射場敏明 | 順天堂大学大学院医学研究科救急・災害医学研究室 |
| 松本寿健 | 大阪大学医学部附属病院高度救命救急センター | 澤野宏隆 | 大阪府済生会千里病院千里救命救急センター |
| 小倉裕司 | 大阪大学医学部附属病院高度救命救急センター | 垣花泰之 | 鹿児島大学大学院医歯学総合研究科救急・集中治療医学分野 |
| 鈴木崇生 | 兵庫県立尼崎総合医療センター救急集中治療科 | 廣瀬智也 | 大阪警察病院救命救急科 |
| 香取信之 | 慶應義塾大学医学部麻酔学教室 | 藤村吉博 | 日本赤十字社近畿ブロック血液センター |
| 滝本浩平 | 亀田総合病院集中治療科 | 武井 卓 | 東京都健康長寿医療センター腎臓内科 |
| 遠藤重厚 | 盛岡友愛病院 | 夏川知輝 | 大阪府済生会千里病院千里救命救急センター |
| 高橋 学 | 岩手医科大学医学部救急・災害・総合医学講座救急医学分野 | 小谷友美 | 名古屋大学医学部附属病院産科婦人科 |
| 松﨑 孝 | 岡山大学大学院医歯薬学総合研究科麻酔・蘇生学講座 | 吉川史隆 | 名古屋大学大学院医学系研究科産婦人科学講座 |
| 森松博史 | 岡山大学大学院医歯薬学総合研究科麻酔・蘇生学講座 | 久田 諒 | 北海道大学大学院医学研究科免疫・代謝内科学分野 |
| 林 真雄 | 岡山大学病院麻酔科蘇生科 | 渥美達也 | 北海道大学大学院医学研究科免疫・代謝内科学分野 |
| 平松大典 | 大阪大学医学部附属病院集中治療部 | 津田弘之 | 熊本市民病院血液・腫瘍内科 |
| 久志本成樹 | 東北大学大学院医学系研究科外科病態学講座救急医学分野/東北大学病院救急科・高度救命救急センター | 釈永清志 | 富山大学附属病院手術部 |
| 佐藤哲哉 | 東北大学大学院医学系研究科外科病態学講座救急医学分野/東北大学病院救急科・高度救命救急センター | | |

# 1章

# 総論

# 1-1 全身性炎症と臓器不全における凝固・線溶系の変容

## はじめに

- 多発外傷，手術侵襲，意識障害，肺炎，心筋梗塞，心不全，ショック，急性肝不全，急性膵炎，消化管出血，腸炎，産婦人科疾患，神経筋疾患，感染症などは，単一の治療ターゲットにとどまらず，これらの増悪過程において炎症と交感神経緊張が病態を修飾する傾向がある．緊急性の高い初期の救急医療は，後の集中治療としての全身管理の中で，疾患の早期回復のために修飾因子を解析し，修飾因子を緩和させる手法をアセスメントし，その早期診断と早期治療を実行しなければならない．
- 進行する炎症は，重症患者における重症病態として，凝固・線溶系反応が密接に関係してくる．強い炎症期に入れば，重症病態として多臓器に炎症が波及し，意識変容，呼吸数上昇（≧22回/分），心拍数増加（≧90回/分），血圧低下（収縮期血圧≦100 mmHg，平均血圧≦65 mmHg）などのバイタルサインに変化がみられる．このようなバイタルサインの変化は，自律神経バランスを交感神経優位に推移させる．炎症と交感神経活性により，凝固は亢進し，線溶は抑制される．
- 副交感神経活性も，急性期には変容する．急性期では，胃管挿入下で胃液分泌が上昇することや，心拍数変動が高まることが観察できる．交感神経緊張に随伴して，迷走神経などを介したアセチルコリンの分泌が高まる．ニコチン受容体（nAChR $\alpha_7$ および nAChR $\beta_2$ など）は，巨核球や血小板にも存在し，血小板凝集に関与する．
- 播種性血管内凝固症候群（disseminated intravascular coagulation：DIC）は，救急・集中治療領域における重症患者に頻回に認められる病態である．病態生理学的には，単一ではないが，臓器傷害や虚血を併発する過程では炎症病態として，血管内皮細胞傷害の一貫として線溶抑制型DICが進行し，血小板数を減少させる．DIC診療では，血管内皮細胞傷害の進行を明確とし，その際には炎症を軽減させる方策を明確としなければならない．
- 炎症病態では，組織壊死分子，菌体成分や炎症性サイトカインを作動物質（ligand：リガンド）として，転写段階で，von Willebrand因子（von Willebrand factor：vWF）[★1]，組織因子（tissue factor：TF，第Ⅲ因子）[★2]，プラスミノゲンアクチベータインヒビター-1（plasminogen activator inhibitor-1：PAI-1）などの産生が亢進し，線溶抑制型DICの病態を形成する．一方，急性白血病や固形がんなどの悪性腫瘍では，腫瘍細胞中の組織因子により外因系凝固反応が亢進し，必ずしも全身性炎症性病態として全身性血管内皮細胞傷害を誘導するものではない．しかし，このような急性白血病や固形がん

▶nAChR：
nicotinic acetylcholine receptor

★1 vWF

von Willebrand因子（vWF）は，巨核球と血管内皮細胞で主として産生される分子量20,000 kDaの超高分子糖タンパクである．血管内皮から血中へ分泌され，ADAMTS13により切断されると，分子量が減少し，約500〜20,000 kDaのマルチマーとして血中に存在する．正常状態では，血管内皮細胞のバイベル・パラーデ小体（Weibel-Palade body）に，P-セクレチン，エンドセリン，アンジオポエチンなどとともに貯留されている．一方，vWFの遺伝子は12番染色体短腕12pter-12p12にあり，上流に転写因子 nuclear factor-κB（NF-κB）やhypoxia inducible factor-1α（HIF-1α）などの転写活性化領域があるため，炎症や虚血で発現を高め，血小板一次凝集に働く．一方，vWFは，第Ⅷ因子と高親和性に結合することも知られており，血友病Aとの関連性がある．vWFは二次止血において，第Ⅷ因子の分子シャペロンとなる．

- どの悪性腫瘍病態において，感染症や虚血や組織壊死やミトコンドリア死が進行すると，DIC病態は二次性侵害刺激として血管内皮細胞傷害を進行させる．
- 本項では，救急・集中治療領域の急性期管理における凝固・線溶系の変化を，炎症と自律神経，および血管内皮細胞傷害の観点より総論として論じる．

## 1 重症患者における全身性炎症と多臓器不全症

- 1992年に米国集中治療医学会と米国胸部疾患学会により，全身性炎症反応症候群（systemic inflammatory response syndrome：SIRS）[1]の概念が導入された．SIRS診断は，呼吸，心拍数，体温，白血球数で規定される4つのクライテリアをもち，このうち2つ以上を満たす場合にSIRSと定義するとされた（表1）．この1992年のSIRS診断のクライテリアについては，カットオフ値を含めた内容についての厳密な再評価が必要とされている．
- SIRSは，病態生理学的には主に，交感神経緊張と炎症性サイトカインの血中濃度が上昇する病態である．急性相反応（acute phase response）として，炎症性サイトカインの増加により，肝臓でC反応性タンパク（C-reactive protein：CRP）が産生される．このため，肝機能が損なわれていない場合には，SIRSは「高CRP血症症候群」ととらえることができる．
- 2016年2月に公表された敗血症の新定義Sepsis-3[2]は，敗血症を感染症による臓器不全の進行する病態として再定義された．この初期評価に用いられるquick SOFAスコア（Sequential Organ Failure Assessment score）は，①意識変容，②呼吸数≧22回/分，③収縮期血圧≦100 mmHgの3項目で臓器不全の進行を予測するものであり，これらの2項目以上が存在する場合に敗血症を疑うとした．SIRSの定義は，このような基準に類似するものとして更新する必要がある．
- 臓器傷害の進行は，現在，主に1996年に公表されたSOFAスコア[3]を用いている．SOFAスコアは，0点（正常）〜4点（重症）までの5段階評価として，意識，呼吸，循環，肝機能，腎機能，凝固の6項目の評価として，最重症24点となる臓器傷害スコアである．このSOFAスコアにおける臓器傷害評価は，現在，重症患者における臓器傷害管理を鋭敏に反映するものではないため，改良が必要とされる．このうちの1項目である凝固についても，DIC診

★2 組織因子

組織因子（TF）は，アミノ酸295残基の約47 kDaの糖タンパクである．TFは，カルシウムと活性化第VII因子とともに，第IX因子と第X因子を活性化させる．TFの遺伝子は，1p21-p22に存在し，その上流に転写因子NF-κBやactivator protein-1（AP-1）の結合領域があり，炎症で増加する．

### 表1　全身性炎症反応症候群の定義

| 呼吸 | 呼吸数＞20回/分　あるいは　$PaCO_2$＜32 mmHg |
|---|---|
| 循環 | 心拍数＞90回/分 |
| 体温 | ＞38℃　あるいは　＜36℃ |
| 白血球数 | ＞12,000/mm³　あるいは　＜4,000/mm³　あるいは　未熟白血球＞10% |

このうち2つ以上を満たす場合にSIRSと定義するとされた．

### 表2　ダメージ関連分子パターン（DAMPs）

**病原体関連分子パターン（PAMPs）**
- リポ多糖（グラム陰性菌）
- ペプチドグリカン（グラム陽性菌）
- フラジェリン（鞭毛）
- ジアシルリポペプチド（マイコプラズマ）
- β-D-グルカン（真菌）
- RNA（ウイルス）
- CpG DNA（細菌，ウイルス）

**alarmins**
- 炎症性タンパク：HMGB-1，HMGN，フィブリノゲン，フィブロネクチン，サーファクタントタンパク，S100タンパク，好中球エラスターゼ，ラクトフェリン，アミロイドA，ヘミン
- ミトコンドリア構成成分：mtDNA，チトクロームC，カルジオリピン，ATP
- 羊水：Sialyl Tn（STN），DNA
- サイトカイン：インターロイキン-1α，インターロイキン-33
- 脂質：飽和脂肪酸
- プロテオグリカン：バイグリカン，ヒアルロン酸断片，ヘパラン硫酸断片
- 鉱物：尿酸，シリカ，アスベスト，水酸化アルミニウム

CpG DNA：非メチル化CpG配列，HMGB-1：high mobility group box 1 protein, HMGN：high mobility group nucleosome, mtDNA：mitochondrial DNA, ATP：アデノシン三リン酸．

---

断基準に準じたものとしての修正が期待される．
- 全身性炎症や多臓器傷害の進行を予測するために，現在，単一で素朴なスコアリングとしてより良いものを開発する必要があるが，多臓器傷害の病態については，バイタルサイン，理学所見，および血液・生化学検査より評価できる．多臓器不全は凝固・線溶系と関連しており，どのように凝固・線溶系が変化するかを考察できるとよい．

## 2 炎症と多臓器不全の病態生理：DAMPs反応

- SIRSにおける炎症性反応は，現在，リガンド・受容体反応として，ダメージ関連分子パターン（damage-associated molecular patterns：DAMPs），病原体関連分子パターン（pathogen-associated molecular patterns：PAMPs），alarminsなどとして整理されてきている．2006年2月にミラノで開催されたEuropean Molecular Biology Organization（EMBO）主催のワークショップ[4]において，alarminは，①アポトーシス細胞ではなくネクローシス細胞から急速に分泌される，②活性化した免疫細胞から分泌される，③樹状細胞の自然免疫系受容体を活性化する，④組織再生と生体の恒常性に寄与する，という4つの性質をもつ分子として提唱された．alarminは，ネクローシス由来の内因性因子である．
- Toll様受容体（TLR）のような炎症を導く受容体が明確とされた．これらに作動する外因性リガンドをPAMPs，内因性リガンドをalarminsとし，これらをまとめ，生体侵襲における急性相反応を導くものをDAMPsと総称する（表2）．

> **ここがポイント**
> SIRSにおける炎症性反応は，DAMPs, PAMPs, alarminsなどとして整理されてきている

> ▶TLR：
> Toll-like receptor

- 妊娠中の生体反応や羊水塞栓症[5]などにおいても，DAMPsの関与が示唆されている．血中に流入する胎児のDNAやミトコンドリア分解産物は，DAMPs反応として強い炎症を惹起する．
- 炎症における臓器傷害や凝固・線溶系異常においては，妊娠に限らず，ミトコンドリア死やミトコンドリア機能低下が増悪因子となる．ミトコンドリア死は，心房，肝臓，腎臓や筋肉などにおける虚血によるpH低下，低体温，交感神経緊張，あるいはカテコラミンなどによる細胞内カルシウム過負荷により進行しやすい．正常状態では，ミトコンドリア死はマイトファジー（mitophagy）として，小胞体で消化され，ミトコンドリア分解産物による炎症が緩和されている．一方，過剰なマイトファジー現象は，Parkinson病などのように，アポトーシス抑制分子の産生を低下させるため，細胞にアポトーシスを進行させる危険性が指摘されている．しかし，SIRSや多臓器不全では，全身性にマイトファジーが低下する可能性があり，ミトコンドリア死によりミトコンドリア含有分子は，TLR9などを介したDAMPsとして，臓器傷害や凝固・線溶系異常に関与しやすい危険性がある．
- DAMPsは，リガンド・受容体反応として，TLR，NOD様受容体（NOD-like receptors：NLRs），nucleotide-binding oligomerization domain（NOD），AIM2-like receptors（ALRs），retinoic acid-inducible gene-I（RIG-I）like receptors（RLRs），C型レクチン受容体，receptor for advanced glycation end product（RAGE）などの受容体を介した細胞内情報伝達として作用する．ENBO[4]のalarmin定義による樹状細胞などの白血球系細胞に限らず，DAMPsシグナルは血管内皮細胞や上皮系細胞などにも発現している．DAMPs受容体反応は，nuclear factor-κB（NF-κB）やactivator ptrotein-1（AP-1）などの転写因子の活性を高めることで，新たに炎症性分子をmRNAレベルから産生し，これらのタンパクへの翻訳を介して，血管内皮細胞や上皮系細胞に炎症を進行させる（図1）．
- DAMPs受容体反応や虚血応答として，腫瘍壊死因子-α（tumor necrosis factor-α：TNF-α），インターロイキン-1β（interleukin-1β：IL-1β），IL-2，IL-6，IL-12，IL-17，インターフェロン-γ（interferon-γ：IFN-γ），マクロファージ遊走阻止因子（macrophage migration inhibitory factor：MIF）などの炎症性サイトカインが産生される．それらの受容体シグナルの一部は，血管内皮細胞，肺，心房，腎尿細管，消化管上皮などにも認められる．これらの血中濃度が高まる場合，血管内皮細胞を含めた炎症性受容体を発現する細胞に炎症性反応が増強し，血管内皮細胞傷害や臓器不全が進行する[6]．
- DAMPs受容体反応により導かれる急性相反応タンパクは，炎症性分子として炎症性サイトカイン，ケモカイン，接着分子，凝固・線溶因子，CD14である．また，産生される誘導型一酸化窒素合成酵素（inducible NO synthase：iNOS）やシクロオキシゲナーゼ（cyclooxygenase：COX）は，NOやプロスタノイドの産生を介して，血管平滑筋弛緩，血管透過性亢進，血小板

> **ここがポイント**
> DAMPs受容体反応は，白血球系細胞だけでなく，血管内皮細胞，巨核球，血小板，上皮系細胞にも存在する

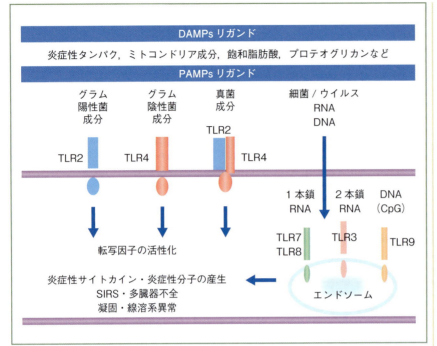

**図1　DAMPs受容体反応**
DAMPs：ダメージ関連分子パターン，PAMPs：病原体関連分子パターン，TLR：Toll様受容体，CpG：非メチル化CpG配列，SIRS：全身性炎症反応症候群．

凝集抑制に関与する．

## 3　救急・集中治療領域におけるDICの特徴

- 救急・集中治療領域の重症患者においては，炎症強度と交感神経緊張を評価する必要がある．ここに，凝固・線溶系異常として，DICを合併しやすい．図2は，敗血症モデル動物における，血小板，また毛細血管や肺血管に沈着した血小板の電子顕微鏡像である．血小板は，炎症期に形体を変化させ，さまざまな血管内皮に沈着することが形態学的に確認できる．
- DICは血小板数減少を特徴とするが，単一病態ではなく，基礎疾患や基礎病態に合併する症候群である．DICの病態分類には，これまで，いくつかの分類が用いられてきた．たとえば，経過による評価として「急性DIC」と「慢性DIC」，消費性凝固障害の観点から「代償性DIC」と「非代償性DIC」，予後改善のための早期治療の観点からは「DIC準備状態」，「pre-DIC状態」，「切迫DIC」，炎症合併の観点からは「炎症性DIC」と「非炎症性DIC」などである．
- DICの病態生理としては，①炎症の程度，②凝固・線溶系分子の消費の程度により区分することができる．とくに重要なことは，PAI-1 ★3 やPAI-2 ★4 などの線溶に関与する因子が増加するかどうかである．線溶による分類としては，「線溶抑制型」，「線溶均衡型」，「線溶亢進型」の3タイプに分けられる（図3）．線溶亢進型DICは，急性前骨髄球性白血病や大動脈瘤で認められ，その診断は表3に準じる．炎症が進展する過程で，線溶は抑制される．

---

**★3 PAI-1**

プラスミノゲンアクチベータインヒビター-1（PAI-1）は，分子量約50 kDaの糖タンパクであり，SIRSにおける線溶抑制型DICの主因である．PAI-1は3つのβシートと9つのαヘリックス構造をもつセリンプロテアーゼインヒビターファミリーに属する分子である．PAI-1遺伝子領域は，ヒトでは7q21.3-q22に存在し，転写因子activator protein-1（AP-1）やcyclic AMP-response element binding protein（CREB）の活性化，さらに時計遺伝子CLOCK, BMAL, PERIODなどの活性化を介して増加する．SIRSにおける線溶抑制の中心的役割を担っている．血中基準値は，40 ng/mL以下である．

**★4 PAI-2**

プラスミノゲンアクチベータインヒビター-2（PAI-2）は，分子量約64 kDaのグリコシル化を受けた分子と，分子量約43 kDaの細胞内分子の2形で存在する．妊娠中に胎盤より産生される分子として知られているが，単球系細胞も高発現している．SIRSにおける線溶抑制に補助的に作用する．PAI-1遺伝子領域は，ヒトでは18q21.33-q22.1に存在し，転写因子NF-κB, HIF-1α, p53などの活性化を介して増加する．

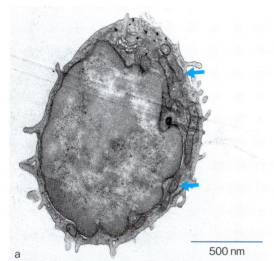
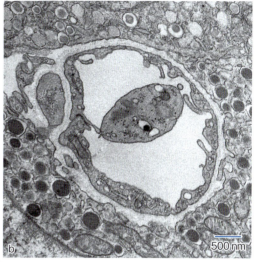
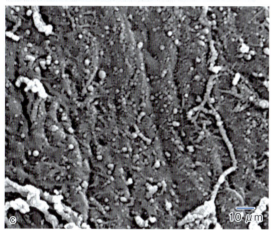

**図2 盲腸結紮穿孔BALB-Cマウスの電子顕微鏡像**
a：血小板の透過型電子顕微鏡像．活性化した血小板は，偽足を出す．ミトコンドリア（⬅）も確認できる．
b：膵臓の透過型電子顕微鏡像．膵酵素を含有する分泌顆粒の縮小化と血管内皮傷害を認めた．さまざまな毛細血管内皮細胞上を，血小板がローリングする．
c：肺の走査型電子顕微鏡像．肺毛細血管内皮表面に約2μmの血小板の沈着が認められる．

| 分類 | 代表疾患 | D-ダイマー FDP | PAI-1 |
|---|---|---|---|
| 線溶抑制型（凝固優位型） | 敗血症 全身性炎症反応症候群 | 減少傾向 | 増加 |
| 線溶均衡型 | 固形がん | ⬍ | ⬍ |
| 線溶亢進型（線溶優位型） | 急性前骨髄球性白血病 大動脈瘤 | 増加傾向 | 不変〜微増 |

**図3 線溶系の病態によるDIC分類**
FDP：フィブリン・フィブリノゲン分解産物，PAI-1：プラスミノゲンアクチベータインヒビター-1．

**表3 線溶亢進型DICの診断指針**

1. 絶対条件
   TAT ≧ 20 ng/mL　かつ
   PIC ≧ 10 μg/mL
2. 検査データ：以下の2つ以上を満たす
   1) FDP ≧ 80 μg/mL
   2) フィブリノゲン < 100 mg/dL
   3) FDP/D-ダイマー比 上昇
3. 出血合併症に対する注意所見
   1) 血小板数 < 5万/μL
   2) $\alpha_2$PI活性 < 50%

TAT：トロンビン-アンチトロンビン複合体，PIC：プラスミン-$\alpha_2$プラスミンインヒビター複合体，$\alpha_2$PI：$\alpha_2$プラスミンインヒビター．

**表4 巨核球や血小板がもつ主要な細胞内分子**

| α顆粒内分子 | P-セレクチン，フィブリノゲン，フィブロネクチン，thrombospondin，第V因子，プロテインS，第XI因子，第XIII因子，PDGF，TGF-β，EGF，VEGF，PF4 inhibitor，$α_2$-プラスミンインヒビター，PAI-1，Granule，P-セレクチン，CD63，GMP33，CXCL7，CXCL4（PF4），CXCL1（GROa），CXCL5，CCL5（RANTES），CCL3（MIP1α） |
|---|---|
| アミノ酸 | セロトニン，ヒスタミン |
| イオン | カルシウム，マグネシウム |
| 核酸系 | ATP，ADP，GTP，GDP |
| 酸性プロテアーゼ | カルボキシペプチダーゼ（A，B），カテプシン（D，E），酸性ホスファターゼ，コラゲナーゼ |
| 糖加水分解酵素 | ヘパリナーゼ，β-N-アセチルグルコサミニダーゼ，β-グルクロニダーゼ，β-グリセロリン酸，β-ガラクトシダーゼ，α-D-グルコシダーゼ，α-L-フルコシダーゼ，β-D-フルコシダーゼ |
| 免疫・炎症関連分子 | CCL7（MCP3），IL-1β，HMGB-1，デフェンシン，トロンボキサン$A_2$，PAF，sCD40L，TLR1，TLR2，TLR5，TLR4，TLR6，CD40，CD40L，TREM-1 |

PDGF：血小板由来増殖因子，TGF：トランスフォーミング増殖因子，EGF：上皮細胞成長因子，VEGF：血管内皮細胞増殖因子，PF：血小板因子，PAI-1：プラスミノゲンアクチベータインヒビター-1，CXCL：CXC chemokine ligand，CCL：CC chemokine ligand，MIP：macrophage inflammatory protein，MCP：monocyte chemoattractant protein，HMGB-1：high mobility group box 1 protein，PAF：血小板活性化因子，TLR：Toll様受容体，TREM-1：triggering receptor expressed on myeloid cell-1．

## 4 急性期における凝固の理解

- 凝固の理解においては，血小板による一次凝集反応，そして凝固系カスケードとフィブリンによる二次凝集反応を理解するとよい．ここには，vWFと組織因子が関与する．血管内皮細胞や上皮系細胞に発現を高めるvWFにより，血小板細胞膜のvWF受容体（Gp Ib）を介して，血小板は傷害部位や炎症部位への接着性を高める．また，血小板は，コラーゲン受容体（GP VI）を介して支持組織のコラーゲンと結合する．

- 血小板の一次凝集では，約2μm径の円盤状形態から偽足を出し，形体を変化させる（**図2a**）．活性化し，偽足を出した血小板膜表面には，フィブリノゲン受容体GP IIb/IIIaが高密度に発現しており，血小板とフィブリノゲンの結合性が高まる．血小板は，ADP，セロトニンやα顆粒にフィブリノゲン，vWF，フィブロネクチン，血小板由来増殖因子（platelet derived growth factor：PDGF）などのさまざまな分子を蓄えている（**表4**）．このような分子が，凝固塊の中で複雑に作用する．

- 血小板沈着を阻止する分子として，ADAMTS13がある．ADAMTS13は，血小板一次凝集反応に関与するvWFのTyr842残基とMet843残基を切断する酵素である．ADAMTS13は，巨核球，血管内皮細胞，肝類洞周囲腔（ディッセ腔〈space of Disse〉）の伊東細胞，腎糸球体のタコ足細胞などに存在し，正常状態における血栓凝固を抑制している．しかし，炎症病態ではトロンビン産生，好中球エラスターゼ産生，スカベンジャー受容体CD36，ADAM自己抗体などの影響により，ADAMTS13活性が低下し，vWFによ

▶GP：
glycoprotein（糖タンパク）

▶ADP：
adenosine 5'-diphosphatase（アデノシン5'-ニリン酸）

▶ADAMTS-13：
a disintegrin-like and metalloproteinase with thrombospondin type 1 motifs 13．6章「6-1 血栓性微小血管症」（p.262）参照

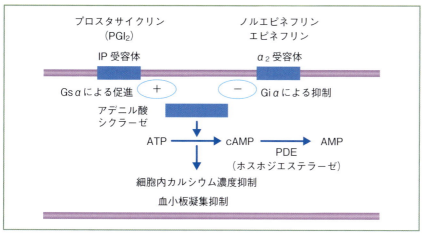

**図4　交感神経緊張による血栓化傾向の機序**
血小板においては，プロスタサイクリン（$PGI_2$）などによるGsタンパクを介したアデニル酸シクラーゼ活性化および随伴するcAMPの活性化が，血小板凝集抑制の細胞内情報伝達シグナルとなる．$α_2$受容体刺激は，Giタンパクを介してアデニル酸シクラーゼを抑制し，$PGI_2$などによる血小板凝集抑制を阻害し，血小板凝集に作用する．

る血小板凝集が高まりやすい．
- 炎症期に合併する交感神経緊張は，血小板一次凝集を高めるが，これは血小板や巨核球におけるアドレナリン作動性$α_2$受容体を介した作用である．炎症期に骨髄より末梢に検出される巨核球には，$α_2$受容体が存在し，ERKやRhoキナーゼなどのリン酸化分子の活性化を介して，巨核球の組織浸潤，血小板凝集に関与する傾向がある[7-9]．
- 血小板における$α_2$受容体刺激[8,9]は，ホスホリパーゼCの活性化により，ホスファチジルイノシトール4,5-二リン酸（$PIP_2$）より，イノシトール三リン酸（$IP_3$）とジアシルグリセロール（DG）を生成する系である．これにより，細胞内カルシウム濃度が上昇し，プロテインキナーゼC（PKC）が活性化するために，血小板活性が亢進する．一方で，血小板においてはプロスタサイクリン（$PGI_2$）などによるGsタンパクを介したアデニル酸シクラーゼ活性化および随伴するcAMPの活性化が血小板凝集抑制の細胞内情報伝達シグナルとなるが，$α_2$受容体刺激はGiタンパクを介してアデニル酸シクラーゼを抑制し，$PGI_2$などによる血小板凝集抑制を阻害している（図4）．さらに，カテコラミンによる$α_2$受容体刺激によるホスホリパーゼ$A_2$の活性化により，細胞膜よりリン脂質が切り出され，トロンボキサン$A_2$（$TXA_2$）の産生が高まる．血小板は，$TXA_2$の放出により，周囲の血小板の$TXA_2$受容体を介して血小板凝集を高める．このようにして，疼痛コントロールが不適切な状況や交感神経緊張の高い状態では，血小板一次凝集が高まりやすい．
- 副交感神経緊張によって濃度を高めるアセチルコリンによる血小板作用は，ニコチン受容体が関与する．しかし，巨核球や血小板には，ニコチン受容体（nAChR$α_7$およびnAChR$β_2$）が存在し，血小板凝集と関連すると考えられているが，十分に明確とはされていない[10,11]．

▶ERK：
extracellular signal-regulated kinase

▶$PIP_2$：
phosphatidylinositol 4, 5-bisphosphate

▶$IP_3$：
inositol trisphosphate

▶DG：
diacylglycerol

▶PKC：
protein kinase

▶$PGI_2$：
prostaglandin $I_2$；prostacyclin

▶cAMP：
cyclic AMP

▶TX：
thromboxane

> **Topics　血小板含有分子**
>
> 　血小板は，血液凝固に関与するだけではなく，炎症，抗菌作用，血管新生，腫瘍増殖などにも関係している．代表的な血小板細胞膜表面の受容体は，インテグリン受容体，セロトニン受容体，Toll様受容体（-1，-2，-4，-6），Gp Ib-IX-V複合体，セレクチン受容体，ADP受容体（P2Y1，P2Y12）やlysosomal membrane-associated glycoprotein-3（LAMP-3）などのテトラスパニン受容体，$PGI_2$や$PDE_2$や$TXA_2$などのプロスタグランジン受容体，PAF受容体などの脂質リガンド受容体，GP VIなどのコラーゲン受容体である．さらに，細胞内分子として，表4のような分子を含んでいる．このような血小板が，白血球系細胞や血管内皮細胞と連動し，SIRS病態を複雑に修飾する．

▶PDE：
phosphodiesterase（ホスホジエステラーゼ）

▶PAF：
platelet-activating factor（血小板活性化因子）

▶FDP：
fibrin and fibrinogen degradation products

- 炎症が進行する過程において，組織因子は転写段階で過剰産生され，二次凝集反応を促進させる．血管内皮などにおける組織因子の発現により，組織因子は第VII因子とカルシウムにより凝固のカスケードを進行させ，最終的にフィブリンを産生させ，二次凝集反応を誘導する．

## 5　急性期における線溶の理解

- 線溶とは，線維素（フィブリン）を溶解するという「線維素溶解」を意味する．産生された血栓を溶解する作用であり，従来は組織修復によって不要となった血栓を除去する機構と考えられてきたが，過剰に産生された血栓を溶解し，血管閉塞を防ぐ機構としても理解されている．

- 線溶には，プラスミノゲンとプラスミンが連動して働く（図5）．この際に，プラスミノゲンをプラスミンに変換するのが組織型プラスミノゲンアクチベータ（tissue-type plasminogen activator：tPA）を中心として，ウロキナーゼ，カリクレイン，活性化第XI因子，活性化第XII因子などである．プラスミノゲンはフィブリンと結合しやすく，血栓ができるとプラスミノゲン，tPAおよびフィブリンは血栓内で三量体を形成しやすい[12]．したがってプラスミノゲンより活性化されたプラスミンは，フィブリンのC末端のリジン残基などに構造変化をもたらし，フィブリンとプラスミノゲンの結合性を高める．このようにtPAやプラスミノゲンは，フィブリンを足場としてプラスミンの産生をさらに高める．結果として，tPA等の活性が低下しないかぎり，血栓は融解され，フィブリン・フィブリノゲン分解産物（FDP）とDダイマーなどとなる．プラスミンはフィブリンとリジン残基で結合するため，同部位と結合してプラスミンを阻害する$α_2$-マクログロブリン★5や$α_2$アンチプラスミンによる活性阻害を受けにくい特徴がある．

- 線溶が亢進している時期には，プラスミン濃度が高まっている．血漿プラスミン濃度を直接に測定できればよいが，安定性の高いプラスミン-$α_2$プラスミンインヒビター★6複合体（plasmin-$α_2$ plasmin inhibitor complex：PIC）（血中基準値：10μg/mL未満）を線溶亢進の評価に用いる．

★5 $α_2$-マクログロブリン

$α_2$-マクログロブリンは，約725 kDaの巨大な糖タンパクである．プラスミン，トリプシン，キモトリプシン，エラスターゼなどのプロテアーゼを非特異的に補綴して包み込み，プロテアーゼ活性を低下させる．主な産生細胞は，肝細胞と線維芽細胞であり，慢性炎症や炎症回復時の線維化期に上昇しやすい．巨大分子であるため，タンパク尿を示すネフローゼなどの疾患でも腎から排泄されにくく，急性腎傷害を併発すると血中濃度が上昇する傾向がある．

★6 $α_2$プラスミンインヒビター（$α_2$PI）

$α_2$PIは，アミノ酸残基数452，分子量70 kDaの血漿タンパクである．主に肝臓で産生され，プラスミンと1：1で結合する特異的な阻害因子であり，プラスミンの線溶活性を抑制する．血漿濃度の正常値は，6～7mg/dL（1μM）である．プラスミンと結合した$α_2$PIは，プラスミン-$α_2$プラスミンインヒビター複合体（PIC）として測定される．

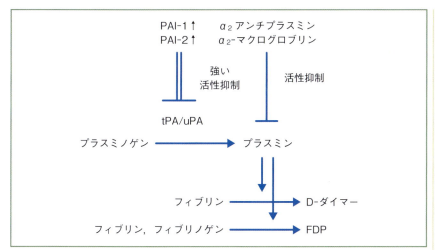

**図5 全身性炎症による線溶抑制**
線溶には，プラスミノゲンとプラスミンが連動して働く．プラスミン産生に関与するtPA/uPAに対してはPAI-1とPAI-2が活性を抑制する．プラスミン自体は，$α_2$アンチプラスミンや$α_2$-マクログロブリンなどの内因性のタンパク分解酵素阻害タンパクで活性を抑制される．FDPは，D-ダイマーと異なり，フィブリノゲンの分解でも産生されるので，胸水や腹水などの存在する場合にも高値となる．

- SIRSの進行においては，プラスミン合成に作用するtPAやウロキナーゼの発現は亢進しない．一方で，tPAやウロキナーゼの作用を抑制するPAI-1やPAI-2の発現が亢進するために，tPAやウロキナーゼの活性が低下し，プラスミンの産生が低下し，PICは低値となる．また，とくに，tPAとPAI-1のバランス関係で，プラスミン産生と線溶活性が影響を受ける．プラスミンは，SIRSの進行期においても，$α_2$-マクログロブリンや$α_2$アンチプラスミンによって活性が抑制される傾向がある．
- SIRSに随伴する凝固・線溶障害は，線溶抑制を特徴とする．このような線溶抑制型DICでは，プラスミノゲンのリジン残基に結合し，フィブリノゲンのプラスミンへの活性化を抑制するトラネキサム酸を使用することは，線溶を過剰に抑制する可能性があり，血栓形成に注意が必要である．外傷や手術の急性出血で，炎症が進行しておらず，線溶が抑制されていない場合にはトラネキサム酸の適応となる．SIRSの進行においては，線溶が抑制されるため，トラネキサム酸の使用には注意が必要である．

## 6 トロンビンとトロンビン受容体反応

- トロンビン（活性化第Ⅱ因子）は，フィブリノゲン（第Ⅰ因子）をフィブリン（活性化第Ⅰ因子）に活性化させるだけではなく，プロテアーゼ活性化受容体（protease activated receptor：PAR）を介して，血小板凝集と血管内皮細胞傷害に関与する．
- 生体内の血栓形成に対しては，19世紀のRudolf Virchow（独，1821～1902）のVirchowの3徴に則り，SIRSにおいても①血管壁変化，②血流変化，③血液

成分の変化の3項目として考えるとよい．SIRSにおける代表的なVirchowの3徴の要因は，①血管内皮細胞傷害，②接着分子発現による血球細胞のローリング，③血小板および凝固因子の活性化である．このうち，血管内皮細胞や血小板に存在するPARの受容体シグナルは，Virchowの3徴のすべてに関与する．血管においては，血管平滑筋にもPARは発現しており，平滑筋増殖に関与する．

- PARは，4種類のサブタイプをもつ．PAR-2以外のリガンドの主分子は，トロンビンである．PAR-2は，トリプシン，トリプターゼ，活性化第VII因子（VIIa），活性化第X因子（Xa）をリガンドとする．SIRSにおいては，血管内皮細胞において組織因子の転写が亢進し，VIIaやトロンビンが産生される．炎症過程で過剰に産生されたトロンビンは，PARを介して血小板凝集シグナルと，血管内皮細胞炎症を導く．
- 血小板にはPAR-1およびPAR-4が高密度で発現しており，GqタンパクやG12/13を介したホスホリパーゼCβの活性化により，細胞内$Ca^{2+}$上昇，プロテインキナーゼC活性化として，血小板凝集反応が進行する．
- 血管内皮細胞にはPAR-1やPAR-3が多く認められ，ともにトロンビンをリガンドとして，初期にはiNOS，接着分子，vWF組織因子を産生する．PAR-1シグナルは，トロンビン以外にも組織因子-VIIa-Xa，Xa，トリプシン，プラスミン，マトリックスメタロプロテアーゼ-1（MMP-1），グランザイムA（granzyme A）など多岐にわたり，細胞内情報伝達としてGqタンパク，G12/13以外にGiタンパクとも結合する．このようなPAR-1やPAR-3を介した血管内皮細胞変化として，血管内皮細胞への白血球系細胞のローリングと遊走，そして血管内皮細胞傷害が進行する．
- 炎症により産生されるトロンビンは，内因性インヒビターであるアンチトロンビンIII（AT III）と結合し，トロンビン-アンチトロンビン複合体（TAT）（血中基準値：3 ng/mL以下）として不活性化される．このTATの血漿除去半減期は約3～15分であり，血管透過性の亢進している病態では半減期がさらに短くなる可能性に注意する．AT III製剤やリコンビナントトロンボモジュリンのトロンビン抑制作用が，血管内皮細胞保護の観点から期待される．

▶MMP：matrix metalloproteinase

▶TAT：thrombin-antithrombin complex

## おわりに

- SIRSが誘導される細胞内情報伝達機構が，DAMPs受容体反応として明らかとされてきている．DAMPs受容体反応は，白血球系細胞だけではなく，血管内皮細胞，巨核球，血小板，上皮系細胞にも存在する．
- 全身性炎症と多臓器不全の進行過程において，vWFの過剰産生により血小板一次凝集が高まり，さらに組織因子の過剰産生により二次凝集反応が進行する．その一方で，トロンビン合成亢進により，血小板と血管内皮におけるPARシグナルが活性化し，血管内皮細胞傷害が進行する可能性がある．
- DICは，血小板数低下を特徴として，線溶活性のパターンにより3種に分類

される．SIRSの進行過程では，PAI-1やPAI-2の産生により線溶は抑制される．
● 本項では，このようなSIRSにおける凝固・線溶の進行が，DAMPs受容体シグナルやサイトカイン受容体シグナルによるNF-κBやAP-1などの転写因子活性に影響を受けていることを解説した．2章から6章までの各論に繋げたい．

（松田直之）

### 文 献

1) American College of Chest Physicians/Society of Critical Care Medicine Consensus Conference：Definitions for sepsis and organ failure and guidelines for the use of innovative therapies in sepsis. Crit Care Med 1992；20：864-74.
2) Singer M, et al. The Third International Consensus Definitions for Sepsis and Septic Shock（Sepsis-3）. JAMA 2016；315：801-10.
3) Vincent JL, et al. The SOFA（Sepsis-related Organ Failure Assessment）score to describe organ dysfunction/failure. On behalf of the Working Group on Sepsis-Related Problems of the European Society of Intensive Care Medicine. Intensive Care Med 1996；22：707-10.
4) Bianchi ME. DAMPs, PAMPs and alarmins：All we need to know about danger. J Leukoc Biol 2007；81：1-5.
5) Nadeau-Vallée M, et al. Sterile inflammation and pregnancy complications：A review. Reproduction 2016；152：R277-R292.
6) Matsuda N. Alert cell strategy in SIRS-induced vasculitis：Sepsis and endothelial cells. J Intensive Care 2016；4：21.
7) Chen S, et al. Sympathetic stimulation facilitates thrombopoiesis by promoting megakaryocyte adhesion, migration, and proplatelet formation. Blood 2016；127：1024-35.
8) Spalding A, et al. Mechanism of epinephrine-induced platelet aggregation. Hypertension 1998；31：603-7.
9) Marketou ME, et al. Blockade of platelet alpha2B-adrenergic receptors：A novel anti-aggregant mechanism. Int J Cardiol 2013；168：2561-6.
10) Schedel A, et al. Human platelets express functional alpha7-nicotinic acetylcholine receptors. Arterioscler Thromb Vasc Biol 2011；31：928-34.
11) Schedel A, et al. Megakaryocytes and platelets express nicotinic acetylcholine receptors but nicotine does not affect megakaryopoiesis or platelet function. Platelets 2016；27：43-50.
12) Rijken DC, Lijnen HR. New insights into the molecular mechanisms of the fibrinolytic system. J Thromb Haemost 2009；7：4-13.

# 2章

# 炎症と凝固・線溶系反応の定義と診断

# 2-1 全身性炎症反応症候群（SIRS）の定義と診断

## はじめに

- 全身性炎症反応症候群（systemic inflammatory response syndrome：SIRS）は，全身性の炎症反応の徴候を示す臨床的概念である．
- 従来，敗血症（sepsis）は感染に伴うSIRS状態と定義されてきたが，2016年に米国集中治療医学会（Society of Critical Care Medicine：SCCM），欧州集中治療医学会（European Society of Intensive Care Medicine：ESICM）などにより敗血症の定義が改訂され，SIRSは定義に含まれなくなった．

> **ここが ポイント**
> 2016年に敗血症の定義が改訂され，SIRSは定義に含まないことになった

## 1 SIRSの定義と概念

### a—定義

- SIRSは，種々の生体侵襲によって引き起こされる全身性の炎症反応徴候の総称であり，表1の定義によって規定されている．
- SIRSは1992年にAmerican College of Chest PhysiciansとSCCMの合同委員会が敗血症に関連する概念として公表した[1]．それまでは敗血症は菌血症に基づき診断されていたが，これ以降は感染によりSIRSの定義を満たす状態が敗血症と診断されてきた．

### b—概念

- SIRSは，敗血症と関連して発表された概念ではあるが，SIRS患者のうちで感染症患者は25〜50％にとどまる[2,3]．この数値を見てもわかるように，SIRSは，種々の侵襲によって引き起こされ，感染以外にも，外傷，外科手術，熱傷，膵炎などによっても全身の炎症反応は惹起される（図1）．これを裏づけるように，SICU（外科集中治療室）患者の93％がSIRSの定義を満たしたとする報告もある[2]．

▶SICU：
surgical ICU, surgical intensive care unit

**表1 SIRSの定義**

| 徴候 | 以下，2項目以上を満たすものをSIRSとする |
|---|---|
| 発熱 or 低体温 | 深部体温：38℃< or <36℃ |
| 頻脈 | 脈拍：90回/分< |
| 頻呼吸 | 呼吸数：20回/分< or $PaCO_2$ < 32 torr（< 4.3 kPa） |
| 白血球増加 | 白血球数：12,000（個/$mm^3$）< or < 4,000（個/$mm^3$）or 幼若球数>10% |

（Crit Care Med 1992；20：864-74[1]より）

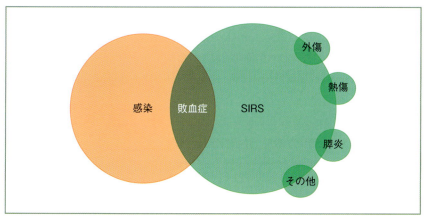

**図1　SIRSと原因疾患の概念図**

（Crit Care Med 1992；20：864-74[1]より）

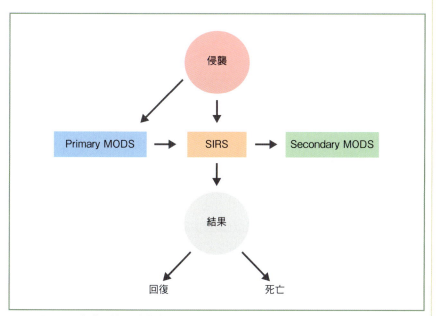

**図2　SIRSと多臓器機能障害（MODS）**
Primary MODS：侵襲の直接的影響によって早期に起こるMODS．Secondary MODS：侵襲に対する患者の反応によって起こる二次的なMODS．

（Crit Care Med 1992；20：864-74[1]より）

- SIRSは侵襲から最終的な多臓器機能障害（multiple organ dysfunction syndrome：MODS）に至るプロセスの中では，図2のように位置づけることができる．

## 2　SIRSの病態

- SIRSは，上記のように種々の侵襲により惹起される非特異的な全身性炎症反応を把握するための臨床的概念である．SIRSの病態形成には，侵襲によって産生が誘導される炎症性サイトカインが深くかかわっている．代表的

> **Column** 多臓器機能障害と多臓器不全
>
> 　多臓器機能障害（MODS）は，感染および感染以外の原因で起こった重症傷病が引き起こす，治療介入なしでは制御不可能な複数の臓器・系の進行性の機能障害である．侵襲の直接的影響によって早期に起こるprimary MODSと，侵襲に対する患者の反応（炎症含む）によって起こる二次的なsecondary MODSがある．個々の臓器機能障害に関して定まった基準は存在していないが，呼吸系，循環系，造血系，消化器系，腎泌尿器系，中枢神経系の機能障害を系統的に評価できる意味でSOFA (Sequential Organ Failure Assessment)やLODS (Logistic Organ Dysfunction System)が使用されている．
>
> 　一方で多臓器不全（MOF）は，1970年代から外科手術後などに起こる[4]ことのある，"多臓器の進行性の連続的障害"[5]として知られてきた．MODSに類似しているが，臓器不全を引き起こす病態が不明であったころから使用されてきたこともあり，その明確な定義は曖昧である．臓器不全に繋がる病態が解明されつつある今日では，用語としてはMODSを使用することのほうが増えてきている．

▶MOF：
multiple organ failure

　な炎症誘発性サイトカインであるTNF-αやIL-1は血中に放出されると，発熱・低体温，低血圧，呼吸数増加，白血球減少→増多などの生体反応を惹起する．さらにその他の炎症性サイトカインの放出や白血球の活性化を促すとともに凝固・線溶系の活性化を引き起こす．これらの反応により生体は細胞傷害，臓器虚血に至り，最終的にMODSに繋がっていく．

▶TNF：
tumor necrosis factor（腫瘍壊死因子）

▶IL：
interleukin（インターロイキン）

## 3 SIRSと敗血症

- 前述のとおり，SIRSの概念はもともと敗血症に関連した診断基準とともに誕生し，それ以降，敗血症は感染に伴うSIRSであると長らく認識されてきた．しかし，SIRSの定義を満たす入院患者には感染を起こしていない者も多いこと[6]やSOFA (Sequential Organ Failure Assessment)スコアなどに比較して死亡率予測能が低い[7-9]ことから2016年に敗血症の定義から除外されるに至った．

### a ― 敗血症の新定義（2016年）

- 2016年の新しい定義[10]では，敗血症は感染に対する患者の非制御反応によって引き起こされる致死的な臓器機能障害とされている．ここでいう臓器不全の臨床上の定義としては，SIRS，SOFA（表2），qSOFA (quick SOFA)，LODS (Logistic Organ Dysfunction System)の各スコアが検討された．その結果，ICU患者ではSOFAおよびLODSがSIRSおよびqSOFAに比して死亡率とより高い相関を示し，非ICU患者ではqSOFAがSIRSおよびSOFAに比して死亡率とより高い相関を示した．
- ちなみに，qSOFAは頻呼吸（≧22回/分），意識障害（GCS≦13），低血圧（収縮期血圧≦100 mmHg）の3項目から成り，2以上で敗血症疑いと診断す

**ここがポイント**
敗血症の臓器機能障害の定義としてSIRS, SOFA, qSOFA, LODSの各スコアが採用された

▶GCS：
Glasgow Coma Scale

表2 SOFAスコア

| 臓器 | 項目 | SOFAスコア | | | | |
|---|---|---|---|---|---|---|
| | | 0 | 1 | 2 | 3 | 4 |
| 呼吸器 | $PaO_2/FiO_2$ | >400 | ≦400 | ≦300 | ≦200 | ≦100 |
| 凝固系 | 血小板数<br>($\times 10^3/mm^2$) | >150 | ≦150 | ≦100 | ≦50 | ≦20 |
| 肝 | ビリルビン (mg/dL) | <1.2 | 1.2〜1.9 | 2.0〜5.9 | 6.0〜11.9 | >12.0 |
| 心血管系 | 低血圧 | 低血圧なし | 平均血圧<br><70 mmHg | ドパミン≦5γ<br>or ドブタミン<br>投与(投与量を<br>問わない) | ドパミン>5γ<br>or エピネフリン<br>≦0.1γ or ノル<br>エピネフリン≦<br>0.1γ | ドパミン>15γ<br>or エピネフリン<br>>0.1γ or ノル<br>エピネフリン<br>>0.1γ |
| 中枢神経系 | GCS | 15 | 13〜14 | 10〜12 | 6〜9 | <6 |
| 腎機能 | クレアチニン値<br>(mg/dL) or 尿量 | <1.2 | 1.2〜1.9 | 2.0〜3.4 | 3.5〜4.9 or<br><500 mL | >5.0 or<br><200 mL |

(Vincent JL, et al. Crit Care Med 1989；26：1793-800[11] より)

る[8]．LODSはSOFAより複雑なスコアリングシステムであることからICU患者ではSOFAが，非ICU患者ではqSOFAが敗血症による臓器不全の診断に有用であることが後ろ向き研究で示された．この結果から，救急外来などICU以外で感染症が疑われる患者には，まずqSOFAでスクリーニングを行い，2点以上の場合，さらにSOFAを用いて臓器不全の評価を行い，診断を確定することが推奨されている．

## b — 敗血症性ショック

- このように，新定義の敗血症が従来の重症敗血症と同等の概念となり，今後，重症敗血症は用語として用いられないこととなった．一方で，従来"急性の循環不全を有する状態"とされていた敗血症性ショックは，「敗血症の中でもより高い致死率を呈する，循環不全，細胞傷害，代謝異常を有する状

> **Topics　SOFAスコアとqSOFAスコア**
>
> SOFAスコアはもともと，重症敗血症患者において臓器障害を評価するために考案されたsepsis-related organ failure assessmentスコアの略語であった[11]が，現在では集中治療領域での敗血症以外の原因による臓器不全全般に対してもその適用が拡大され，名称もsequential organ failure assessmentスコアに改称されている．今回（2016年）の定義改訂により，敗血症の診断にSOFAスコアを標準的に用いることとなったが，救急外来などにおける診断には実用的でなく，より簡便なスコアが必要となった．この目的のために今回新たに考案されたのがqSOFAであり，名称はSOFAと似ているが，スコアを構成する項目はまったく異なる．qSOFAはスクリーニングに使用され，診断の確定にはSOFAスコアを使用することが前提となる．

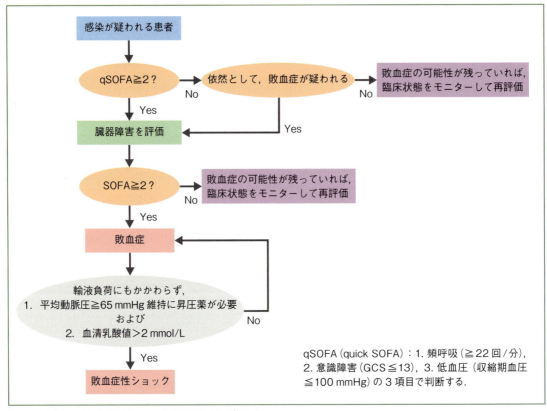

**図3** 敗血症と敗血症性ショックの診断アルゴリズム

（Singer M, et al. JAMA 2016；315：801-10[10]より）

態」と改められた．以前の定義は循環不全にのみ重きがおかれていたが，細胞傷害や代謝異常にも目が向けられるようになったことが大きな変更点である．臨床的には，十分な輸液負荷後も平均血圧≧65 mmHgを維持するために昇圧薬を必要とし，血中乳酸値＞2 mmol/L（＞18 mg/dL）を満たす状態と定義されている[12]．これらをまとめると，敗血症および敗血症性ショックまでの診断アルゴリズムは**図3**のようになる．

- 感染の定義は今回も明示されておらず，各種検査（放射線検査や微生物学検査）や臨床症状から総合的に判断することとされている．

## 4 問題点と今後

- SIRSは，重症感染症下の病態生理の詳細が解明される以前から存在した臨床的概念を，侵襲に対する生体反応の結果惹起される臨床徴候・検査所見を用いてわかりやすい形で初めて示した点で大きな意義があった．また，同時にそれまで菌血症の証明を基本としていた敗血症の概念を大きく変えた点でも画期的であった．
- しかし，提唱当時からSIRSの敗血症診断に対する特異度や死亡率予測の有用性の低さが指摘されるなど，その指標としての意義には常に疑問が投げか

**アドバイス**
感染が疑われる患者には診断アルゴリズムに沿ってqSOFAでスクリーニングし，SOFAで敗血症の診断を確定する

# 新戦略に基づく麻酔・周術期医学

周術期管理に焦点を絞り、最新の情報を系統的に発信
知識の隙間を埋める情報収集のツール!!

## ◎本シリーズの特色

1. 麻酔科臨床の主要局面をとりあげ、実診療をサポートする最新情報を満載.
2. 高度な専門知識と診療実践のスキルを簡潔にわかりやすく解説.
3. 関連する診療ガイドラインの動向をふまえた内容.

新戦略に基づく
麻酔・周術期医学

麻酔科医のための
循環管理の実際

Advanced Approach to
Anesthesia and
Perioperative M

# sample page

## 8-5 IABPの適応と限界

## 8.5 IABPの適応と限界

麻酔科臨床の主要局面をとりあげ、実診療をサポートする最新情報を満載。

- 大動脈バルーンパンピング (intraaortic balloon pumping: IABP) は低心拍出や難治性心不全の治療として、機械的に心機能を補助する補助循環の一つとなっている[*1]。
- 周術期の適応となる IABP は、心筋虚血などの心筋障害を伴う患者の心合併症予防を目的として設置され、またハイリスク患者の心合併症予防を目的として設置される[1,2]。
- 周術期の IABP の挿入と管理には、IABP に関連する合併症[*1]、IABP による出血や心不全への配慮も必要であり、その適応と眼科を熟知していなければならない。

### ❶ IABPの特徴

#### a. IABPの作用機序

- IABPは胸腹部上行大動脈内に留置したバルーンカテーテルを心拍と同期させ、バルーンを拡張膨張 (デフレーション、インフレーション) することにより[*2]、圧補助主体の効果を期待する補助循環装置である (図1、2)。
- 左室拡張期にバルーンを膨張させる。これにより、大動脈拡張期圧が上昇し、冠動脈や脳への血流が増加する (diastolic augmentation 効果)[*3]。
- 左室収縮期にバルーンを脱気させる。バルーンの閉じる陰圧により大動脈内で吸引効果が生じる。収縮期駆出量が増加する。さらに、後負荷が減少することにより、心仕事量と心筋酸素消費量が減少する (systolic unloading 効果)。

図1
a. diastolic augmentation
左室拡張期の効果
① 冠血流増加
b. systolic unloading
左室収縮期の効果
① 後負荷の軽減

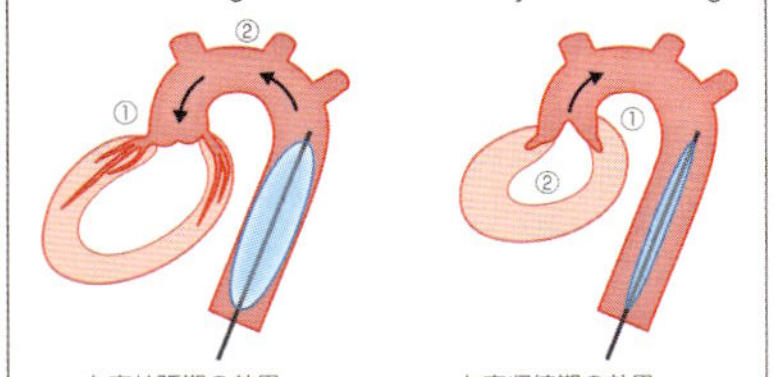

図1 IABPの作用原理
a. diastolic augmentation：拡張期にバルーンを膨張させることによって拡張期圧を上昇させ、冠動脈の灌流圧を増加させる効果。
b. systolic unloading：収縮期にバルーンに脱気させることによって左室の駆出量を増

[*2] バルーンの容積は、30〜40mLであり、患者の身長に合わせてサイズを決定する。

[*3] 冠動脈は拡張期優位に血流が流れるため、冠動脈の灌流圧は大動脈拡張期圧に依存する。
diastolic augmentation と systolic unloading は IABP 本来の2大効果

### 図2 IABP補助中の動脈圧波形
diastolic augmentation と systolic unloading が認められる。

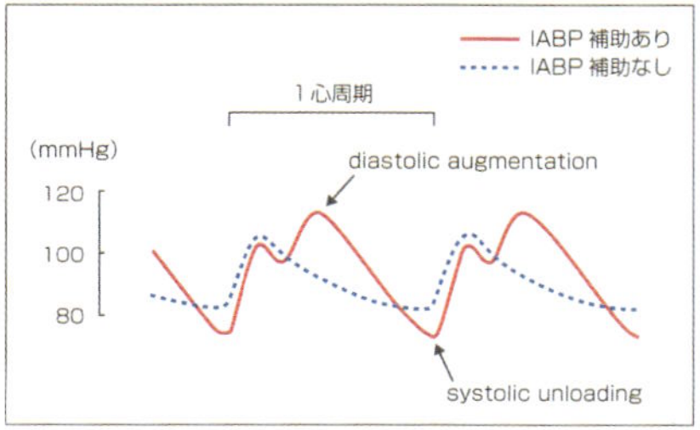

(mmHg)
120
100
80

diastolic augmentation
systolic unloading
1心周期
── IABP補助あり
┄┄ IABP補助なし

### 表1 IABPの使用限界

- 心係数 (CI)：0.8〜1.2 L/分/m² 以下
- 収縮期血圧：50 mmHg 以下
- 肺動脈楔入圧 (PCWP)：30m
- 左室壁運動低下

## IABPの合併症

| | |
|---|---|
| 出血(挿入部) | ・血栓形成、イントロデューサーやバルーンカテーテルによって血流が阻害されることによって生じる<br>・最小期的出血量をチェックする<br>・シース、ガイドワイヤーまたはバルーン挿入時に生じる<br>・発生を疑う症状として、背中や腹部の痛み、ヘマトクリット値の不安定化がある |
| | ・挿入時の心動脈の損傷や穿孔部障害を与えるなどの原因となる<br>・長期留置する場合に多発することがある<br>・挿入部を清潔に保つことが予防として重要である<br>・IABPの血流阻害により血液凝固機能障害などが生じ、利血では好発核の上昇が認められる |
| 減少症 | ・大動脈のコレステロールが機械的灌流によって血中に放出することがある<br>・下肢の血液悪化や腎機能障害等が生じる。利血では好発核の上昇が認められる<br>・最終的に停止する。<br>・補助する基準は、患者の収縮期血圧、心係数、脈動脈楔入圧、尿量などを総合的に判断して決定する必要がある。 |

(河野 崇、木下浩之)

## 「Advice」「Topics」「Column」欄を設け、専門医からのアドバイス

- IABPは強心薬による内科的治療と異なり、左室後負荷を増加せず、僧帽弁逆流量および左室〜右室シャント量を増やることから、心筋梗塞後に合併した僧帽弁閉鎖不全症、心室中隔穿孔に

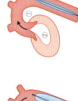

## 「新戦略に基づく麻酔・周術期医学」注文書

**Fax 0120-381-306**（フリーダイヤル）

お申し込み方法：注文書に必要事項をご記入のうえ、お取り付けの書店にお渡しください。直接小社までファックスでお申し込みください（小社へ直接ご注文の場合、送料を別途ご請求いたします。ご了承ください）。

| 書籍名 | 冊数 |
|---|---|
| 麻酔科医のための循環管理の実際 | 冊 |
| 麻酔科医のための気道・呼吸管理 | 冊 |
| 麻酔科医のための周術期の疼痛管理 | 冊 |
| 麻酔科医のための体液・代謝・体温管理 | 冊 |
| 麻酔科医のための周術期の薬物使用法 | 冊 |
| 麻酔科医のための区域麻酔スタンダード | 冊 |
| 麻酔科医のための周術期のモニタリング | 冊 |
| 麻酔科医のための周術期危機管理と合併症への対応 | 冊 |

注文します。

●お名前（フリガナ）

●ご連絡先　〒

●電話（　　）　　　　●FAX（　　）

●取扱書店　　　　　　　　　　　書店

**中山書店**　〒112-0006 東京都文京区小日向4-2-6　TEL 03-3813-1100　FAX 03-3816-1015
https://www.nakayamashoten.jp/

2016.09

- 写真，イラスト，フローチャート，表を多用．視覚的にも理解しやすい構成．
6 「Advice」「Topics」「Column」欄を設け，経験豊富な専門医からのアドバイスや最新動向に関する情報などを適宜収載．
7 ポイントや補足情報など，随所に加えたサイドノートも充実．

## ◎シリーズの構成と専門編集

※◆は既刊

- ◆ 麻酔科医のための**循環管理の実際**
  専門編集：横山正尚（高知大学）
  定価（本体 12,000 円＋税）

- ◆ 麻酔科医のための**気道・呼吸管理**
  専門編集：廣田和美（弘前大学）
  定価（本体 12,000 円＋税）

- ◆ 麻酔科医のための**周術期の疼痛管理**
  専門編集：川真田樹人（信州大学）
  定価（本体 12,000 円＋税）

- ◆ 麻酔科医のための**体液・代謝・体温管理**
  専門編集：廣田和美（弘前大学）
  定価（本体 12,000 円＋税）

- ◆ 麻酔科医のための**周術期の薬物使用法**
  専門編集：川真田樹人（信州大学）
  定価（本体 12,000 円＋税）

- ◆ 麻酔科医のための**区域麻酔スタンダード**
  専門編集：廣田和美（弘前大学）
  定価（本体 15,000 円＋税）

- ◆ 麻酔科医のための**周術期のモニタリング**
  専門編集：横山正尚（高知大学）
  定価（本体 12,000 円＋税）

- ◆ 麻酔科医のための**周術期危機管理と合併症への対応**　**最新刊!!**
  専門編集：横山正尚（高知大学）
  定価（本体 12,000 円＋税）

以下続刊

●B5判／並製
●各巻250〜320頁
●本体予価 12,000 〜15,000 円

●監修
森田 潔（岡山大学）

●編集
川真田樹人（信州大学）
廣田和美（弘前大学）
横山正尚（高知大学）

けられていたのも事実である．また，必ずしも重症感染症患者がSIRSの定義を満たさない状況や[7]，臨床の場でも感染によるSIRSとその他の原因によるSIRSの鑑別に難渋することなどから，今回ついに敗血症の定義からSIRSが除外されるに至った．

- 長年親しまれた指標でもあり，SIRS項目数に応じてICU滞在日数が延長し，死亡率も同項目数に依存し，かつ感染症合併時に高くなることが過去の研究で示されている[6]点などに着目すると，4項目から成る簡便な指標であるSIRSの有用性を一概に否定することはできない．今後もSIRSは当面，臨床現場で使用され続けるものと思われる．その命運は，新たに提唱されたqSOFAが本当にSIRSに優る指標か否か，また些か古びたSOFAスコアのアップデートの行方などにかかっている．また今後，時代に即した新たな指標も求められている．

（豊﨑光信，藤島清太郎）

### 文 献

1) American College of Chest Physicians/Society of Critical Care Medicine Consensus Conference : Definitions for sepsis and organ failure and guidelines for the use of innovative therapies in sepsis. Crit Care Med 1992 ; 20 : 864-74.
2) Pittet D, et al. Systemic inflammatory response syndrome, sepsis, severe sepsis and septic shock : Incidence, morbidities and outcomes in surgical ICU patients. Intensive Care Med 1995 ; 21 : 302-9.
3) Rangel-Frausto MS, et al. The natural history of the systemic inflammatory response syndrome (SIRS). A prospective study. JAMA 1995 ; 273 : 117-23.
4) Tilney NL, et al. Sequential system failure after rupture of abdominal aortic aneurysms : An unsolved problem in postoperative care. Ann Surg 1973 ; 178 : 117-22.
5) Baue AE. Multiple, progressive, or sequential systems failure. A syndrome of the 1970s. Arch Surg 1975 ; 110 : 779-81.
6) Sprung CL, et al. An evaluation of systemic inflammatory response syndrome signs in the Sepsis Occurrence In Acutely Ill Patients (SOAP) study. Intensive Care Med 2006 ; 32 : 421-7.
7) Kaukonen KM, et al. Systemic inflammatory response syndrome criteria in defining severe sepsis. N Engl J Med 2015 ; 372 : 1629-38.
8) Seymour CW, et al. Assessment of Clinical Criteria for Sepsis : For the Third International Consensus Definitions for Sepsis and Septic Shock (Sepsis-3). JAMA 2016 ; 315 : 762-74.
9) Churpek MM, et al. Incidence and Prognostic Value of the Systemic Inflammatory Response Syndrome and Organ Dysfunctions in Ward Patients. Am J Respir Crit Care Med 2015 ; 192 : 958-64.
10) Singer M, et al. The Third International Consensus Definitions for Sepsis and Septic Shock (Sepsis-3). JAMA 2016 ; 315 : 801-10.
11) Vincent JL, et al. Use of the SOFA score to assess the incidence of organ dysfunction/failure in intensive care units : Results of a multicenter, prospective study. Working group on "sepsis-related problems" of the European Society of Intensive Care Medicine. Crit Care Med 1998 ; 26 ; 1793-800.
12) Shankar-Hari M, et al. Developing a New Definition and Assessing New Clinical Criteria for Septic Shock : For the Third International Consensus Definitions for Sepsis and Septic Shock (Sepsis-3). JAMA 2016 ; 315 : 775-87.

2章 炎症と凝固・線溶系反応の定義と診断

# [DICの定義と診断]

# 2-2 急性期DIC診断基準

## はじめに

- 播種性血管内凝固症候群(disseminated intravascular coagulation：DIC)とは，侵襲局所を逸脱したトロンビン産生による微小血管内血栓形成と血管内皮細胞傷害を特徴とする病態であり，多くは多臓器不全を合併し症例の予後を大きく規定する．この項では，急性期DICの定義と診断について説明する．
- 日本救急医学会DIC特別委員会(以下，特別委員会)は2003年版「救急領域のDIC診断基準(中間報告暫定案)」[1]を，「第一次多施設共同前向き試験結果報告」に基づき確定し，「救急領域のDIC診断基準」として2005年に公表した[2]．その後「救急領域のDIC診断基準」は，「急性期DIC診断基準」と命名され，急性期医療現場における重症病態を基礎疾患として発症するDICの診断基準として日本で幅広く使用されるとともに，日本救急医学会によるJapanese Association for Acute Medicine (JAAM) DIC scoring systemの通称で世界的にも確固たる地位を構築して現在に至っている[3-5]★1．急性期DIC診断基準は世界中でDIC診断のみならずDIC臨床研究にも使用されている．

### ここがポイント❗
急性期DIC診断基準は3回の多施設共同前向き試験に基づき確立された日本初の科学的DIC診断基準である

### ★1 海外への発信
日本救急医学会が施行した急性期DIC診断基準に関する前向き試験はすべて英文論文として公表されている．和文論文と合わせて参照していただきたい．

## 1 急性期DIC診断基準の概略(表1)[3,4]

- 急性期DIC診断基準は慢性期に対峙する病期としての急性期に生じるDICを診断するものではなく，内科系・外科系を問わず急性期医療における各種重症病態を基礎疾患として発症するDICを診断する基準である．
- 急性期DIC診断基準は，一般医療施設で測定可能な日常検査項目を使用して，感度よくDICを早期診断できることが特徴である．
- また，全身性炎症反応症候群(systemic inflammatory response syndrome：SIRS)基準を含み，SIRSとDIC，すなわち全身性炎症反応と全身性凝固線溶反応の同時発現(凝固炎症反応連関；coagulation inflammation cross talk)を臨床的にとらえることが可能であり，全身性凝固炎症反応異常をその本態とするDIC診断に適している．

### ここがポイント❗
2016年に敗血症(sepsis)の診断基準からSIRS項目が除外されたが，SIRSの概念が否定されたわけではない

## 2 急性期DIC診断基準の意義と特徴

### a ─ 第二次・三次多施設共同前向き試験

- 急性期DIC診断基準のDIC診断特性を確認し，同診断基準で診断されるDICの臨床的予後を調査する目的で特別委員会は「第二次多施設共同前向き試験」を実施し，以下を確認した[6]．

## 表1 急性期DIC診断基準

1. 基礎疾患（すべての生体侵襲はDICを引き起こすことを念頭におく）

   1. 感染症（すべての微生物による）
   2. 組織損傷
      - 外傷
      - 熱傷
      - 手術
   3. 血管性病変
      - 大動脈瘤
      - 巨大血管腫
      - 血管炎
   4. トキシン/免疫学的反応
      - 蛇毒
      - 薬物
      - 輸血反応（溶血性輸血反応，大量輸血）
      - 移植拒絶反応
   5. 悪性腫瘍（骨髄抑制症例を除く）
   6. 産科疾患
   7. 上記以外にSIRSを引き起こす病態
      - 急性膵炎
      - 劇症肝炎（急性肝不全，劇症肝不全）
      - ショック/低酸素
      - 熱中症/悪性症候群
      - 脂肪塞栓
      - 横紋筋融解
      - 他
   8. その他

2. 鑑別すべき疾患および病態
   診断に際してDICに似た検査所見・症状を呈する以下の疾患および病態を注意深く鑑別する

   1. 血小板減少
      - イ）希釈・分布異常
        1) 大量出血，大量輸血・輸液，他
      - ロ）血小板破壊の亢進
        1) ITP, 2) TTP/HUS, 3) 薬剤性（ヘパリン，バルプロ酸など），4) 感染（CMV, EBV, HIVなど），5) 自己免疫による破壊（輸血後，移植後等），6) 抗リン脂質抗体症候群，7) HELLP症候群，8) SLE，9) 体外循環，他
      - ハ）骨髄抑制，トロンボポイエチン産生低下による血小板産生低下
        1) ウイルス感染症，2) 薬物など（アルコール，化学療法，放射線療法等），3) 低栄養（Vit $B_{12}$，葉酸），4) 先天性/後天性造血障害，5) 肝疾患，6) 血球貪食症候群（HPS），他
      - ニ）偽性血小板減少
        1) EDTAによるもの，2) 検体中抗凝固剤不足，他
      - ホ）その他
        1) 血管内人工物，2) 低体温，他
   2. PT延長
      1) 抗凝固療法，抗凝固剤混入，2) Vit K欠乏，3) 肝不全，肝硬変，4) 大量出血，大量輸血，他
   3. FDP上昇
      1) 各種血栓症，2) 創傷治癒過程，3) 胸水，腹水，血腫，4) 抗凝固剤混入，5) 線溶療法，他
   4. その他
      1) 異常フィブリノゲン血症，他

3. SIRSの診断基準

| | |
|---|---|
| 体温 | >38℃あるいは<36℃ |
| 心拍数 | >90/分 |
| 呼吸数 | >20回/分あるいは$PaCO_2$<32 mmHg |
| 白血球数 | >12,000/$mm^3$ あるいは<4,000/$mm^3$ あるいは幼若球数>10% |

4. 診断基準

| | SIRS | 血小板（$mm^3$） | PT比 | FDP（μg/mL） |
|---|---|---|---|---|
| 0 | 0-2 | ≧12万 | <1.2<br><秒<br>≧% | <10 |
| 1 | ≧3 | ≧8万，<12万<br>あるいは24時間以内に30%以上の減少 | ≧1.2<br>≧秒<br><% | ≧10，<25 |
| 2 | — | — | — | — |
| 3 | — | <8万<br>あるいは24時間以内に50%以上の減少 | — | ≧25 |

DIC 4点以上

注意
1) 血小板数減少はスコア算定の前後いずれの24時間以内でも可能．
2) PT比（検体PT秒/正常対照値）ISI＝1.0の場合はINRに等しい．各施設においてPT比1.2に相当する秒数の延長または活性値の低下を使用してもよい．
3) FDPの代替としてD-ダイマーを使用してよい．各施設の測定キットにより以下の換算表を使用する．

（続く）

### 表1　急性期DIC診断基準（続き）

5. D-ダイマー/FDP換算表

| 測定キット名 | FDP 10 μg/mL<br>D-ダイマー（μg/mL） | FDP 25 μg/mL<br>D-ダイマー（μg/mL） |
|---|---|---|
| シスメックス | 5.4 | 13.2 |
| 日水製薬 | 10.4 | 27.0 |
| バイオビュー | 6.5 | 8.82 |
| 三菱化学メディエンス | 6.63 | 16.31 |
| ロッシュ・ダイアグノスティックス | 4.1 | 10.1 |
| 積水メディカル | 6.18 | 13.26 |
| ラジオメーター | 4.9 | 8.4 |

日本救急医学会DIC特別委員会は「救急領域のDIC診断基準」の引用に際しては，表（1-5）すべてを引用するよう勧告する．
（日本救急医学会DIC特別委員会．日救急医会誌 2005；16：187[3]／日本救急医学会DIC委員会．日救急医会誌 2013；24：114-5[4]より）

① 急性期DIC診断基準は，（旧）厚生省DIC診断基準および国際血栓止血学会（International Society on Thrombosis and Haemostasis：ISTH）DIC診断基準よりも早期に感度よくDICを診断可能である．
② 急性期DIC診断基準を満たした場合，約40％の症例が多臓器不全を合併し，死亡率は約20％である．
③ 急性期DIC診断基準スコアは臓器不全指標であるSequential Organ Failure Assessment（SOFA）スコアおよび死亡率と有意に相関し，DIC症例の予後予測が可能である．

- これらの結果は，急性期DIC診断基準がDICの管理・治療指針として使用可能であり，DICスコアによりDICの重症度と予後が予測可能なことを示している．すなわち，急性期DIC診断基準がDICの重症度を客観化することにより，臨床における治療開始の意思決定に重要な役割を果たすことを証明した．
- しかし，急性期DIC診断基準の科学性の確立には診断基準が，①臨床上の意思決定に影響を与えると同時に，②診断に基づく治療開始により症例の転帰を大きく改善する必要がある．
- そこで特別委員会は「急性期DIC診断基準による早期診断と早期治療がDIC症例の転帰を改善する」との仮説を証明するために，アンチトロンビンを治療介入薬とした「第三次多施設共同前向き試験」を実施した[7]．本試験は，アンチトロンビンが重篤な出血性合併症を伴わずに急性期DICスコアを改善し，急性期DIC診断基準で診断されたDICからの離脱率を2倍以上促進することを証明した[7]．すなわち，本試験結果は急性期DIC診断基準に基づく治療介入がDIC症例の予後を改善することを示している．

**ここがポイント**

診断基準の意義は疾患の存在確認のみにあるのではない．疾患を診断し治療介入を行い，症例の予後を改善することが重要である

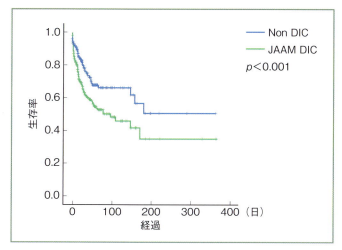

**図1 敗血症におけるDIC発症の有無が病院転帰に及ぼす影響**
敗血症診断日に急性期DIC診断基準で診断されたDICを発症している症例の病院転帰は,非DIC症例に比較して有意に悪い.
JAAM：日本救急医学会.
(丸藤 哲.敗血症性DIC—敗血症レジストリーから学ぶこと.血栓と循環 2015；23：111-5より作成)

## b ― 敗血症症例への多施設共同前向き試験

- 特別委員会が実施した第一次,二次前向き試験は敗血症,外傷などを含む多様な基礎疾患から発症するDICを対象として施行された.そのため,DIC発症の重要基礎病態の一つである敗血症における急性期DIC診断基準の意義を前向き試験で検証する必要性が課題として残されていた.
- そこで,日本救急医学会Sepsis Registry特別委員会は,敗血症における急性期DIC診断基準の意義を多施設共同前向き試験で検証した[8].結果として,以下を証明した.
  ① 急性期DIC診断基準で敗血症性DIC症例の予後予測が可能であること.
  ② 敗血症発症日のDIC合併の有無が予後を大きく規定すること.
  ③ 数日間繰り返してのスコア算出により,その動的変化の把握が重要であること.
- さらに,DICを発症した敗血症はSIRSを伴い多臓器不全により死亡する可能性が高いことを記憶して診療すべきことが確認された(図1)[8].

> **ここがポイント**
> 急性期DIC診断基準は敗血症性DIC診断に威力を発揮する

## 3 急性期DIC診断基準の臨床応用

- 急性期医療における重症病態では内科系・外科系を問わずDIC発症の可能性を念頭におき,急性期DIC診断基準を使用したDICの早期診断が必要である.
- 急性期DIC診断基準はスコアのみに準拠する安易なDIC診断を憂慮し,DICの基礎病態と鑑別すべき病態を急性期DIC診断基準に明記している.そのうえで,以下に述べる急性期DIC診断基準の臨床応用が推奨される(表1)[2].
  ① SIRSの持続はDIC発症の警告徴候であり,同時に血小板数の急激な減少(正常値以内でも)を認めた場合はDICを疑いスコア計算を数日間繰り返して実施する.

> **アドバイス**
> DIC診断の要点
> 1. SIRSの持続には注意しよう
> 2. 血小板数減少には厳戒態勢をとろう
> 3. 基礎疾患・病態の有無を確認しよう
> 4. 鑑別すべき疾患・病態を確認しよう
> 5. スコアを毎日計算しよう

② DIC発症の基礎病態を念頭におき，鑑別すべき病態を注意深く除外診断することが，DICの診断特異度を上昇させる．
③ 急性期DIC診断基準を満たした場合は，毎日連続したスコア算出を行い病態の推移を注意深く監視する．この動的DICスコアの把握により的確な治療開始時期が決定可能となる[8]．

(丸藤　哲)

### 文献

1) 丸藤　哲, ほか. 救急領域のDIC診断基準（案）—中間報告. 日救急医会誌 2003；14：280-7.
2) 丸藤　哲, ほか. 救急領域のDIC診断基準—多施設共同前向き試験結果報告. 日救急医会誌 2005；16：66-80.
3) 日本救急医学会 DIC特別委員会.「救急領域のDIC診断基準」を「急性期DIC診断基準」に変更. 日救急医会誌 2005；16：187.
4) 丸藤　哲, ほか. 急性期DIC診断基準. D-ダイマー/FDP換算表の項の改定. 日救急医会誌 2013；24：114-5.
5) Gando S. The utility of a diagnostic scoring system for disseminated intravascular coagulation. Crit Care Clin 2012；28：373-88.
6) 丸藤　哲, ほか. 急性期DIC診断基準—第二次多施設共同前向き試験結果報告. 日救急医会誌 2007；18：237-72.
7) 丸藤　哲, ほか. 第三次多施設共同前向き試験結果報告. 急性期DIC診断基準で診断された敗血症性DICに対するアンチトロンビンの効果. 日救急医会誌 2013；24：105-15.
8) 丸藤　哲, ほか. 日本救急医学会 Sepsis Registry特別委員会報告. Severe sepsisにおける急性期DIC診断基準の検証. 日救急医会誌 2013；24：278-82.

2章 炎症と凝固・線溶系反応の定義と診断

[DICの定義と診断]

# 2-3 (旧)厚生省DIC診断基準

## はじめに

- 播種性血管内凝固症候群(DIC)は,感染症,造血器腫瘍,固形がん,産婦人科疾患,外傷などに合併し,多彩な病態を呈し,重症化すれば予後不良な疾患である[1].
- 入院患者あたりのDICの発症頻度は約1.72%であり,最もDICを合併する頻度の高い疾患は急性前骨髄球性白血病(acute promyelocytic leukemia)で,最も症例数の多いのは敗血症(sepsis)である.DICの診断は対象疾患が変わるにつれて変化し,DICの病態解析が進むにつれて進歩してきた.ここでは,DIC診断の原点である(旧)厚生省DIC診断基準について述べる.

▶DIC:
disseminated intravascular coagulation

## 1 (旧)厚生省DIC診断基準作成の背景

- 日本で最初にDIC診断基準作成に最も貢献したのは,松田らと考えられる.「さまざまな原因によって全身の主として細小血管内に汎発性フィブリンの形成を生じるが,同時に線溶系も活性化されるので,生じたフィブリンの大部分は早急に溶解する病態」である,としてDICの概念の普及に尽力した.続いて,1979年に前川や小林らが(旧)厚生省の班会議で最初のDIC診断基準[2]を作成した.1988年には,青木,坂田,吉田,長谷川らが中心になり,止血系分子マーカーを補助診断項目に加えた(旧)厚生省DIC診断基準改訂版[3]が作成された.
- この時期に,トロンビン-アンチトロンビン複合体(thrombin-antithrombin complex:TAT),プラスミン-$\alpha_2$プラスミンインヒビター複合体(plasmin-$\alpha_2$ plasmin inhibitor complex:PPIC,日本ではPICとよばれることも多い),可溶性フィブリンモノマー(soluble fibrin monomer:SFM),D-ダイマーなどの止血系分子マーカーの開発が進んだ.
- (旧)厚生省DIC診断基準の作成方法としては,当時の血栓止血領域の専門家が集まり,300例以上の症例についてDICの診断を行い,DICと診断された症例で陽性となりうる検査項目を調べ,そのカットオフ値を決定した.

## 2 (旧)厚生省DIC診断基準の特徴

### DIC治療の開始基準

- 最も重要な特徴は,(旧)厚生省のDIC診断基準(**表1~3**)[3]は,DICの治療開始基準となっていることである.通常の疾患では,まず全般的な診断基準があり,続いて重症度基準により治療の選択が行われる.日本ではさかんにDICの治療が行われたが,生命予後が悪いことからDICの治療指針の作成が

**ここがポイント**
(旧)厚生省の診断基準は,DICの治療開始基準である

急がれ，DICの診断基準に重症度基準まで含まれてしまった．このため，DICに対して抗凝固療法を行わない欧米諸国でも，DIC治療開始基準である国際血栓止血学会（International Society on Thrombosis and Haemostasis：ISTH）overt-DIC診断基準[4]を使用しているのは不思議なものである．

### 基礎疾患，臨床症状

- 次に重要な特徴は，基礎疾患，出血症状ならびに血栓症状の臨床症状ポイントがあることである．基礎疾患ポイントは，若い研修医がDIC診断における基礎疾患の重要性を学ぶことができ，非常に有用である．出血症状や臓器障害症状もDICの診断には重要であるが，これらの臨床症状の定義がないことが問題ではある．どの程度の出血症状をポイントにするか，臓器症状が

▶1979年の（旧）厚生省によるDIC診断基準から，ISTHのScientific and Standardization Committee（SSC）部会でのovert DIC診断基準に繋がる歴史的背景については，2章「2-4 ISTH DIC診断基準」（p.32）参照

**表1　（旧）厚生省DIC診断基準改訂版**

|  | 基礎疾患による著明な血小板減少例 | 基礎疾患による著明な血小板減少がない例 |
|---|---|---|
| 基礎疾患<br>臨床症状 | あり　　　1点<br>臓器症状　1点 | あり　　　1点<br>臓器症状　1点<br>出血症状　1点 |
| 血小板数<br>（×10³/μL） |  | 81〜120　1点<br>51〜80　　2点<br>50≧　　　3点 |
| フィブリノゲン・フィブリン分解産物（FDP）<br>（μg/mL） | 10〜19　1点<br>20〜39　2点<br>40≦　　3点 | |
| フィブリノゲン<br>（mg/dL） | 101〜150　1点<br>100≧　　　2点 | |
| PT（PT比） | 1.25〜1.66　1点<br>1.67≦　　　2点 | |
| 判定　DIC<br>　　　DICの疑い<br>　　　DICの可能性少ない | 4点以上<br>3点<br>2点以下 | 7点以上<br>6点<br>5点以下 |

（Kobayashi N, et al. Bibl Haemotol 1983；49：265-75[2]／青木延雄，長谷川淳．DIC診断基準の『診断のための補助的検査成績，所見』の項の改訂について．厚生省特定疾患血液凝固異常症調査研究班，平成4年度業績報告集．1988．p.37-41[3]より）

**表2　（旧）厚生省DIC診断基準改訂版の補助的検査成績ならびに所見**

| 1) | 可溶性フィブリンモノマー（SFM）陽性 |
|---|---|
| 2) | D-ダイマー高値 |
| 3) | トロンビン-アンチトロンビンIII複合体（TAT）高値 |
| 4) | プラスミン-α₂プラスミンインヒビター複合体（PPIC）高値 |
| 5) | 病態の進展に伴う，数日内における得点の増加傾向，とくに血小板数やフィブリノゲンの急激な減少あるいはFDPの増加 |
| 6) | 抗凝固療法による改善 |

（青木延雄，長谷川淳．DIC診断基準の『診断のための補助的検査成績，所見』の項の改訂について．厚生省特定疾患血液凝固異常症調査研究班，平成4年度業績報告集．1988．p.37-41[3]より）

## 表3 (旧)厚生省DIC診断基準改訂版の注意事項と除外規定

| | 注意事項 |
|---|---|
| 1 | 白血病および類縁疾患，再生不良性貧血，抗腫瘍薬投与後など骨髄巨核球減少が顕著で，高度の血小板減少をみる場合は，血小板数および出血症状は0点とし，判定点数は3点引いて評価する |
| 2 | 基礎疾患が肝疾患の場合は，以下のようにする |
| 2-a) | 肝硬変および肝硬変に近い病態の慢性肝炎（組織上小葉改築傾向を認める）の場合には，総得点から3点減点する |
| 2-b) | 劇症肝炎および上記を除く肝疾患の場合は，そのまま適用する |
| 3 | DICの疑い患者では，補助的検査成績ならびに所見の2項目以上を満たせば，DICと判定する |

| | 除外規定 |
|---|---|
| 1 | 新生児，産科領域のDIC |
| 2 | 劇症肝炎のDIC |

(Kobayashi N, et al. Bibl Haemotol 1983；49：265-275[2]より)

DICによるものか，基礎疾患によるものか，など不明な場合も多く，主治医の主観的な判断に頼らざるをえない．

- 基礎疾患を血小板数が顕著に減少する群と減少しない群に分けていることも重要な特徴である．造血器腫瘍例では，血小板項目や出血症状を除いてDICの評価がなされるので，DICの診断能が向上した．

### FDP：血栓形成ならびに線溶亢進のマーカー

- フィブリン関連マーカー（fibrin related markers：FRMs）では，フィブリノゲン，フィブリノゲン・フィブリン分解産物（fibrinogen and fibrin degradation products：FDP）が採用されているが，1979年以前に簡単に使用できたのはFDP測定キットであったと考えられる．
- カットオフ値も，当時のFDP測定キットは半定量であり，10 μg/mL，20 μg/mL，40 μg/mLの3ポイントが用いられていたので，そのまま適用されたと考えられる（Column「フィブリン関連マーカー（FRMs）の有用性」参照）．

### PT：凝固因子の消費のマーカー

- プロトロンビン時間（prothrombin time：PT）は，試薬により凝固時間が異なるため，(旧)厚生省DIC診断基準改訂版[3]では，患者血漿凝固時間を正常血漿凝固時間で除したPT比が用いられるようになった．この改訂により，ある程度PTの標準化が可能になった．

### 血小板数：血小板数の消費のマーカー

- 血小板数は重要なDIC診断項目なので，5万以下/μLで3点，5万〜8万/μLで2点，8万〜12万/μLで1点が加点される．ただし，基礎疾患による血小板減少がある場合は，血小板数ポイントは加点されない．

### フィブリノゲン：凝固因子の消費ならびに線溶亢進のマーカー

- フィブリノゲン値は100 mg/dL以下で2点，100〜150 mg/dLで1点であり，出血型DICでは高頻度に陽性になり，感染症型DICではほとんど陽性にならない．1970年ごろは出血型DICが注目されたので，フィブリノゲン値の

> **ここがポイント**
> (旧)厚生省DIC診断基準改訂版では，FRMs，PT，血小板数などが重要な指標

> **Column** フィブリン関連マーカー（FRMs）の有用性
>
> FRMsには，フィブリノゲン・フィブリン分解産物（FDP），D-ダイマーならびに可溶性フィブリン（SF）がある．SFは必ずしも血栓形成がなくても増加し，半減期は著しく短い．過凝固状態の診断には有用であるが，DICの定量的なスコアリングには適していない．D-ダイマーの増加は1～2週間持続し，深部静脈血栓症の診断に適しているが，DICの治療効果の判定には適さない．FDPの増加は数日持続し，その後速やかに減少するので，DICのスコアリングや治療効果の判定に有用である．D-ダイマーやFDPの測定キットは数多く市販されており，標準化が必要とされている．

低下は重要な指標であった．

## 3 補助的検査成績ならびに所見

- （旧）厚生省DIC診断基準改訂版の補助的検査ならびに所見として以下がある（**表2**）．
- 可溶性フィブリンモノマー（SFM）陽性：ISTHのDICの概念にも入っており，重要な指標である．以前はプロタミン試験，エタノールゲル化試験で判定されていたが，赤血球凝集法になり，現在はラテックス凝集で定量できるようになった．SFMには，可溶性フィブリン（soluble fibrin：SF）とSFM複合体（SFM complex：SFMC）があるが，使用目的から考えるとどちらを用いても大差はない．
- D-ダイマー：FDPと使用目的が重複するが，当時はD-ダイマーの開発が進んだ時期なので，あえて採用された．D-ダイマーには欧米で使用されているフィブリノゲン換算と，フィブリン換算の2つの表示法があり，両者の値は約2倍異なる．キットにより測定値が異なることから，標準化が必要とされている．
- TAT：トロンビン生成を反映する止血系分子マーカーであるが，アンチトロンビンが欠乏すると，十分増加しない．SFやTATの増加は凝固亢進を示す．
- PPIC（またはPIC）：プラスミン生成を反映するマーカーで，PPIC増加は線溶亢進を示す．
- 血小板数やフィブリノゲンの急激な減少あるいはFDPの増加：急性期基準やnon-overt DIC診断基準ならびに日本血栓止血学会DIC診断基準暫定案にもマーカーとして採用されているが，適応できる症例は限られている．
- 抗凝固療法による改善：結果論的には正しいが，DICと診断できなければDICの治療も難しいので，実際には有用性は少ないかもしれない．

## 4 他の診断基準との比較

- （旧）厚生省DIC診断基準[2,3]と，ISTH overt DIC診断基準[4]や急性期DIC診断基準[5]との大きな違いは，基礎疾患による顕著な血小板減少がある群とな

> **ここがポイント**
> （旧）厚生省DIC診断基準の補助的検査では，SFM，D-ダイマー，TAT，PPICなどが重要な指標

▶2章「2-4 ISTH DIC診断基準」（p.32），「2-2 急性期DIC診断基準」（p.22）参照

**表4** 他のDIC診断基準との比較

| 比較項目 | (旧)厚生省診断基準 | ISTH診断基準 | 急性期診断基準 |
|---|---|---|---|
| 簡便性 | 複雑 | 簡便 | 簡便 |
| 止血系分子マーカー | 使用 | 不採用 | 不採用 |
| 造血器腫瘍DIC | 適応 | 不適 | 不適 |
| 感染症DIC | 適応 | 適応 | 適応 |
| 感度 | 中間 | 最も悪い | 最も良い |
| 特異度 | 中間 | 最も高い | 最も低い |
| 生命予後 | 反映 | 反映 | 反映 |

ISTH：国際血栓止血学会．

- い群でスコアリングを変えていることであり，このことにより(旧)厚生省DIC診断基準では造血器腫瘍のDIC診断能を著しく改善している．
- また，(旧)厚生省DIC診断基準は最も古い診断基準であるが，すでに止血系分子マーカーを補助診断検査に採用していることが特筆される．しかし，逆に2群に分けて止血系分子マーカーを使用しているので，診断過程は複雑になっている．
- 急性期DIC診断基準では感度は高いが特異度が低く，ISTH overt DIC診断基準では逆に特異度は高いが感度が低い．(旧)厚生省DIC診断基準はその中間に位置する．3つの診断基準はいずれも生命予後を反映し，有用な診断基準といえる（**表4**）[6]．

（和田英夫，渡邊真希）

> **ここがポイント**
> (旧)厚生省DIC診断基準では，造血器腫瘍のDIC診断能を著しく改善している

### 文献

1) Wada H, et al. Disseminated intravascular coagulation：Testing and diagnosis. Clin Chim Acta 2014；436：130-4.
2) Kobayashi N, et al. Criteria for diagnosis of DIC based on the analysis of clinical and laboratory findings in 345 DIC patients collected by the Research Committee on DIC in Japan. Bibl Haemotol 1983；49：265-75.
3) 青木延雄，長谷川淳．DIC診断基準の『診断のための補助的検査成績，所見』の項の改訂について．厚生省特定疾患血液凝固異常症調査研究班，平成4年度業績報告集．1988. p.37-41.
4) Taylor FB Jr, et al.；Scientific Subcommittee on Disseminated Intravascular Coagulation (DIC) of the International Society on Thrombosis and Haemostasis (ISTH). Towards definition, clinical and laboratory criteria, and a scoring system for disseminated intravascular coagulation. Thromb Haemost 2001；86：1327-30.
5) Gando S, et al；Japanese Association for Acute Medicine Disseminated Intravascular Coagulation (JAAM DIC) Study Group. A multicenter, prospective validation of disseminated intravascular coagulation diagnostic criteria for critically ill patients：Comparing current criteria. Crit Care Med 2006；34：625-31.
6) Takemitsu T, et al. Prospective evaluation of three different diagnostic criteria for disseminated intravascular coagulation. Thromb Haemost 2011；105：40-4.

2章 炎症と凝固・線溶系反応の定義と診断

# [DICの定義と診断]
# 2-4 ISTH DIC診断基準

## はじめに

- 播種性血管内凝固症候群（DIC）は，感染症，産婦人科疾患，白血病，固形がん，大動脈瘤などの疾患に合併し，多彩な出血症状や血栓・臓器症状を呈する[1]．無治療で軽快する軽症例から，種々の治療に抵抗して死亡に至る重症例まであり，生命予後に関しても症例により異なる．また，地域，DIC研究の歴史，診療レベルやシステム，医療費支払いシステムなどが異なることにより，DICの定義についても多様な考え方がある．

## 1 ISTH DIC診断基準作成の背景

- DICという言葉が使われ始めたのは1950〜1960年代とされ，最初のDIC症例の報告は産科疾患であり，その後急性白血病や固形がんに伴うDICが報告された．最初のころはDICという疾患を確立し，ヘパリン治療を正当化するためにも，病理学的な概念─すなわち，微小血栓の証明─が重要とされた．また，治療としては出血症状に対する止血に重点がおかれた．

- その後DICの概念が広まり，1972年ごろから種々のDIC診断基準が提案されたが，研究室レベルの診断基準であった．このため，欧米では積極的なDICの診断・治療は行われていなかった．日本では松田らの努力によりDICへの関心が高まり，1979年に厚生省（当時）のDIC診断基準[2]が作成された．この診断基準の作成により，血液専門家に委ねられていたDICの診断が，一般の臨床医にも可能になった．

- さらに，1988年には(旧)厚生省DIC診断基準改訂版[3]ができ，補助診断項目として止血系分子マーカーが初めて採用された．1992年には，フィブリノゲン・フィブリン分解産物（fibrinogen and fibrin degradation products：FDP）と血小板数のみで簡易にDICを診断する案が提案されるなど，救急・集中治療（ICU）領域でDIC診断基準改訂の動きが高まった．

- 諸外国ではDICの病態を日本のように特定せず，重篤な敗血症やがんなどの基礎疾患に合併する止血異常，血栓症としてとらえ，基礎疾患の治療のみ行われることが多かった．しかし，2000年ごろから重症敗血症に活性化プロテインC（activated protein C：APC）やアンチトロンビン（antithrombin：AT）などの生理的プロテアーゼ阻害薬の臨床試験が行われ，重症敗血症（sepsis）は高頻度にDICを合併することが再認識され，それとともにDICの診断・治療が重症敗血症の予後に大きなウェイトを占めることが示唆された．

- そこで，1999年に国際血栓止血学会（International Society on Thrombosis

▶DIC：
disseminated intravascular coagulation

### 表1　DICの概念変化と歴史的背景

| | |
|---|---|
| 1950年代 | 最初のDIC症例の報告 |
| 1972年以降 | 研究室レベルの診断基準 |
| 1979年 | 厚生省（当時）のDIC診断基準―スコア化 |
| 1988年 | （旧）厚生省DIC診断基準改訂版―補助診断項目 |
| 1990年代 | より簡単な診断基準を求める動き |
| 1993年 | 欧米ではFRMsの重要性が提唱 |
| 1999年 | ISTH/SSCワーキンググループ結成 |
| 2000年ごろ | 重症敗血症に対する生理的プロテアーゼ阻害薬の臨床治験 |
| 2001年 | overt DIC診断基準確立 |
| 2002年 | 日本救急医学会と日本血栓止血学会のDIC診断基準合同委員会結成 |
| 2006年 | 急性期DIC診断基準発表 |
| 2009年 | 日本血栓止血学会より，DIC治療に対するエキスパートコンセンサス，リコンビナントトロンボモジュリン製剤（rTM）の発売 |

FRMs：フィブリン関連マーカー，ISTH/SSC：国際血栓止血学会/科学的標準化委員会．

and Haemostasis：ISTH）は，科学的標準化委員会（Scientific and Standardization Committee：SSC）のDIC部会に，DIC診断基準作成のためのワーキンググループを結成した．DIC診断に関する種々の検討がなされ，以下に示すDICの定義・概念[4]，overt DIC診断基準[4]，non-overt DIC診断基準[4]などが，2001年にパリで行われたSSCで発表された（表1）．

## 2　ISTH/SSCによるDICの定義・概念

- （旧）厚生省DIC診断基準[2,3]や急性期DIC診断基準[5]などには，明確なDICの定義が存在しない．そこで，ISTH/SSCはDICの定義を「DICはさまざまな原因によって引き起こされる広範な血管内の凝固活性化を特徴とする後天的な症候群であり，微小血栓は細小血管で生じるとともに，これに障害を与え，きわめて重症になると機能障害をきたすこともある」と提案した．この定義では，敗血症型DICを念頭におき，出血型DICである消耗性凝固障害はあまり考慮されていない．また，出血ならびに血栓による臓器症状についても，重視されていない．

- DICの概念については，「DICはフィブリン関連マーカー（fibrin related markers：FRMs）｛可溶性フィブリン（soluble fibrin：SF），FDP，D-ダイマーなど｝の生成と，これを反映した細小血管の後天的（炎症性）あるいは非炎症性障害を特徴とする疾患である」との見解を示した．以前からいわれていた，FRMsの増加が必須とされている．

- また，非代償性DICをovert DIC，代償性DICをnon-overt DICと定義している（表2[4]）．non-overt DICの概念をつくったのは，overt DIC診断基準の感度が低いことによる，DICの見逃しを防ぐためである．現在では，この

> **ここがポイント**
> ISTH/SSCのDICの定義では，敗血症型DICを念頭におき，FRMsの増加が必須とされている

> **ここがポイント**
> ISTH/SSCでは，非代償性DICをovert DIC，代償性DICをnon-overt DICと定義する

#### 表2　ISTH/SSCにおけるDICの定義ならびに概念

| 定義 | ・DICはさまざまな原因によって引き起こされる広範な血管内の凝固亢進を特徴とする後天的な症候群である．微小血栓は細小血管で生じるとともに，これに障害を与え，きわめて重症になると臓器障害をきたすことがある |
|---|---|
| 概念 | ・DICはフィブリン関連マーカー（SF，FDP，D-ダイマーなど）の生成と，これを反映した細小血管の後天的（炎症性）あるいは非炎症性障害を特徴とする疾患である<br>・DICをovert DIC（非代償性DIC）とnon-overt DIC（代償性DIC）の2病期に分ける |

SF：可溶性フィブリン，FDP：フィブリノゲン・フィブリン分解産物．

（Taylor FB Jr, et al. Thromb Haemost 2001；86：1327-30[4]より）

#### 表3　ISTH/SSCのovert DIC診断基準

| 一般的止血検査 | カットオフ値：スコア（点） |
|---|---|
| 血小板数（×10³/μL） | 50～100：1<br>50＞：2 |
| フィブリン関連マーカー<br>（FDP，D-ダイマー，SF） | 中等度増加：2<br>著明増加：3 |
| フィブリノゲン（mg/dL） | 100＞：1 |
| PT延長（秒） | 3～6：1<br>6＜：2 |
| 合計（5点以上でDICと診断する） | |

FDP：フィブリノゲン・フィブリン分解産物，SF：可溶性フィブリン，PT：プロトロンビン時間．

（Taylor FB Jr, et al. Thromb Haemost 2001；86：1327-30[4]を参考にして作成）

ISTHの提唱するDICの定義・概念が最も公式で一般的なものと考えられている．

## 3　overt DIC診断基準[4]

- ISTHでは，overt DIC診断基準作成のために臨床試験は行われなかった．すなわち，（旧）厚生省DIC診断基準を基に，10人以上の専門家が3年間にわたり議論し，（旧）厚生省DIC診断基準の修正案が出され，多くの専門家のパブリックコメントをもとに，ISTHのovert DIC診断基準が決定された．
- （旧）厚生省DIC診断基準と異なる重要な点は，基礎疾患，臨床症状（出血・血栓に伴う臓器症状）の点数がないことである．このため，overt DIC診断基準はより客観的な診断基準とも考えられる．
- 次に，（旧）厚生省DIC診断基準では補助項目として採用されている，止血系分子マーカーを採用していないことも重要である．ISTH/SSCは，どこでもいつでもDICを診断できることを目指し，特殊な検査を排除し，一般的止血検査（global coagulation tests：GCTs）のみによるDIC診断にこだわったためである（**表3**）．
- overt DIC診断基準に用いられるGCTsには，血小板数，プロトロンビン時間（prothrombin time：PT），フィブリノゲン，FRMsがある．問題点としては，FRMsのカットオフ値が示されていないこととともに，D-ダイマー

**ここがポイント**
ISTHによるovert DIC診断基準は，（旧）厚生省DIC診断基準を修正したもの

表4 non-overt DIC診断基準の雛型

| 評価項目 | | （カットオフ値）：スコア（点） | |
|---|---|---|---|
| 1）基礎疾患 | | あり：2 | |
| 2）Major criteria | 血小板数（×10³/μL） | | 増加：−1 |
| | | 100＞：1 ＋ 無変化： | 0 |
| | | | 減少：+1 |
| | PT延長（秒） | | 減少：−1 |
| | | 3＜：1 ＋ 無変化： | 0 |
| | | | 増加：+1 |
| | FDP | | 減少：−1 |
| | | 増加：1 ＋ 無変化： | 0 |
| | | | 増加：+1 |
| 3）Specific criteria | アンチトロンビン | 低下：1 | |
| | プロテインC | 低下：1 | |
| | TAT | 増加：1 | |
| | APTT波形 | 二相性波形：1 | |
| | その他 | 異常：1 | |
| 合計（5点以上でDICと診断する） | | | |

TAT：トロンビン−アンチトロンビン複合体，APTT：活性化部分トロンボプラスチン時間．
(Taylor FB Jr, et al. Thromb Haemost 2001；86：1327-30[4])を参考にして作成）

は標準化されていないため，使用するキットにより検査データが異なることである．

- 臨床的には，overt DIC診断基準の特異度は高いが，（旧）厚生省DIC診断基準に比較しても，DIC診断感度が低く，感染症DICの早期診断には問題がある．このため，次に示されるnon-overt DIC診断基準を作成する必要があったともいえる．

## 4 non-overt DIC診断基準[4]

- 以前は，約半数弱の医師が（旧）厚生省DIC診断基準を参考にしていたが，最近では，（旧）厚生省のDIC診断基準を満たす前のpre-DICの時点で抗凝固療法を開始するのが主流となっている．DICの早期治療の有用性について調べた，395例を対象とした後ろ向き研究[6]によると，pre-DICの時点で治療を開始した場合，80％以上のDICが改善し，悪化したのは8％のみであった．逆に，治療開始時のDICスコアが増加するに伴って，DICの改善率は下がり，悪化率は上昇した．こうして，以前からいわれているように，DICの早期に治療するほうがDICの予後が良いことが示されたため，non-overt DIC診断基準は，pre-DICを診断することを目的とした．
- Tohらが提案したnon-overt DIC診断基準（表4）は，基礎疾患を2点，血小

**ここがポイント**
non-overt DIC診断基準の目的は，pre-DICを診断すること

板数,PT,FRMsのGCTsの異常を1点として,さらにその検査値が悪化すると1点加算し,改善すると1点減点するものであり,さらにトロンビン-アンチトロンビン複合体(thrombin-antithrombin〈AT〉complex:TAT),プロテインC,AT,活性化部分トロンボプラスチン時間(activated partial thromboplastin time:APTT)波形などの異常があると1点加算され,合計5点以上あるとnon-overt DICと診断するものであった.しかし,この基準は生命予後との関係がはっきりせず,臨床で使用するには複雑であり,overt DIC診断基準とも一致率が低いなどの問題があった.このため,多くの修正案が提案されているが,いまだにnon-overt DIC診断基準は確立されていない.

> **ここがポイント**
> non-overt DICは臨床で使用するには複雑で,多くの修正案が提案されているが,いまだに診断基準は確立していない

## おわりに

- ISTHによるovert DIC診断基準は,急性期DIC診断基準と同様に,(旧)厚生省DIC診断基準を修正したものであるが,DICの診断を国際的に広めるのに貢献した.今後,non-overt DIC診断基準が確立されることが期待される.

(和田英夫,長谷川 圭)

### 文献

1) Wada H, et al. Disseminated intravascular coagulation:Testing and diagnosis. Clin Chim Acta 2014;436:130-4.
2) 青木延雄,長谷川淳.DIC診断基準の『診断のための補助的検査成績,所見』の項の改訂について.厚生省特定疾患血液凝固異常症調査研究班,平成4年度業績報告集.1988.p.37-41.
3) Kobayashi N, et al. Criteria for diagnosis of DIC based on the analysis of clinical and laboratory findings in 345 DIC patients collected by the Research Committee on DIC in Japan. Bibl Haemotol 1983;49:265-75.
4) Taylor FB Jr, et al.;Scientific Subcommittee on disseminated intravascular coagulation (DIC) of the International Society on Thrombosis and Haemostasis (ISTH). Towards definition, clinical and laboratory criteria, and a scoring system for disseminated intravascular coagulation. Thromb Haemost 2001;86:1327-30.
5) Gando S, et al;Japanese Association for Acute Medicine Disseminated Intravascular Coagulation (JAAM DIC) Study Group. A multicenter, prospective validation of disseminated intravascular coagulation diagnostic criteria for critically ill patients:Comparing current criteria. Crit Care Med 2006;34:625-31.
6) Wada H, et al. Outcome of disseminated intravascular coagulation in relation to the score when treatment was begun. Thromb Haemost 1995;74:848-52.

## [DICの定義と診断]
# 2-5 産科DIC診断基準

## はじめに

- 播種性血管内凝固症候群（DIC）の病態は，消費性凝固障害とそれに続く線溶亢進現象に起因する出血傾向，および臓器の循環障害に起因する全身の臓器障害である．産科DICの臨床的特徴は，①急性で突発的なことが多く定型的なDICが発生する，②基礎疾患とDIC発症とのあいだに密接な関係がある，③急性腎不全などの臓器症状を合併することが多い，④検査成績を待たずにいろいろな処置を進めなければならない，などがあげられる[1-5]．代表的な疾患は常位胎盤早期剥離（placental abruption；以下，早剥）や羊水塞栓症などである．
- 本項では産科DICの臨床的および凝血学的特徴を述べ，早期に治療を開始するための産科DICスコアの有用性を解説する．

▶DIC：
disseminated intravascular coagulation

## 1 産科DICの凝血学的特徴[1-5]

### a—産科領域の一般的なDIC

- 一般的に，産科領域のDICは急性かつ突発的に生じ，フィブリノゲン値の低下を伴い，後天性低フィブリノゲン血症（フィブリノゲン値が100 mg/dL以下）となることが多いのに対し，内科領域のDICは比較的緩慢に生じ，フィブリノゲン値は正常ないし上昇するものが多い．その点からみれば，産科DICは急性DIC（非炎症性DICの代表），内科DICは慢性DIC（炎症性DICの代表）とよび区別される．
- しかし，必ずしもこのように両者の違いを完全に区分できるものではなく，たとえば，産科DICでも妊娠高血圧症候群などは慢性DICの所見を呈し，フィブリノゲン値は正常ないし上昇，内科DICでも急性白血病などは急性DICの所見を呈し，フィブリノゲン値が低下する．
- すなわち，DICといってもフィブリノゲン値が低下する場合もあれば，正常ないしは上昇する場合もあることに留意する．また，重症肝障害などDICとは関係なく出現する後天性低フィブリノゲン血症も存在する．

### b—急性産科DIC

- 早剥や羊水塞栓症の結果起こるDICでは，子宮内に存在する血液凝固促進物質（胎盤，脱落膜，羊水などに含まれる組織因子，ケミカルメディエータなど）の母体血中流入により急速に外因系凝固の活性化が惹起され，消費性凝固障害のため出血量に比しフィブリノゲンが激減し，容易に後天性低フィ

> ここがポイント
> DICといってもフィブリノゲン値が低下する場合もあれば，正常ないしは上昇する場合もあることに留意する

> ここがポイント
> 典型的な産科DICでは，急速に外因系凝固の活性化が惹起され，消費性凝固障害のため出血量に比しフィブリノゲンが激減し，容易に後天性低フィブリノゲン血症をきたしやすい

ブリノゲン血症をきたしやすい．すなわち，消費に加えプラスミンによりフィブリノゲンが直接に分解されるため，たとえ出血量が少なくてもフィブリノゲンは著減する．

- 典型的な急性産科DICで，線溶優位で出血症状主体となり，二次線溶亢進に伴うフィブリノゲン・フィブリン分解産物（fibrinogen and fibrin degradation products：FDP）またはD-ダイマー値の増加が著明である．凝固制御因子ではアンチトロンビンが著減するため，出血傾向が助長される．なお，血小板数は定型的なDICにもかかわらず意外に低下しないことが多い．このタイプのDICでは，早めに十分な新鮮凍結血漿を投与し，凝固因子（フィブリノゲン）を補充することが治療の決め手となる．

## c ─ さまざまな原因による産科大量出血

- また，弛緩出血，前置胎盤・癒着胎盤，子宮破裂をはじめとする軟産道裂傷・血腫，子宮内反症，帝王切開創縫合不全などはさまざまな原因により大量出血をきたすが，疾患そのものは直接的にDICを惹起しない．
- これらの疾患では，大量出血をきたすと出血量に応じてフィブリノゲンは減少するが，それに対して大量の人赤血球液輸血と輸液のみを行っていると凝固因子は希釈されてしまい，いわゆる希釈性凝固障害をきたし，出血傾向は増悪し二次的にDICを惹起する．

- 以上述べたように，急性産科DICでは，フィブリノゲン値（減少），FDP値（増加），血小板数（減少）およびアンチトロンビン活性（減少）が，DICの診断および治療指針の決定に重要である．これらの値の正常化と臨床症状の改善を目標に治療を行う．また，DICの結果，トロンビン-アンチトロンビン複合体，プラスミン-$\alpha_2$プラスミンインヒビター複合体なども著増するが，これらは治療指針の決定にはあまり問題とならない．さらにプロトロンビン時間（prothrombin time：PT）や部分トロンボプラスチン時間の延長，出血時間や全血凝固時間の延長もみられる．

## 2 臨床症状と産科DICスコア

- DICの臨床症状としては血圧，脈拍，呼吸，尿量，意識状態，出血傾向（鼻出血・歯肉出血・血便・血尿など）などに注意する．早剝を例にとると，血圧低下・頻脈・乏尿・血尿などを呈することが多く，容易に急性腎不全に移行する．また出血した血液はサラサラしており，凝固しにくいのも特徴である．早剝を放置すると容易にDICに移行するため，早剝が疑われたら少しでも早く診断し，治療しなければならない．早剝の発症より胎児娩出までの時間と早剝重症度および胎児予後との関係をみると，発症後5時間以内に治療すれば腎不全，DICなどの合併症も少なく，胎児の予後も比較的良いとされる[6]．
- したがって，すべての検査結果が出てからDICと診断し治療を開始するの

> **アドバイス**
> 典型的な急性産科DICでは，早めに十分な新鮮凍結血漿を投与し，凝固因子（フィブリノゲン）を補充することが治療の決め手となる

> **ここに注意**
> 大量出血を引き起こす疾患に対して，大量の人赤血球液輸血と輸液のみを行っていると希釈性凝固障害を生じ，出血傾向は増悪し二次的にDICを惹起する

> **アドバイス**
> 早剝では血圧低下・頻脈・乏尿・血尿などを呈することが多く，容易に急性腎不全に移行するため，早期に診断し治療を開始する

> **ここに注意**
> 出血した血液はサラサラしており，凝固しにくいのが特徴である．「先生，血が固まりません！」がキーワードである

では手遅れであるので，真木ら[7]はDICの治療に踏み切るための産科DICスコアを提唱した．このスコアは基礎疾患と臨床症状を重視したスコアであるので，特定の基礎疾患を有する産科の急性DICに対処するには非常に有用である．スコアが8点以上のときはDICとして治療を開始する．DICは突発し，急激な経過をたどり重篤であるが，時期を失することなく治療を開始すれば産科DICの予後は必ずしも不良ではない．

> **ここがポイント**
> 産科DICスコアは基礎疾患と臨床症状を重視したスコアであるため，血液凝固線溶系検査結果をみるまでもなく基礎疾患と臨床症状のみで診断し，DICとしての治療を開始する

## 3 産科DICスコアの特徴

- 重症DICの予後は不良なので，不可逆的になる前に，すなわち，代償性DICのうちに早期に診断し，早期に適切な治療をしなければならない．そのため国際血栓止血学会（ISTH）から日本の（旧）厚生省DIC診断基準[8]を簡潔にした診断基準が公表されている[9,10]．また，日本でも（旧）厚生省DIC診断基準とは別に外科，産科，小児科，救急領域などで独自の診断基準も公表されている．以下，産科DICスコアについて解説する．

### a ― 産科DICスコア[6,7,11]

- 表1に真木らの提唱した早期にDICの治療に踏み切るための「産科DICスコア」を示す．このスコアは基礎疾患と臨床症状を重視したスコアである．その特徴は，特定の基礎疾患を有する産科の急性DICに対処するには非常に有用であること，ならびに血液凝固線溶系検査結果をみるまでもなく基礎疾患と臨床症状のみで診断し，治療を開始できることである．
- すなわち，DIC発症頻度が高い基礎疾患には高得点を配し（早剝など臨床的重篤度により5点から1点），さらには臨床症状に対しても高得点を配したことである（乏尿，出血症状や臓器症状など重篤度により4点から1点）．たとえば，早剝で出血症状があれば，それぞれ4点ずつとなり，合計8点でDICとしての治療を開始できる．
- 厳密な意味では，その時点では（旧）厚生省DIC診断基準を満たさない場合もありうるが，早剝で出血症状があれば，臨床経験上その後容易にDICになるため，予後改善のためにも早期に治療に踏み切れる特徴がある．
- もちろん，凝血学的所見を無視しているわけではなく，検査結果が出ていればDICスコアに加算するのであるが（容易にできる検査としてフィブリノゲン値，FDP，PT，血小板数，アンチトロンビン活性，血沈など各1点），たとえ検査結果が出ていなくてもDICとして治療が開始できるのは大きな特徴であり，凝血学的検査項目を重視した（旧）厚生省DIC診断基準とは大きな違いがある．
- 産科DICスコアで実際にDICと診断できるのは13点以上（2点以上の検査項目を含む）であるが，8点以上という基準は，早期にDICの治療に踏み切るためのスコアとして有用なものと考えられる．こういう理由のため，産科DICスコアは産科DIC診断基準とよぶにはそぐわず，あくまで「早期にDICの治療に踏み切るためのスコア」と理解されたい．

> **アドバイス**
> 産科DICスコアで実際にDICと診断できるのは13点以上であるが，8点以上で早期にDICの治療に踏み切れる

> **ここに注意**
> 産科DICスコアは「早期にDICの治療に踏み切るためのスコア」であるため，産科DIC診断基準とよぶのはそぐわない

### 表1　産科DICスコア

| I. 基礎疾患 | 点数 | II. 臨床症状 | 点数 | III. 検査項目 | 点数 |
|---|---|---|---|---|---|
| a. 常位胎盤早期剝離 | | a. 急性腎不全 | | ・血清FDP ≧10 μg/mL | [1] |
| ・子宮硬直，児死亡 | [5] | ・無尿（≦5 mL/時間） | [4] | ・血小板数 ≦10×10⁴/μL | [1] |
| ・子宮硬直，児生存 | [4] | ・乏尿（5＜～≦20 mL/時間） | [3] | ・フィブリノゲン≦150 mg/dL | [1] |
| ・超音波断層所見およびCTG所見による早剝の診断 | [4] | b. 急性呼吸不全（羊水塞栓症を除く） | | ・プロトロンビン時間（PT）≧15秒（≦50%）またはヘパプラスチンテスト≦50% | [1] |
| b. 羊水塞栓症 | | ・人工換気または時々の補助呼吸 | [4] | ・赤沈 ≦4 mm/15分または≦15 mm/時間 | [1] |
| ・急性肺性心 | [4] | ・酸素放流のみ | [1] | ・出血時間 ≧5分 | [1] |
| ・人工換気 | [3] | c. 心・肝・脳・消化管などに重篤な障害があるときはそれぞれ4点を加える | | ・その他の凝固・線溶・キニン系因子（例，ATIII≦18 mg/dLまたは≦60%，プレカリクレイン，α₂-PI，プラスミノゲン，その他の凝固因子≦50%） | [1] |
| ・補助呼吸 | [2] | ・心（ラ音または泡沫性の喀痰など） | [4] | | |
| ・酸素放流のみ | [1] | ・肝（可視黄疸など） | [4] | | |
| c. DIC型後産期出血 | | ・脳（意識障害および痙攣など） | [4] | | |
| ・子宮から出血した血液または採血血液が低凝固性の場合 | [4] | ・消化管（壊死性腸炎など） | [4] | | |
| ・2,000 mL以上の出血（出血開始から24時間以内） | [3] | d. 出血傾向 | | | |
| ・1,000 mL以上2,000 mL未満の出血（出血開始から24時間以内） | [1] | ・肉眼的血尿およびメレナ，紫斑，皮膚粘膜，歯肉，注射部位などからの出血 | [4] | | |
| d. 子癇 | | e. ショック症状 | | | |
| ・子癇発作 | [4] | ・脈拍≧100/分 | [1] | | |
| e. その他の基礎疾患 | [1] | ・血圧≦90 mmHg（収縮期）または40%以上の低下 | [1] | | |
| | | ・冷汗 | [1] | | |
| | | ・蒼白 | [1] | | |

判定
7点以下：その時点でDICとはいえない
8点〜12点：DICに進展する可能性が高い（<u>DICとしての治療を開始する目安</u>）
13点以上：DICとしてよい（ただし，2点以上の検査項目を含む）

CTG：胎児心拍陣痛図，α₂-PI：α₂プラスミンインヒビター．
(Kobayashi T, et al. Semin Thromb Hemost 2001；27：161-7[6]／真木正博，ほか．産婦治療 1985；50：119-24[7]／Kobayashi T. J Obstet Gynaecol Res 2014；40：1500-6[11] より)

- なお，産科DICスコアと（旧）厚生省DIC診断基準との相関性は，$r = 0.610$（$n = 60$，$p < 0.01$）であり，正の相関を示した．産科DICスコアで8点以上で（旧）厚生省DIC診断基準で7点未満の症例でも，凝血学的所見の異常に加えなんらかの臨床症状が存在しており，その後の臨床経過から判断しても十分にDICと診断できるものであった．

## b ― 産科DIC臨床効果判定基準[6,7,11]

- 産科DICスコアで8点以上の場合DICとして治療を開始するわけであるが，その後の臨床経過と治療効果判定に関しては効果判定のためのスコアが提唱されている．すなわち，このスコアからは基礎疾患は除かれ，臨床症状スコアの改善度と凝血学的所見スコアの改善度とから成り立っている．それぞれに点数を与えてスコア化し，総点数が治療前と治療後でいかなる変動を示したかによって治療効果の判定を行い，著効（9点以上の減少），有効（5点以上8点以下の減少），やや有効（1点以上4点以下の減少），無効（変化なし），悪化（1点以上の増加）に分類する（**表2**）．

> **アドバイス**
> 産科DIC臨床効果判定基準では，スコアから基礎疾患は除かれ，臨床症状スコアと凝血学的所見スコアの改善度とから成り立っているので，点数に注意する

## 表2 産科DIC臨床効果判定基準

### 1. 臨床症状

| | スコア | | スコア |
|---|---|---|---|
| a. 急性腎不全 | | d. 出血傾向 | |
| ・無尿（≦5 mL/時） | 4 | ・肉眼的血尿およびメレナ（血便），紫斑，皮膚，粘膜，歯肉，注射部位などからの出血 | 4 |
| ・乏尿（5＜～≦20 mL/時） | 3 | | |
| b. 急性呼吸不全（羊水塞栓症を除く） | | e. ショック症状 | |
| ・人工換気または時々の補助呼吸 | 4 | ・脈拍≧100/分 | 1 |
| ・酸素放流のみ | 1 | ・血圧≦90 mmHg（収縮期）または40％以上の低下 | 1 |
| c. 心，肝，脳，消化管などに重篤な障害があるときはそれぞれ4点を加える | | ・冷汗 | 1 |
| ・心（ラ音または泡沫性の喀痰など） | 4 | ・蒼白 | 1 |
| ・肝（可視黄疸など） | 4 | | |
| ・脳（意識障害および痙攣など） | 4 | | |
| ・消化管（壊死性腸炎など） | 4 | | |

### 2. 凝血学的所見

| スコア | 0 | 1 | 2 | 3 | 4 |
|---|---|---|---|---|---|
| 血清FDP（μg/mL） | ＜10 | 10≦＜20 | 20≦＜40 | 40≦＜80 | 80≦ |
| 血小板数（×10⁴/μL） | 20＜ | 16＜≦20 | 12＜≦16 | 8＜≦12 | ≦8 |
| フィブリノゲン値（mg/dL） | 200＜ | 150＜≦200 | 100＜≦150 | 50＜≦100 | ≦50 |
| PT（秒） | ＜12 | 12≦＜15 | 15≦＜20 | 20≦＜25 | 25≦ |

### 3. 効果判定（治療前のスコア合計−治療後のスコア合計）

| | 著効 | 有効 | やや有効 | 無効 | 悪化 |
|---|---|---|---|---|---|
| スコアの差 | ≦−9点 | −9点＜～≦−5点 | −5点＜～≦−1点 | ±0 | ＋1点≦ |

注：臨床症状スコアおよび凝血学的所見スコアは治療前後で合計し，算出する．そして，その差で治療効果を判定する．
FDP：フィブリノゲン・フィブリン分解産物，PT：プロトロンビン時間．

(Kobayashi T, et al. Semin Thromb Hemost 2001；27：161-7[6]／真木正博，ほか．産婦治療 1985；50：119-24[7]／Kobayashi T. J Obstet Gynaecol Res 2014；40：1500-6[11]より)

- 臨床症状のスコアは**表1**の産科DICスコアと同一のものである．しかし，凝血学的所見のスコアに関しては，産科DICスコアでは，検査値の大小にかかわらず結果がある一定値に達していればすべて1点だったが，この効果判定基準ではスコアは大きく異なる．すなわち，（旧）厚生省DIC診断基準の凝血学的検査項目に準じて，FDP，血小板数，フィブリノゲン値，PTを取り上げ，また，配点の際の境界域も基本的には（旧）厚生省DIC診断基準に準拠したものの，産科DICの特徴を加えて変更してある．その理由は以下のとおりである．

### 血清FDP

- 産科DICでは，FDPの著増例が多いので，FDPが40 μg/mL以上の領域をさらに細分化した．（旧）厚生省DIC診断基準では40 μg/mL以上は一定で3点．

### 血小板数

- 早剝などの場合は，定型的なDICであるにもかかわらず血小板数のみは著減せず，10×10⁴/μL台にとどまっているものが少なくない．（旧）厚生省

DIC診断基準では$12×10^4/μL$より多い場合は0点であるが，$12×10^4/μL$以上にも得点を与え，さらに$16×10^4/μL〜20×10^4/μL$の範囲にも得点を与えた．

### ▶ フィブリノゲン値

- 産科DICでは，フィブリノゲン値が50 mg/dL以下に激減する症例がまれではない．また，逆に軽度減少例，たとえば200 mg/dL程度に減少していても妊娠後期の著増を考慮すると，フィブリノゲン値の減少を疑わねばならないことから150〜200 mg/dLの領域に得点を与え，さらに100 mg/dL以下の部分を50 mg/dLで区切り細分化しスコア化した．

### ▶ プロトロンビン時間（PT）

- フィブリノゲンの減少に連動して著明に延長するものが多いので，25秒以上でさらに細分化した．また，軽度の異常値に対しても1点の配点を行った．なお，PTの測定は正常値が10〜12秒のものを用い，秒で表現した．

- 以上，配点および配点の境界域の設定は，原則として（旧）厚生省DIC診断基準に準じながら産科領域のDICの凝血学的特徴を取り入れて細分化した．

## おわりに

- 産科DICは母児ともに予後不良のことが多いので，不可逆的になる前に早期に診断し，早期に適切な治療をしなければならない．そのため産科DICの特徴をふまえ，産科DICスコアと産科DIC臨床効果判定基準を解説した．産科DICスコアは（旧）厚生省DIC診断基準とは必ずしも一致していないものの，早期にDIC治療に踏み切るためのスコアとして有用なものである．
- 最後に典型的な産科DICでは，フィブリノゲンが著減し出血傾向が生じるため，凝固検査としてはフィブリノゲン値が最も重要である．そしてアンチトロンビン活性と血小板数を参考にしながらDICの治療方針を決定することを銘記されたい．

（小林隆夫）

### 文献

1) 小林隆夫．産科領域におけるDIC診断の留意点．Thrombosis Medicine 2015；5：26-31．
2) 小林隆夫．産科DICの特徴とDICスコア．医学のあゆみ 2011；238：77-82．
3) 小林隆夫．産科DIC診断基準．救急・集中治療 2010；22：1496-501．
4) 小林隆夫．DICと産科疾患．重症集中ケア 2014；13：45-51．
5) 小林隆夫．産科領域のDIC．朝倉栄策，編著．臨床に直結する血栓止血学．東京：中外医学社；2013．p.235-40．
6) Kobayashi T, et al. Diagnosis and management of acute obstetrical DIC. Semin Thromb Hemost 2001；27：161-7．
7) 真木正博，ほか．産科DICスコア．産婦治療 1985；50：119-24．
8) Kobayashi N, et al. Criteria for diagnosis of DIC based on the analysis of clinical and laboratory findings in 345 DIC patients collected by the Research Committee on DIC

in Japan. Bibl Haematol 1983 ; 49 : 265-75.
9) Taylor FB Jr, et al. Towards definition, clinical and laboratory criteria, and a scoring system for disseminated intravascular coagulation. Thromb Haemost 2001 ; 86 : 1327-30.
10) Wada H, et al. Comparison of diagnostic criteria for disseminated intravascular coagulation (DIC) : Diagnostic criteria of the International Society of Thrombosis and Hemostasis and of the Japanese Ministry of Health and Welfare for overt DIC. Am J Hematol 2003 ; 74 : 17-22.
11) Kobayashi T. Obstetrical disseminated intravascular coagulation score. J Obstet Gynaecol Res 2014 ; 40 : 1500-6.

# [DICの定義と診断]
## 2-6 新生児DIC診断基準

## はじめに

- 播種性血管内凝固症候群（DIC）とは，なんらかの疾患を契機として凝固・線溶系の破綻をきたした状態であり，凝固系および線溶系の過活性，止血因子の消費と枯渇を特徴とする．この病態の認識については議論があるが[★1]，終末臓器不全に至る重篤な問題であり，注意を要することには間違いない．
- しかしDICの診断には困難な部分がある．顕性の(overt)DICであっても，臓器虚血から出血傾向までさまざまな症状がみられるうえ，非顕性(non-overt)DICまで含めると，非常に幅広いスペクトラムの臨床像を呈する．また，診断確定のための単一検査値の設定が困難である．そこで，これらをカバーするための診断基準が策定されてきた．
- 日本では「(旧)厚生省DIC診断基準」「急性期DIC診断基準」が確立され，国際的には「ISTH DIC診断基準」がある．しかし，ISTH DIC診断基準を新生児に適用すると過剰診断になりやすいことが指摘されており，新生児DICの診断のための国際基準は，現在のところ存在しない．日本では新生児DICの診断基準がいくつか提唱されてきたが，日本産婦人科・新生児血液学会ワーキンググループがこれらを統合して，新たな診断・治療指針（以下，2016指針）を発表した[4]．よくまとまっているので，策定の経緯を含む詳細も含め，ぜひ文献を通読いただきたい．
- 本項では新生児のDICについて概説し，ガイドラインのポイントを確認する．

## 1 新生児の特徴

- DIC発症のプロセスは，次のようにまとめられる（図1）．
  ①なんらかの基礎疾患によって凝固系が活性化する．
  ②フィブリノゲンが消費されフィブリン産生が亢進し，血管内で播種性に微小血栓が形成される．線溶系も活性化されるものの凝固系に及ばず，溶解されずに残る．
  ③そのため微小血流障害を生じ，臓器障害を発症する．
  ④血栓形成の過程で，血小板や凝固因子など止血因子が消費され，枯渇する．
  ⑤さらに二次線溶が加わって，出血傾向が顕在化する．
- この流れに沿って新生児の特徴を列挙すると，以下のようになる．
  ①そもそも基礎疾患に罹患しやすく，DIC発症がトリガーされる危険性は高い．
  ②血液凝固を制御する因子（アンチトロンビン，プロテインC，プロテイン

▶DIC：
disseminated intravascular coagulation

★1
たとえば，敗血症でDICを引き起こされるのをまれならず経験すると思われるが，敗血症に対する国際的な診断・治療のスタンダードともいえるSurviving Sepsis Campaign Guideline (SSCG)には，DICに関しての記述はない[1]．
その一方で，日本の敗血症診療ガイドライン[2,3]では，DICについて1章が割かれ，臓器不全発症の一因であり治療の対象となりうる旨が示されている．ぜひ熟読をお勧めする．

▶2章「2-3 (旧)厚生省DIC診断基準」(p.27)，「2-2 急性期DIC診断基準」(p.22)参照

▶ISTH：
International Society on Thrombosis and Haemostasis（国際血栓止血学会）

ここがポイント
新生児は基礎疾患に罹患しやすく，DICを発症する危険が高い

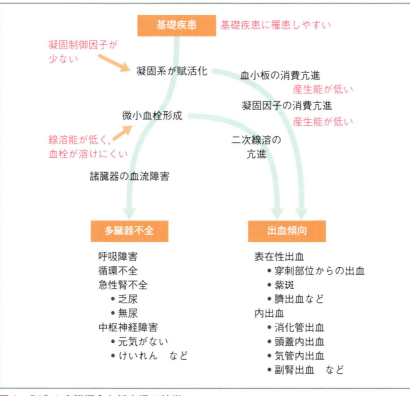

**図1** DICの病態概念と新生児の特徴

Sなど）が少なく，とくに敗血症に際してプロテインCの減少がはなはだしい．このため凝固活性が上昇しやすく，微小血栓が形成されやすい．

③線溶をつかさどる因子（プラスミノゲン）が少なくPAI-1高値も相まってプラスミンが低値のため，形成された血栓が溶けず臓器障害を助長しやすい．

④凝固因子（ビタミンK依存性の第II，VII，IX，X因子など）が低値で，血小板の活性も低く，いずれも産生予備能も低い．

- すなわち，新生児はDICを発症しやすく，かつ重症化しやすいことがわかる．

▶PAI-1：
plasminogen activator inhibitor-1（プラスミノゲンアクチベータインヒビター-1）

## 2 新生児DICの基礎疾患

- DICは単独で発症する疾患ではなく，契機となる基礎疾患が存在する．
- 成人領域でみられるDICは，基礎疾患によって凝固活性の亢進は共通しながら線溶活性に差が大きく，線溶抑制型，線溶均衡型，線溶亢進型に分類される．敗血症，固形腫瘍，白血病の三大疾患のほか，さまざまな原因疾患がある．
- 全国の主だった病院に対する調査[4,5]によると，新生児DICの基礎疾患は感染症が約30％と最多で，新生児仮死，消化管穿孔，出血，胎児水腫と続く．

**表1 新生児期のDICの基礎疾患***

| 新生児DICの基礎疾患 | | | |
|---|---|---|---|
| ・低酸素<br>　新生児仮死<br>　産科合併症<br>　　胎盤早期剥離<br>　　重症妊娠高血圧症<br>　　双胎の一児死亡 | ・消化管疾患<br>　新生児壊死性腸炎<br>・肝不全<br>　肝炎<br>・敗血症<br>　細菌性<br>　ウイルス性<br>・代謝疾患<br>　新生児ヘモクロマトーシス<br>　ガラクトース血症 | ・血管病変<br>　巨大血管腫<br>　（Kasabach-Merritt症候群）<br>　ヘマンギオマトーシス<br>・血液疾患<br>　プロテインC/S欠損症(ホモ)<br>　胎児赤芽球症 | ・呼吸器疾患<br>　呼吸窮迫症候群<br>　胎便吸引症候群<br>・その他<br>　低体温<br>　アシドーシス<br>・悪性疾患<br>　先天性中胚葉性ネフローマ<br>　仙尾骨奇形腫<br>　先天性神経芽腫<br>　過誤腫 |

*：このリストは完全ではなく，ここに列挙されない状態で凝固系が活性化されることもある．

（Veldman A, et al. Semin Thromb Hemost 2010；36：419-28[6]より）

この多くは，直接あるいは血流うっ帯や炎症性サイトカイン（LPS, TNF, IL-1など）を介して血管内皮細胞を傷害し，血管内皮由来の組織因子の発現を亢進させる．あるいは異常分娩に伴う羊水由来の組織因子の曝露も，同様に凝固活性化のトリガーとなる．Veldmanらの報告[6]ではその他にも複数の原因疾患があげられている（表1）ので，参照されたい．

▶LPS：
lipopolysaccharide（リポ多糖）

▶TNF：
tumor necrosis factor（腫瘍壊死因子）

▶IL：
interleukin（インターロイキン）

## 3 新生児DICの臨床症状

● DICは幅広いスペクトラムの病像を呈するが，これは①臓器障害による症状と，②出血に関連する症状に大別される．

### a—臓器障害による症状

● 臓器障害は，微小血栓による循環障害により多臓器で生じる．呼吸障害，循環不全，急性腎不全(乏尿，無尿)，中枢神経障害(元気がない，けいれん等)などがみられる．ただし，DICに特徴的とはいえないさまざまな障害がさまざまな程度で混在し，そもそも基礎疾患の症状とも似通っているため，これらの症状をDICの診断根拠とするのは困難である．

### b—出血に関連する症状

● 出血傾向は，凝固・線溶系の破綻によって生じる，より特徴的な症状である．たとえば敗血症などによる線溶抑制型DICでは出血症状は目立たないといわれるが，新生児は凝固因子や血小板の産生能が低いことから，より重要な症状といえる．典型的には末梢ラインや採血など穿刺部位からの出血から始まり，紫斑，臍出血など表在性出血，消化管，頭蓋内，気管内や副腎などの内出血も起こりうる．

● ただし，それがDICに伴う凝固因子の消費によるものか，産生低下や機能低下をきたす他疾患によるものかの鑑別は必要である．とくに早産児は肝臓でのタンパク合成能が不十分でもあり，臨床的にはむしろ，先天的な凝固因

> **アドバイス**
> 新生児の線溶抑制型DICでは出血症状は目立たないといわれるが，新生児は凝固因子や血小板の産生能が低いことから，より重要な症状となる

子欠乏やビタミンK欠乏による出血傾向などをよく経験するかもしれない．

## C ― 明らかな説明のつかない症状

- DICは，臨床症状を伴うと予後が悪いとされるが，診断確定に至る特徴的な症状があるわけではない．したがって，ほかに明らかな説明のつかないような出血症状，臓器症状に遭遇した際には，DICの顕在化による症状をみている可能性を常に念頭におき，直ちに鑑別をして対策を講じることが重要といえる．

## 4 新生児DICの検査所見

- 新生児DICでみられる特徴的な検査所見は，次のとおりである[5]．

### 血小板

- 血小板は消費され減少する．正期産児であれば平常時には血小板数は成人と同等であり，血小板数の減少はDICの診断において感度の高い所見となる．一方で，早産児では在胎週数が短いほど低値となること，産生予備能が低いため骨髄抑制など他の病態でも容易に減少しうることから，血小板は特異度の低い検査項目であることには注意を要する．2016指針では，7万/μL以下もしくは24時間以内に50％以上の減少が有意所見とされた．

### プロトロンビン時間（PT）

- PTは，凝固因子の消費によって延長する．臓器障害を反映し予後と相関することから，非常に有用といえる．ただしとくに早産児では，PTに反映される第Ⅴ，Ⅶ，Ⅹ因子，プロトロンビン，フィブリノゲンがもともと低値であり，加えて，DIC以外に肝不全やビタミンK欠乏でもPTが延長する．すなわち凝固因子の消費によるものか，産生低下によるものかの鑑別が必要であり，注意を要する．

▶PT：
prothrombin time

**ここに注意**
PTは有用な検査項目であるが，PT延長が凝固因子の消費によるものか，他疾患によるものかの鑑別が必要であり，注意を要する

### フィブリノゲン

- 正期産児ではフィブリノゲンは成人とほぼ同等であるが，フィブリン形成による消費と一次線溶の活性化によって低下する．一方で，フィブリノゲンは急性期反応タンパクであり炎症によって産生も亢進されるため，敗血症などに伴うDICではかえって上昇する．原因によって動態が大きく異なることから，「急性期DIC診断基準」ではスコアリングから除外されており，2016指針でも，感染症を基礎疾患とするものに限ってスコアリングから除外された．

▶一次線溶，二次線溶については3章「3-6 線溶系検査と分子マーカー」（p.96）参照

### FDPとD-ダイマー

- 線溶亢進を反映して増加する．D-ダイマーがフィブリンの分解（二次線溶）産物のみを測定するのに対して，FDPはフィブリンの分解産物に加えてフィブリノゲンの分解（一次線溶）産物も同時に測定する検査値である．病態によって二者の乖離が生じるため，どちらがよりDICを正確に反映するか，意見が分かれる．
- 感度の高い項目ではあるが，新生児では出生時ストレスのため線溶系が活性

▶FDP：
fibrinogen and fibrin degradation products（フィブリノゲン・フィブリン分解産物）

### 表2 新生児DIC診断基準

| 項目 | | 出生体重 | |
|---|---|---|---|
| | | 1,500 g 以上 | 1,500 g 未満 |
| ◆血小板[1)] | $70×10^3 \mu L \leq$ かつ 24時間以内に50％以上減少 | 【1点】 | 【1点】 |
| | $50×10^3 \mu L \leq <70×10^3 \mu L$ | 【1点】 | 【1点】 |
| | $<50×10^3 \mu L$ | 【2点】 | 【2点】 |
| ◆フィブリノゲン量[2)] | $50 \text{ mg/dL} \leq <100 \text{ mg/dL}$ | 【1点】 | — |
| | $<50 \text{ mg/dL}$ | 【2点】 | 【1点】 |
| ◆凝固能 (PT-INR) | $1.6 \leq <1.8$ | 【1点】 | — |
| | $1.8 \leq$ | 【2点】 | 【1点】 |
| ◆線溶能[3)] (FDP/D-Dimer) | <基準値の2.5倍 | 【-1点】 | 【-1点】 |
| | 基準値の2.5倍 ≦ <10倍 | 【1点】 | 【2点】 |
| | 基準値の10倍 ≦ | 【2点】 | 【3点】 |

付記事項
1) 血小板数：基礎疾患が骨髄抑制疾患など血小板減少を伴う疾患の場合には加点しない．
2) フィブリノゲン量：基礎疾患が感染症の場合には加点しない．感染症の診断は新生児SIRS診断基準による．
3) TAT/FM/SFMCは，トロンビン形成の分子マーカーとして，凝固亢進の早期診断には有用な指標である．
　しかし，採血手技の影響をきわめて受け易いことから，血小板数やD-dimerなど他の凝固学的検査結果とあわせて評価する．
　血管内留置カテーテルからの採血など採血時の組織因子の混入を否定できる検体では，TAT/FM/SFMCの一つ以上が異常高値の場合は，1点のみを加算する．
　なお，採血方法によらず，これらの測定値が基準値以内の時はDICである可能性は低い．

（日本産婦人科・新生児血液学会 新生児DIC診断・治療指針作成ワーキンググループ．日産婦新生児血会誌 2016：25：13[3)] より）

化され高値を示すなどにより，特異度が低い点にも注意を要する．

### ▶ その他の分子マーカー

- その他の特異的分子マーカーとして，TAT，フィブリンモノマー，可溶性フィブリンモノマー複合体は，いずれも凝固亢進を測るのに特異度が高く，有用性が期待される．またATの低下もDICに特徴的で予後を反映すると考えられ，補充療法の適応判断にも役立つ．
- しかし新生児では，採血手技の困難さからとくに前者で正確な値が得られにくく，また採血量が増えれば侵襲も増すという問題点も内包する．今後，より病態特異的で測定しやすいマーカーが望まれる．

▶TAT：
thrombin-antithrombin complex（トロンビン-アンチトロンビン複合体）

▶AT：
antithrombin（アンチトロンビン）

## 5　新生児DICの診断基準とアルゴリズム

- このように，新生児DICは臨床所見において基礎疾患との見極めが困難であり，そもそも臨床症状が出現する前の早期診断が好ましいため，検査所見に頼らざるをえない部分がある．その一方で，診断に至る単一の検査所見はない．検査所見に裏づけされた全体像から存在を疑うことが重要といえる．
- 診断基準として提示された2016指針では，血小板数，フィブリノゲン，凝固能（PT），線溶能（FDP/D-ダイマー）の4項目を出生体重別にスコアリングする（表2）．ほかの診断基準は基礎疾患による病態の違いを反映せず，感度・特異度が低下することが問題であった．そこで，フィブリノゲン産生が亢進する感染症性DICを最初に鑑別し，フィブリノゲンの低下を呈するほ

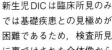

ここがポイント
新生児DICは臨床所見のみでは基礎疾患との見極めが困難であるため，検査所見に裏づけされた全体像から存在を疑うことが重要

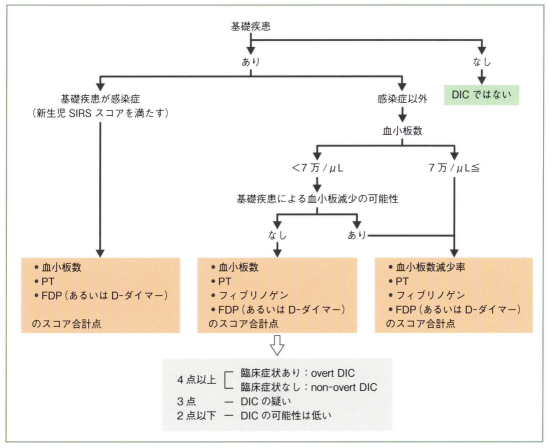

**図2 新生児DIC診断のアルゴリズム**
SIRS：全身性炎症反応症候群，DIC：播種性血管内凝固症候群，PT：プロトロンビン時間，FDP：フィブリノゲン・フィブリン分解産物．
（日本産婦人科・新生児血液学会 新生児DIC診断・治療指針作成ワーキンググループ．日産婦新生児血会誌 2016；25：12[3]）より）

> **Column 新生児SIRS診断基準**
>
> 　アルゴリズム（図2）内の「基礎疾患が感染症（新生児SIRSスコアを満たす）」とは，まさに敗血症の定義そのものである．
> 　SIRS（全身性炎症反応症候群）は，①体温（発熱あるいは低体温），②心拍数（頻脈または乳児の徐脈），③呼吸数（頻呼吸か緊急人工呼吸），④白血球数（増多あるいは減少，もしくは未熟好中球の増多）の4つのクライテリアのうち，①④のいずれかを含む2つ以上を満たすものと定義される[7]．
> 　新生児SIRSスコアとして，上記②③については，②正常域の2SDを超える頻脈，あるいは正常域の10パーセンタイルに満たない徐脈，③正常域の2SDを超える頻呼吸，とすることが提案されている[8]．

かのDICと基準を分ける工夫がなされた（図2，Column「新生児SIRS診断基準」参照））．

## おわりに

- 以上5項目にわたって新生児の特徴とDICの診断基準について概説し，日本で示された2016指針を紹介した．この診断・治療指針では基礎疾患による病態の違いを反映するためのアルゴリズムが採用されたほか，いくつかの特徴がある．ぜひ原文を通読されて，新生児DICの診療に役立ててほしい．

〈沼口　敦〉

### 文　献

1) Dellinger RP, et al. Surviving sepsis campaign：International guidelines for management of severe sepsis and septic shock：2012. Intensive Care Med 2013；39：165-228.
2) 日本集中治療医学会 Sepsis Registry委員会．日本版敗血症診療ガイドライン．日集中医誌 2013；20：124-73.
3) 日本集中治療医学会・日本救急医学会 日本版敗血症診療ガイドライン 2016 作成特別委員会．日本版敗血症診療ガイドライン 2016．http://www.jsicm.org/pdf/haiketu2016senkou_01.html　http://www.jaam.jp/html/info/2016/pdf/J-SSCG-2016_ver2.pdf
4) 日本産婦人科・新生児血液学会 新生児DIC診断・治療指針作成ワーキンググループ．新生児DIC診断・治療指針2016年版．日産婦新生児血会誌 2016；25：3-34.
5) 川口千晴．新生児DICの診断・治療に関する全国アンケート調査 新生児DIC全国調査．日産婦新生児血会誌 2016；26：43-53.
6) Veldman A, et al. Disseminated intravascular coagulation in term and preterm neonates. Semin Thromb Hemost 2010；36：419-28.
7) 日本集中治療医学会 小児集中治療委員会．日本での小児重症敗血症診療に関する合意意見．日集中医誌 2014；21：67-88.
8) 日本未熟児新生児学会 医療の標準化検討委員会 小児・新生児におけるエンドトキシン除去療法検討小委員会．小児・新生児におけるエンドトキシン除去療法ガイドライン．日本未熟児新生児学会雑誌 2010；22：73-5.

# 3章

# 炎症と凝固・線溶のマーカー

# 3-1 白血球

## はじめに

- 白血球(leukocyte)が担う自然免疫と獲得免疫の機序を概説し，免疫炎症反応と凝固の関係について解説する．
- 免疫炎症反応における白血球の診断的意義，また敗血症の早期診断マーカーとしての白血球について解説する．

## 1 白血球が担う免疫炎症反応

### a — 臨床的所見

#### ▶免疫反応

- 免疫反応(immune reaction)は異物排除と生体防御反応機構であり，白血球により担われている．免疫反応は抗原に対して非特異的な自然免疫と，特異的な獲得免疫から成立している．
- 表1に示すように，自然免疫は病原体による感染に対する第一線での防御機構として迅速に機能するとともに，獲得免疫への橋渡しにも重要な役割を果たしている．一方，獲得免疫は数日間と時間を要してしまうものの，より効率的な防御機構として機能する．
- 組織中のマクロファージ(macrophage)などの白血球は，病原体のみならず虚血や組織損傷などの生体侵襲刺激を非特異的に認識・貪食して生体を防御するとともに，炎症性メディエーターの産生を速やかに惹起して自然免疫を誘導する．
- 自然免疫を担う白血球である樹状細胞(dendritic cell)は，抗原特異的受容体をもつ白血球であるリンパ球に抗原提示して獲得免疫の橋渡しをする．リンパ球は数日間以上にわたりクローン増殖を経て獲得免疫を担い，生体侵襲刺激を効率よく排除して生体を防御する．獲得免疫は数週間にわたり継続し，免疫記憶は生涯続く．

#### ▶炎症反応

- 炎症(inflammation)とは，病原体や組織損傷といった生体に有害な刺激が侵入あるいは形成される場合に起こる局所的な組織反応である．白血球により産生が惹起される炎症性メディエーターが局所に作用すれば，古典的な炎症の特徴(発赤・発熱・腫脹・疼痛)を示す．
- これらは急性炎症に共通する反応過程であり，血管の拡張と透過性亢進，白血球の組織への遊走・浸潤，免疫反応による炎症反応の中和，そして組織の再生と修復による治癒過程を表現している．

---

**ここがポイント**

免疫反応は，抗原に対して非特異的な「自然免疫」と，特異的な「獲得免疫」から成立している．自然免疫は，病原体による感染に対する第一線での防御機構として機能するとともに，獲得免疫への橋渡しにも重要な役割を果たしている

### 表1　白血球が担う免疫炎症反応

| | 免疫炎症反応 | 感染から免疫反応が始まるまでの典型的な時間経過 | 免疫反応の持続時間 |
|---|---|---|---|
| 自然免疫反応 | 炎症，補体活性化，貪食作用，病原体の破壊 | 数分 | 数日 |
| 獲得免疫反応 | 樹状細胞による抗原特異的T細胞への抗原提示：抗原の認識，接着，共刺激，T細胞の増殖と分化 | 数時間 | 数日 |
| | 抗原特異的B細胞の活性化 | 数時間 | 数日 |
| | 細胞傷害性T細胞と記憶T細胞の形成 | 数日間 | 数週間 |
| | T細胞とB細胞の相互作用，胚中心の形成．形質細胞と記憶B細胞の形成．抗体の産生 | 数日間 | 数週間 |
| | 細胞傷害性T細胞や形質細胞が末梢リンパ組織から移動 | 2〜3日間 | 数週間 |
| | 細胞傷害性T細胞や抗体による病原体の排除 | 2〜3日間 | 数週間 |
| 免疫記憶 | 記憶B細胞と記憶T細胞と，血清や粘膜の抗体価の維持．再感染の防止 | 数日間〜数週間 | 生涯 |

(Murphy K, Weaver C. Janeway's Immunobiology. 9th ed. New York, NY：Garland Science；2016より)

- しかし炎症性メディエーターが過剰に産生されて全身に作用すれば，全身性炎症反応症候群（systemic inflammatory response syndrome：SIRS）の特徴を示す．炎症性メディエーターには，TNF-α，interleukin（IL）-1β，IL-6などの炎症性サイトカインや，monocyte chemoattractant protein-1（MCP-1），IL-8などのケモカイン（白血球走化性サイトカイン）などが知られている．

### 作用

- 炎症性サイトカインが骨髄に作用すると骨髄内に存在する多数の好中球（neutrophil）や単球（monocyte）などの白血球が速やかに血管内に遊走し，末梢血中の白血球数が増加する．血管内皮細胞に作用すると，内皮細胞は細胞表面に接着分子を発現しケモカインを産生する．すると血管内を循環している多数の好中球や単球が炎症近傍の内皮細胞の表面に接着するようになり，内皮細胞間をすり抜けて炎症組織に浸潤する．
- 好中球はそこで貪食作用を示したのち死に，しばしば膿を形成する．白血球はこの過程で血管内に血栓形成を促進して炎症の広がりを防止する[1]．病原体に対する炎症が全身に広がり制御不能になると，敗血症（sepsis）や播種性血管内凝固症候群（DIC）となり，臓器障害を進行させて生命に危険を及ぼす．
- 白血球は免疫炎症反応初期から組織を修復するために抗炎症反応を同時に誘導していることがわかっている．しかし過剰な抗炎症反応により免疫抑制状態となると，しばしば二次感染症を合併する[2]．

**ここがポイント**
局所的な炎症は古典的な発赤・発熱・腫脹・疼痛の特徴を示し，全身的な炎症は，SIRSの特徴を示す

▶TNF-α：
tumor necrosis factor-α
（腫瘍壊死因子-α）

▶DIC：
disseminated intravascular coagulation

**アドバイス**
白血球による過剰な抗炎症反応により免疫抑制状態となると，しばしば二次感染症を合併する

## b ― 機序（図1）[3]

### PRRsを通じた生体侵襲刺激の排除，獲得免疫への誘導

- 免疫炎症反応を引き起こす生体侵襲刺激は，病原体由来の病原体関連分子パターン（pathogen-associated molecular patterns：PAMPs）と宿主損傷細胞由来のダメージ関連分子パターン（damage-associated molecular patterns：DAMPs）で構成される．PAMPsやDAMPsのような生体侵襲刺激は，貪食作用を示す白血球である食細胞（マクロファージ，好中球，樹状細胞）や上皮系細胞（表皮細胞，腸管上皮細胞，血管内皮細胞など）のパターン認識受容体（pattern recognition receptors：PRRs）により認識され，食細胞により最初に排除される．
- PRRsにはToll様受容体（Toll-like receptor：TLR）やC型レクチン受容体（C-type lectin receptor：CLR）のように細胞表面に存在するもの，そしてNOD様受容体（NOD-like receptor：NLR）やRIG-I様受容体（RIG-I-like re-

> **ここがポイント**
> 免疫炎症反応を引き起こす生体侵襲刺激は，PAMPsとDAMPsで構成される

> **ここがポイント**
> PRRsには，Toll様受容体，C型レクチン受容体，NOD様受容体，RIG-I様受容体が知られている

▶ **NOD**：nucleotide-binding oligomerization domain

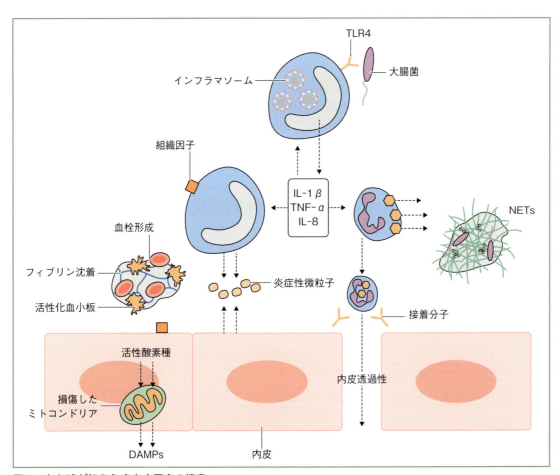

**図1　白血球が担う免疫炎症反応の機序**
TLR：Toll様受容体，IL：interleukin，TNF：腫瘍壊死因子，NETs：好中球細胞外トラップ，DAMPs：ダメージ関連分子パターン．

（Gotts JE, et al. BMJ 2016；353：i1585[3]より）

ceptor：RLR）のように細胞内に存在するものが知られている[4]．
- 食細胞や上皮系細胞はPRRsを通じて活性化され，数分以内にさまざまなメディエーターを産生して炎症を惹起する．たとえば，NLRのような細胞内PRRsがPAMPsやDAMPsを認識すると，インフラマソーム（inflammasome）★1とよばれる複雑な分子複合体を構築し，カスパーゼ-1というタンパク質分解酵素を活性化させる．すると，IL-1βやIL-18のような炎症性サイトカインが成熟，分泌されたり，パイロトーシス（pyroptosis）というプログラムされた細胞死が引き起こされたりする．
- 炎症性メディエーターにより骨髄内や血管内に存在する好中球や単球は炎症組織へと誘導され，生体を防御するようになる．また数時間以内には炎症組織内の樹状細胞が近傍のリンパ組織においてナイーブT細胞に抗原提示し，獲得免疫を誘導する．

## マクロファージ

- マクロファージは胚発生期の前駆細胞由来の比較的長寿命の白血球で，ほとんどすべての組織に常在している．自然免疫と獲得免疫において複数の機能を担っており，重要な役割を果たしている．また組織内には，骨髄由来の単球から分化したマクロファージも存在している．
- 組織に常在するマクロファージは，PRRsによりPAMPsやDAMPsを最初に認識する．そして貪食作用により病原体や損傷組織を排除するとともに，さまざまなメディエーターを産生することにより炎症を惹起し，自然免疫を誘導する．

## 単球

- 単球は骨髄内で産生され血管内を循環する白血球である[5]．炎症刺激に反応すると好中球に引き続いて炎症局所に浸潤し，速やかにマクロファージへと分化する．また単球はこの過程において組織因子を細胞表面に発現し，好中球が産生する好中球細胞外トラップ（neutrophil extracellular traps：NETs）と作用することで，血管内に血栓形成を促進する．炎症が制御可能である限り，これは組織障害の拡散を局所に封じ込めるための合目的な生体反応といえる．

## 好中球

- 好中球は骨髄内で産生され成熟する顆粒球で，その産生は炎症刺激に反応して増加する[6]．寿命は数日間と比較的短命であるが，血液中で最多の白血球である．自然免疫においては貪食作用で中心的な役割を担う．
- 正常組織には常在せず，炎症刺激に反応すると多数の好中球が骨髄内から血管内に移動し，接着因子とケモカインを発現した炎症近傍の血管内皮細胞に接着して，透過性が亢進した血管内皮細胞間をすり抜けることで炎症組織へ浸潤して貪食作用を示す★2．またこの過程で好中球はNETsを産生し，血小板が活性化するための足場をつくり血栓形成を促進する．

## 樹状細胞

- 樹状細胞は骨髄内で産生され，未熟な状態で全身の組織および末梢リンパ組織に常在している白血球である．樹状細胞はPRRsによりPAMPsやDAMPs

▶RIG-I：
retinoic acid-inducible gene-I

★1 インフラマソーム

細胞質内でPAMPsやDAMPsを認識して，カスパーゼ-1の活性化を引き起こす分子複合体である．基本構成分子は，NLRなどのPRRsをセンサー分子とし，アダプター分子であるASCと，タンパク質分解酵素であるカスパーゼ-1から成る．

▶ASC：
apoptosis-associated speck-like protein containing a caspase recruitment domain

★2

多数の好中球や単球が内皮細胞間をすり抜けて炎症組織に浸潤する過程で血管内に血栓形成を促進し炎症の広がりを防止するのを免疫学的血栓形成（immunothrombosis）とよぶ．病原体に対する炎症が全身に広がり制御不能になると，敗血症やDICとなり，臓器障害を進行させて生命に危険を及ぼす．

▶immunothrombosisについては，4章「4-1 敗血症」（p.144）も参照

> **Column** NK細胞と自然リンパ球
>
> ナチュラルキラー細胞（natural killer cell：NK細胞）や自然リンパ球（innate lymphoid cells：ILCs）は骨髄由来のリンパ球様の白血球であるが，抗原特異的受容体をもたない．NK細胞は特定の腫瘍細胞や特定のウイルスに感染した細胞を認識して排除する細胞傷害性をもつことで知られる．またILCsは1型，2型，3型に分けられ，それぞれTh1細胞，Th2細胞，Th17細胞と同様のサイトカイン産生を示す．自然免疫において，NK細胞は細胞傷害性T細胞に対応し，ILCsはヘルパーT細胞に対応する役割をもつものと考えられている．

を認識すると貪食作用を示すが，その最も重要な役割は，炎症近傍のリンパ組織に移動し成熟して，抗原特異的なナイーブT細胞に抗原提示することで獲得免疫を誘導するところにあると考えられている．すなわち樹状細胞は自然免疫から獲得免疫までを橋渡しすることで，さまざまな白血球を活性化させている．

▶ **ここがポイント**
樹状細胞は，自然免疫から獲得免疫までを橋渡しすることにより，さまざまな白血球を活性化させている

### ▎T細胞/B細胞

- リンパ球であるT細胞とB細胞は獲得免疫を担う白血球である．リンパ球はゲノム組換えにより，それぞれさまざまな抗原受容体をもっている．自然免疫反応が起こると数時間で，樹状細胞が末梢リンパ組織で抗原特異的受容体をもつナイーブT細胞に抗原提示をすることで獲得免疫を誘導する．リンパ組織では数日間にわたり，抗原提示により活性化したT細胞が分化してクローン増殖する．

- 抗原特異的ナイーブCD8 T細胞が活性化すると分化して細胞傷害性T細胞となり，炎症組織に移動して細胞性免疫を担う．抗原特異的ナイーブCD4 T細胞が活性化すると，病原体の種類により産生される異なるサイトカインの影響を受け，5種類（Th1, Th2, Th17, Tfh, Treg）の細胞に分化誘導される．

- 細胞内病原体に対して1型ヘルパーT細胞（Th1細胞），細胞外寄生虫に対して2型ヘルパーT細胞（Th2細胞），細胞外病原体に対して3型ヘルパーT細胞（Th17細胞）のいずれかの分化が誘導され，それぞれ異なるサイトカインを産生するようになる．また病原体の種類にかかわらず，B細胞を活性化させる濾胞性ヘルパーT細胞（Tfh細胞），免疫反応を抑制する制御性T細胞（Treg細胞）への分化が誘導される．

- 抗原特異的B細胞は抗原を認識するとTfh細胞と協働することで活性化し，形質細胞に分化する．形質細胞は骨髄に移動して抗体を産生することで液性免疫を担う．細胞性免疫や液性免疫により，病原体や損傷組織は効率的に排除される．

▶ **ここがポイント**
リンパ球であるT細胞とB細胞は，獲得免疫を担う白血球として，さまざまな抗原受容体をもつ

▶Th細胞：
helper T cell

▶Tfh細胞：
follicular helper T cell

▶Treg細胞：
regulatory T cell

## 2 免疫炎症反応における白血球の診断的意義

### a ― 敗血症におけるSIRS診断基準の診断的意義

- SIRS診断基準には，体温，脈拍，呼吸数，白血球数の項目がある．SIRS診

断基準は種々の生体侵襲刺激によって引き起こされる全身性の炎症反応病態を反映したものとされる．1992年にSIRS診断基準が敗血症の定義[7]として採用されたことにより，白血球数は日々の診療において評価される指標となった．しかしSIRS診断基準は非感染症による生命を脅かすことのない病態を多く含んでいる[8]のに加え，SIRS診断基準を満たさないにもかかわらず感染症により生命を脅かすような臓器障害が引き起こされる病態が存在すること[9]も指摘されるようになった．

- 敗血症において抗炎症反応など複雑な病態も明らかになるなかで，SIRS診断基準は敗血症の定義に用いられなくなった．2016年，アメリカにおいて敗血症の新しい定義[10]が発表され，敗血症は「感染症に対する制御不能な宿主反応により引き起こされる生命を脅かすような臓器障害」と定義された．

- 敗血症は診断・治療が遅れると臓器障害が進行し予後不良となるが，敗血症を早期に診断するための感度・特異度がともに高い診断マーカーはまだ見つかっていない．SIRS診断基準は，感染部位を示しうる特異的な症状を補完する所見にすぎないが，現在でもわれわれが臨床現場において感染症による免疫炎症反応活性化を早期に認知するための簡便な手がかりとなっている．

## b ― 感染症における末梢血白血球数の診断的意義

- SIRS診断基準における白血球の項目は，末梢血白血球数が12,000/μL以上または4,000/μL以下のものとされていた．指標に用いられた数値は，専門家によるコンセンサスにより定められた根拠のないものであった．しかし，敗血症を早期に診断するためのマーカーを検索するなかで，白血球についてもいくつかの検証がなされてきた．ただし以下に紹介する内容において，敗血症は旧基準での定義[1]であることに注意する必要がある．

- Cavallazziら[11]のICU入室患者の敗血症診断における白血球数の検討では，白血球数が12,000/μL以上となることは非感染症においても一般的に認められており，白血球数高値であることは敗血症の診断には有用とはいえなかった．しかし白血球数が4,000/μL以下であれば，頻度は低いものの，敗血症である可能性が高いことが示唆された．

- 類白血病反応は血液腫瘍を除いたものとして定義とされている．白血球数が30,000/μL以上となるような類白血病反応の成人における原因を調べた報告はほとんどなく，Potasmanら[12]は大学病院における血液腫瘍を除く1年間173例の類白血病反応の原因を報告した．類白血病反応の原因として感染症が原因のおよそ半数（48％）を占めていたが，敗血症は9.2％と頻度は高くなかった．その他の非感染症の原因としては，心肺停止，腸閉塞や消化管出血などの組織虚血（27.7％）が多く，経腟分娩，帝王切開，子宮外妊娠や子宮収縮など妊娠関連（6.9％）でも類白血病反応が起こりうることには留意する必要がある．

- このように，敗血症の早期診断に末梢血白血球数を用いることは有用とはいえない．ただし白血球数低値を認めた場合は敗血症である可能性が高いた

---

**ここがポイント**
感染症→細菌，真菌，ウイルス，寄生虫による感染
非感染症→膵炎，組織虚血，外傷，手術，熱傷，血栓塞栓症，血管炎，薬剤反応，自己免疫疾患，悪性新生物

**ここがポイント**
敗血症は「感染症に対する制御不能な宿主反応により引き起こされる生命を脅かすような臓器障害」と定義された

▶SIRS診断基準については，2章「2-1 全身性炎症反応症候群（SRS）の定義と診断」（p.16）参照

**ここに注意**
敗血症の早期診断に末梢血白血球数を用いることは有用とはいえない

## C ― 感染症における顆粒球の診断的意義

- SIRS診断基準における白血球分画は，未熟好中球である桿状核球が白血球のうち10％以上とされていた．また桿状核球に加えて，幼若顆粒球（前骨髄球，骨髄球，後骨髄球）が末梢血液中に出現する状態を好中球の左方移動とよぶ．このような現象は健常者の末梢血には認められないことから，左方移動が感染症の診断マーカーになる可能性が示唆されており，白血球数と同様に末梢血中の顆粒球数についてもいくつかの検証がなされてきた．
- Cavallazziら[11]のICU入室患者の敗血症診断における桿状核球の検討によると，桿状核球が10％未満であっても敗血症を除外できないが，10％以上であれば敗血症である可能性が高いことが示唆された．
- Nierhausら[13]のICU入室患者の敗血症診断における幼若顆粒球絶対数の検討によると，敗血症をSIRS発症48時間以内に早期診断するためには，幼若顆粒球絶対数がCRP，LPS結合タンパク，IL-6よりも有用であることが示唆された．しかしプロカルシトニン（procalcitonin：PCT）との比較はなされておらず，今後の検討を要する．
- 顆粒球の一つである好酸球は20世紀前半の古典的な敗血症の診断マーカーとして用いられており，重症感染症で減少することが知られていた．しかし敗血症の診断に関してはさまざまな結果[14,15]が出ており，有用とはいえない．
- このように好中球の左方移動や幼若顆粒球絶対数は，敗血症を早期診断するのに比較的参考になる指標であることが示唆されている．ただし報告数が少なく，病歴や臨床症状，他の検査結果と併せて判断するべきであり，さらなる検討を要する．

▶CRP：
C-reactive protein

▶LPS：
lipopolysaccharide

**ここがポイント**
好中球の左方移動や絶対数は，敗血症の早期診断に比較的参考になる指標とはいえ，さらなる検討を要する

## 3 敗血症および病原微生物の診断マーカーとしての白血球

- 敗血症は診断・治療が遅れると臓器障害が進行し予後不良となるが，敗血症を早期に診断することはしばしば困難である．感染症初期の画像による診断は感度が劣る．敗血症の診断は培養検査により病原微生物が証明されれば確実であるが，診断結果が出るまで時間を要し，抗菌薬投与歴や不適切な検体採取により，しばしば偽陰性となる．適切な時期に適切な抗菌薬を投与することは，患者の予後を改善するだけではなく，医療コストや耐性菌の観点からも望まれており，敗血症の早期診断マーカーが必要とされている．敗血症においては今まで170以上の診断マーカーの検討が行われているが，いまだに感度・特異度がともに高く，迅速，簡便，正確かつ安価なマーカーは存在しない[16]．
- 好中球の細胞表面に発現するCD64をnCD64とよぶ．nCD64はPCTやCRPよりも高い感度・特異度をもつことが示唆されており[17]，敗血症の早期診断マーカーとして期待されている．食細胞の細胞表面には免疫グロブリン分子

▶nCD64：
neutrophil CD64

**ここがポイント**
nCD64はPCTやCRPよりも高い感度・特異度をもつことが示唆されており，敗血症の早期診断マーカーとして期待されている

であるIgGのFc部位に対する受容体であるFcγ受容体（Fc gamma receptor：FcγR）が発現しており，FcγRは食細胞が自然免疫において貪食作用を示すために重要な役割を担っている．CD64はIgGに高親和性のFcγRであるFcγRⅠである．CD64はマクロファージや単球の細胞表面には恒常的に発現しているが，非活性時の好中球にはnCD64がほとんど発現していない．

- 感染症においてPAMPsや，IFN-γやG-CSFなどさまざまな炎症性サイトカインにより好中球が活性化されると，nCD64の発現量は数時間で著増して48時間以内に最大となり，その後は著減して1週間以内に定常量に戻る[18]．nCD64はフローサイトメトリーを用いて測定され，2時間以内に迅速，簡便かつ正確に測定可能である．また血液検体中において室内温度で30時間以上，4℃では72時間以上も安定なタンパクである．

- Liら[19]は細菌感染症の早期診断マーカーとしてnCD64をメタ解析し，nCD64は細菌感染症の早期診断に有用であると結論づけた．しかしnCD64は細菌以外のウイルスや真菌感染症でも上昇することが報告されており，これらのメタ解析がさまざまな年齢区分や重症度を含んでいることから，nCD64の診断能を過小評価している可能性があった．

- Wangら[20]は解析対象をより絞り込み，ICU入室成人患者における敗血症の早期診断マーカーとしてnCD64をメタ解析した．その結果もnCD64は敗血症の早期診断に有用であると結論づけられた．しかしWackerら[21]による敗血症の早期診断マーカーとしてのPCTのメタ解析の結果と比較しても，ICU入室成人患者においてどちらが優れたマーカーであるかは判断できなかった．

- nCD64は好中球減少症，免疫抑制療法やステロイド治療の有無，慢性腎不全，肝硬変などの基礎疾患や[22]，関節リウマチを含む自己免疫疾患の活動度にほとんど影響を受けないことなどが報告されている[23]．

- このように，nCD64は患者の重症度にかかわらず，細菌感染症や，ウイルス，真菌を含む感染症を早期診断するためのマーカーとして有用であることが強く示唆されている．しかしPCTと同様に単独の診断マーカーとして用いることは推奨されていない．また測定のプロトコルや診断のためのカットオフ値が施設によって異なっており，プロトコルを統一した多施設共同研究が望まれている．

▶IFN-γ：
interferon γ（インターフェロン-γ）

▶G-CSF：
granulocyte-colony stimulating factor（顆粒球コロニー刺激因子）

## おわりに

- 以上に解説したように，免疫学的に敗血症やDICの病態が明らかになってきたことを背景として，敗血症の定義が改められた．敗血症の病態は変化するものではないが，定義が変われば診断方法も変わる．敗血症の適切な早期診断と治療のために，より良い診断マーカーの模索が続いている．

（下戸　学，堤　貴彦，佐藤格夫）

### 文 献

1) Engelmann B, Massberg S. Thrombosis as an intravascular effector of innate immunity. Nature Reviews Immunology 2013 ; 13 : 34-45.
2) Hotchkiss RS, et al. Sepsis-induced immunosuppression : From cellular dysfunctions to immunotherapy. Nature Reviews Immunology 2013 ; 13 : 862-74.
3) Gotts JE, Matthay MA. Sepsis : Pathophysiology and clinical management. BMJ (Clinical Research Ed.) 2016 ; 353 : i1585.
4) Takeuchi O, Akira S. Pattern recognition receptors and inflammation. Cell 2010 ; 140 : 805-20.
5) Sugiyama T, Nagasawa T. Emergency evacuation! Hematopoietic niches induce cell exit in infection. Immunity 2011 ; 34 : 463-65.
6) Sugiyama T, Nagasawa T. Myeloid cells stimulate their progenitors in an emergency. Immunity 2015 ; 42 : 13-4.
7) Bone RC, et al. Definitions for sepsis and organ failure and guidelines for the use of innovative therapies in sepsis. The ACCP/SCCM Consensus Conference Committee. American College of Chest Physicians/Society of Critical Care Medicine. Chest 1992 ; 101 : 1644-55.
8) Vincent JL, et al. Sepsis definitions : Time for change. Lancet 2013 ; 381 : 774-5.
9) Kaukonen KM, et al. Systemic inflammatory response syndrome criteria in defining severe sepsis. N Engl J Med 2015 ; 372 : 1629-38.
10) Singer M, et al. The Third International Consensus Definitions for Sepsis and Septic Shock (sepsis-3). JAMA 2016 ; 315 : 801-10.
11) Cavallazzi R, et al. Is the band count useful in the diagnosis of infection? An accuracy study in critically ill patients. J Intensive Care Med 2010 ; 25 : 353-7.
12) Potasman I, Grupper M. Leukemoid reaction : Spectrum and prognosis of 173 adult patients. Clin Infect Dis 2013 ; 57 : e177-81.
13) Nierhaus A, et al. Revisiting the white blood cell count : Immature granulocytes count as a diagnostic marker to discriminate between SIRS and sepsis--a prospective, observational study. BMC Immunol 2013 ; 14 : 8.
14) Abidi K, et al. Eosinopenia is a reliable marker of sepsis on admission to medical intensive care units. Crit Care 2008 ; 12 : R59.
15) Garnacho-Montero J, et al. Prognostic and diagnostic value of eosinopenia, C-reactive protein, procalcitonin, and circulating cell-free DNA in critically ill patients admitted with suspicion of sepsis. Crit Care 2014 ; 18 : R116.
16) Pierrakos C, Vincent JL. Sepsis biomarkers : A review. Crit Care 2010 ; 14 : R15.
17) ten Oever J, et al. Utility of immune response-derived biomarkers in the differential diagnosis of inflammatory disorders. J Infect 2016 ; 72 : 1-18.
18) Schiff DE, et al. Increased Phagocyte FcγRI Expression and Improved Fcγ-Receptor-Mediated Phagocytosis After In Vivo Recombinant Human Interferon-γ Treatment of Normal Human Subjects. Blood 1997 ; 90 : 3187-94.
19) Li S, et al. Neutrophil CD64 expression as a biomarker in the early diagnosis of bacterial infection : A meta-analysis. Int J Infect Dis 2013 ; 17 : e12-23.
20) Wang X, et al. Neutrophil CD64 expression as a diagnostic marker for sepsis in adult patients : A meta-analysis. Crit Care 2015 ; 19 : 245.
21) Wacker C, et al. Procalcitonin as a diagnostic marker for sepsis : A systematic review and meta-analysis. Lancet Infect Dis 2013 ; 13 : 426-35.
22) Dimoula A, et al. Serial determinations of neutrophil CD64 expression for the diagnosis and monitoring of sepsis in critically ill patients. Clin Infect Dis 2014 ; 58 : 820-9.
23) Matsui T, et al. CD64 on neutrophils is a sensitive and specific marker for detection of infection in patients with rheumatoid arthritis. J Rheumatol 2006 ; 33 : 2416-24.

## 3-2 CRP

### はじめに

- C反応性タンパク（C-reactive protein：CRP）は急性期反応物質の一つである．これは1930年に肺炎球菌性肺炎の患者において血中濃度が上昇していることが認められ，肺炎球菌（*Streptococcus pneumoniae*）のC多糖体に結合するタンパクとしてC-reactive proteinと名づけられた．
- 臨床では白血球数やプロカルシトニン（procalcitonin）とともに，急性期の炎症マーカーとして広く利用されている．とくに感染症の診療において重要な役割を果たしている．
- 本項ではCRPの特徴，生体内の動態と作用について述べ，救急・集中治療の分野において，CRPを解釈するうえでの注意点について述べる．

> **ここがポイント**
> CRPは，急性期の炎症を反映するタンパクとして重要であり，とくに感染症における臨床的な意義は大きい

### 1 CRPの分子的構造

- CRPは環状構造をもつ五量体のタンパクである（**図1**）[1]．それぞれのサブユニットは206個のアミノ酸から成り，その分子量は23,027 Daである．全体としての分子量は115,135 Daである．

### 2 CRPの合成と代謝

- CRPはその増加する原因が発生した6～8時間後に合成され始め，36～50時間後にピークとなる[2]．その半減期は18.8時間である[2]．

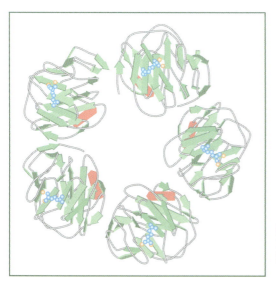

**図1　CRPの構造**
五量体であり，それぞれのサブユニットは206個のアミノ酸から構成されている．

（Black S, et al. J Biol Chem 2004；279：48487-90[1]より）

- CRPは炎症の急性期に合成される．主としてIL-6に反応して肝臓で合成され，わずかだがIL-1，IL-17に対しても反応して合成される[3]．肝臓以外では冠動脈の平滑筋細胞，肺胞マクロファージなどから産生されることが知られているが，肝臓での産生と比較して無視できるほど少ない．
- CRPの代謝は肝臓にほとんど依存している[2]．腎機能にかかわらず，腎からの排泄は無視できるほど少ない．

## 3 CRPの値に影響する因子

- CRPの値に影響するのは感染症や外傷などの生体侵襲だけではない．治療内容や背景疾患によっても影響を受ける．
- CRPの合成はステロイドの投与下で抑制される．そのためステロイド療法を行っている患者では，CRP単独で治療効果を判定すべきではなく，臨床所見と併せて評価するべきである．
- CRPは肝臓で合成されているため，肝不全においては産生が抑制される．肝硬変の患者では，健常者と比較してCRP値のベースラインは上昇しているが，炎症に対する上昇の度合いは低い，という特徴がある[4]．感染がない状態での血中CRP濃度を比較した研究では，肝硬変患者 vs 非肝硬変患者で$1.2±0.2$ vs $0.4±0.1$ mg/dLと報告されている[5]．また肝障害が重度になるほど，感染に対するCRPの反応性は低くなる．
- その他，CRP上昇と関連する因子として体重，喫煙，社会背景，加齢があげられる．とくに加齢に伴う低レベルの炎症所見はinflammaging (inflammation+aging) ともよばれ，高齢者が臨床的に問題となるような炎症がないにもかかわらず，CRP 1 mg/dL程度を示すことはしばしばみられる．

## 4 CRPの生体内での作用

- CRPは生体内でさまざまなリガンドと結合することが知られている (図2)[6]．CRPが細菌や壊死組織のホスホコリン (phosphocholine；コリンリン酸) に結合することによって補体系を活性化させ，オプソニン化を促進し，貪食能を活性化させる[6]．CRPはさらに白血球表面のFcγR IおよびFcγR IIに結合し，白血球の活性化，貪食機能の亢進，炎症性サイトカインの放出を促進する[6]．FcγR IIbは抑制性の受容体であり，活性化シグナルを抑制している[6]．
- CRPは大動脈の内皮細胞において，PAI-1を介して線溶を抑制する作用をもつ[7]．この病態によってCRPの上昇は多臓器不全の増悪に関与していると考えられる．

## 5 感染症のバイオマーカーとしての評価

- 救急・集中治療の臨床において，CRPを測定する最も重要な意義は感染症の評価であろう．実際，感染症に対するCRPの感度は高い．しかし，その特異度は低く，感染症以外の病態でも上昇する (表1)．

▶IL：
interleukin (インターロイキン)

ここに注意
CRPの合成はステロイド投与下で抑制されるので，ステロイド療法を行っている患者ではCRP単独で評価すべきではない

アドバイス
肝硬変の患者は慢性的に肝臓もしくはその他の炎症によって，CRPのベースラインが上昇している．また肝硬変の患者は血液中のIL-6濃度が慢性的に上昇しており，腫瘍壊死因子 (tumor necrosis factor：TNF) 受容体の発現も増加している

▶PAI-1：
plasminogen activator inhibitor-1 (プラスミノゲンアクチベーターインヒビター-1)

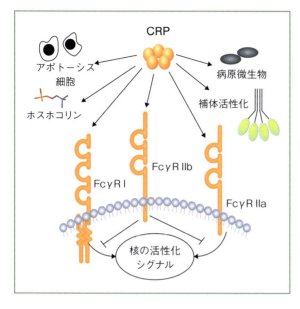

**図2　CRPのリガンド**
CRPの古典的・典型的なリガンドはホスホコリン (phosphocholine) である．CRPが結合することによって補体系を活性化させ，オプソニン化を促進し，貪食能を活性化させる．CRPはさらに白血球表面のFcγRⅠおよびFcγRⅡに結合する．FcγRⅠおよびFcγRⅡaは刺激性の受容体であり，白血球の活性化，貪食機能の亢進，炎症性サイトカインの放出をクロスリンクしている．FcγRⅡbは抑制性の受容体であり，活性化シグナルを抑制している．

(Marnell L, et al. Clin Immunol 2005；117：104-11[6]より)

**表1　CRPが上昇する原因**

| 内因性 | 外因性 |
| --- | --- |
| 細菌感染症，真菌感染症，ウイルス感染症，血管炎，自己免疫疾患，心筋梗塞，脳梗塞，悪性腫瘍，心不全，サルコイドーシス，急性膵炎，Castleman病，睡眠時無呼吸症候群，ショック，内出血 | 外傷，手術，熱傷，喫煙，アルコール摂取，コーヒー摂取，急性薬物中毒 |

- ICUに入室した180人の患者を，明らかな感染のある患者111人，明らかな感染のない患者79人で比較した研究では，CRPの中央値は12.1 vs 5.6 mg/dLであった（図3）[8]．この報告では最良のカットオフ値を7.9 mg/dLとしているが，感染のない患者の33%は入室時点でCRP 7.9 mg/dLを超えており，CRP単独で感染の有無を判定することは困難としている．
- 感染症においてはCRPの上昇と多臓器不全の重症度，および死亡率には相関が示されている[9]．また感染症に限らず，ICUではCRPが高値であるほど，死亡率が高いことが知られている．多くの臨床家が，CRPは重症度を反映していると感じているが，それはある程度において正しい．
- 多くのICUでは，毎日ルーチンでCRPを測定している．CRPの経時的な変化をフォローすることは，感染の発症，および感染症に対する治療の有効性を評価するうえで有用である．それをふまえて，評価目安を構築する必要がある．

## a ― CRPの感度，特異度

- ICUにおいて日ごとのCRP上昇が4.1 mg/dL以上だった場合，感染の発症に対する感度は92.1%，特異度は71.4%（陽性尤度比3.22，陰性尤度比

**ここがポイント**
CRPを経時的に測定することは，新たな感染症の発症，および感染症に対する治療の有効性を評価するうえで有用である

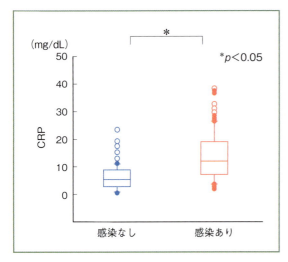

**図3　ICU入室患者におけるCRP値の比較**
ICUに入室した患者を，明らかな感染症がないもの，感染症があるものとして比較したグラフ．それぞれのCRPの中央値は5.6 vs 12.1 mg/dLであった．CRP値は感染症の有無を評価するうえでの指標にはなるが，単独では判断できない．

(Ugarte H, et al. Crit Care Med 1999；27：498-504[8]より)

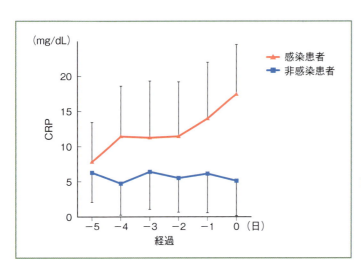

**図4　ICUにおける感染患者と非感染患者のCRPの経時的変化**
連日CRP値を測定し，ICUで新たな感染が生じた患者と，そうでない患者を比較したグラフ．

(Póvoa P, et al. Crit Care 2006；10：R63[10]より)

0.11)，AUC 0.86と報告されている（図4）[10]．さらにCRP値8.7 mg/dL以上であった場合，感染の発症に対する感度は92.1％，特異度は82.1％（陽性尤度比5.2，陰性尤度比0.1）と精度が上昇する．

## b — 抗菌薬治療によるCRPの推移

- 抗菌薬治療を行っている患者では，その治療の有効性を評価する際にCRP値が参考になる．一般的な感覚として，3日間は抗菌薬を使用したうえで臨床所見やCRP値の推移を参考にして有効性を評価しているだろう．人工呼吸器関連肺炎（ventilator-associated pneumonia）についての研究だが，抗菌薬治療開始から96時間後のCRP値が0.8倍以下に改善している場合，その抗菌薬が適切であることに対する感度が77％，特異度が87％，AOU 0.86と報告されている（図5）[11]．

▶AUC：
area under the curve（曲線下面積）

▶AOU：
area of uncertainty

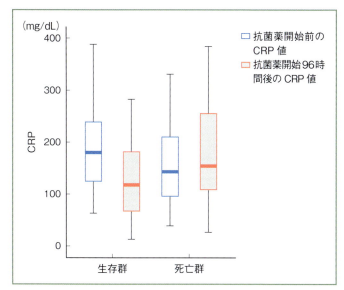

**図5** 抗菌薬開始前と開始後のCRP値の比較

CRP値を抗菌薬開始前(ベースライン)および抗菌薬開始から96時間後で比較している．生存群ではCRPが減少する傾向にあり，死亡群では増加する傾向にあるが，有意差はない．
(Lisboa T, et al. Crit Care Med 2008；36：166-71[11]より)

- 他にも抗菌薬治療の有効性とCRP値の推移についての研究が複数あるが，一定した基準は定まっていない．多くの症例を経験して，治療がうまくいった場合とそうでない場合，どのようにCRP値が推移するのかをとらえるのが現実的だろう．
- 大まかなとらえ方をすると，治療開始から48時間程度ではCRP値が改善しないが，治療が適切な場合は72時間後あたりからCRPが減少傾向となり，その後は日ごとにおよそ半減していく．感染症だけでなく，外傷においても，新たな感染の合併がなければ同様の傾向が認められる．

## おわりに

- CRPは急性期の炎症を反映するタンパクとして重要であり，とくに生体侵襲や感染症における臨床的な意義は大きい．経時的に測定することで，新たな感染症の発症，および感染症に対する治療の有効性を評価することに用いることができる．
- しかし，感染症に対するCRPの特異度は低く，そして虚血や細胞死などのさまざまな要因によって修飾を受けることに留意するとよい．CRP単独で感染症に対する診療を行うのではなく，臨床所見や他の検査と組み合わせて多角的に評価することが必要である．

（眞喜志　剛，松田直之）

**ここに注意**

感染症に対するCRPは，感度は高いが特異度は低い．そのため，感染症の評価はCRP単独では行わない

### 文献

1) Black S, et al. C-reactive Protein. J Biol Chem 2004；279：48487-90.
2) Vigushin DM, et al. Metabolic and scintigraphic studies of radioiodinated human C-reactive protein in health and disease. J Clin Invest 1993；91：1351-7.

3) Eklund CM. Proinflammatory cytokines in CRP baseline regulation. Adv Clin Chem 2009；48：111-36.
4) Pieri G, et al. C-reactive protein and bacterial infection in cirrhosis. Ann Gastroenterol 2014；27：113-20.
5) Tilg H, et al. Serum levels of cytokines in chronic liver diseases. Gastroenterology 1992；103：264-74.
6) Marnell L, et al. C-reactive protein：Ligands, receptors and role in inflammation. Clin Immunol 2005；117：104-11.
7) Devaraj S, et al. C-reactive protein increases plasminogen activator inhibitor-1 expression and activity in human aortic endothelial cells：Implications for the metabolic syndrome and atherothrombosis. Circulation 2003；107：398-404.
8) Ugarte H, et al. Procalcitonin used as a marker of infection in the intensive care unit. Crit Care Med 1999；27：498-504.
9) Lobo SMA, et al. C-reactive protein levels correlate with mortality and organ failure in critically ill patients. Chest 2003；123：2043-9.
10) Póvoa P, et al. Early identification of intensive care unit-acquired infections with daily monitoring of C-reactive protein：A prospective observational study. Crit Care 2006；10：R63.
11) Lisboa T, et al. C-reactive protein correlates with bacterial load and appropriate antibiotic therapy in suspected ventilator-associated pneumonia. Crit Care Med 2008；36：166-71.

# 3-3 炎症性サイトカイン

## はじめに

- サイトカイン（cytokine）は，生体内に存在する微量な生理活性タンパクの総称である．狭義にはインターロイキン（interleukin：IL）やインターフェロン（interferon：IFN）をさすが，広義にはケモカインや腫瘍壊死因子（tumor necrosis factor：TNF）ファミリー，ダメージ関連分子パターン（damage-associated molecular patterns：DAMPs）などの内因性物質も含まれる．
- サイトカインは標的細胞上の受容体に結合し，下流の細胞内シグナル伝達系を介して機能する．1つのサイトカインが複数の標的細胞に結合し，細胞分化や免疫反応など多様な作用を引き起こす．
- 炎症反応を促進するものは炎症性サイトカイン（inflammatory cytokine）とよばれ，互いに補完しながら役割を担っている．炎症性サイトカインは抗炎症性サイトカインとバランスを保ちつつ病態に関連している．本項では抗炎症性サイトカインも含めて説明する．

## 1 急性炎症反応

- 侵襲急性期において，DAMPsや病原体関連分子パターン（pathogen-associated molecular patterns：PAMPs）が単球などの免疫担当細胞上のパターン認識受容体（pattern recognition receptors：PRRs）に結合し，活性化された細胞から各種サイトカインが産生される．これに伴い，免疫反応，凝固反応，神経内分泌反応などの急性炎症反応が誘導される．さらに，急性炎症に伴う細胞傷害から二次的にDMAPsが生じ，炎症を促進する．重症化した場合，過剰な炎症性サイトカインの相互作用などにより，炎症の制御が困難となり，多臓器不全（multiple organ failure）が誘導される（図1）．

> **ここがポイント**
> 侵襲急性期の急性炎症反応で炎症性サイトカインは主要な役割を担う

## 2 炎症性サイトカインと抗炎症性サイトカイン

- 侵襲急性期に重要な役割を担う炎症性サイトカインと抗炎症性サイトカインを，簡潔に表に示す（表1）．そのうち代表的なものを以下で概説する．

### a — 代表的な炎症性サイトカイン

▶ TNF-α

- 主に単球やマクロファージなどから産生され，さまざまな細胞上のTNF受容体（TNFR）を介して細胞を活性化する．侵襲後早期に増加し，IL-6，IL-8など多様な炎症性サイトカインの産生を誘導する．サイトカインカスケードの上流に位置することから，前炎症性サイトカインとされている．

> **ここがポイント**
> TNF-αは，IL-6，IL-8など多様な炎症性サイトカインの産生を誘導し，サイトカインカスケードの上流に位置して前炎症性サイトカインとされている

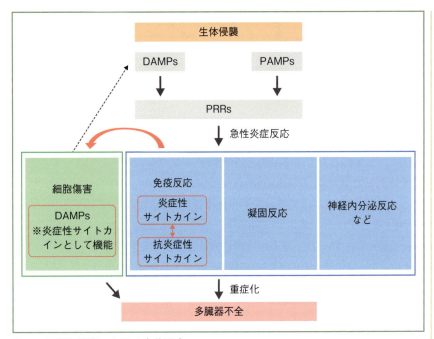

**図1 侵襲急性期における生体反応**
生体侵襲から急性炎症反応が生じる．重症化した場合，炎症の制御が困難となり，多臓器不全が誘導される．
DAMPs：ダメージ関連分子パターン，PAMPs：病原体関連分子パターン，PRRs：パターン認識受容体．

**表1 侵襲急性期に重要な役割を担うDAMPs，炎症性サイトカイン，抗炎症性サイトカイン**

| DAMPs | HMGB-1，ヒストンH3，ヒストンH4，ミトコンドリアDNA，メッセンジャーRNAなど |
|---|---|
| 炎症性サイトカイン | TNF-α，INF-γ，IL-1，IL-2，IL-3，IL-5，IL-6，IL-8，IL-12，IL-17，IL-18，MIF，MIP-1，MCP-1，G-CSF |
| 抗炎症性サイトカイン | IL-1Ra，sIL-2R，IL-4，IL-10，IL-11，IL-13，sTNFR1 |

DAMPs：ダメージ関連分子パターン，HMGB-1：high mobility group box 1 protein，MIF：マクロファージ遊走阻止因子，MIP-1：macrophage inflammatory protein-1，MCP-1：monocyte chemoattractant protein-1，G-CSF：顆粒球コロニー刺激因子，sTNFR：可溶性腫瘍壊死因子受容体．

- 受容体の一部は，血中で可溶性TNF受容体（soluble TNF receptor：sTNFR）として存在する．侵襲後早期に出現し，TNF-αの作用を阻害する制御因子として機能する．

## IL-1

- 単球，マクロファージ，好中球，リンパ球など多様な細胞から産生される．IL-1αとIL-1βが存在するが，生体内で産生される約90％はIL-1βである．両者とも，さまざまな細胞上のIL-1受容体を介して機能する．侵襲後早期から増加し，IL-6，IL-8などの炎症性サイトカインを誘導する前炎症性サ

イトカインである．
- IL-1の制御因子としてIL-1受容体アンタゴニスト（IL-1 receptor antagonist：IL-1Ra）が存在する．

## IL-6
- 単球，マクロファージ，リンパ球，血管内皮細胞などさまざまな細胞から産生される．IL-6受容体とgp130受容体の2つの受容体に結合することで機能する．IL-6受容体には細胞膜上の膜結合型と，血中や間質液中に存在する可溶型の2つの型が存在する．可溶型は膜結合型と同様に，IL-6と結合し，ほとんどの細胞で発現しているgp130受容体を活性化することが可能である．
- T細胞の分化誘導，B細胞による免疫グロブリン産生の増強，肝細胞でのCRPの産生誘導など多様な作用を有する．また，IL-8やMCP-1などのケモカインや細胞接着分子の発現誘導など，炎症性の免疫反応において主要な役割を担っている．

## IL-8
- 白血球走化性を有するCXCケモカインファミリーの一員で，別名CXCL8とよばれている．単球，マクロファージ，血管内皮細胞などさまざまな細胞から産生される．主として好中球上の受容体（CXCR1，CXCR2）に結合し機能する．
- 好中球の組織浸潤に主要な役割を担っており，急性炎症反応における重要な炎症性メディエーターである．

## MCP-1
- 別名CCL2とよばれ，CCケモカインファミリーの一員である．単球，マクロファージや血管内皮細胞などさまざまな細胞から産生される．主に単球上の受容体（CCR2）に結合して機能する．
- 単球の組織浸潤や炎症性サイトカイン産生を誘導し，単球活性化因子として重要な役割を担う．

## HMGB-1
- 主として核内に存在する非ヒストン核タンパクで，転写調節などの恒常性維持に重要な役割を果たしている．細胞傷害により細胞外に放出されると，DAMPsとして機能する．
- 免疫担当細胞上のTLR2，TLR4やRAGEなどのPRRsに結合することで細胞を活性化し，炎症性サイトカイン産生や凝固活性の亢進作用を有する．過剰になると多臓器不全を誘導することから，"致死的メディエーター"といわれている．

## ヒストン（histone）
- 細胞内に最も多く存在するタンパクで，ヒストンH1，H2A，H2B，H3，H4の5種類に分類される．そのうちH2A，H2B，H3，H4は，DNAを巻き付け核内に収納する役割を担っている．細胞傷害により細胞外に放出されると，DAMPsとして機能する．とくにH3，H4は炎症惹起に重要な役割を担う．

▶gp130：
glycoprotein 130（糖タンパク質130）

▶CRP：
C-reactive protein（C反応性タンパク）．本章「3-2 CRP」（p.61）参照

▶MCP-1：
monocyte chemoattractant protein-1

▶CXCL8：
CXC chemokine ligand 8

▶CCL2：
CC chemokine ligand 2

▶HMGB-1：
high mobility group box 1 protein

▶TLR：
Toll-like receptor（Toll様受容体）

▶RAGE：
receptor for advanced glycation end product

- 免疫担当細胞上のTLR2やTLR4などを介して細胞を活性化する．炎症性サイトカインの産生を促進し，血小板凝集やトロンビン生成を介して凝固活性を亢進する．

## b ― 抗炎症性サイトカイン

### IL-10
- 主に2型ヘルパーT細胞（type 2 helper T cell：Th2）から産生されるが，ほかにも単球などさまざまな細胞より産生される．1型ヘルパーT細胞（Th1）やマクロファージ上のIL-10受容体に結合し，それらの分化や炎症性サイトカイン産生を抑制する．
- 炎症性反応に対するネガティブフィードバックとしての役割を担っている．過剰になると，免疫抑制を誘導する．

> **ここがポイント**
> IL-10などの抗炎症性サイトカインは，炎症性反応を抑制するネガティブフィードバックの役割を担う

# 3 重症患者におけるマーカーとしての有用性

- 侵襲後の重症患者におけるマーカーとして，さまざまな炎症性/抗炎症性サイトカインの有用性が報告されている．これまでの報告を簡潔にまとめて表に示す（表2～5）．主要な報告について，敗血症（sepsis）を中心として疾患別に概説する．

## a ― 敗血症

- 最も有用なマーカーとしてIL-6があげられるが，確立したエビデンスはない[1,2]．
- 診断，重症度，合併症予測，予後予測マーカーの有用性に関する報告を以下で述べる．なお，以下の報告における敗血症の診断基準は，2016年に提唱されたSepsis-3以前のもの（Sepsis-1,2）に準ずる．

> **ここがポイント**
> IL-6は，確立したエビデンスはないものの，最も有用な敗血症マーカーである

### 敗血症診断マーカーとしての有用性に関する報告（表2）
- 2015年にIL-6の敗血症診断マーカーとしての有用性に関するメタ解析が報告されている．6つの観察研究を対象としており，統合感度80％，統合特異度85％，ROC曲線下面積（area under the curve：AUC）0.868[★1]であった．しかしながら研究間の異質性が高く，結果の妥当性は低いと考えられる[3]．
- その他のSIRS患者51人と敗血症患者101人を対象とした後ろ向き研究では，敗血症診断マーカーとして，それぞれIL-6（AUC，感度〈％〉，特異度〈％〉，カットオフ値〈pg/mL〉：0.92, 89, 76, 16），IL-10（0.87, 78, 87, 3），TNF-α（0.90, 86, 81, 5），IL-8（0.78, 70, 73, 9），IFN-γ（0.70, 44, 89, 5）であった[4]．
- またSIRS患者30人，敗血症患者81人，重症敗血症患者16人を対象とした前向き観察研究では，入院時のIL-5，IL-6が重症敗血症患者で有意に増加していた．敗血症診断マーカーとしては，それぞれIL-5（AUC，感度〈％〉，特異度〈％〉，カットオフ値〈pg/mL〉：0.714, 71.3, 71.4, 5.0），IL-6（0.811, 86.2, 67.9, 18.0）と報告している[5]．

[★1] 一般に，AUC 0.7以上で中程度，0.9以上で高い精度のマーカーである．

▶SIRS：systemic inflammatory response syndrome（全身性炎症反応症候群）
2章「2-1 全身性炎症反応症候群（SIRS）の定義と診断」（p.16）も参照

表2 診断マーカーとしての有用性に関する報告

| 疾患 | サイトカイン | 症例数 | 診断能 | 留意点 | 文献 |
|---|---|---|---|---|---|
| 敗血症 | IL-1Ra | B | | 新生児における敗血症の初期診断 | 27 |
| | | B | | 急性膵炎＜重症敗血症 | 28 |
| | IL-2 | B | | 敗血症＜SIRS | 29 |
| | IL-4 | A | ✓ | GPとGNの鑑別診断 | 4 |
| | IL-6 | A | ✓✓ | SIRS＜敗血症<br>GPとGNの鑑別診断 | 4 |
| | IL-8 | A | ✓ | SIRS＜敗血症<br>GPとGNの鑑別診断 | 4 |
| | | A | ✓✓* | GPとGNの鑑別診断 | 30 |
| | IL-10 | A | ✓ | SIRS＜敗血症<br>GPとGNの鑑別診断 | 4 |
| | IL-12（p70） | A | * | 新生児における敗血症を鑑別診断 | 31 |
| | IL-18 | B | | 外傷＜敗血症 | 32 |
| | MCP-1 | A | ✓ | SIRS＜敗血症<br>GPとGNの鑑別診断 | 4 |
| | TNF-α | A | ✓ | SIRS＜敗血症<br>GPとGNの鑑別診断 | 4 |
| | IFN-γ | A | ✓ | SIRS＜敗血症<br>GPとGNの鑑別診断 | 4 |
| ARDS | IL-1β | A | | 重症患者におけるARDSの鑑別診断 | 24 |

✓：AUC 0.7以上，✓✓：AUC 0.9以上，＊：感度，特異度ともに90％以上．
対象症例数：A：50以上，B：20以上50未満，C：20未満．
SIRS：全身性炎症反応症候群，GP：グラム陽性菌，GN：グラム陰性菌，ARDS：急性呼吸促迫症候群．
（Pierrakos C, Vincent JL. Sepsis biomarkers：A review. Crit Care 2010：R15の内容をもとに作成）

### 起因菌の鑑別診断マーカーとしての有用性に関する報告

- グラム陰性菌（gram negative：GN）によるエンドトキシンショックでは，短時間に多臓器不全に陥り予後不良となる．そのため，グラム陽性菌（gram-positive：GP）とGNの鑑別診断は治療方針決定に有用な情報である．
- 敗血症患者127人，重症敗血症患者75人，敗血症性ショック患者57人の血液培養陽性の患者を対象とした後ろ向き観察研究では，GN群におけるIL-6はGP群と比較して有意に増加していた[6]．
- また敗血症患者101人とSIRS患者51人を対象とした後ろ向き研究では，疾患診断時におけるサイトカインを用いて鑑別診断マーカーとしての有用性を評価している．GNの鑑別においては，それぞれIL-6（中央値〈pg/mL〉，AUC：168.3，0.93），IL-8（31.24，0.83），IL-10（18.87，0.85），IFN-γ（6.24，0.76），TNF-α（21.33，0.93），MCP-1（521.33，0.85）であった．GPの鑑別では，それぞれIL-4（中央値 0.82，AUC 0.70），IL-6（103.80，0.91），IL-8（10.26，0.71），IL-10（5.75，0.85），TNF-α（7.73，0.87），MCP-1

**表3 重症度マーカーとしての有用性に関する報告**

| 疾患 | サイトカイン | 症例数 | 診断能 | 留意点 | 文献 |
|---|---|---|---|---|---|
| 敗血症 | IL-1β | A | | 重症敗血症＜敗血症性ショック | 17 |
| | IL-5 | A | ✓ | SIRS＜敗血症＜重症敗血症 | 5 |
| | IL-6 | A | ✓ | SIRS＜敗血症＜重症敗血症 | 5 |
| | | A | | 重症敗血症＜敗血症性ショック | 17 |
| | IL-7 | A | | 重症敗血症＜敗血症性ショック | 17 |
| | IL-8 | A | | 重症敗血症＜敗血症性ショック | 17 |
| | | B | | 敗血症＜重症敗血症 | 7 |
| | IL-10 | A | | 重症敗血症＜敗血症性ショック | 17 |
| | | B | | 敗血症＜重症敗血症 | 7 |
| | IL-13 | A | | 重症敗血症＜敗血症性ショック | 17 |
| | MCP-1 | A | | 重症敗血症＜敗血症性ショック | 17 |
| | | B | | 敗血症＜重症敗血症 | 7 |
| | TNF-α | A | | 重症敗血症＜敗血症性ショック | 17 |
| | IFN-γ | A | | 重症敗血症＜敗血症性ショック | 17 |
| 外傷 | IL-4 | A | | 重症外傷（ISS 25以上）で増加 | 33 |
| | IL-6 | A | | 重症多発外傷（ISS 15以上）で増加 | 20 |
| | IL-8 | A | | 健常者＜中等症四肢外傷（平均 AIS 2.7）＜重症四肢外傷（平均 AIS 3.44） | 34 |
| | TNF-α | A | | 重症多発外傷（ISS 15以上）で増加 | 20 |

✓：AUC 0.7以上．対象症例数：A：50以上，B：20以上50未満，C：20未満．
ISS：外傷重症度スコア，AIS：Abbreviated Injury Scale（簡易損傷スケール）．
（Pierrakos C, Vincent JL. Sepsis biomarkers：A review. Crit Care 2010：R15の内容をもとに作成）

(292.37，0.74) であった[4]．

## 重症度マーカーとしての有用性に関する報告（表3）

- 敗血症患者10人，重症敗血症患者17人を対象とした前向き観察研究では，敗血症患者と重症敗血症患者のIL-6，IL-8，IL-10，MCP-1を比較している．診断時は，それぞれIL-6（各中央値〈pg/mL〉：235 vs 5,224），IL-8（44.3 vs 757），IL-10（19.1 vs 117）であり，重症敗血症患者において有意に増加していた．3〜6時間後では，MCP-1（579 vs 1,654）においても重症敗血症患者では敗血症患者に比べ有意に増加していた[7]．

## 合併症予測マーカーとしての有用性に関する報告（表4）

- 敗血症では，耐糖能障害から異常な高血糖を生じうる．IL-6と血糖コントロールとの関連について，Nakamuraらは敗血症患者153人を対象とした後ろ向き研究を報告している．入院24時間以内に血糖値150 mg/dL未満となり，少なくとも6日間は血糖100以上150 mg/dL未満でコントロールできた場合を血糖コントロール良好群と定義している．入院時のIL-6が1,000 pg/mL未満，1,000〜10,000 pg/mL，10,000 pg/mL以上の3群における血糖コントロール良好率はそれぞれ73.3%，64.4%，30.3%であり，IL-6の上昇と

**ここがポイント**
重症敗血症患者では，IL-6, IL-8, IL-10が有意に増加していた

**表4** 合併症予測マーカーとしての有用性に関する報告

| 疾患 | サイトカイン | 症例数 | 診断能 | 留意点 | 文献 |
|---|---|---|---|---|---|
| 敗血症 | HMGB-1 | A | | SOFAスコアと相関 | 37 |
| | ヒストンH3 | B | | 敗血症における血小板数およびAT III値と負の相関 | 10 |
| | ヒストンH4 | B | | 腎代替療法群および血小板減少群で増加 | 12 |
| | IL-1β | A | | SOFAスコアと相関 | 9 |
| | sIL-2R | A | | 敗血症性ショック発症との関連 | 38 |
| | IL-6 | A | | SOFAスコアと相関 | 9 |
| | | A | | 血糖コントロール不良群で増加 | 8 |
| | IL-8 | A | | SOFAスコアと相関 | 9 |
| | IL-10 | A | | SOFAスコアと相関 | 9 |
| | | C | | 敗血症における血小板数と負の相関 | 39 |
| | IL-18 | A | | SOFAスコアと相関 | 9 |
| | MIP-1β | B | | SOFAスコアと相関 | 16 |
| | MCP-1 | A | | SOFAスコアと相関 | 9 |
| | sTNFR | B | | 重症敗血症における多臓器不全合併と関連 | 36 |
| 外傷 | ヒストン | A | | 多発外傷における意識レベル不良群,多臓器不全合併群で増加 | 19 |
| | IL-4 | A | | 多発外傷における敗血症,肺炎合併率増加と関連 | 33 |
| | IL-6 | A | | 多発外傷における敗血症合併率の増加と関連 | 23 |
| | | B | | 重症頭部外傷における6か月後の神経機能予後不良群で増加 | 22 |
| | IL-8 | B | | 重症頭部外傷におけるGCSと負の相関,6か月後の神経機能予後不良群で増加 | 22 |
| | IL-10 | A | ✓ | 重症多発外傷（ISS 15以上）の予後を予測 | 21 |

✓：AUC 0.7以上．対象症例数：A：50以上，B：20以上50未満，C：20未満．
SOFA：Sequential Organ Failure Assessment，GCS：グラスゴー昏睡尺度，ISS：外傷重症度スコア．
（Pierrakos C, Vincent JL. Sepsis biomarkers：A review. Crit Care 2010：R15の内容をもとに作成）

ともに有意な減少を認めた．また，血糖コントロール良好群と比較して，不良群ではICU滞在中のIL-6値は常に高く，60日後の死亡率も有意に高かった[8]．

● 敗血症に伴う心不全の原因の一つとして，サイトカインによる直接的心筋障害が想定されている．重症敗血症105人を対象としたサイトカイン（IL-1β，IL-6，IL-8，IL-10，IL-18，TNF-α，MCP-1）と心臓超音波所見に基づく収縮・拡張障害との関連を調査した報では，有意な関連は認めなかった[9]．

**表5 予後予測マーカーとしての有用性に関する報告**

| 疾患 | サイトカイン | 症例数 | 診断能 | 留意点 | 文献 |
|---|---|---|---|---|---|
| 敗血症 | ヒストンH3 | B | ✓ | 重症敗血症の死亡群で増加 | 10 |
| | ヒストンH4 | B | | 敗血症の死亡群で増加 | 12 |
| | IL-1β | A | | 重症敗血症の48時間死亡を予測 | 17 |
| | | A | | 死亡群で増加<br>重症敗血症の長期予後を予測 | 9 |
| | IL-4 | A | ✓ | 重症敗血症の死亡群で増加<br>48時間予後を予測 | 17 |
| | IL-6 | A | ✓ | 重症敗血症の死亡群で増加<br>48時間予後を予測 | 17 |
| | | A | | 重症敗血症の死亡群で増加<br>長期予後を予測 | 9 |
| | IL-8 | A | ✓ | 重症敗血症の死亡群で増加<br>48時間および28日予後を予測 | 17 |
| | | A | | 重症敗血症の死亡群で増加<br>長期予後を予測 | 9 |
| | IL-10 | A | | 重症敗血症の死亡群で増加<br>長期予後を予測 | 9 |
| | IL-13 | B | | 敗血症,敗血症性ショックの死亡群で増加 | 35 |
| | IL-18 | A | | 重症敗血症の死亡群で増加<br>長期予後を予測 | 9 |
| | MCP-1 | A | ✓ | 重症敗血症の死亡群で増加<br>48時間および28日予後を予測 | 17 |
| | | A | | 重症敗血症の死亡群で増加<br>長期予後を予測 | 9 |
| | TNF-α | A | | 重症敗血症の死亡群で増加<br>長期予後を予測 | 9 |
| | sTNFR | B | | 重症敗血症における予後と関連 | 36 |
| 外傷 | ヒストン | A | | 多発外傷患者の予後予測 | 19 |
| | IL-10 | A | ✓ | 重症多発外傷(ISS 15以上)の予後予測 | 21 |
| ARDS | IL-1β | A | | ARDSの予後予測 | 24 |
| 熱傷 | IL-8 | A | ✓ | 小児重症熱傷の予後予測 | 25 |

✓:AUC 0.7以上.
対象症例数:A:50以上,B:20以上50未満,C:20未満.
ISS:外傷重症度スコア,ARDS:急性呼吸促拍症候群.

(Pierrakos C, Vincent JL. Sepsis biomarkers: A review. Crit Care 2010: R15の内容をもとに作成)

## 予後予測マーカーとしての有用性に関する報告(表5)

- 重症敗血症患者30人を対象とした前向き観察研究において,IL-6やPCTの急速な減少傾向とは対照的に,ヒストンH3は診断日,24時間後,72時間後,168時間後と増加傾向を示した.168時間後のヒストンH3は死亡群で有

▶PCT:
procalcitonin(プロカルシトニン)
本章「3-7 プロカルシトニン」(p.104)参照

意に増加しており，28日予後を目的変数としたROC解析ではAUC 0.74，カットオフ値0.08 AUであった[10]．

- 別の敗血症患者43人を対象とした観察研究において，ヒストンH3はAT III値（rho＝−0.34, p＝0.027），血小板数（ryo＝−0.33, p＝0.031）と負の相関を認め，凝固障害との関連が示唆された．またヒストンH3は生存群（中央値0.57 μg/mL）と比較して死亡群（中央値3.15 μg/mL）で有意に増加しており，予後と関連する可能性が示唆された[11]．

- ヒストンH4に関しても報告されている．敗血症患者（第1群15人，第2群19人）は，ICUコントロール12人，感染を伴わない多臓器不全患者12人，軽度外傷7人と比較して，診断日，3日目，5日目のいずれも有意な増加を認めた．また，ヒストンH4は腎代替療法群，血小板減少群，28日および90日以内死亡群で有意に増加しており，凝固障害，腎不全，予後と関連する可能性が示唆された[12]．

- IL-6と予後との関連に焦点をあてた報告を示す．SIRS患者8人，敗血症患者7人，重症敗血症患者11人，敗血症性ショック患者14人を対象として，経日的にIL-6を評価した．その結果，全患者群で入院時の平均IL-6は1,000 pg/mL以上であった．とくに敗血症性ショック患者の平均IL-6は660,000 pg/mLと，他の群と比較して有意に高値であった．また，死亡群における経過中の平均IL-6は，1,000 pg/mL以上で推移した[13]．

- 別の報告では，重症敗血症患者40人に対し経日的にIL-6を評価し，経過中に1,000 pg/mL以上を示した患者では，示さなかった患者に比べ死亡率が50%以上（vs 21%）と有意に増加した[14]．また，これまでの報告をまとめると，IL-6が1,000 pg/mL以上では予後不良となる可能性が高く，注意を要する[1,15]．

- 敗血症患者30人を対象とした観察研究において，第1日目のMCP-1値と，第1・2・3日目のIL-8値は死亡群で有意に増加していた．ROC解析では，入院時のIL-8のAUCは0.887と高値を示した[16]．

- 別の重症敗血症患者60人を対象とした前向き観察研究において，48時間予後の予測マーカーとしてAUCは，それぞれIL-1β（0.716），IL-4（0.767），IL-6（0.756），IL-8（0.78），MCP-1（0.738），G-CSF（0.727）を示した．28日予後では，それぞれIL-8（0.752），MCP-1（0.715）で，APACHE IIスコアによる調整後はMCP-1（0.888）と高値を示した[17]．

- サイトカイン値を複合的に用いることで，より精度の高いマーカーとなる可能性がある．Andaluz-Ojedaらは重症敗血症患者（ショック含）29人を対象とした前向き観察研究で，24時間以内に17種類のサイトカインプロファイル（Column「サイトカインプロファイル（cytokine profile）」参照）を評価した．死亡群においてIL-6，IL-8，IL-10，MCP-1が有意に増加していた．このうちのIL-6，IL-8，IL-10を用いて，1つでも第3四分位点（IL-6：867.2 pg/mL，IL-8：231.675 pg/mL，IL-10：123.4 pg/mL）以上であればスコア1，それ以外をスコア0とする複合スコアを作成した．28日死亡に対する

▶AU：
absorbance units（吸光度単位）

▶AT III：
antithrombin III（アンチトロンビンIII）

**ここがポイント**
敗血症でヒストンH4は凝固障害，腎不全，予後と関連する可能性が示唆された

**ここがポイント**
敗血症性ショック患者の平均IL-6は，他の群と比較して有意に高値であった

**アドバイス**
IL-6が1,000 pg/mL以上では予後不良となる可能性が高く注意を要する

▶G-CSF：
granulocyte colony-stimulating factor（顆粒球コロニー刺激因子）

▶APACHE：
Acute Physiology and Chronic Health Evaluation

**ここがポイント**
サイトカインプロファイル解析により，多くのサイトカインを同時に定量化できる

> **Column　サイトカインプロファイル (cytokine profile)**
>
> マルチプレックス技術の発展に伴い多数のサイトカインを同時に測定することが可能となり，サイトカインプロファイル解析に関する報告がみられるようになった．
>
> フローサイトメトリーを用いたビーズアッセイ法では，固有の蛍光強度をもつ補足用ビーズと検出用抗体を用いてサイトカインを特定し，固有の蛍光量を測定することで多数のサイトカイン濃度を定量化する．また，サンドイッチELISA法を応用したマルチプレックス技術の進展もみられており，1つのウェルに複数の標識抗体をスポットすることで，多くのサイトカインを同時に定量化することができる．これらの方法により，少量の検体量（1検体25〜50 μL程度）で多種類のサイトカイン（〜50項目程度）の測定を，安価かつ簡易に行うことができる．
>
> 一度に測定できるサンプル数は少なくなるが，抗体アレイ法では同時に数百のサイトカインを網羅的に測定することも可能である．

▶ELISA：
enzyme-linked immunosorbent assay（酵素免疫吸着法）

cox比例ハザード回帰分析では，複合スコアの調整ハザード比（hazard ratio：HR）が7.07で，IL-6（2.00），IL-8（6.18），IL-10（3.39），MCP-1（4.04）と比較して高値であった[18]．

## b — 外傷

### ▶ 重症度マーカーとしての有用性に関する報告

- 外傷に伴う損傷組織から血中にDAMPsが遊離し，全身性の炎症を誘導する．多発外傷患者132人を対象とした前向き観察研究において，入院時の血中ヒストンが50 AU以上の高値群では，50 AU未満の患者に比べ，ISS，多臓器不全合併率，死亡率は有意に高く，GCSは低かった．さらにヒストンが入院時と比較して6時間後に上昇した場合，予後不良の予測マーカーとして有用と報告された[19]．
- 多発外傷患者84人を対象とした前向き観察研究において，ISS≦15の患者に比べてISS>15の重症群では，入院時のTNF-α（平均値 pg/mL：44.43 vs 59.98），IL-6（59.16 vs 88.43）ともに有意に増加していた[20]．
- 15<ISSの重症多発外傷99人を対象としたSousaらの前向き観察研究では，入院時におけるIL-6はISSと有意な関連を示した（$r = 0.346$）[21]．

### ▶ 予後予測，合併症予測マーカーとしての有用性に関する報告

- さらにSousaらは，受傷72時間後のIL-6とIL-10は，多臓器不全予測マーカーとして，それぞれIL-6（AUC，カットオフ値〈pg/mL〉：0.769，294），IL-10（0.700，4.93）と報告している．また，生死予後予測マーカーとしては，それぞれIL-6（AUC，カットオフ値〈pg/mL〉：0.769，294），IL-10（0.871，8.24）と報告している．
- GCS 8点以下の重症頭部外傷患者47人を対象とした観察研究において，受傷6時間後のサイトカインと神経機能予後との関連が評価された．IL-8は入

▶ISS：
injury severity score（外傷重症度スコア）

▶GCS：
Glasgow coma scale（グラスゴー昏睡尺度）

ここがポイント
外傷ではISS>15の重症群でIL-6が有意に関連していた

院時のGCSと負の相関をみとめた（$r=-0.43$, $p=0.01$）．また6か月後の4≦GOS群とGOS＜4群[★2]の機能予後不良群の比較では，IL-6（平均値〈pg/mL〉：85.2 vs 162.3）となり，機能予後不良群において有意な増加を認めた[22]．
- 重症外傷患者では敗血症を合併することが多いが，しばしば診断に難渋し，重篤化すると致命的となりうる．多発外傷患者64人を対象とした前向き観察研究では，受傷後48時間以内のIL-6が400 pg/mLを超える場合，敗血症の合併率が38％から78％に有意に増加すると報告している[23]．

> [★2] GOS
> グラスゴー転帰スケール（Glasgow outcome scale：GOS）は5段階評価による神経機能予後指標．1は死亡で，5は元の生活に戻れた状態である．

## c ― 急性呼吸促迫症候群（ARDS）

- 2014年に，急性呼吸促迫症候群（acute respiratory distress syndrome：ARDS）の血中マーカーに関するメタ解析が報告されている．54の臨床研究を対象としており，重症患者におけるARDSの診断マーカーとして，それぞれIL-6（統合オッズ比〈95％信頼区間〉，$I^2$：2.37〈1.32-4.26〉, 43.71），IL-10（2.22〈1.14-4.34〉, 57.84），IL-1$\beta$（1.77〈1.01-3.10〉, ＜0.001）であった．また，ARDS患者の予後予測マーカーとしては，IL-2（統合オッズ比〈95％信頼区間〉，$I^2$：11.8〈4.32-32.2〉, ＜0.001），IL-4（18.0〈5.96-54.2〉, ＜0.001）が抽出された[24]．

## d ― 熱傷

- TBSA 30％以上の小児重症熱傷患者468人を対象とした前向き観察研究では，入院時のIL-8が予後予測マーカーとして有用であったと報告している（AUC：0.88，カットオフ値：234 pg/mL）[25]．

> ▶TBSA：
> total body surface area（熱傷面積）

## おわりに

- 侵襲後の重症患者において，診断，重症度，合併症予測，予後予測マーカーとしてさまざまな炎症性/抗炎症性サイトカインの有用性が報告されている．一方，それぞれの研究によって対象や評価の時期に差異があり，現時点で統一した見解は得られていない．実際に，解析方法を変えることで，結果が異なるとする報告もある[26]．
- サイトカインプロファイル解析により，サイトカイン相互の関連性など新たな知見を得ることができ，より詳細にマーカーとしての有用性を検討することが可能となってきた．今後，さらなる研究集積と検討が期待される．

（松本寿健，小倉裕司）

### 文献

1) Oda S, et al；SRC of JSICM. The Japanese guidelines for the management of sepsis. J Intensive Care 2014；2：55.
2) Kojic D, et al. Are there new approaches for diagnosis, therapy guidance and outcome prediction of sepsis？ World J Exp Med 2015；5：50-63.

3) Hou T, et al. Accuracy of serum interleukin (IL)-6 in sepsis diagnosis: A systematic review and meta-analysis. Int J Clin Exp Med 2015;8:15238-45.
4) Angeletti S, et al. Procalcitonin, MR-proadrenomedullin, and cytokines measurement in sepsis diagnosis: Advantages from test combination. Dis Markers 2015;2015:951532.
5) Jekarl DW, et al. Diagnosis and evaluation of severity of sepsis via the use of biomarkers and profiles of 13 cytokines: A multiplex analysis. Clin Chem Lab Med 2015;53:575-81.
6) Abe R, et al. Gram-negative bacteremia induces greater magnitude of inflammatory response than Gram-positive bacteremia. Crit Care 2010;14:R27.
7) Macdonald SPJ, et al. Sustained elevation of resistin, NGAL and IL-8 are associated with severe sepsis/septic shock in the emergency department. PLoS One 2014;9:e110678.
8) Nakamura M, et al. Correlation between high blood IL-6 level, hyperglycemia, and glucose control in septic patients. Crit Care 2012;16:R58.
9) Landesberg G, et al. Myocardial dysfunction in severe sepsis and septic shock: No correlation with inflammatory cytokines in real-life clinical setting. Chest 2015;148:93-102.
10) Miki T, et al. Kinetics of Circulating Damage-Associated Molecular Patterns in Sepsis. J Immunol Res 2015;2015:1-9.
11) Wildhagen KCAA, et al. Extracellular histone H3 levels are inversely correlated with antithrombin levels and platelet counts and are associated with mortality in sepsis patients. Thromb Res 2015;136:542-7.
12) Ekaney ML, et al. Impact of plasma histones in human sepsis and their contribution to cellular injury and inflammation. Crit Care 2014;18:543.
13) Oda S, et al. Sequential measurement of IL-6 blood levels in patients with systemic inflammatory response syndrome (SIRS)/sepsis. Cytokine 2005;29:169-75.
14) Damas P, et al. Cytokine serum level during severe sepsis in human IL-6 as a marker of severity. Ann Surg 1992;215:356-62.
15) Panacek EA, et al;Monoclonal Anti-TNF: a Randomized Controlled Sepsis Study Investigators. Efficacy and safety of the monoclonal anti-tumor necrosis factor antibody F(ab')2 fragment afelimomab in patients with severe sepsis and elevated interleukin-6 levels. Crit Care Med 2004;32:2173-82.
16) Mera S, et al. Multiplex cytokine profiling in patients with sepsis. APMIS 2011;119:155-63.
17) Bozza FA, et al. Cytokine profiles as markers of disease severity in sepsis: A multiplex analysis. Crit Care 2007;11:R49.
18) Andaluz-Ojeda D, et al. A combined score of pro-and anti-inflammatory interleukins improves mortality prediction in severe sepsis. Cytokine 2012;57:332-6.
19) Kutcher ME, et al. Extracellular histone release in response to traumatic injury: Implications for a compensatory role of activated protein C. J Trauma Acute Care Surg 2012;73:1389-94.
20) Alper B, et al. Associations of Trauma Severity with Mean Platelet Volume and Levels of Systemic Inflammatory Markers (IL1$\beta$, IL6, TNF$\alpha$, and CRP). Mediators Inflamm 2016;2016:9894716.
21) Sousa A, et al. Measurement of cytokines and adhesion molecules in the first 72 hours after severe trauma: Association with severity and outcome. Dis Markers 2015;2015:747036.
22) Yousefzadeh-Chabok S, et al. The Relationship Between Serum Levels of Interleukins 6, 8, 10 and Clinical Outcome in Patients With Severe Traumatic Brain Injury. Arch Trauma Res 2015;4:e18357.

23) Trancă S, et al. sTREM-1, sIL-2Rα, and IL-6, but not sCD163, might predict sepsis in polytrauma patients : A prospective cohort study. Eur J Trauma Emerg Surg 2016.
24) Terpstra ML, et al. Plasma biomarkers for acute respiratory distress syndrome : A systematic review and meta-analysis. Crit Care Med 2014 ; 42 : 691-700.
25) Kraft R, et al. Predictive Value of IL-8 for Sepsis and Severe Infections After Burn Injury : A Clinical Study. Shock 2015 ; 43 : 222-7.
26) Lvovschi V, et al. Cytokine profiles in sepsis have limited relevance for stratifying patients in the emergency department : A prospective observational study. PLoS One 2011 ; 6 : e28870.
27) Küster H, et al. Interleukin-1 receptor antagonist and interleukin-6 for early diagnosis of neonatal sepsis 2 days before clinical manifestation. Lancet 1998 ; 352 : 1271-7.
28) Hynninen M, et al. Interleukin 1 receptor antagonist and E-selectin concentrations : A comparison in patients with severe acute pancreatitis and severe sepsis. J Crit Care 1999 ; 14 : 63-8.
29) Balci C, et al. Usefulness of procalcitonin for diagnosis of sepsis in the intensive care unit. Crit Care 2003 ; 7 : 85-90.
30) Surbatovic M, et al. Cytokine profile in severe gram-positive and gram-negative abdominal sepsis. Sci Rep 2015 ; 5 : 11355.
31) Sherwin C, et al. Utility of interleukin-12 and interleukin-10 in comparison with other cytokines and acute-phase reactants in the diagnosis of neonatal sepsis. Am J Perinatol 2008 ; 25 : 629-36.
32) Oberholzer A, et al. Interleukin-18 plasma levels are increased in patients with sepsis compared to severely injured patients. Shock 2001 ; 16 : 411-4.
33) DiPiro JT, et al. Association of interleukin-4 plasma levels with traumatic injury and clinical course. Arch Surg 1995 ; 130 : 1159-62 ; discussion 1162-3.
34) Volpin G, et al. Cytokine levels (IL-4, IL-6, IL-8 and TGFβ) as potential biomarkers of systemic inflammatory response in trauma patients. Int Orthop 2014 ; 38 : 1303-9.
35) Collighan N, et al. Interleukin 13 and inflammatory markers in human sepsis. Br J Surg 2004 ; 91 : 762-8.
36) Ertel W, et al. Increased release of soluble tumor necrosis factor receptors into blood during clinical sepsis. Arch Surg 1994 ; 129 : 1330-6 ; discussion 1336-7.
37) Ueno T, et al. HMGB-1 as a useful prognostic biomarker in sepsis-induced organ failure in patients undergoing PMX-DHP. J Surg Res 2011 ; 171 : 183-90.
38) Delogu G, et al. Serum neopterin and soluble interleukin-2 receptor for prediction of a shock state in gram-negative sepsis. J Crit Care 1995 ; 10 : 64-71.
39) Marchant A, et al. Clinical and biological significance of interleukin-10 plasma levels in patients with septic shock. J Clin Immunol 1995 ; 15 : 266-73.

# 3-4 増殖性サイトカイン

## はじめに

- 増殖性サイトカイン (proliferative cytokine) は成長因子・増殖因子 (growth factor) ともよばれ，主に細胞増殖に関与するサイトカインであるが，研究が進むにつれ，それ以外にもきわめて多様な作用をもつことが明らかとなってきている．
- ここでは，播種性血管内凝固症候群 (DIC) や全身性炎症に活性化される5つのサイトカインを取り上げる．その多様な作用のうち，とくに炎症，免疫，組織修復に関するものを中心に解説する．それぞれ，多数のファミリーや受容体をもつものもあり (表1)，その細胞内シグナルも多岐にわたることに留意する．

▶DIC：disseminated intravascular coagulation

## 1 血管内皮細胞増殖因子 (VEGF)

- 低酸素刺激によって転写因子であるhypoxia inducible factor (HIF) -1αが誘導されるが，このHIF-1αが血管内皮細胞増殖因子 (vascular endothelial growth factor：VEGF) の産生を刺激する．VEGFの主な作用は，血管新生の促進と血管透過性の亢進である．ヘパリンがVEGFの受容体との結合・活性化を促進することが知られている[1]．

表1 増殖性サイトカインのファミリーと受容体

| ファミリー | VEGF | TGF | PDGF | IGF | HGF |
|---|---|---|---|---|---|
| | VEGF-A<br>VEGF-B<br>VEGF-C<br>VEGF-D<br>VEGF-E<br>PlGF | TGF-α<br>TGF-β<br>(TGF-β1)<br>(TGF-β2)<br>(TGF-β3) | PDGF-A<br>PDGF-B<br>PDGF-C<br>PDGF-D<br><br>二量体<br>PDGF-AB<br>PDGF-AA<br>PDGF-BB<br>PDGF-CC<br>PDGF-DD | IGF-1<br>IGF-2 | HGF |
| 受容体 | VEGFR-1<br>VEGFR-2<br>VEGFR-3<br>NRP-1<br>NRP-2 | TβR I<br>TβR II | PDGFR-α<br>PDGFR-β | IGF-1R<br>IGF-2R | c-Met |

VEGF：血管内皮細胞増殖因子，PlGF：placental growth factor，TGF：トランスフォーミング増殖因子，PDGF：血小板由来増殖因子，IGF：インスリン様増殖因子，HGF：肝細胞増殖因子，NRP：neuropilin.

- VEGFは組織修復に重要な因子である．損傷組織に入った血小板はVEGFを産生し，また損傷組織の低酸素状態はHIF-1αを介してVEGFを増加させる．VEGFはその損傷局所に，血管新生を促進し白血球を遊走させる．さらに，損傷組織周辺のケラチノサイトもVEGFを産生し，創を閉鎖するために遊走する．その結果，損傷部位で血管新生，炎症，上皮化が起こる．上皮が回復するまでVEGFのレベルは高いまま維持される．また骨折に関しても，骨折部位の血腫中にはVEGFが多量に含まれており，骨折の治癒を促進する[1]．
- VEGFは炎症反応にも関与している．潰瘍性大腸炎やCrohn病の急性増悪時は，VEGFの血清レベル上昇だけでなく，腸管上皮や粘膜固有層での産生が増加することによって局所でのVEGFレベルも上昇する．これによって局所への白血球遊走が促され，さらにその白血球がVEGFを産生することによって炎症が増幅する[1]．また気道においては，IL-4，IL-5，IL-13といったTh2サイトカイン★1によってVEGFが誘導され，アレルギーによる炎症反応とリモデリングを引き起こす．血管に対しては，VEGFはヒスタミンと同様に炎症部位の血管透過性を亢進させ，血漿の滲出による浮腫を惹起する．
- VEGFの受容体の一つであるVEGFR-3はリンパ管内皮細胞に主に発現し，VEGF-CやVEGF-Dが結合することによってリンパ管内皮細胞の増殖と遊走を引き起こす．VEGF-C，VEGF-Dは，マクロファージ，DC，CD4$^+$T細胞，好中球，マスト細胞，線維芽細胞といった炎症部位に存在するさまざまな細胞から産生され，リンパ管を新生することによってリンパドレナージと組織炎症の解消を促進する[2]．

## 2 トランスフォーミング増殖因子（TGF）-β

- トランスフォーミング増殖因子（transforming growth factor：TGF）-βは強力な調節性サイトカインで，炎症性や抗炎症性の反応を媒介することによって，免疫システムの多様な細胞に影響を与える[3]．TGF-βは，たとえば肝では，肝星細胞や肝類洞内皮細胞，Kupffer細胞，DC，NKT細胞，腸管では，腸上皮細胞やリンパ球，単球，マクロファージ，DCといったように，非常に多様な細胞で産生される[3,4]．
- TGF-βはさまざまなT細胞サブセットの成熟や分化，活性化をコントロールしており，Th1，Th2への分化を抑制し，Th17，Th9，Tregへの分化を促進する．IL-6，IL-21とともに誘導するTh17細胞は主に炎症性作用をもち，IL-4とともに誘導するTh9細胞はとくにアレルギーによる炎症に関与する．一方，Treg細胞は免疫機能を抑制する働きをもち，免疫寛容を引き起こす[3]．このようにTGF-βは相反する性質をもつ細胞を誘導するが，その作用の違いは，共存するサイトカインの影響だけでなく，TGF-β自体の濃度にも依存する．低濃度のTGF-βはTh17を誘導し，高濃度のTGF-βはTregを誘導する[4]．
- TGF-βとTLRとの関連も指摘されており，肝星細胞ではTLR4のシグナルが

---

★1 Th2サイトカイン
主にTh2細胞によって産生されるサイトカイン．Th2細胞自身を誘導・刺激したり，B細胞を刺激したりして，液性免疫を誘導する．寄生虫に対する免疫反応やアレルギー反応などに関与している．

▶IL：
interleukin（インターロイキン）

▶Th：
ヘルパーT細胞（helper T cell）のサブタイプ

▶VEGFR：
VEGF receptor（血管内皮細胞増殖因子受容体）

▶DC：
dendritic cell（樹状細胞）

▶NKT細胞：
natural killer T cell（ナチュラルキラーT細胞）

▶Treg：
regulatory T cell（制御性T細胞）

▶TLR：
Toll-like receptor（Toll様受容体）

TGF-βの線維形成促進作用を増強し，その一方でTGF-βはTLR2, TLR4, TLR5を介したNF-κBのシグナルを阻害しTNF-αの分泌を低下させる[3]．

## 3 血小板由来増殖因子 (PDGF)

- 血小板由来増殖因子 (platelet-derived growth factor：PDGF) は，グリア細胞や平滑筋細胞，線維芽細胞などの増殖分化を調節する，血小板や血漿に存在する細胞分裂促進因子として同定された．PDGFは血小板だけでなく，内皮細胞，活性化マクロファージ，平滑筋細胞といったさまざまな細胞で産生される[5]．VEGFと相同性をもち，PDGF/VEGFファミリーとよばれることもある．その作用はきわめて多様であり，細胞によって異なり，環境によっても異なる．

- PDGFは平滑筋細胞の増殖遊走に対する強力な調節因子であり，IL-1β, TNF-α，IL-17といった炎症性サイトカインは，PDGFR-βの発現を増加させることによって大腸平滑筋細胞増殖を刺激し，炎症状態にある腸管壁の肥厚を引き起こす[5]．

- PDGFは創傷治癒過程を促進する作用をもつ．創部において血小板によって分泌されたPDGFは，好中球，マクロファージ，線維芽細胞を創部に誘導し活性化することによって，炎症を惹起し創傷治癒を促進する[5,6]．二量体の一つであるPDGF-BBは創傷治癒促進剤として米国で認可されている．

## 4 インスリン様増殖因子 (IGF)-1

- インスリン様増殖因子 (insulin-like growth factor：IGF)-1は主に肝で産生され，GHの濃度上昇に反応して分泌される．強力な成長促進因子であり，その増殖促進作用や細胞死抑制作用はほとんどあらゆるタイプの細胞で報告されている．

- IGFBPはIGF-1RよりもIGF-1に対して高い親和性をもち，IGF-1と結合することによって，IGF-1の輸送に携わるとともに，その作用を抑制する．また，IGF-1を蓄えておく役割ももち，徐々にIGF-1を放出することによってその作用を持続させる．このようにIGFBPはIGF-1の作用の調節にかかわっている[7]．

- IGF-1は抗炎症作用をもち，たとえば重症熱傷ではIGF-1投与にて，炎症性サイトカインであるIL-6やTNF-αが減少し，逆にIL-6の過剰発現はIGF-1レベルを減少させる[8]．

- IGF-1は同化ホルモンであり，筋肉量や筋力を維持し，筋組織のアポトーシスを抑制し，酸化ストレスから保護する作用をもつ．IL-6のレベルが上昇すると筋力の低下が起こるが，これは上記のようにIL-6によってIGF-1の低下が起こるためであるかもしれない．長期化した重症疾患患者ではGHの波動的な増幅が失われ，それによってIGF-1のレベルが下がり，異化亢進状態が増悪する．また，IGF-1は敏感な栄養状態や炎症状態のマーカーであり，栄養状態の不良や，臨床症状を起こさない程度の炎症反応によっても，

▶NF-κB：
nuclear factor-kappa B (核内因子κB)

▶TNF：
tumor necrosis factor (腫瘍壊死因子)

▶PDGFR：
PDGF receptor (血小板由来増殖因子受容体)

ここがポイント

PDGFは，好中球，マクロファージ，線維芽細胞を創部に誘導・活性化し，炎症を惹起し，創傷治癒を促進する

▶GH：
growth hormone (成長ホルモン)

▶IGFBP：
IGF binding protein (インスリン様増殖因子結合タンパク)

▶IGF-1R：
IGF-1 receptor (インスリン様増殖因子-1受容体)

ここがポイント

IGF-1は，抗炎症作用をもち，同化ホルモンとして筋肉を維持・保護する

そのレベルが低下する[8]．

- IGF-1は神経保護作用があり，傷害された脳の神経修復を促進する．外傷性脳損傷（traumatic brain injury：TBI）では血清IGF-1濃度の低下が認められるが，これは下垂体機能低下によりGHレベルが下がり，肝でのIGF-1産生が減少するためであると考えられている．また，血清IGF-1濃度の低下によって認知機能の低下が起こることが知られており，TBI生存例での1年後の認知機能障害は，血清IGF-1濃度低下と関連している[9]．
- 血清IGF-1濃度と異なり，脳における局所のIGF-1産生はGHに影響されず，TBIでは脳でのIGF-1発現が増加する．とくに損傷部位周囲で強く発現し，神経細胞，星状細胞，内皮細胞をそこに集めてとどまらせることによって，損傷の修復を促進する．損傷部位周囲ではIGF-1RやIGFBPの発現も増加しており，IGF-1の機能を修飾している．また，IGF-1はよく知られた脳における血管新生因子であり，脳損傷後の血管新生を促進することにより血流を改善させ，組織修復を促す[9]．
- IGF-1はさまざまなメカニズムで神経を保護する．たとえば，神経細胞ではグルコースの輸送を促進し，細胞を低血糖から守る．また，低酸素や興奮毒性などのさまざまな刺激によって誘発される神経細胞のアポトーシスを抑制する．乏突起神経膠細胞に対しては，その増殖や分化を促進し細胞死から保護することによって，ミエリン形成を刺激する．さらに，軸索や樹状突起を維持し，それらの成長を促進し，シナプス機能を改善させる[9]．
- IGF-1はTBIだけでなく卒中や脊髄損傷などの中枢神経損傷も改善させることがわかっており，TBIにおける作用と多くのメカニズムを共有する[9]．

> ここがポイント
> IGF-1は，傷害された脳の神経修復を促進し，脳損傷後の血管新生を促進して血流を改善し，組織修復を促す

## 5 肝細胞増殖因子（HGF）

- 肝細胞増殖因子（hepatocyte growth factor：HGF）はさまざまな臓器における，Kupffer細胞や肺線維芽細胞，メサンギウム細胞といった間葉由来の細胞によって産生される[10]．また，骨髄や胸腺といった一次リンパ組織や，脾臓やリンパ節，扁桃といった二次リンパ組織の間質細胞でも恒常的に分泌される[11]．

### a ─ HGFと炎症，免疫，修復

- HGFは強力な抗炎症因子であり，膠原病関連関節炎や自己免疫性の神経炎症，炎症性腸疾患，気道炎症といった多様な疾患モデルにおいて，炎症や臓器不全を緩和する作用をもつ．これはHGFが，多くの疾患や臓器のシステムにおいて共通に起こっている，中心的な炎症／免疫反応を修飾していることを示唆している．実際，HGFは細胞の遊走，成熟，サイトカイン産生，抗原提示，T細胞エフェクター機能といった，炎症／免疫反応において，多様な病理学的過程に影響を与えることによって，疾患の進行を防いだり緩和したりすることがわかっている[11]．
- IL-1α，IL-1β，TNF-α，IFN-γといったサイトカインはHGFの発現を増

> ここがポイント
> HGFは，強力な抗炎症因子で炎症や臓器不全を緩和する作用をもち，炎症／免疫反応において疾患の進行を防いだり緩和したりする

▶IFN：
interferon（インターフェロン）

加させる．一方，糖質コルチコイドやTGF-βといった抗炎症性分子はHGF産生を抑制する．また，HGFは炎症性サイトカインであるIL-6産生を減らし，抗炎症性サイトカインであるIL-10産生を増加させる作用をもつ．炎症性の転写因子であるNF-κBを阻害することによって炎症を抑制することもわかっている[11]．

- HGFの受容体であるc-Metの発現も炎症性サイトカインによって誘導される．造血組織でのc-Metの発現は，前駆細胞の他には，B細胞，単球/マクロファージ，DCといった抗原提示能をもつ細胞に限られている[11]．

- HGFは単球/マクロファージ機能の中心的な調節因子である．活性化した単球ではc-Metの発現が増加しており，HGFによって抗原提示能が刺激される．また，HGFは単球において，遊走やIL-4，IL-1β，M-CSF，GM-CSFといったサイトカインの産生を強力に誘導する[11]．

- マクロファージに関しても，HGF/c-Metシグナルは炎症において活性化されたM1マクロファージの増殖に関与している．マクロファージ自体もHGFの産生能をもっており，炎症時におけるHGFによる単球/マクロファージの活性化は，自己分泌（autocrine）の形態で炎症部位の単球/マクロファージ機能を修飾し，炎症を増幅させる．その一方でHGFは，組織修復を促進する作用をもち，たとえば肺線維症や細菌性肺炎において，肺胞マクロファージによって産生されたHGFは炎症性肺障害を修復治癒する過程をサポートする[11]．

- HGFの存在下に分化したDCは，IL-12p70★2の分泌を減らし，T細胞の増殖や炎症性T細胞への分化を誘導する能力に乏しくなる．その一方，Treg産生能は高くなり，免疫寛容を促進するタイプのDCとなる[11]．

- HGF/c-MetシグナルはT細胞依存性のB細胞分化に寄与し，リンパ組織の間質細胞の一つである濾胞樹状細胞で産生されたHGFは，リンパ組織の微小環境におけるB細胞の成熟，生存，接着，間質細胞との相互作用を調節する[11]．

- HGFは好中球を活性化し，急性炎症局所への遊走を刺激する．一方，TNF-α，LPS，細菌性ペプチドといった炎症性メディエーターによって好中球が刺激されると，HGFの分泌が亢進する．SIRS患者では好中球内のHGF顆粒が増加しており，炎症組織においてこのように浸潤した好中球に蓄えられたHGFの脱顆粒が起こる．この局所のHGFが創傷治癒と臓器再生に重要であると考えられている[11]．

- HGFはアポトーシスを抑制し血管新生を促進することによって，急性の虚血や炎症による傷害を抑える作用があり，たとえば急性心筋梗塞後の心筋を保護する働きをもつ[10]．

- HGFは肝や腎の急性および慢性の傷害時に組織の再生を促進する．腎傷害モデルでは，HGF投与によって腎不全が著明に抑制され，正常腎組織の再生が促進された．HGFは尿細管細胞におけるDNA合成を増加し，再生を促進するとともに，尿細管細胞のアポトーシスや壊死を抑制し，細胞を保護する[10]．

- AKIではHGFの血清レベルや血中の免疫細胞による分泌が有意に増加し，

▶Met：
mesenchymal-epithelial transition（間葉上皮転換）

▶M-CSF：
macrophage colony-stimulating factor（マクロファージコロニー刺激因子）

▶GM-CSF：
granulocyte macrophage colony-stimulating factor（顆粒球マクロファージコロニー刺激因子）

★2 IL-12p70

IL-12は，サブユニットであるIL-12p35とIL-12p40の二量体を形成しており，IL-12p70とよばれる．一般に，IL-12といえばIL-12p70のことである．

▶LPS：
lipopolysaccharide（リポ多糖）

▶SIRS：
systemic inflammatory response syndrome（全身性炎症反応症候群）

▶AKI：
acute kidney injury（急性腎傷害）

- たとえば定期的な透析が必要なレベルのAKI患者では血清HGF濃度が20倍に上昇している．この血清レベルは腎機能が回復すると正常に戻る[10]．
- 肝においても，肝傷害に反応してHGFの発現は増加し，その抗アポトーシス作用によって肝細胞を保護する[12]．
- このように，肝や腎などにおける組織傷害は，傷害組織においてHGF発現の増加を引き起こすが，傷害組織だけでなく，肺や脾といった遠隔臓器においてもHGF発現を著明に増加させることがわかっており，HGFは全身的な反応に関与していると考えられる[10]．
- 皮膚においては，c-Metの欠損したケラチノサイトは皮膚創部の再上皮化に寄与することができず，皮膚の創傷治癒におけるHGF/c-Metシグナルの重要性が示唆されている．また膵においても，HGF/c-Metシグナルはβ細胞の成長には不可欠ではないが，正常のグルコース依存性インスリン分泌や血糖のコントロールには不可欠であるとされている[12]．

## b─HGFと凝固・線溶

- HGFは構造的にプラスミノゲンに類似しており，プラスミノゲンファミリーに属するもいわれている．HGFを活性化するプロテアーゼには，HGF活性化因子だけでなく，ウロキナーゼ型プラスミノゲンアクチベータ，第XI，XII因子などが含まれており，また損傷組織では，凝固カスケードの活性化によってプロトロンビンがトロンビンへ変換され，トロンビンがHGF活性化因子を活性化させることによってHGFの活性化が起こる．このように，HGFはそれ自体凝固能も抗凝固能ももたないが，凝固・線溶系と密接にかかわっている[11,12]．

## おわりに

- サイトカインは，生体内におけるきわめて複雑なネットワークの一部であり，現時点でわかっているのは，その役割のほんの一部である．DICにおい

**表2 増殖性サイトカインの作用**

| サイトカイン | 作用 |
| --- | --- |
| VEGF | 血管新生促進，血管透過性亢進，白血球遊走，組織修復促進，リンパ管新生促進 |
| TGF | Th1/Th2への分化抑制，Th17/Th9/Tregへの分化促進，TLR経路のNF-κBの阻害 |
| PDGF | 平滑筋細胞の増殖・遊走の調節，創傷治癒促進 |
| IGF | 増殖促進，細胞死抑制，抗炎症，タンパク同化，神経保護・修復 |
| HGF | 抗炎症，単球抗原提示能の刺激，単球遊走促進，単球サイトカイン産生刺激，M1マクロファージ増殖，DCのTreg誘導促進，B細胞分化，好中球活性化・遊走刺激，組織治癒・再生，アポトーシス抑制，血管新生促進 |

VEGF：血管内皮細胞増殖因子，TGF：トランスフォーミング増殖因子，PDGF：血小板由来増殖因子，IGF：インスリン様増殖因子，HGF：肝細胞増殖因子．

ても，増殖性サイトカインの作用に留意するとよい．ここで述べた内容だけでもその多様性を察することができるだろう．理解に資するため，各サイトカインの作用を**表2**にまとめた．

- まだ基礎研究段階の知見がほとんどであるが，一部は臨床応用されている．今後さらに知見を積み重ねることによって，炎症の関与する重症疾患に対峙するわれわれにとっての，新たな武器につながっていくことが期待される．

（鈴木崇生）

### 文献

1) Crafts TD, et al. Vascular endothelial growth factor：Therapeutic possibilities and challenges for the treatment of ischemia. Cytokine 2015；71：385-93.
2) Dashkevich A, et al. VEGF Pathways in the Lymphatics of Healthy and Diseased Heart. Microcirculation 2016；23：5-14.
3) Schon H-T, Weiskirchen R. Immunomodulatory effects of transforming growth factor-$\beta$ in the liver. Hepatobiliary Surg Nutr 2014；3：386-406.
4) Ruemmele FM, Garnier-Lengliné H. Transforming growth factor and intestinal inflammation：The role of nutrition. Nestlé Nutr Inst Work Ser 2013；77：91-8.
5) Hu W, Huang Y. Targeting the platelet-derived growth factor signalling in cardiovascular disease. Clin Exp Pharmacol Physiol 2015；42：1221-4.
6) Virakul S, et al. Platelet-derived growth factor：A key factor in the pathogenesis of graves' ophthalmopathy and potential target for treatment. Eur Thyroid J 2014；3：217-26.
7) Lee H, et al. Targeting insulin-like growth factor-I and insulin-like growth factor-binding protein-3 signaling pathways：A novel therapeutic approach for asthma. Am J Respir Cell Mol Biol 2014；50：667-77.
8) Maggio M, et al. IGF-1, the cross road of the nutritional, inflammatory and hormonal pathways to frailty. Nutrients 2013；5：4184-205.
9) Madathil SK, et al. IGF-1/IGF-R Signaling in Traumatic Brain Injury：Impact on Cell Survival, Neurogenesis, and Behavioral Outcome. In：Kobeissy FH, ed. Brain Neurotrauma：Molecular, Neuropsychological, and Rehabilitation Aspects. Boca Raton：CRC Press/Taylor & Francis；2015. Chapter 7.
10) Libetta C, et al. Hepatocyte growth factor (HGF) and hemodialysis：Physiopathology and clinical implications. Clin Exp Nephrol 2016；20：371-8.
11) Molnarfi N, et al. Hepatocyte growth factor：A regulator of inflammation and autoimmunity. Autoimmun Rev 2015；14：293-303.
12) Nakamura T, et al. Hepatocyte growth factor twenty years on：Much more than a growth factor. J Gastroenterol Hepatol 2011；26：188-202.

# 3-5 凝固系検査と分子マーカー

## はじめに

- 血液凝固（blood clotting/blood coagulation）の主な目的は血管損傷部位の閉鎖による失血の防止であり，その最終反応はフィブリン網の形成である．
- 血液凝固系の活性化には必ず「きっかけ」となる現象（物質）が存在する．何が「きっかけ」となるかで凝固反応の進み方や質が異なり，その違いは病態にも影響する．
- 血液凝固はプロテアーゼの連鎖反応により成立する生理現象であり，その過程には多くの因子が関与している．
- フィブリノゲン（I）から第XIII因子（XIII）までの凝固因子（coagulation factor）が存在するが，量だけではなく機能も血液凝固能に影響する．血液凝固は酵素反応なので，温度やpHなどの環境因子や補助因子としてのカルシウムなども凝固能に影響する．

## 1 血液凝固モデル

### a ― カスケードモデル

- 血液凝固では活性化した凝固因子（プロテアーゼ）が酵素前駆体の一部を切断して次の因子を活性化する過程が繰り返され，最終産物であるフィブリン形成に至る．血液凝固のモデルとしては1960年台に提唱されたカスケードモデル（cascade model of coagulation）が一般的である（図1）[1]．このカスケードには活性化経路として内因経路（intrinsic pathway），外因経路（extrinsic pathway）が存在し，凝固因子の活性化は最終的に第X因子（X）の活性化からフィブリン形成につながる共通経路（common pathway）に至る．
- 内因経路は異物との接触によって活性化するため接触活性化経路（contact activation pathway）ともよばれる．ガラスなどの陰性電荷を帯びた物質と血漿が接触すると第XII因子（XII），プレカリクレイン，高分子キニノゲンが複合体を形成してXIIを活性化する．活性化第XII因子（XIIa）は第XI因子（XI）を活性化し，活性化第XI因子（XIa）は第IX因子（IX）を活性化する．活性化第IX因子（IXa）はリン脂質膜上でカルシウムイオン存在下にXを活性化第X因子（Xa）へと変換するが，この反応は活性化第VIII因子（VIIIa）が補因子となることで著しく促進される．
- 外因経路では血管損傷や組織損傷によって組織因子（tissue factor：TF）が血液に曝露され活性化するが，組織因子と血液の接触が活性化のきっかけとなるため，外因経路は組織因子経路（tissue factor pathway）ともよばれる．

> **ここがポイント**
> カスケードモデルでは，血液凝固活性化経路として内因経路と外因経路が存在し，最終的に第X因子の活性化からフィブリン形成につながる共通経路に至る

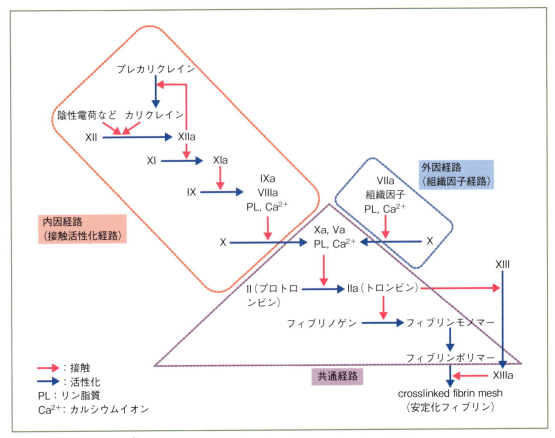

**図1　血液凝固カスケード**
内因経路は陰性電荷を帯びた異物（ガラスやセライトなど）との接触で活性化した第XII因子から始まり，第XI因子，第IX因子の活性化を経て第X因子を活性化する．外因経路は活性化第VII因子と組織因子の複合体が直接第X因子を活性化する．それぞれの経路によって活性化された第X因子は活性化第V因子とともに複合体を形成してプロトロンビンをトロンビンへと変化させる．トロンビンはフィブリノゲンをフィブリンへと変化させる．フィブリン分子はフィブリンモノマーからポリマーへ変化し，トロンビンによって活性化した第XIII因子によって架橋構造を形成し，安定化フィブリンとなる．

(Becker RC. J Thromb Thrombolysis 2005；20：65-8[1] より)

- 血中にわずかに存在する活性化第VII因子（VIIa）と組織因子が複合体を形成し，XをXaへと変える．この反応はリン脂質膜上でカルシウムイオン存在下に進行し，VIIaの酵素活性は組織因子と結合することで約1,000倍に増幅する（Column「組織因子」参照）．
- 接触活性化経路と組織因子経路の活性化は共通経路で合流する．共通経路ではXaが活性化第V因子（Va）を補因子としてプロトロンビン（II）をトロンビン（IIa）へと変化させ，トロンビンはフィブリノゲン（I）をフィブリン（Ia）へと変化させる．トロンビンの産生とそれに引き続くフィブリンの産生が共通経路の主体である．
- トロンビンはフィブリノゲン分子を限定分解してフィブリンモノマーへ変換し，フィブリンモノマーは互いに結合してフィブリンポリマーへと変化するが，この段階では水溶性のフィブリンであり，十分な強度をもたない．

▶モノマー：
monomer（単量体）

▶ポリマー：
polymer（多量体）

> **Column 組織因子**
>
> 組織因子（TF）は細胞膜1回貫通型の糖タンパクであり，第III因子や組織トロンボプラスチンともよばれる．あらゆる細胞の表面に存在し，血管内皮下に存在する線維芽細胞や血管平滑筋には常時発現しているが，生理的状態では血液に触れる細胞（血球や血管内皮細胞）には発現していない．しかし，炎症性サイトカインやエンドトキシン刺激で血管内皮細胞や単球・マクロファージの細胞表面にも発現することが知られている．臓器では肺や脳，胎盤に多く存在し，組織損傷に伴い血中に大量の組織因子が放出されると凝固亢進へと傾く．

- フィブリンポリマーはトロンビンによって活性化した第XIII因子（XIIIa）によって架橋構造を形成し，不溶性の安定化フィブリンとなり，止血に必要な強度を得る．

## b ― カスケードモデルと生体内凝固

- 凝固カスケードモデルは血液凝固異常疾患の診断法を開発する過程の中で複数の *in vitro* の実験結果をもとに考えられた概念であり，組織因子経路と共通経路の活性を反映する凝固検査としてプロトロンビン時間（prothrombin time：PT）が，接触活性化経路と共通経路の活性を反映する検査として活性化部分トロンボプラスチン時間（activated partial thromboplastin time：APTT）がある．

- PT・APTTは組織因子刺激または接触因子刺激によって凝固因子を活性化し，初期フィブリン産生までの時間を測定する．したがって，カスケード上に存在する凝固因子の欠乏や機能異常が存在するとPT・APTTは延長する．しかし，凝固因子欠乏・異常症とPT・APTTの結果は一致するが，PT・APTTの延長と臨床症状は必ずしも一致しない（**表1**）．

**ここがポイント**
外因経路と共通経路の活性を反映する凝固検査としてPTが，内因経路と共通経路の活性を反映する検査としてAPTTがある

**ここに注意**
凝固因子欠乏・異常症とPT・APTTの結果は相関するが，PT・APTTの延長と臨床症状は必ずしも相関しない

**表1 先天性凝固因子欠乏症とPT・APTTの変化，出血症状の有無**

| | 発症頻度 | PT | APTT | 出血症状の程度 |
|---|---|---|---|---|
| ● 第XII因子欠乏症 | 100万人に1人 | 正常 | 延長 | 無症状 |
| ● 第XI因子欠乏症 | 100万人に1人 | 正常 | 延長 | 多くは無症状．手術・外傷後の出血 |
| ● 第IX因子欠乏症（血友病B） | 50万人に1人 | 正常 | 延長 | 症状は因子活性と相関 |
| ● 第VIII因子欠乏症（血友病A） | 50万人に1人 | 正常 | 延長 | 重症出血が多い |
| ■ 第VII因子欠乏症 | 50万人に1人 | 延長 | 正常 | 比較的軽症．活性と症状は相関せず |
| ◆ 第X因子欠乏症 | 50万人に1人 | 延長 | 延長 | 活性と症状は相関．活性＜1％では重症出血 |
| ◆ 第V因子欠乏症 | 100万人に1人 | 延長 | 延長 | 比較的軽症 |
| ◆ プロトロンビン（第II因子）欠乏症 | 200万人に1人 | 延長 | 延長 | 重症例も多いが異常症では無症状も |
| ◆ フィブリノゲン欠乏・異常症 | 不明 | 延長 | 延長 | 約25％は異常出血だが，約15％は血栓症 |
| ✓ 第XIII因子欠乏症 | 100〜500万人に1人 | 正常 | 正常 | 自然出血は少なく止血後の後出血を生じる |

●：接触活性化経路の凝固因子，■：組織因子経路の凝固因子，◆：共通経路の凝固因子活性を反映する．
✓：PT/APTTは初期フィブリン産生までの時間を計測するため，第XIII因子の影響は検査結果に反映されない．

- PT・APTTは凝固因子欠乏症の鑑別診断法として発展してきた検査であり，カスケードモデルもその過程で考え出された概念である．
- 生体内の血液凝固においては液相成分である凝固因子のみではなく，血小板などの細胞因子も必要だが，カスケードモデルには止血における細胞因子の関与は反映されていない．
- カスケードモデルでは接触活性化経路障害である第VIII因子（VIII）または第IX因子欠乏症（血友病）であっても，外因系の凝固カスケードによって止血は可能なはずである．しかし，血友病患者は重篤な出血症状をきたす．したがって，体内ではカスケードモデルとは異なる機序で止血機構が働いていると考えるのが自然である．

## 2 細胞基盤モデル

### a ― 細胞基盤モデルの3段階

- 現在は細胞因子の役割を考慮した細胞基盤モデル（cell-based model of coagulation）が生体内血液凝固をより正確に説明できると考えられている[2]．
- 細胞基盤モデルではトロンビン産生に至る過程を初期相（initiation），増幅相（amplification），増大相（propagation）の3つの段階に分けて考える（図2）．

#### ▶ 初期相（initiation）

- 血管が損傷すると血管内皮細胞下の組織因子提示細胞（TF-bearing cell）が血液に曝露され，組織因子（TF）と血中のVIIaが複合体（TF-VIIa）を形成する．
- TF-VIIa複合体はIX，Xを活性化させトロンビン産生を促すが，組織因子提示細胞から離れて液相中に移動したXaは組織因子経路インヒビター（tissue factor pathway inhibitor：TFPI）によって失活するため，この段階でのトロンビン産生は少量であり，フィブリン産生には至らない．

#### ▶ 増幅相（amplification）

- 血管損傷部位にはvon Willebrand因子（von Willebrand factor：vWF）を介して血小板が粘着する．
- 初期相で生じたトロンビンは血管損傷部位に粘着を始めた血小板を活性化し，形態変形，細胞膜リン脂質のシャッフリング，脱顆粒（フィブリノゲン，第V因子〈V〉，vWF，カルシウムイオンなどの放出）を促す．
- 脱顆粒によってさらに血小板の活性化が促進され，活性化血小板はリン脂質やカルシウムイオンなど凝固因子の活性化に必要な補因子を提供するとともに，活性化血小板上にはIXa，Xa，XIaに親和性の高い部位が発現する．
- 初期産生トロンビンはvWFからVIIIを離開させ活性化するとともに，血小板から放出されたVをも活性化し，大量のトロンビン産生に必要な補因子の活性化を促進する．初期産生トロンビンはXIを活性化する．

#### ▶ 増大相（propagation）

- 初期相でTF-VIIa複合体により産生したIXaは増幅相で活性化したVIIIaと

> **ここがポイント**
> 生体内血液凝固は，トロンビン産生に至る過程を初期相，増幅相，増大相の3つの段階に分ける細胞基盤モデルにより，正確に説明できると考えられている

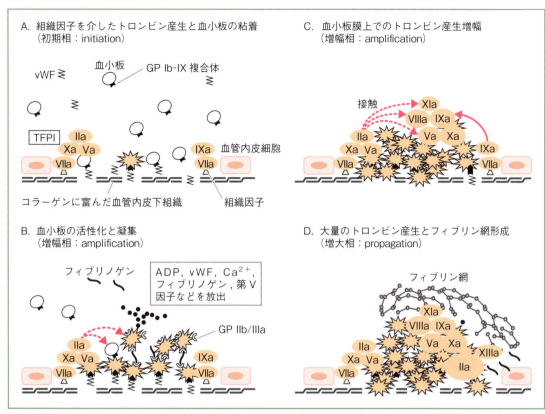

**図2 細胞基盤モデルに基づく血管損傷部位での血液凝固**

A：初期相：血管損傷によって血管内皮下組織の組織因子（TF）と血液が接触し，組織因子と活性化第VII因子（VIIa）が複合体を形成する．TF-VIIa複合体は第IX因子，第X因子を活性化し，活性化第X因子（Xa）は第V因子を活性化（Va）し，Xa-Va複合体はトロンビン（IIa）産生を促す．しかし，液相中のXaは組織因子経路インヒビター（TFPI）によって阻害され，トロンビン産生はTF発現細胞近傍に限局する．一方，露出されたコラーゲンにvon Willebrand因子（vWF）が接着し，血小板は膜表面糖タンパク（GP）Ib-IX複合体とvWFを介して血管損傷部位に粘着する．

B：増幅相：初期相で生じたトロンビンは少量であり，フィブリンを生じるレベルには至らない．しかし，周囲の血小板を活性化し内部顆粒の放出を促す．血小板から放出された第V因子は周囲に存在するXaやトロンビンによってVaへと変化する．また，活性化した血小板の膜表面にはGP IIb/IIIaが発現し，フィブリノゲンを介して凝集を始め，一次血栓形成が進行する．

C：増幅相：初期産生トロンビンは血小板を活性化させると同時に，第V，VIII，XI因子を活性化させる（Va，VIIIa，XIa）．XIaは第IX因子を活性化し（IXa），VaおよびVIIIaは補因子としてトロンビン産生を促進する．これらの反応はリン脂質の存在で増強されるが，活性化血小板がリン脂質の供給源となり，効率的なトロンビン産生が始まる．

D：増大相：活性化した血小板上にはIXa，Xa，XIaに親和性の高い部位が発現し，アンチトロンビンやTFPIによる阻害作用を受けることなくトロンビン産生が進む．血管損傷部位に凝集した血小板をトロンビン産生の場として，大量のトロンビン産生が生じる．トロンビンはフィブリノゲンをフィブリンに変化させるとともに第XIII因子を活性化し，XIIIaはフィブリン架橋構造を形成することで強固なフィブリン網形成を促進する．

血小板膜上でテナーゼ複合体（tenase complex）を形成し，Xa産生を促進する．

- 増幅相で生じたXIaは血小板膜上にとどまり，IXa産生を促進してテナー

- ゼ複合体形成を増幅する.
- 血小板上でのテンナーゼ複合体形成によって生じた大量のXaがVaとプロトロンビナーゼ複合体(prothrombinase complex)を形成し，爆発的なトロンビン産生(thrombin burst)を促す.
- トロンビンはフィブリノゲンをフィブリンへと変化させ，トロンビンによって活性化したXIIIaはフィブリン網の架橋構造形成を促進して，強固なフィブリン網をつくる．このフィブリン網によって止血が可能となる.

### b ― 細胞基盤モデルのポイント

- カスケードモデルが試験管の中でのトロンビン産生経路を表すのに対し，細胞基盤モデルは血小板など止血に必要な細胞因子の関与も含めた，より生理的なトロンビン産生経路を表している.
- 細胞基盤モデルでは，TFの存在が凝固因子活性化のきっかけとなる．TFは血管損傷だけではなく，活性化血小板，単球，腫瘍細胞などにも提示される.
- TFは細胞以外にマイクロパーティクル(microparticle：MP)★1 表面にも発現し，血中に放出されたマイクロパーティクルが血栓症の発症に関与していることが報告されている[3,4].

## 3 凝固系検査と分子マーカーおよびその評価

- カスケードモデル，細胞基盤モデルのいずれにおいても血液凝固の最終ステップはトロンビンの産生とそれに続くフィブリンの産生である．したがって，凝固系検査(blood coagulation test)の主体は「トロンビン産生，フィブリン産生をいかに評価するか?」という点にある.
- 凝固系検査には，検査開始からある特定のマーカーを検出するまでの時間を測定する時間軸での評価法と，特定のマーカーの量を測定することで凝固系の活性化を評価する定量評価法がある.

### a ― 凝固系検査：時間軸での評価 (図3)

- 凝固活性化剤を検体に加え，凝固系の活性開始からある特定のマーカーが出現するまでの時間を評価する検査．代表的検査としてPT，APTTがあるが，フィブリン析出をマーカーとしているため直接トロンビン活性を評価しているわけではない．著しい低フィブリノゲン血症ではトロンビンが活性化してもフィブリンが生じないため，トロンビン産生能を過小評価する場合がある.
- トロンビン産生能検査としてトロンビン生成を直接測定するトロンビン生成試験(thrombin generation assay：TGA)がある．横軸を時間，縦軸をトロンビン産生量として表示するため，トロンビン産生の定量的かつ経時的評価が可能である.

★1 マイクロパーティクル

マイクロパーティクル(MP)は活性化した細胞やアポトーシスを起こした細胞から放出または遊離する，直径0.1～1μmの膜小胞体である．生体内のMPの多くは血小板に由来するが，単球や腫瘍細胞由来のMPも存在する.

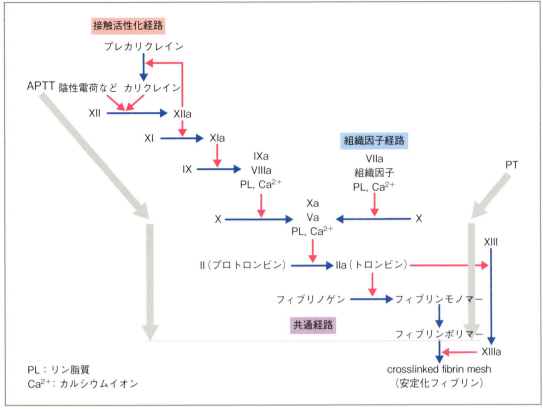

**図3** カスケードモデルとAPTT，PT
活性化部分トロンボプラスチン時間（APTT）はクエン酸添加血漿にカオリン・セライト・エラジン酸などの接触活性剤と部分トロンボプラスチン（リン脂質分画のみを含む），カルシウムを加えてフィブリン析出までの時間を測定する．PTは組織トロンボプラスチン（組織因子とリン脂質を含む）とカルシウムを加えてフィブリン析出までの時間を測定する．いずれも安定化フィブリン形成前に検査終了となるため，第XIII因子の作用は評価できない．

## b─凝固系検査：定量評価（分子マーカー定量）

- 凝固系の活性化の結果生じた特定のマーカーを定量評価することで，活性化の程度を評価する検査．

### トロンビン-アンチトロンビン複合体（TAT）

- 生体内で産生されるトロンビンは半減期が短く，直接測定することは技術的に難しいが，産生したトロンビンは血管内皮細胞上のヘパラン硫酸に結合したアンチトロンビンと1：1で結合し，トロンビン-アンチトロンビン複合体（thrombin-antithrombin complex：TAT）となって血中に遊離するので，TATを測定することでトロンビン産生量を評価できる．
- 正常値は<3 ng/mLだが，何度も穿刺するといった採血手技で偽陽性になることや，アンチトロンビン活性が低い場合はTATが形成されないためにトロンビン活性化を反映しないこともあるので，その評価には注意が必要である[5]．

> **ここがポイント**
> TATは偽陽性になることや，アンチトロンビン活性が低いとTATが形成されずトロンビン活性化を反映しないこともあるので，その評価には注意が必要

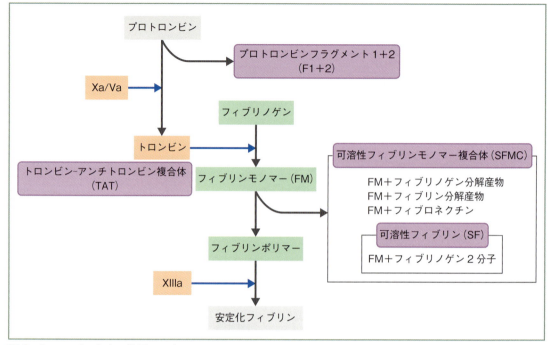

**図4 トロンビン産生の分子マーカー**
プロトロンビンが活性化第X因子(Xa)によってトロンビンに転換する際に切断されるペプチドがF1＋2であり，トロンビン産生量を反映する．液相中のトロンビンはアンチトロンビンと複合体を形成するため，TATを測定することでトロンビン活性度を評価できる．トロンビンの作用によって生じたフィブリンモノマーは互いに重合してフィブリンポリマーになるとともに，周囲のフィブリノゲン2分子と結合し可溶性フィブリン(SF)となる．フィブリンモノマー(FM)はフィブリノゲンだけではなく，血中のフィブリノゲン分解産物やフィブリン分解産物およびフィブロネクチンとも結合し，可溶性フィブリンモノマー複合体(SFMC)を形成する．SFやSFMC検出は単にトロンビン産生が生じていることを表すのではなく，トロンビンがフィブリノゲンに作用してフィブリン形成を生じていること，すなわち血栓形成傾向にあることを表す．

## ● プロトロンビンフラグメント1＋2 (F1＋2)

- プロトロンビンフラグメント1＋2 (prothrombin fragment 1＋2：F1＋2) はプロトロンビンからトロンビンに転換する際に，プロトロンビナーゼ複合体によってプロトロンビンから切断されるペプチドである (図4)．プロトロンビンがトロンビンへと転換したことを表すため，体内でのトロンビン産生量を反映すると同時に，先行するXaの活性も反映する．
- TATと比較してアーチファクトが少なく，より正確にトロンビンの活性度を評価可能である．正常値は70～230 pM/Lだが，血栓症などトロンビン産生が亢進した状態で上昇し，抗凝固療法中であれば正常下限値を下回る．

## ● 可溶性フィブリン (SF)，可溶性フィブリンモノマー複合体 (SFMC)

- 単なるトロンビン産生ではなく，トロンビンがフィブリノゲンに作用しフィブリン産生が生じていることを表すため，血栓形成傾向にあることを表す．
- トロンビンによってフィブリノゲンがフィブリンに転換するとフィブリンモノマーが生じる．フィブリンモノマーは重合しフィブリンポリマーを形成す

**ここがポイント**
F1＋2はTATよりアーチファクトが少なく，正確にトロンビンの活性度を評価可能

るが，一部のフィブリンモノマーはフィブリノゲンと複合体を形成し可溶性フィブリン（soluble fibrin：SF）となる（図4）．
- フィブリンモノマーはフィブリノゲンだけではなく，フィブリノゲン・フィブリン分解産物（fibrinogen and fibrin degradation products：FDP）やフィブロネクチンと結合し可溶性フィブリンモノマー複合体（soluble fibrin monomer complex：SFMC）を形成する．
- SF/SFMCはいずれもフィブリン網形成の中間産物であり，血栓形成の初期段階で増加するため，これらのマーカーの上昇は凝固が亢進し血栓形成が進行していることを表す．

### ▶ 血小板第4因子（PF4）
- 血小板第4因子（platelet factor 4：PF4）は血小板のα顆粒に含まれる物質であり，血小板の活性化によって放出されるため血小板の活性化を反映する[6]．
- 血栓症などの凝固亢進で上昇するが，ヘパリンの投与によって血管内皮細胞に結合したPF4の遊離が促進され高値を示すことがある．PF4はヘパリンとの親和性が高く，ヘパリンの抗凝固作用を中和する．

### ▶ β-トロンボグロブリン（β-TG）
- β-トロンボグロブリン（β-thromboglobulin：β-TG）も血小板のα顆粒に含まれる物質であり，血小板の活性化によって放出されるため血小板の活性化を反映する[6]．
- 凝固亢進で上昇するが，クレアチニンクリアランスとの間に相関を認め，腎傷害患者では排出が低下し高値を示す．

## おわりに
- 凝固系の活性化は炎症とも密接に関連しており，凝固系の分子マーカーは全身の病態を評価するうえで有用である．また，マーカーの絶対値だけではなく，その変化を評価することが重要である．

（香取信之）

> **ここがポイント**
> フィブリン網形成の中間産物であるSFやSFMCは，血栓形成の初期段階で増加するため，これらの上昇は凝固が亢進し血栓形成が進行していることを意味する

### 文献
1) Becker RC. Cell-based models of coagulation：A paradigm in evolution. J Thromb Thrombolysis 2005；20：65-8.
2) Hoffman M, Monroe DM 3rd. A cell-based model of hemostasis. Thromb Haemost 2001；85：958-65.
3) George FD. Microparticles in vascular diseases. Thromb Res 2008；122：S55-9.
4) Boulanger CM, Dignat-George F. Microparticles：An introduction. Arterioscler Thromb Vasc Biol 2011；31：2-3.
5) Omote M, et al. Changes in molecular markers of hemostatic and fibrinolytic activation under various sampling conditions using vacuum tube samples from healthy volunteers. Thromb Res 2008；123：390-5.
6) Kaplan KL, et al：Plasma levels of beta-thromboglobulin and platelet factor 4 as indices of platelet activation in vivo. Blood 1981；57：199-202.

# 3-6 線溶系検査と分子マーカー

## はじめに

- 「線溶」は線維素溶解反応の略語であり，線維素（フィブリン）がプラスミンによって分解される現象である．
- 生体内でのプラスミンの機能は，止血完成後の止血血栓または血管内に形成された病的血栓を分解・除去することである．プラスミンは産生する"場"によって産生効率や働きが異なる．
- プラスミンのタンパク分解作用は基質特異性が低く，線溶抑制因子による制御を逃れたプラスミンはフィブリンのみではなく循環血液中（液相中）のフィブリノゲンも分解する．
- いわゆる「線溶亢進」は病的な状態を意味することが一般的であるが，血栓形成に引き続いて生じるプラスミン産生（線溶系の活性化）は生理的現象である．臨床上問題となるのは，プラスミン産生を促進する因子およびプラスミンと線溶抑制因子とのバランスが破綻し，止血に必要な血栓や血中のフィブリノゲンが分解され出血傾向となることであり，病的線溶亢進と生理的線溶亢進は区別されなければならない．
- 生体内の血液凝固におけるプラスミンの主な役割は「不要になった止血血栓を分解すること」と「止血に必要のない病的血栓を分解すること」であり，プラスミンが生理的に機能するには，プラスミンが産生する「タイミング（止血血栓が完成してから産生すること）」と「場所（血栓形成部位に局在すること）」と「程度（線溶抑制因子とのバランスが適切であること）」が重要である．これらの条件が破綻すると，過剰な線溶による出血傾向や過度の線溶抑制による血栓傾向となる．

> **ここがポイント**
> 線溶亢進は病的な状態を意味することが一般的であるが，病的線溶亢進と，血栓形成に続いて生じる生理的線溶亢進は区別されなければならない

## 1 線溶系の活性化と線溶活性化因子

- 線溶（fibrinolysis）の主体はプラスミン（plasmin）によるフィブリン（fibrin）の分解である．プラスミンの前駆体であるプラスミノゲンは主として血中に存在し，プラスミノゲンは主に肝臓で合成される．プラスミノゲンがプラスミノゲンアクチベータ（plasminogen activator：PA）によって限定分解を受け，活性型のプラスミンとなり酵素活性を示す．
- 生理的条件でプラスミノゲンを活性化するのは主に組織型プラスミノゲンアクチベータ（tissue-type plasminogen activator：tPA）あるいはウロキナーゼ型プラスミノゲンアクチベータ（urokinase-type plasminogen activator：uPA）であり，血栓分解により大きく関与しているのはtPAである．

> **ここがポイント**
> 線溶の主体は，プラスミンによるフィブリンの分解である．プラスミンの前駆体であるプラスミノゲンがPAによって限定分解を受け，活性型のプラスミンとなり酵素活性を示す

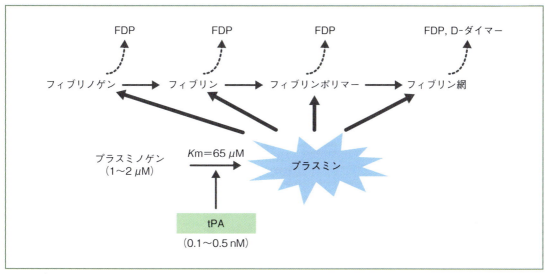

**図1　プラスミンの産生**
プラスミンは，プラスミノゲンがプラスミノゲンアクチベータによって限定分解を受け，活性型になることで生じる．止血においては組織型プラスミノゲンアクチベータ（tPA）の働きが重要だが，両者の血中濃度と反応のミカエリス定数（$K_m$）では液相中（循環血液中）でのプラスミン産生は生じにくい．
FDP：フィブリノゲン・フィブリン分解産物．

## a ― プラスミンの産生

- プラスミン産生には，プラスミノゲンとtPAの反応が重要だが，両者の血中濃度（1～2 μMおよび0.1～0.5 nM）と反応のミカエリス定数（$K_m=65$ μM）を考慮すると，プラスミン産生は循環血液中（液相中）では起こりにくい（**図1**）．

- tPAは主に血管内皮細胞で合成され，生理的条件での血中濃度は0.1～0.5 nMと低いが，血栓形成による虚血刺激や薬剤による血管刺激によって血管内皮細胞から分泌され，血中濃度は上昇する．さらに，ひとたび血栓形成が生じるとプラスミノゲンは自身のクリングル領域内のリジン（lysine）親和部位を介してフィブリン分子の側鎖リジン残基へ結合し，このプラスミノゲンは同じくフィブリン分子のリジン残基に結合したtPAによってプラスミンへと活性化される（**図2**）[1]．

- プラスミンはフィブリンを分解し始めるが，分解過程でフィブリン分子のC末端にリジン残基が多数露呈され，このC末端リジン残基にさらにプラスミノゲンが結合する[2]．

- このようにひとたびフィブリン分解が始まるとフィブリン分子上にプラスミノゲンとtPAが集合し濃縮されるため，プラスミノゲンの活性化反応とプラスミンによるフィブリン分解反応が加速度的に進行する．フィブリン分子上ではプラスミノゲン活性化反応が600～1,000倍に亢進する．

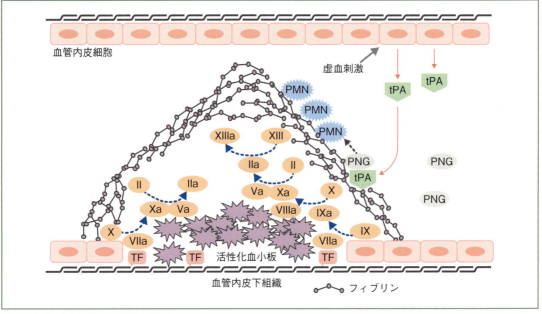

**図2　血栓形成部位での線溶活性化**
血管損傷部位はフィブリン血栓によって止血されるが，損傷部位の下流では虚血を生じる．虚血刺激によって血管損傷部位付近の血管内皮細胞からtPA（組織型プラスミノゲンアクチベータ）が分泌され，tPAの局所濃度が上昇する．血中のプラスミノゲン（PNG）はtPAとともにリジン親和部位を介してフィブリン分子上に集合するため，フィブリン分子上では効率的にプラスミン産生（PMN）が進行し，止血完成後に不要となったフィブリン血栓を分解する．
TF：組織因子．

## b ― 二次線溶，一次線溶

- PAによるプラスミノゲンの活性化にフィブリン分子が補酵素的に働き，プラスミンを生じる反応（フィブリン血栓形成に引き続いて生じるプラスミンの活性化）は「二次線溶」とよばれる．二次線溶は生理的な現象であり，血栓が生じている状態でプラスミンの活性が上昇することは当然といえる．
- フィブリン産生以外の理由，たとえば産生腫瘍からのuPA分泌や線溶療法で体外から大量にtPAが投与された場合などは，血栓形成とは関係なくプラスミン産生が生じ，後述する線溶抑制因子と競合しながらフィブリノゲン（fibrinogen）をはじめとする血漿タンパクを分解する．このような線溶系の活性化を「一次線溶」とよぶ．
- 一次線溶と二次線溶は時系列に沿って一次から二次へと移行するものではなく，基本的に異なる現象である．患者の病態によってはそれぞれ別々に存在することもあれば，共存することもある．

**ここがポイント**
フィブリン血栓形成に引き続いて生じるプラスミンの活性化は，二次線溶とよぶ生理的現象であり，血栓形成とは関係なくプラスミン産生が生じフィブリノゲンを分解する線溶系の活性化は，一次線溶とよぶ

## 2　線溶系の制御と線溶抑制因子

### a ― 線溶活性の制御

- 凝固系と同様に，線溶系も線溶抑制因子によってその活性を制御されてい

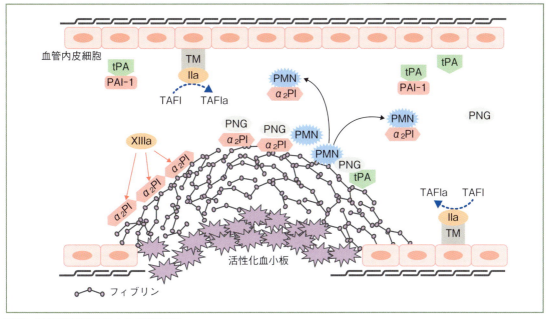

**図3 線溶抑制因子による線溶制御**
血管内皮細胞から分泌されたtPAは直ちにPAI-1（プラスミノゲンアクチベータインヒビター1）と結合し複合体を形成する．PAI-1と結合したtPAはプラスミノゲン（PNG）と結合できないため，プラスミン（PMN）産生は抑制される．$α_2$プラスミンインヒビター（$α_2$PI）はプラスミンに直接結合して失活させるとともに，フィブリン分子上でプラスミノゲンとプラスミノゲンの結合を阻害する．また，活性化第XIII因子は$α_2$PIをフィブリン分子上に結合させ，プラスミンによる早期分解からフィブリン血栓を保護する．TAFI（トロンビン活性化線溶阻害因子）はトロンボモジュリン（TM）に結合したトロンビンによって活性化し，活性化TAFI（TAFIa）はフィブリン分子上のリジン残基を切断し，プラスミノゲンのフィブリン分子への結合を阻害することで，線溶を抑制する．

る．プラスミンは単純にフィブリンを分解するのみではなく，生体内ではさまざまなタンパクの分解にかかわっている．無秩序なプラスミンの活性化は凝固・線溶のバランスを崩し，凝固障害以外にも影響を及ぼす．したがって，生体内の血液凝固においてはプラスミン活性が血栓形成部位に局在し，その活性が適切に制御されていることが重要である．

> **ここがポイント**
> 生体内の血液凝固においては，プラスミン活性が血栓形成部位に局在し，その活性が適切に制御されている

## b─線溶抑制因子

- 重要な線溶抑制因子として$α_2$プラスミンインヒビター（$α_2$ plasmin inhibitor〈$α_2$PI〉または$α_2$アンチプラスミン〈$α_2$ antiplasmin：$α_2$AP〉），プラスミノゲンアクチベータインヒビター-1（plasminogen activator inhibitor-1：PAI-1），トロンビン活性化線溶阻害因子（thrombin activatable fibrinolysis inhibitor：TAFI），の3つがあげられる（図3）．

### ▶ $α_2$PIまたは$α_2$AP

- $α_2$プラスミンインヒビター（$α_2$PI）または$α_2$アンチプラスミン（$α_2$AP）はセリンプロテアーゼインヒビターの一種であり，主に肝臓で産生される．
- 線溶抑制因子としての$α_2$PIには，3つの役割がある．

① 液相中でプラスミンと1：1で結合しプラスミンの活性を直接阻害する．
② プラスミノゲン・プラスミンのリジン結合部位を介したフィブリン分子への結合を競合的に阻害して，フィブリン分解を抑制する．
③ トロンビンによって活性化した第XIII因子の作用によってフィブリン分子上に結合し，プラスミンによるフィブリン血栓の早期分解を抑制する．
- $a_2$PIはプラスミンを直接阻害する因子であり線溶抑制因子として非常に重要であるが，肝臓で産生されるため肝硬変などでは低下する．

### PAI-1
- プラスミノゲンアクチベータインヒビター-1（PAI-1）は主に血管内皮細胞や骨髄巨核球，脂肪細胞などで産生され，臓器としては心臓・腎臓・肺などで発現率が高い．PAI-1は一種の急性反応物質であり，血管内皮刺激や内皮障害，虚血刺激などで放出される．
- 感染性DICでは，エンドトキシンや炎症性サイトカインの刺激によってPAI-1の分泌が亢進するため，出血症状よりも血栓症による臓器障害をきたしやすい．

### TAFI
- トロンビン活性化線溶阻害因子（TAFI）は肝臓で産生される線溶抑制因子であり，トロンビンによって活性化される血漿カルボキシペプチダーゼの一種である[3]．とくにトロンボモジュリン（thrombomodulin）に結合したトロンビンによって効率的に活性化を受け，トロンビン単独による活性化と比較して約1,000倍に加速される．
- 活性型TAFI（activated TAFI：TAFIa）はフィブリン分子上のC末端リジン残基を切断することにより，プラスミノゲンやtPAのフィブリンへの結合を阻害して線溶を制御している．

> **ここに注意**
> $a_2$PIは，線溶抑制因子として非常に重要であるが，肝臓で産生されるため，肝硬変などでは低下する

▶ DIC：
disseminated intravascular coagulation（播種性血管内凝固症候群）

## 3 線溶系検査と分子マーカー

### a―プラスミノゲン

- プラスミノゲンは主に肝臓で産生される酵素前駆体であり，プラスミノゲンアクチベータによって切断され，酵素活性をもったプラスミンに変化する．体内のプラスミノゲンの約40％は血管外にも存在する[4]．
- プラスミンのタンパク分解作用は基質特異性が低く，分解の対象となるのは血液凝固にかかわるフィブリンやフィブリノゲンのみではない．プラスミンはフィブロネクチンやラミニンなどの細胞外マトリックスを構成するタンパク分解作用をもち，創傷治癒や組織修復，血管新生，がんの転移など，さまざまな生理現象に関与している．
- 正常値は活性値で100±25％，抗原量で90〜200 $\mu$g/mL（1〜2 $\mu$M）である．
- 肝硬変などの肝疾患では産生が低下し，DICなどでは消費亢進によって低下する．

## b ― α₂プラスミンインヒビター（α₂PI）またはα₂アンチプラスミン（α₂AP）

- α₂PI欠乏によってプラスミン活性の制御が困難となるため，欠乏症では外傷や手術などの観血的処置後の後出血をきたす．
- 正常値は活性値で80〜130%，抗原量で38〜68μg/mL（約1μM）である．
- 主に肝臓で産生されるため，肝硬変などの肝疾患で産生低下による抗原量の低下を示す．プラスミンと1：1で結合するため，プラスミン活性の上昇するDICや線溶療法施行時には消費性に低下し，プラスミン制御が困難になる．

> **ここに注意**
> α₂PIは，プラスミン活性の上昇するDICや線溶療法施行時には消費性に低下し，プラスミン制御が困難になる

## c ― プラスミノゲンアクチベータインヒビター-1（PAI-1）

- 前述のように，PAI-1は主に血管内皮細胞や骨髄巨核球，脂肪細胞などで産生され，臓器としては心臓・腎臓・肺などで発現率が高い．一種の急性反応物質であり，血管内皮刺激や内皮障害，虚血刺激などで放出される．とくに感染症や外傷，熱傷，外科手術などで上昇することが知られている[5]．
- PAI-1はPAと1：1で共有結合し，PAによるプラスミン産生を阻害するため，PAI-1の上昇は血栓傾向と関連している．
- 正常値は50 ng/mL以下だが，PAI-1の上昇は血栓性病態だけではなく，とくに脂肪細胞での産生亢進が脂質代謝異常や糖尿病などに関与しており，メタボリック症候群などのさまざまな病態において，PAI-1の上昇が指摘されている．

> **ここがポイント**
> PAI-1の上昇は，血栓傾向と関連し，さらに脂質代謝異常や糖尿病などに関与して，メタボリック症候群などでも認められる

## d ― プラスミン-α₂プラスミンインヒビター複合体（PIC）

- 線溶系活性化の定量評価をするためにはプラスミンの産生量を測定すればよいが，生体内でのプラスミンの半減期は短く，技術的にプラスミンの直接定量評価は困難である．しかしプラスミンは，血中でプラスミンの阻害因子であるα₂PIと1：1で結合した複合体を形成し，この複合体をプラスミン-α₂プラスミンインヒビター複合体（plasmin-α₂ plasmin inhibitor complex：PIC）とよぶ．PICの半減期は約6〜12時間と長いため，測定可能である．
- PICの増加はプラスミン産生が亢進していることを示し，凝固系活性化の指標であるTATとともに評価することで，凝固系と線溶系活性化の動態を評価可能である．
- 正常値は0.8 μg/mL未満である．プラスミン活性の上昇する病態であるDICや静脈血栓症，線溶療法施行時などに上昇する．

▶TAT：thrombin-antithrombin complex（トロンビン-アンチトロンビン複合体）

## e ― tPA・PAI-1複合体

- tPAは血管内皮細胞から放出されると直ちにPAI-1と1：1で共有結合し，失活する．tPAの半減期は数分であり，活性を直接測定することは困難なため，tPA・PAI-1複合体抗原量はtPA抗原量を反映すると考えられる．

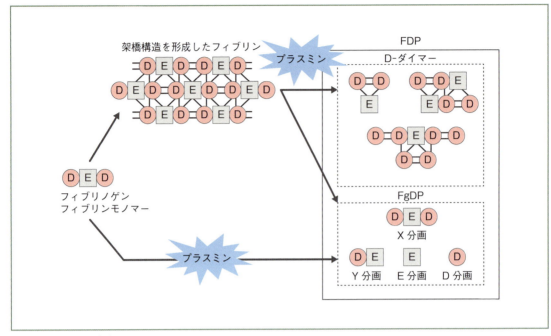

**図4　線溶現象の指標**
FDP（フィブリノゲン・フィブリン分解産物）はフィブリノゲンの分解によって上昇するが，D-ダイマーは異なるフィブリン分子のD分画が結合したD-D結合を有する断片を測定しているため，架橋構造を形成したフィブリンが分解された場合のみ生じる．したがって，D-ダイマーの上昇は体内で血栓（フィブリン網）が形成され，プラスミンによるフィブリン網の分解が起きていることを示す．FDPはD-D結合を有する断片のみではなく，フィブリノゲンが分解されて生じるより小さなE分画やY分画などを含むため，血栓形成時のみではなく，液相中でのプラスミンの活性がプラスミン抑制因子による制御を上回り，フィブリノゲンの分解が生じている場合にも上昇する．
FgDP：フィブリノゲン分解産物．

- tPA，PAI-1のいずれも血管内皮細胞から放出されるため，血管内皮細胞障害を生じる病態（血管炎や虚血，敗血症など）や動静脈血栓症やDICなどの血栓性疾患に伴う線溶亢進でtPA・PAI-1複合体は高値を示す．
- 採血時の駆血による虚血刺激によってもtPAとPAI-1は放出されるため，結果には採血の条件も大きく影響し，tPA・PAI-1複合体のみをマーカーとして病態を評価することは難しい．

## f ― フィブリノゲン・フィブリン分解産物（FDP）

- フィブリノゲン・フィブリン分解産物（fibrinogen and fibrin degradation products：FDP）はフィブリンおよびフィブリノゲンがプラスミンによって分解されて生じる断片の総称であり，フィブリノゲン分解産物（FgDP）[★1]，フィブリンモノマー分解産物・架橋構造フィブリン分解産物を含む（図4）．
- 線溶亢進の分子マーカーとして一般的だが，FDPの上昇のみではフィブリンの分解とフィブリノゲンの分解，いずれが優位であるのかは判別できない．

**アドバイス**
tPA・PAI-1複合体は，線溶亢進で高値を示すが，採血の条件も大きく影響するため，tPA・PAI-1複合体のみをマーカーとして病態を評価することは難しい

[★1] **フィブリノゲン分解産物**
フィブリノゲンは1つのEドメインと2つのDドメインで構成されるが，プラスミンの作用によって，D分画，E分画，Y分画に分解される．

- FDPはフィブリン産生（血栓形成）が亢進する病態で上昇するが，なんらかの理由でプラスミン活性が$α_2$PI活性を上回った場合にはフィブリノゲンが分解されFDPは上昇する．
- 測定キットによって正常値は異なるが，FDPの上昇は血栓の存在または病的なプラスミン活性の上昇を示唆する．

> ここがポイント
> FDPの上昇は，血栓の存在または病的なプラスミン活性の上昇を示唆する

## g — D-ダイマー(DD)

- D-ダイマー（D dimer：DD）は活性化第XIII因子の作用によって架橋構造を形成したフィブリン網がプラスミンによって分解されて生じる分子マーカーであり，体内で形成された血栓が線溶作用によって分解される際に上昇する．
- FDPと異なり，DDは架橋構造を形成したフィブリンの存在を示唆するため，血栓症の診断において，より鋭敏である．
- FDPとDDの動態は必ずしも一致するわけではなく，たとえば線溶療法によって大量にtPAが投与された場合は，FDPの上昇に比較してDDの上昇は乏しく，両者の値は乖離する．いずれも単独では病態を評価しにくい検査であり，両者を同時に測定する臨床的意義は大きい[6]．

> ここがポイント
> DDは，架橋構造を形成したフィブリンの存在を示唆するため，血栓症の診断においてFDPより鋭敏である

（香取信之）

### 文献

1) Matsuo O, et al. Thrombolysis by human tissue plasminogen activator and urokinase in rabbits with experimental pulmonary embolus. Nature 1981；291：590-1.
2) Medved L, Nieuwenhuizen W. Molecular mechanisms of initiation of fibrinolysis by fibrin. Thromb Haemost 2003；89：409-19.
3) 三浦 徳, ほか. TAFIの構造と機能. 血栓止血誌2014；25：512-5.
4) Mignatti P, Rifkin DB. Biology and biochemistry of proteinases in tumor invasion. Physiol Rev 1993；73：161-95.
5) Madoiwa S, et al. Plasminogen activator inhibitor 1 promotes a poor prognosis in sepsis-induced disseminated intravascular coagulation. Int J Hematol 2006；84：398-405.
6) Oshiro A, et al. Hemostasis during the early stages of trauma：Comparison with disseminated intravascular coagulation. Crit Care 2014；18：R61.

# 3-7 プロカルシトニン

## はじめに

- 耐性菌の世界的な広がりは公衆衛生上の問題になっており，現代の感染症診療では，患者の予後を悪化させないことはもちろん，耐性菌を発生させないことが大切である．そのためには，患者に不必要な抗菌薬を曝露させないことが重要であり，本当に抗菌薬が必要な患者に，必要最低限の期間のみ投与しなければならない．このプラクティスの指標になるマーカーとしてプロカルシトニン（procalcitonin：PCT）が注目されている．
- 炎症の際に上昇するマーカーとしては，PCTだけでなくCRP，IL-6やIL-8といった炎症性サイトカインが存在する．これらの敗血症に対する診断精度を調べた研究では，PCTはIL-6，IL-8よりもROC曲線下面積が広く（PCT＝0.92，IL-6：0.75，IL-8：0.71）[1]，また他のマーカーとの比較でも，PCTはIL-6，CRP，ネオプテリンよりも感染症と非感染症の鑑別に役立つ可能性があることが指摘されている[2]．
- PCTガイダンス★1による抗菌薬中止は，患者の予後を悪化させることなく，抗菌薬の曝露を20〜70％減らすことが可能であると考えられている．また，抗菌薬の中止だけでなく，開始の判断にもPCTガイダンスが有用ではないかと期待されている[3]．

## 1 プロカルシトニンの役割

- PCTは116のアミノ酸から成るタンパクでカルシトニンの前駆体であり，通常，甲状腺のC細胞で合成される．PCTは分泌される前にカルシトニンに分解されるため，正常状態では検出されない．正常での血中濃度は0.1 ng/mLより小さい．全身炎症が誘起されると，甲状腺外の細胞でカルシトニン遺伝子が発現しPCTが血中に放出される[4]．PCT濃度は炎症が起きてから2〜4時間で上昇し，24時間でピークを迎える．この反応はCRPより早く，炎症の間は上昇したままであるが回復とともに濃度が低下する[5]．
- PCTは，白血球の走化性，iNOSの発現調整，サイトカインの誘導など免疫反応のモジュレーターとして機能しているが，敗血症時の役割についてははっきりとわかっていない．さらに，PCTは，血管内ボリュームや血管のトーヌスの調整に関わるアドレノモジュリン，カルシトニン遺伝子関連ペプチドの受容体への結合を抑制する際にも関与していると考えられている[4]．
- 敗血症モデル動物への抗PCT抗体の投与が死亡率を低下させたとする実験結果は，PCTの過剰産生が病態の悪化に関与していることを示唆する[6]．
- PCTは，敗血症時にはカルシトニンと異なる経路で制御されている．PCT

★1 PCTガイダンス

PCT値に応じて抗菌薬を開始・中止する方法は，プロカルシトニン（PCT）ガイダンスとよばれている．

▶iNOS：
induced Nitric Oxide Synthase（誘導型一酸化窒素合成酵素）

の誘導に中心的な役割を担っているのはadherent monocytic cellsの組織への遊走であり，たとえば*in vitro*では，脂肪細胞がこの単球細胞に接触することでPCTの分泌が始まる．PCTは敗血症の際，単球の活性化と血管内皮への接着によって誘導されているようである[4]．

## 2 プロカルシトニンの臨床的意義

- 当初，PCTは有用な感染症のマーカーとして注目されていたが，重症患者を扱う救急や集中治療領域では敗血症診断の補助としては使いにくい．というのも，バイタルサインが不安定な患者に対して敗血症が鑑別にあがった場合，PCT値がどうであれ抗菌薬は投与せざるをえないからである．
- 耐性菌の世界的な広がりを抑制するためには抗菌薬の曝露を減らすことは必須であるが，患者が重症の場合には，抗菌薬の開始を思いとどまることは難しい．それよりも患者が改善した後に抗菌薬を中止するほうがはるかに容易である．そこで本項では，抗菌薬の治療期間を短縮するためのマーカーという視点を中心に，PCTの臨床的な有用性を探りたい．

## 3 これまでのランダム化比較試験（RCT）

- PCTガイダンスの有用性はいくつかのRCTで示されている（**表1**）．PCTガイダンスによって抗菌薬の処方を制限する方法は，主に呼吸器感染症とICUでの感染症（敗血症，人工呼吸器関連肺炎〈VAP〉）の患者を中心に調べられている．

▶VAP：ventilator-associated pneumonia

### a—呼吸器感染症のエビデンス

- これまで急性呼吸器感染症もしくは市中肺炎を対象に3つのRCTが行われている[7-9]（**表1**）．VAPを対象とした研究もあるが，これは次節「**b**—集中治療領域のエビデンス」で述べる．
- これら3つのRCTでは，PCTを抗菌薬処方の数日後に再検し，PCTがある値以下（すべての研究で0.25 μg/Lのカットオフ値が採用されている）になった場合に抗菌薬を中止するという方法を取り入れている．その結果，PCTガイダンスは抗菌薬の総曝露量を減らし，抗菌薬の治療期間を短縮させた．また，PCTガイダンスにより早期に抗菌薬を中止しても臨床アウトカムは悪化しなかった．
- このうち2つの試験では抗菌薬開始のマーカーとしての有用性も検討され，PCT値が0.25 μg/L以下の場合には抗菌薬使用の必要がないことも示された[7,8]．
- PCTガイダンスによる抗菌薬の中止が本当に安全かどうかを調べるために，ProHOSPスタディでは有害事象（死亡，感染再発，ICU入室）を主要評価項目（有害事象の複合エンドポイント）にして大規模な非劣性試験が行われている．有害事象の割合は，PCT群で15.4％，コントロール群で18.9％であり有意差を認めなかった．PCTガイダンスは下気道感染症に対して，予後の悪化や合併症を増加させることなく，抗菌薬の投与期間を短縮させることが示された[9]．

▶ProHOSP：Procalcitonin-guided Antibiotic Therapy and Hospitalisation in Patients with Lower Respiratory Tract Infections

表1　PCTガイダンスに関するRCTのまとめ

| 著者 | 文献番号 | トライアル名 | 発表年 | 対象群 | 国 | 総人数(P, C*)(人) | 抗菌薬治療期間(P vs C*)(日)† | 短縮日数(日) | 臨床アウトカム |
|---|---|---|---|---|---|---|---|---|---|
| Christ-Crain | 7 | | 2006 | 市中肺炎 | スイス | 302　P；151　C；151 | 5 vs 12 | 7 | 差なし |
| Briel | 8 | | 2008 | 呼吸器感染症, プライマリ・ケア | スイス | 458　P；232　C；226 | 6.2 vs 7.1 | 1 | 差なし |
| Schuetz | 9 | ProHosp | 2009 | 下気道感染症 | スイス | 1359　P；671　C；688 | 5.7 vs 8.7 | 3 | 差なし |
| Stolz | 10 | | 2009 | 人工呼吸器関連肺炎 | スイス/米国 | 101　P；51　C；50 | 13.0 vs 9.5‡ | 3.5 | 差なし |
| Nobre | 11 | | 2008 | 敗血症 | スイス | 79　P；39　C；40 | 6.0 vs 9.5 | 3.5 | PCT群でICU滞在期間短縮(平均2日) |
| Schroeder | 12 | | 2008 | 重症敗血症 | ドイツ | 27　P；14　C；13 | 6.6 vs 8.3 | 1.7 | 差なし |
| Hochreiter | 13 | | 2009 | SICU | ドイツ | 110　P；57　C；53 | 5.9 vs 7.9 | 2 | 差なし |
| Bouadma | 14 | PRORATA | 2010 | ICU | フランス | 621　P；307　C；314 | 14.3 vs 11.6‡ | 2.7 | 差なし |
| Shehabi | 15 | ProGuard | 2014 | ICU | オーストラリア | 400　P；200　C；200 | 9 vs 11§ | 2 | 差なし |
| de Jong | 16 | SAPS | 2016 | ICU | オランダ | 1575　P；776　C；799 | 5 vs 7 | 2 | PCT群で28日死亡率低下(5.4%) |

\*：P：PCT群，C：対照群．
†：文献7, 11, 17は中央値，文献8, 9, 12, 13は平均．
‡：28日後抗菌薬非投与期間．
§：28日後累積抗菌薬投与日数．

## b—集中治療領域のエビデンス

- 集中治療領域では7つのRCTが発表されている[10-16]（**表1**）．このうちStolzらの研究ではVAP患者を対象にしている[10]．この試験では，PCT群の抗菌薬投与期間と総曝露量がコントロール群に比べて減少している．また，PCT群では人工呼吸期間の延長やICU入室期間の延長といった有害事象は認めておらず，PCTガイダンスは安全に抗菌薬の投与期間を短縮することが示された．この研究では先にあげた3つのRCTよりもカットオフ値(0.5 μg/L)が高いが，同様の結果が導き出されている．

- 敗血症患者を対象にしたRCTは2つ[11,12]，ICU患者を対象にしたRCTは4つある[13-16]．どの試験でも，PCT群ではPCTがある一定の値まで低下した場合に抗菌薬を中止できるアルゴリズムを採用している．コントロール群は，患者が臨床的に改善することを目安に通常の治療期間の抗菌薬が投与されている．

- すべてのRCTの結果はほぼ同じであり，PCTガイダンスにより患者の予後を悪化させることなく抗菌薬の投与期間を減少させることが示された．
- 臨床アウトカムに関しては少し注意して解釈しなければいけない．Nobreらの試験では[11]，PCT群でICU滞在期間がコントロール群に比べて平均2日短縮している．この試験で初めてPCTガイダンスが臨床アウトカムに良い影響を与えることが示唆されたが，この結果は副次項目でのアウトカムである．

### PRORATA試験

- PRORATA試験では，主要評価項目に抗菌薬の投与期間だけではなく死亡率も含めている．PCTガイダンスが本当に安全かどうか確認するために，死亡率に対して十分なパワーをもつ研究デザインになっている[14]．
- PRORATA試験の結果からはPCTガイダンスの危険性が指摘されている[17]．この試験では60日後の死亡率で3.8％の差が認められている（PCT群30.0％ vs 対照群26.1％，差3.8％〈95％ CI：−2.1-9.7〉，$p<0.0001$）が，これはβエラー★2である可能性がある．というのも，統計学的に4％の死亡率の差を出すためには4,220人のサンプルサイズが必要だからである[17]．また，28日後のSOFAスコアもPCT群で悪化している（PCT群1.5 vs 対照群0.9，差0.6〈95％ CI：0.0-1.1〉，$p=0.037$）．これらは副次評価項目であるため，これをもってPCTガイダンスが危険であるとは結論づけられないが，これまでの臨床アウトカムには影響を与えないとする論調に警鐘を鳴らしている．
- PRORATA試験以降，治療期間短縮を目的としたPCTガイダンスのRCTは下火になり，2つのRCTが発表されるのみにとどまる[15,16]．

### ProGuard試験

- 2014年に発表されたProGuard試験は，カットオフ値を0.1 μg/Lと正常値に設定していることが特徴的である．結果として，正常値をカットオフ値としたPCTガイダンスは，抗菌薬投与期間を短縮させなかった．より緩やかなカットオフ値にしていれば，患者の予後を悪化させずに抗菌薬の処方量を減らせた可能性はある．また，対照群には抗菌薬スチュワードシップ★3を取り入れ，抗菌薬の曝露量を減らす努力をしている．これは，抗菌薬スチュワードシップを適切に行った場合には，PCTガイダンスを採用してもさらなる抗菌薬曝露量の減少が見込めないということを示唆している[15]．

### SAPS

- 2016年に発表されたSAPSは，PRORATA試験を意識してデザインされている．PCTガイダンスのカットオフ値はPRORATA試験と同じである．また，サンプルサイズの計算では，死亡率の解析に際して十分なパワーがあるように設定されている．PRORATA試験の死亡率の結果がβエラーである可能性を考慮して，SAPSでは主要評価項目に28日死亡率を入れている．結果は，患者の予後を悪化させずに抗菌薬の投与日数を短縮させることができた（PCT群5日 vs 対照群7日，$p<0.0001$）．安全性の評価では，PCT群で28日死亡率が改善している（PCT群19.6％ vs 対照群25.0％，$p=0.0122$）[16]．

▶PRORATA：
procalcitonin to reduce patients' exposure to antibiotics in intensive care units trial

★2 βエラー

タイプ2エラーともいう．帰無仮説が偽であるのにそれを棄却しないこと．優位性試験においては，差があるのに差がないとしてしまうこと．

▶SOFAスコア：
Sequential Organ failure Assessment score

★3 抗菌薬スチュワードシップ

抗菌薬スチュワードシップとは，病院全体として抗菌薬の処方を適正化し，耐性菌の発生を防ごうとする試みである．その中には，不適切な抗菌薬の中止や適切な抗菌薬への変更などが含まれる．

▶SAPS：
Stop Antibiotics on Procalcitonin guidance of Study

- この試験の問題点として，PCTが一定の基準を満たした場合に抗菌薬の中止を「助言をする」という介入なので，実はPCT群の半分以上がPCTガイダンスに従っていない．このプロトコール違反の多さを問題視する声もあるが，抗菌薬の中止は患者の状態が安定していることが前提なので，助言という介入は臨床現場に即しているのではないだろうか．マーカーはあくまでマーカーであり，絶対的な指標にすべきではない．状態が不安定な患者のPCT値が低いときに抗菌薬を中止した場合，予後が悪化するかどうかという疑問に関しては答えはない．

### HAP/VAP ガイドライン

- 2016年の7月に発表されたHAP/VAPガイドラインでは，PCTを抗菌薬中止の判断に使うことが弱く推奨されている．ただし，肺炎の治療がすでに7日間以下の施設では，PCTガイダンスの利点はないかもしれない．というのも，各研究の対照群の抗菌薬治療期間は9～15日間と，通常推奨されている7日間の治療期間より長いからである．HAP/VAPの通常の治療期間が7日以上の施設ではPCTガイダンスによる恩恵を受けると考えられる[18]．

> **アドバイス**
> マーカーはあくまでマーカーであり，絶対的な指標にすべきではない．いちばん大切なのは患者の臨床状態である
>
> ▶HAP：hospital-acquired pneumonia

## 4 プロカルシトニンガイダンスの限界

- これまでの研究の問題点として，①基本的な抗菌薬スチュワードシップが不明であること，そのため抗菌薬スチュワードシップを適切に導入した場合，PCTガイダンスを使わなくても抗菌薬の曝露量は減らせる可能性があること，②スイスを中心としたヨーロッパの国での研究が多いこと，③カットオフ値が試験によって異なっているため，実際にどの値を採用したらよいのかわからないこと，④PCTの頻回の測定は費用対効果があるのかということ，⑤PCTガイダンスにより抗菌薬の曝露量を減らしていることが，耐性菌の発生抑制にかかわっているかわからないこと，⑥検査の偽陽性や偽陰性の問題があること，などがある．

- おそらく各国における抗菌薬の曝露量の違いは，PCTガイダンスの結果に影響を与えていると考えられる．抗菌薬の曝露量はオランダで少なく，1,000人あたりの規定1日用量(defined daily dose)をもとに計算するとフランス，ギリシャ，イギリスはその1.5～3.4倍である[19]．つまり，国によって抗菌薬の曝露量が違うため，PCTガイダンスが有用な国とそうでない国があると考えられる．

- PCTガイダンスのカットオフ値が異なっていることも大きな問題である．たとえば，2つの試験では1 $\mu$g/L以下もしくは初期値の35％以下という値が採用され[12,13]，他の試験では0.5 $\mu$g/L以下もしくは初期値の80％以下という値が採用されている[14,16]．抗菌薬の投与期間の短縮を認めなかったProGuard試験では，カットオフ値は正常値である[15]．実際に臨床でどの値を採用すればよいのかわからないが，多くの試験で似たような結果が導き出されていることは興味深い．Carrの総説ではカットオフ値として0.5 $\mu$g/Lを提案しているが，はっきりとした根拠は記載されていない[20]．

**表2 PCTが偽陽性を示す疾患例**

- 大手術
- 外傷
- 重症熱傷
- 心原性ショック
- 熱中症
- さまざまなタイプの免疫療法（抗リンパ球グロブリン，抗CD3抗体，アレムツズマブなど）
- 急性移植片対宿主病
- 自己免疫疾患（川崎病，血管炎の一部）
- 腫瘍随伴症候群

- PCTが検査で偽陽性となる代表的な例を**表2**にまとめた．

## 5 診断マーカーとしてのプロカルシトニン

- PCTは抗菌薬開始の判断のためのマーカーとしても使われている．

### a ― 呼吸器感染症のエビデンス

- 2004年にChrist-Crainらが，救急外来を受診した下気道感染症が疑われる243人の患者に対して，PCTを使って抗菌薬の処方が減らせないかどうか検討している．この結果，PCTの値を参考にすることで抗菌薬の処方を47％減少させることができた[21]．
- また，同じグループが2007年にCOPDの急性増悪患者226人に対して同様の試験を行っている．これによるとPCTガイダンスにより抗菌薬の処方を32％減らすことができた[22]．両RCTともに臨床的予後の悪化は認めていない．
- 急性呼吸器感染症を対象にしたメタ解析では，抗菌薬の処方は安全に減らすことが可能なようである．Schuetzらのメタ解析では，プライマリ・ケア，救急外来，ICUの3つのセッティングで，PCTガイダンスの安全性を確認している．これによると，プライマリ・ケアでは治療開始時の抗菌薬処方をオッズで90％減らすことができ，救急外来では66％減らすことができた．ICUの患者では全例抗菌薬が初期治療で投与されており評価できなかった[23]．コクランレビューでも同様に抗菌薬の投与期間が減少した[24]．

▶COPD：
chronic obstructive pulmonary disease（慢性閉塞性肺疾患）

### b ― 集中治療領域のエビデンス

- HAP/VAPガイドラインでは，治療開始時に臨床所見に加えてPCTの値で抗菌薬の処方を決めないことが弱く推奨されている[18]．各スタディの結果を合わせたところ，感度と特異度が，それぞれ67％，83％と低かったためである．
- 敗血症の診断マーカーとしてPCTは有用でない．Wackerらのメタ解析によると，感度と特異度はそれぞれ77％と79％であり，死亡率の高い敗血症を診断するツールにはなりえない[25]．
- デンマークで行われたRCT（PASS）はこれまでとは異なったアルゴリズムを採用している．これは，PCTが警告値（1.0 μg/L）以上であり前日よりも

▶PASS：
Procalcitonin And Survival Study

10％以上値が低下していない場合には，新たな培養を採取して抗菌薬をエスカレーションする．警告値以下が3日連続したらデエスカレーションを行う，というものである．結果，死亡率に差はなかったが，ICU滞在期間の延長，人工呼吸期間の延長が認められた．それゆえ，本試験にあるようなアルゴリズムを使った感染症診療は勧められない．この試験の特徴は，PCTをマーカーとした診療アルゴリズムが予後を改善させるかどうかを調べた試験であり，抗菌薬の曝露を減らすためにデザインされた試験ではないことである[26]．

## 6 プロカルシトニンの現状と課題

- これまでみてきたように，PCTガイダンスは，①感染症診断のマーカーとして，②抗菌薬処方中止の判断材料として研究されてきた．また，対象となる患者は，急性呼吸器感染症とICUの感染症患者がほとんどである．最近では，PCTが予後判定因子として使えるのではないかという報告もある[16]．
- 救急外来やプライマリ・ケアでは抗菌薬開始の判断にPCTを使ってもよいと考えられるが，重症患者（敗血症，VAP，ICU入室中の患者）ではPCT値で抗菌薬開始の判断をしてはならない．
- 一方で，重症患者に対して，抗菌薬中止の判断のためPCT値を参考にしてもよいかもしれない．ただし，PCTガイダンスの有用性を示したRCTの多くは毎日もしくは頻回にPCTを測定している．日本では，PCTの連日測定は保険診療外であること，また院内で測定できない施設も多いため，実行可能性についての疑問が残る．PCTの頻回測定が費用対効果に優れているのか，この方法が耐性菌発生を本当に抑制するのかについては，国ごとの医療システムも加味して考えなければいけない．
- 重要なことは，PCTはあくまでマーカーということである．臨床所見に加えて補助的な検査として使用すべきである．

（滝本浩平）

**ここに注意**

敗血症，VAP，ICU入室中のような重症患者では，PCT値で抗菌薬開始の判断をしてはならない

**アドバイス**

PCTはあくまでマーカーであり，補助的な検査として臨床所見に加えて使用すべきである

### 文献

1) Harbarth S, et al. Diagnostic value of procalcitonin, interleukin-6, and interleukin-8 in critically ill patients admitted with suspected sepsis. Am J Respir Crit Care Med 2001；164：396-402.
2) Brunkhorst FM, et al. Discrimination of infectious and noninfectious causes of early acute respiratory distress syndrome by procalcitonin. Crit Care Med 1999；27：2172-6.
3) Reinhart K, et al. Biomarkers in the critically ill patient：Procalcitonin. Crit Care Clin 2011；27：253-63.
4) Bréchot N, et al. Procalcitonin to guide antibiotic therapy in the ICU. Int J Antimicrob Agents 2015；46：S19-24.
5) Becker KL, et al. Procalcitonin assay in systemic inflammation, infection, and sepsis：Clinical utility and limitations. Crit Care Med 2008；36：941-52.
6) Nylen ES, et al. Mortality is increased by procalcitonin and decreased by an antiserum reactive to procalcitonin in experimental sepsis. Crit Care Med 1998；26：1001-6.

7) Christ-Crain M, et al. Procalcitonin guidance of antibiotic therapy in community acquired pneumonia : A randomized trial. Am J Respir Crit Care Med 2006 ; 174 : 84-93.
8) Briel M, et al. Procalcitonin-guided antibiotic use vs a standard approach for acute respiratory tract infections in primary care. Arch Intern Med 2008 ; 168 : 2000-7.
9) Schuetz P, et al. Effect of procalcitonin-based guidelines vs standard guidelines on antibiotic use in lower respiratory tract infections : The ProHOSP randomized controlled trial. JAMA 2009 ; 302 : 1059-66.
10) Stolz D, et al. Procalcitonin for reduced antibiotic exposure in ventilator-associated pneumonia : A randomised study. Eur Respir J 2009 ; 34 : 1364-75.
11) Nobre V, et al. Use of procalcitonin to shorten antibiotic treatment duration in septic patients : A randomized trial. Am J Respir Crit Care Med 2008 ; 177 : 498-505.
12) Schroeder S, et al. Procalcitonin (PCT) -guided algorithm reduces length of antibiotic treatment in surgical intensive care patients with severe sepsis : Results of a prospective randomized study. Langenbecks Arch Surg 2009 ; 394 : 221-6.
13) Hochreiter M, et al. Procalcitonin to guide duration of antibiotic therapy in intensive care patients : A randomized prospective controlled trial. Crit Care 2009 ; 13 : R83.
14) Bouadma L, et al. Use of procalcitonin to reduce patients' exposure to antibiotics in intensive care units (PRORATA trial) : A multicentre randomised controlled trial. Lancet 2010 ; 375 : 463-74.
15) Shehabi Y, et al. Procalcitonin algorithm in critically ill adults with undifferentiated infection or suspected sepsis. A randomized controlled trial. Am J Respir Crit Care Med 2014 ; 190 : 1102-10.
16) de Jong E, et al. Efficacy and safety of procalcitonin guidance in reducing the duration of antibiotic treatment in critically ill patients : A randomised, controlled, open-label trial. Lancet Infect Dis 2016 ; 16 : 819-27.
17) Tarnow-Mordi W, et al. Procalcitonin in intensive care units : The PRORATA trial. Lancet 2010 ; 375 : 1605.
18) Kalil AC, et al. Management of Adults With Hospital-acquired and Ventilator-associated Pneumonia : 2016 Clinical Practice Guidelines by the Infectious Diseases Society of America and the American Thoracic Society. Clin Infect Dis 2016 ; 63 : e61-e111.
19) van de Sande-Bruinsma N, et al. Antimicrobial drug use and resistance in Europe. Emerg Infect Dis 2008 ; 14 : 1722-30.
20) Carr JA. Procalcitonin-guided antibiotic therapy for septic patients in the surgical intensive care unit. J Intensive Care 2015 ; 3 : 36.
21) Christ-Crain M, et al. Effect of procalcitonin-guided treatment on antibiotic use and outcome in lower respiratory tract infections : Cluster-randomised, single-blinded intervention trial. Lancet 2004 ; 363 : 600-7.
22) Stolz D, et al. Antibiotic treatment of exacerbations of COPD : A randomized, controlled trial comparing procalcitonin-guidance with standard therapy. Chest 2007 ; 131 : 9-19.
23) Schuetz P, et al. Procalcitonin to guide initiation and duration of antibiotic treatment in acute respiratory infections : An individual patient data meta-analysis. Clin Infect Dis 2012 ; 55 : 651-62.
24) Schuetz P, et al. Procalcitonin to initiate or discontinue antibiotics in acute respiratory tract infections. Cochrane Database Syst Rev 2012 ; CD007498.
25) Wacker C, et al. Procalcitonin as a diagnostic marker for sepsis : A systematic review and meta-analysis. Lancet Infect Dis 2013 ; 13 : 426-35.
26) Jensen JU, et al. Procalcitonin-guided interventions against infections to increase early appropriate antibiotics and improve survival in the intensive care unit : A randomized trial. Crit Care Med 2011 ; 39 : 2048-58.

# 3-8 プレセプシン

## はじめに

- 敗血症（sepsis）の治療は救急および集中治療においては依然として重要な問題である．この敗血症では，凝固・線溶系の異常が認められやすい．WHOの報告では，世界中の死亡原因の約25％が敗血症によるとしている．そのためにも簡便で早期に結果の得られる診断法の開発が望まれてきた．

## 1 プレセプシンの概説

- 可溶性CD14はエンドトキシンとリポ多糖結合タンパク質（LPS-binding protein：LBP）複合体の細胞膜上の受容体であり，低濃度エンドトキシンの細胞内シグナル伝達を担う．血漿中にはその可溶分画が存在し，それが49 kDと55 kDの2つの形態に分けられる．一方，13 kD形態のもの（可溶性CD14サブタイプ）の由来は，感染症などの刺激で膜表面上のCD14が切り離されて出てくるものと考えられる．

- 可溶性CD14サブタイプが敗血症で上昇し，敗血症の診断に有用であることを筆者らは報告してきた[1,2]．筆者らはこの可溶性CD14サブタイプをプレセプシン（presepsin：P-SEP）と命名した．現在，プレセプシンはパスファースト（PATHFAST®，Column参照）を用いた化学発光酵素免疫測定法[★1]により，全血を用いて約17分で測定可能である．プレセプシンは，現時点に

▶LPS：
lipopolysaccharide（リポ多糖）

★1 化学発光酵素免疫測定法（CLEIA法）
試薬の反応による複合体を磁力で集磁した後に洗浄を行い，未反応物を除去後，発光試薬を添加して発光量を測定する．

▶CLEIA法：
chemiluminescent enzyme immunoassay

▶BNP：
brain natriuretic peptide（脳性ナトリウム利尿ペプチド）

▶cTnI：
cardiac troponin I（心筋トロポニンI）

▶CK-MB：
creatine kinase-MB（クレアチンキナーゼ-MB）

▶TAT：
thrombin-antithrombin complex（トロンビン-アンチトロンビン複合体）

### Column 移動式免疫発光測定装置パスファースト（PATHFAST®）

CLEIA法を原理とする測定法である．全血（100 mL）をカートリッジに滴下してパスファーストにセットしてボタンを押すと，17分で結果が印字される．プレセプシン以外にもBNP，cTnI，ミオグロビン，CK-MB，D-ダイマー，TATなども測定できる（図1）．

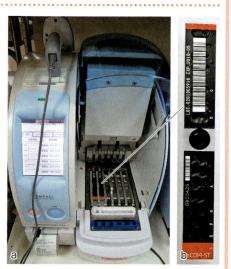

図1　パスファースト（PATHFAST®）
a：パスファースト™，b：試薬カートリッジ（全血を使用）．

おいて他のマーカーに比較して最も優れた敗血症の診断マーカーである．

## 2 敗血症診断マーカーとしてのプレセプシン

- 感染を合併していない状態から，敗血症，敗血症性ショックに推移した患者のプレセプシンを経時的に観察すると，感染の重症度が増すにつれてプレセプシンは，プロカルシトニン，IL-6，およびCRPより先行して上昇する（図2）[3]．
- プレセプシンと他の感染症診断マーカーとの違いとして，プレセプシンは感染が存在しない状態で生体に大きな侵襲が加わっても上昇しないが，一方，他のマーカーは感染を合併しなくても侵襲に反応して一過性に上昇する（図3）．
- 健常者，敗血症患者，および感染を合併しないSIRS患者のプレセプシンについて検討すると，敗血症患者のプレセプシン値は健常者と感染症を合併しないSIRS患者のプレセプシン値に対して有意に高値を示す（図4）[1]．
- プレセプシンの敗血症診断能力は，現時点で他のマーカーと比較して最も優れたものである[1-4]．
- さらに，プレセプシンは患者の病態の推移をもよく反映する．プロカルシトニン，IL-6，CRPなどと比較しても病態をよりよく反映する[1-4]．一般的に，プレセプシンは他のメディエーターに先行して上昇する．

▶SIRS：systemic inflammatory response syndrome（全身性炎症反応症候群）

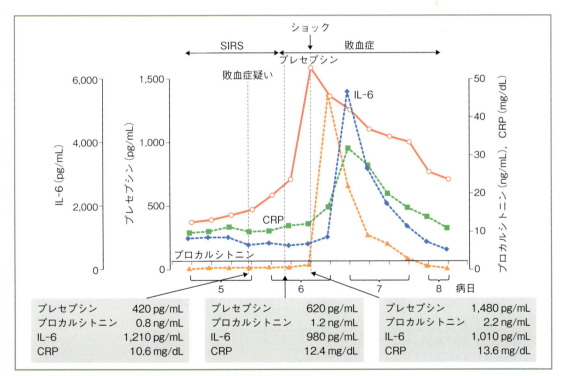

**図2　広範囲熱傷（体表面積の56％）の経過（70歳代の男性）**
敗血症疑い，敗血症，敗血症性ショックと重症度が増すと，プレセプシンは重症度に従って上昇する．プレセプシンはプロカルシトニン，IL-6，CRPなどよりも先行して上昇する．
IL-6：interleukin-6，SIRS：全身性炎症反応症候群，CRP：C反応性タンパク．

（遠藤重厚，ほか．感染症 2016；46：10-5[3] より）

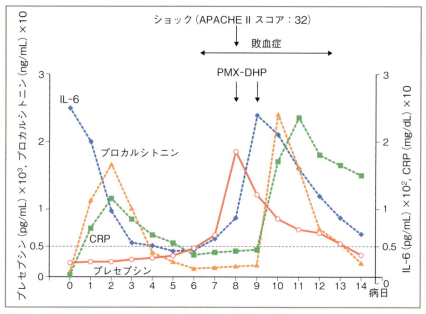

**図3　広範囲熱傷（体表面積70％）の経過（30歳代の男性）**
受傷早期の感染を合併していない時期にプロカルシトニン，IL-6，CRP値は一過性に上昇するが，プレセプシン値は上昇せず，感染に特異的である．
IL-6：interleukin 6，PMX-DHP：polymyxin B immobilized fiber column direct hemoperfusion（ポリミキシンB固定化カラムによる直接血液灌流法）．

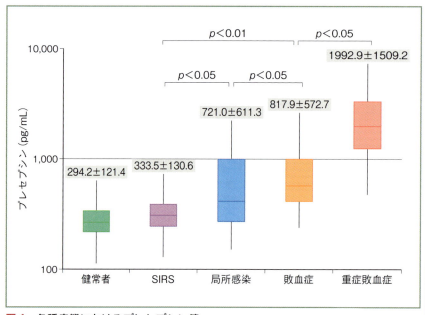

**図4　各種病態におけるプレセプシン値**
感染症の重症度が増すに従いプレセプシン値は上昇する．
SIRS：全身性炎症反応症候群．

（Yaegashi Y, et al. J Infect Chemother 2005；11 234-8[1]より）

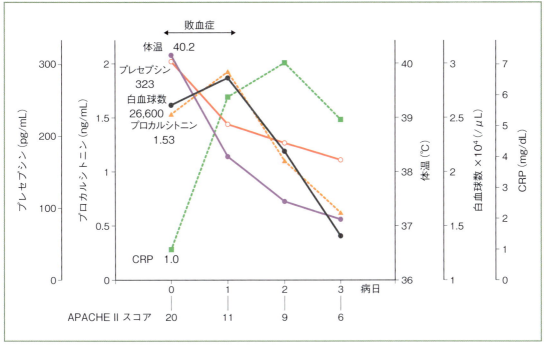

**図5　肺炎と尿路感染症による敗血症（90歳代の男性）**
敗血症と診断した時点のプレセプシン値は323 pg/mLである．

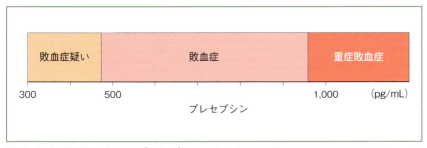

**図6　敗血症診断におけるプレセプシンのカットオフ値**
300 pg/mLぐらいから敗血症を，1,000 pg/mL前後で重症敗血症を疑う．

（遠藤重厚，ほか．感染症 2016；46：10-15[3]）より）

- プレセプシンの敗血症におけるカットオフ値は従来500 pg/mLとしていたが，その後多くの症例について検討するとプレセプシン値が300 pg/mLを超えた時点で敗血症を，1,000 pg/mL前後で重症敗血症を疑ったほうがよいようである（図5, 6）．

> **アドバイス**
> プレセプシン値が300 pg/mLを超えた時点で敗血症を，1,000 pg/mL前後で重症敗血症を疑ったほうがよいようである

## 3　重症度の評価および治療効果の判定としてのプレセプシン測定の意義

- プレセプシン値は重症度の指標でもあるAcute Physiology And Chronic Health Evaluation IIスコア（APACHE IIスコア）とも有意な相関関係がみられた[5,6]．プレセプシン値はAPACHE IIスコアとはほぼパラレルな推移を

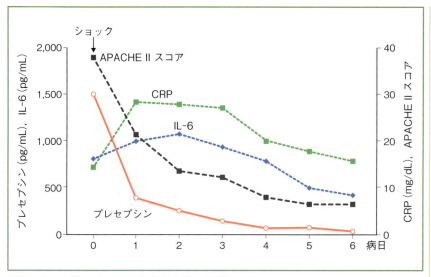

**図7　大腸穿孔による敗血症（80歳代の男性）**
ショック後にDIC，ARDSを合併した．集学的治療によりショック，DIC，およびARDSから離脱した．APACHE IIスコアとプレセプシン値はほぼパラレルに推移した．APACHE IIスコアとIL-6およびCRP間には乖離がみられる．
DIC：播種性血管内凝固症候群，ARDS：急性呼吸促迫症候群．

（遠藤重厚，ほか．感染症 2016；46：10-15[3]）より）

▶DIC：
disseminated intravascular coagulateon

▶ARDS：
acute respiratory distresss syndrome

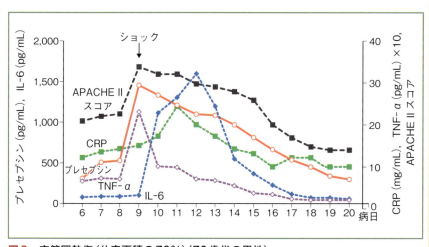

**図8　広範囲熱傷（体表面積の70%）（70歳代の男性）**
第7病日目ごろより感染徴候がみられ，第9病日目に敗血症性ショックを合併した．APACHE II スコア 29，急性期DIC スコア7であった．プレセプシン値とAPACHE IIスコアはほぼパラレルに推移するが，他のマーカーとAPACHE IIスコア間には乖離がみられる．

示すが，IL-6やCRPとは乖離がみられる（図7，8）．このことはプレセプシンが敗血症という侵襲に対する生体反応の大きさの指標になる可能性を示唆するものと思われる．

- また，プレセプシンを測定することは治療効果の判定にも有用である（図9，10）[7,8]．

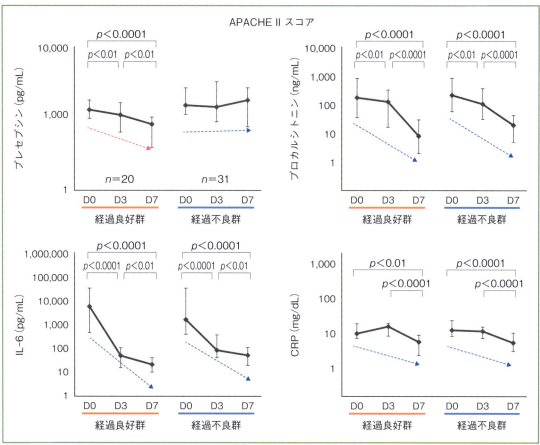

**図9 経過良好群と経過不良群におけるプレセプシン,プロカルシトニン,IL-6,CRP値の比較**
プレセプシン値が病態の変化をよく反映する.

(Endo S, et al. J Infect Chemother 2012 ; 18 : 891-7[7])より)

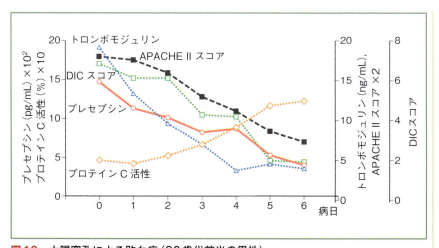

**図10 大腸穿孔による敗血症(90歳代前半の男性)**
エンドトキシン値は3.4 pg/mL,APACHE IIスコア37,急性期DICスコアは7であった.経過は良好で,第5病日目に敗血症から離脱した.経過中のプレセプシン値とDICスコアおよびAPACHE IIスコアはほぼパラレルに推移した.プレセプシンは敗血症性DICの重症度もよく反映する.

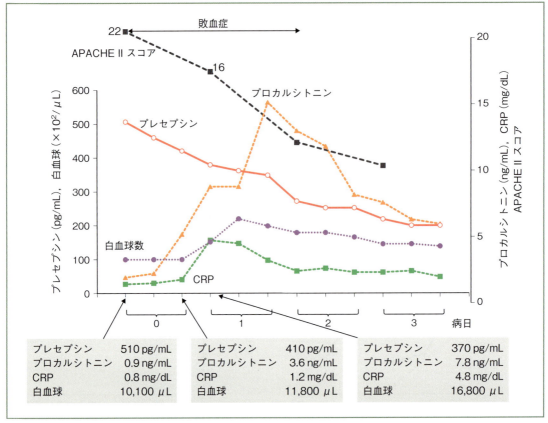

**図11 尿路感染症による敗血症（80歳代の男性）**
同病日でも測定のポイントにより種々のマーカーは変化する．

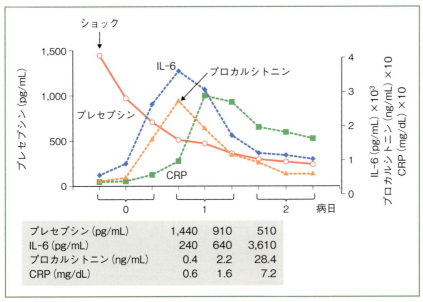

**図12 大腸穿孔による敗血症性ショック（80歳代の男性）**
0病日に手術を行い，術後より経過良好であった．0病日においても測定ポイントにより各種マーカーは大きな乖離がみられる．

## 4 敗血症診断時の注意点

- 敗血症を診断する場合，敗血症診断マーカーの測定のポイントでその値が異なり，その値の意義についての検討が必要となる（図11，12）．
- 前述したように，プレセプシンはIL-6，プロカルシトニン，CRP，および白血球などよりは先行して上昇する．

## 5 今後の課題

- 深在性真菌症あるいはウイルス感染症で上昇するか，どのような疾患で偽陽性を示すか，ステロイド投与患者が感染したときに上昇するか，維持透析患者および振盪することで値が上昇する原因はどこにあるか，などについてさらなる検討が必要である．

（遠藤重厚，高橋　学）

### 文献

1) Yaegashi Y, et al. Evaluation of a newly identified soluble CD14 subtype as a marker for sepsis. J Infect Chemother 2005；11：234-8.
2) 遠藤重厚，ほか．新しい敗血症の診断マーカーである可溶性CD14サブタイプの有用性について．エンドトキシン血症救命治療研究会誌 2005；9：46-50.
3) 遠藤重厚，ほか．敗血症バイオマーカー「プレセプシン」の特徴と有用性．感染症 2016；46：10-5.
4) Shozushima T, et al. Usefulness of presepsin (sCD14-ST) measurements as a marker for the diagnosis and severity of sepsis that satisfied diagnostic criteria of systemic inflammatory response syndrome. J Infect Chemother 2011；17：764-9.
5) 石部頼子，ほか．可溶性CD14サブタイプ（プレセプシン）は敗血症における重症度を良く反映する―症例報告．日救命医療会誌 2012；26：29-33.
6) 小豆嶋立頓，ほか．可溶性CD14サブタイプは敗血症の重症度を良く反映する：症例報告．岩手医誌 2010；62：405-10.
7) Endo S, et al. Usefulness of presepsin in the diagnosis of sepsis in a multicenter prospective study. J Infect Chemother 2012；18：891-7.
8) Takahashi G, et al. Evaluation of responses to IVIG therapy in patients with severe sepsis and septic shock by soluble CD14 subtype monitoring. Medical Postgraduates 2010；48：19-24.

# 3-9 フィブリノゲン，血小板

## 1 正常な止血と凝固

- 止血においては血小板（platelet）が，凝固においてはフィブリノゲン（fibrinogen）が重要な役割を果たす．
- 血管壁が損傷され一次止血が始まり，カギとなるのは血管壁，血小板，von Willebrand因子（von Willlebrand factor：vWF）である．血管壁が損傷されると血管壁の平滑筋細胞が収縮し，増加したずり応力（shear stress）が血小板やvWFの再活性化を誘導し，さらされたコラーゲンに血小板が接着する．血小板グリコプロテイン（血小板糖タンパク〈platelet glycoprotein〉）VIとコラーゲンの相互作用がさらなる血小板の誘導を促進し，活性化された血小板がその形状を変えて血管壁の表面にふたをする．同時に血小板はα顆粒やライソソーム（lysosome），dense bodyを放出することで，"血小板栓"の形成を促進するための凝固因子やエネルギーを供給する．微小循環において，"血小板栓"は出血を制御するには十分であるが，血流やずり応力が豊富である大血管では再集合する必要がある．
- 凝固系カスケードは多量の第VII因子が組織因子（tissue factor：TF）により活性化された際に開始される．十分な量のTFが産出されると，第VII因子によりフィブリノゲンからフィブリンに変換するトロンビンの産出が刺激され，血小板栓の安定化と高ずり応力への抵抗性増大を誘導する．最終的にできあがった血栓の産出は，アンチトロンビンや活性化プロテインCやプラスミンを含む複雑な調節性のメカニズムにより制御される．
- 線溶の中心的な要素はプラスミノゲンから産出されるプラスミンである．組織型プラスミノゲンアクチベータ（tPA）は血管内皮細胞から分泌されて自由な形態で存在し，プラスミノゲンアクチベータインヒビター-1（PAI-1）と結合する．フィブリン塊が存在すると，tPAは形態を変えてプラスミノゲンからプラスミンへ変化する能力を強固にする．プラスミンの主要な基質はフィブリンであるが，フィブリノゲンや第V因子，第VIII因子を水酸化し補体タンパクC3を活性化することで，フィブリノゲンとフィブリンはFDPへ代謝される[1]．

▶tPA：
tissue-type plasminogen activator

▶PAI-1：
plasminogen activator inhibitor-1

▶FDP：
fibrinogen and fibrin degradation products（フィブリノゲン・フィブリン分解産物）

## 2 フィブリノゲン

- BC 4～5世紀にヒポクラテスらが循環血液における線維の存在に着目していた．その後17世紀の終わりにMalpighiらが顕微鏡で，血栓が"線維成分"と"血球成分"から形成されることを発見した．1801年にFourcroyが「Fibrin」と名づけ，フィブリン前駆物質が血漿ではなく，血清に存在することを発見

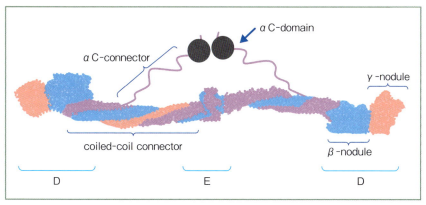

**図1　フィブリノゲンの構造**
フィブリノゲン分子は3つのポリペプチド（Aα, Bβ, γ）が2つのセット（二量体）で構成されている．これがαC-domainにより結合しクリスタル構造を示す．
D：β-noduleとγ-noduleの2本で末端のポリペプチドが互いに結ばれている．
E：coiled-coil connecterにより2本のポリペプチドが形成されている．
（Lord ST. Arterioscler Thromb Vasc Biol 2011；31：494-9[4]より）

した．1847年にVirchowがフィブリノゲンは"fibrin"＋"oxygen"から構成されることを見いだし，1859年にDenisが実際のフィブリノゲンタンパクを同定した[2]．

- ほとんどすべての凝固因子（第II, V, VII, VIII, IX, X, XI, XII因子）が肝臓で合成されるが，止血において重要な役割を果たすvWFは内皮細胞で合成されるため，肝疾患では活性の上昇が認められる．加えてほとんどの凝固抑制因子（アンチトロンビン，ヘパリンコファクターII, プロテインC, プロテインSや組織因子抑制因子）や線溶の要素（プラスミノゲン，$α_2$アンチプラスミン〈$α_2$プラスミンインヒビター〉）も肝臓で合成されるため，肝疾患では低下が認められる．逆にトロンボモジュリンや組織型またはウロキナーゼ型プラスミノゲンアクチベータは，肝臓で合成されないため影響を受けない[3]．

## a ― 凝固におけるフィブリノゲンの役割

- フィブリノゲンは340 kDaのグリコプロテインで，血液中において2〜4 mg/mLの濃度で循環しているが，炎症などが加わると血液中で増加することが知られている．フィブリノゲン分子は3つのポリペプチド（Aα, Bβ, γ）が2つのセット（二量体）で構成されている（**図1**）．
- 凝固における役割としてフィブリノゲンは，フィブリノゲン構造変化→プロトフィブリル形成→外側へ凝集→フィブリンネットワーク形成→第XIII因子の活性化→フィブリン安定化→線溶，という過程をたどる．
- 血管損傷に伴い傷害部位の細胞表面に連続的な反応が起こり，プロテアーゼ（トロンビン）の塊が形成される．トロンビンはAα鎖とBβ鎖からN末端のペプチドを除去し，フィブリノペプチドAとBを放出し，フィブリンモノマーを合成する．このフィブリンモノマーが凝塊を安定化させるフィブリン

> **ここに注意**
> 止血に重要な役割を果たすvWFは，肝疾患では活性の上昇が認められ，ほとんどの凝固抑制因子や線溶の要素は，肝疾患では低下が認められる

線維のネットワークを形成する．さらにクロスリンクしたフィブリンが凝塊を安定化し，それぞれのフィブリン線維が凝塊の可塑性に関与する[4]．

## b ― 止血におけるフィブリノゲンの役割

- 血小板凝集の際に重要な役割を担い，半世紀以上フィブリノゲンは血小板凝集に必要なタンパクであると考えられてきた．血小板が活性化されると，インテグリン$αIIbβ3$がフィブリノゲンと他のリガンドへ結合し，血小板の凝集が促進される．その経路にはフィブリノゲン依存と非フィブリノゲン依存の2経路が存在する[5]．

## c ― 止血や凝固異常におけるフィブリノゲン製剤の補充

- フィブリノゲン製剤は1963年にブラジルで作成され，その後安全性の面など十分に改良されて，現在，臨床応用されている．フィブリノゲンは血液希釈や出血の際に最初に影響を与える因子で，FFP補充と比較すると輸液過剰のリスクや輸血関連急性肺障害（transfusion-related acute lung injury：TRALI）の危険性が低く安全であるといわれている[6]．

▶FFP：
fresh frozen plasma（新鮮凍結血漿）

- トロンボエラストグラフィ（thromboelastography：TEG®）やROTEM®（rotational thromboelastometry）で補充療法が必要であるかの臨床的判断が可能であり，実際にTEGをガイドに補充療法を受けている患者は，受けていない患者群に比較して周術期において血栓や肺虚血のイベントが増加しないことが報告されている[7]．

ここがポイント
TEG®やROTEM®により，補充療法が必要であるかの臨床的判断が可能であり，実際にTEG®ガイド下に補充療法を受けている患者は，血栓や肺虚血のイベントが増加しないとされている

- 手術や外傷において，フィブリノゲン製剤の補充はRCC，FFP，血小板補充量を減少させ，予後との関連も示唆されている[8]．しかし，大量出血に対するプロトコールを使用した輸血管理の有用性に関しては，現在疑問視されており他施設での前向き介入研究が必要であるが，現状としてROTEM®を適切な時期に使用し，必要なものを評価し補充を行うほうが，臓器不全の頻度や輸血量の軽減につながる可能性があり，主流となりつつある．

▶RCC：
red cell concentrates（赤血球濃厚液）

- 現在まで心臓手術において，周術期における血清フィブリノゲン値が150～200 mg/dL以下では，術後出血の頻度が有意に上昇することが報告されている[9]．輸血量を軽減するために早期にフィブリノゲン製剤を補充することが，現在，前向き研究で検証されている．心臓血管外科手術では単施設の研究においてその有効性が認められているが，肝移植においては有効性が否定されており，フィブリノゲン製剤を補充するタイミングに関しては現在も検討が必要である[10]．

アドバイス
心臓手術では，周術期の血清フィブリノゲン値が150～200 mg/dL以下で術後出血の頻度が有意に上昇するため，早期にフィブリノゲン製剤を補充し輸血量を軽減することが検証されている

## 3 血小板

- 血小板は直径1～2 μmで血液循環中に存在する小無核細胞であり，Oslerにより1874年に同定されたが，1882年にBizzozeroらにより止血や血栓における血小板の役割が報告された．その後，血小板は骨髄において骨髄芽球から分泌されることや，その次世代には分子細胞学的役割が次々に明らかにさ

- れていった．ヒトにおける血小板の寿命は8〜10日で，持続的に骨髄から産出されている．骨髄芽球から放出されるメカニズムや，体内から除去されるメカニズムに関しては十分に理解されていないのが現状である．
- 止血は出血を抑えるために重要な身体的プロセスである．血小板の傷害部位への集合が止血における最初のステップで，その後の血液凝固カスケードにより二次止血[★1]が行われる．血小板は集合中の連続的な反応における中心的な役割（接着，活性化，凝集反応）を担い，血液凝固カスケードを増幅する細胞基盤にトロンビンの産出が生じる点においても重要な役割を果たす．すなわち，血小板は止血における一次および二次止血の段階すべてに寄与する[11]．

★1 二次止血
凝固因子カスケードが活性化されることで血小板の融合とフィブリン漸減による血栓の安定化が生じる過程．

## a — 凝固・止血における血小板の役割

- 血小板の役割は，①血小板の障害された血管壁への接着（静脈系20〜200個/秒，動脈系300〜800個/秒），②その後の血小板の活性化と顆粒球分泌，③血小板凝集（フィブリノゲン依存性と非フィブリノゲン依存性），④血小板誘導の細胞ベースの血栓形成と血液凝固，の4つに分類される．

### 血小板の接着

- 傷害を受けた血管壁に血小板は接着するが，静脈系は20〜200個/秒の速度，動脈系は300〜800個/秒，狭窄した血管部位には800〜10,000個/秒の速度で接着が行われる．その後コラーゲンのような血管内皮のマトリックスタンパクが血液にさらされ，血清のvWFが血管内皮細胞，巨核芽球や血小板から産出され，血小板の接着に仲介役を果たすことが知られている．
- その際に重要な役割を果たすのが，血小板におけるvWFに対する受容体であるグリコプロテイン-Ibα（GPIbα）である．このGPIbα-vWFによる相互反応が安定した接着を誘導し，さらに血管壁のリガンド（フィブロネクチンなど）に対して，インテグリンが結合し強固な接着が誘導される[12]．

ここがポイント
血管壁に血小板が接着する際に重要な役割を果たすのが，血小板におけるvWFの受容体であるグリコプロテイン-Ibα（GPIbα）である

### 血小板の活性化と顆粒球分泌

- 血小板表面受容体（GPIbαやインテグリン）とそのリガンド（vWF，コラーゲン，フィブリノゲン/フィブリン，フィブロネクチン）の相互作用が血小板の活性化に関与する．加えて血管壁の傷害により凝固系のカスケードが活性化され，血小板活性化因子やトロンビンの産出が引き起こされて，GPIbαへの結合やプロテアーゼ活性受容体の除去により，血小板の活性化が誘導される．
- トロンビンやコラーゲン，接着因子のリガンドによる血小板活性化のシグナルを増幅し，血小板より顆粒球の分泌が誘導される．血小板接着因子，P-セレクチン，インテグリンやvWF，フィブリノゲン，フィブロネクチン，ビトロネクチン，マルチメリン，血小板第4因子など約300のタンパクがα顆粒に含まれるが，dense顆粒からはアデノシン二リン酸（adenosine diphosphate：ADP）が放出され，インテグリン活性化を通して血小板凝集のプロセスが誘導される．細胞内小胞体から放出されるカルシウムイオン

（Ca$^{2+}$）とADPは血小板の活性化には重要な役割を果たし，血小板活性化および顆粒球分泌におけるポジティブフィードバックのループが多く存在している[13]．

### 血小板凝集：フィブリノゲン依存と非依存

- 血小板が活性化されるとインテグリンαIIbβ3がフィブリノゲンと他のリガンドへ結合し血小板の凝集が促進される．その経路にはフィブリノゲン依存と非フィブリノゲン依存の2経路が存在する．
- リガンドとインテグリンαIIbβ3の結合により外から内への信号が増幅され，血小板の活性化だけでなく，細胞内骨格の修復や顆粒球分泌にも影響が及び，止血や血栓形成が促進される．
- 古くから血小板受容体αIIbβ3とフィブリノゲンの相互作用により血小板の活性化が証明されてきたが，トロンビン形成はフィブリノゲンノックアウトマウスやvWFとフィブリノゲンダブルノックアウトマウスにおいても生じることが示され，異なる経路（フィブリノゲン非依存型）によっても血小板の活性化が生じることが考慮された．
- ほかのαIIbβ3リガンドであるビトロネクチンやフィブロネクチン，カドヘリン6などがフィブリノゲン非依存型の血小板活性化に寄与していることも知られている[11,12]．

### 血小板誘導：細胞ベースのトロンビン産出と血液凝固

- 血小板の接着，活性化，凝集（一次止血）における中心的な役割に加えて，凝固カスケード（二次止血）においても血小板は寄与する．凝固系は内因系と外因系により活性化され，血栓が形成されるが，重要なカスケードの産物であるトロンビンがフィブリノゲンをフィブリン（凝固カスケードの最終産物）に変換する．
- トロンビンからのポジティブフィードバックループのメカニズムに関しては，ADPや血小板受容体GPIbαやフィブリン受容体GPVIを経由して相互作用が生じ一次止血や二次止血に関与していることが報告されているが，詳細なメカニズムは不明である[14]．

▶血液凝固カスケードについては，3章「3-5 凝固系検査と分子マーカー」(p.87) 参照

## b ― 止血における血小板と"タンパク波"★2

- 最近の新たな発見として，血小板が集合する前の段階で障害された血管壁にフィブロネクチンの沈着がみられることが報告されている．これはフィブリノゲンやvWF，インテグリンβ3や血小板とは無関係に生じており，フィブロネクチンとコラーゲンの相互作用が重要な役割を果たしていると考えられている．フィブロネクチンはフィブリンと結合することでフィブリン線維の増大と血栓の機械的な強度を増大させ，損傷された血管壁へのフィブロネクチンの沈着に寄与する．興味深いのはフィブロネクチンの作用としてフィブリンの存在有無にかかわらず血小板凝集の促進や抑制などの機能を変化させることが可能である点である．この機能によりフィブロネクチンは出血のコントロールや，過度の血栓予防に治療応用できる可能性が考慮されてい

★2 タンパク波

血小板によるフィブロネクチン放出から始まる一連のタンパク発現が生じ，血小板の活性化と凝固カスケードへの開始につながる「タンパク発現」の全体の流れを，"タンパク波"と表現している．

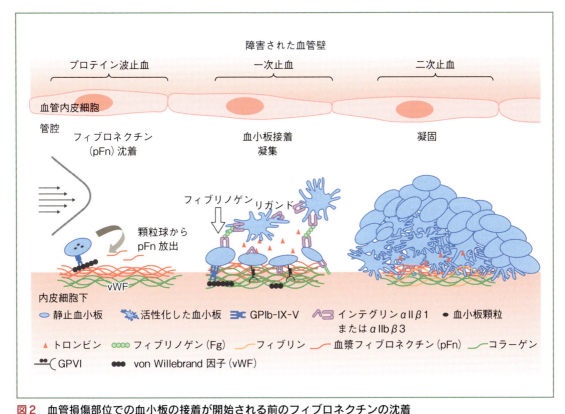

**図2 血管損傷部位での血小板の接着が開始される前のフィブロネクチンの沈着**
血小板は細胞内顆粒からフィブロネクチンを放出→血小板受容体はvWFやコラーゲンのようなリガンドと結合し，インテグリンαIIbβ3を活性化→フィブリノゲン結合と血小板凝集→トロンビンの産出→血小板の活性化と凝固カスケードの開始へつながる．
最終的に血小板栓と損傷された血管壁の間にフィブリンとフィブロネクチンマトリックスが形成される．

る[11,15]（図2）．

## C — 止血における血小板補充

- 一般的な止血に必要な血小板数は3万〜5万以上で，血液疾患者における血小板の補充は2万以上維持することを目標に血小板補充が施行されるが，止血に予防的効果を認めるエビデンスは乏しい．血小板が正常である場合の血小板補充に関しては，外科的出血が5,000 mL以上の場合や数値が3万以下である場合が考慮されるが，血小板の数値が十分であっても機能に関して問題がある場合もあるため，補充療法を行うにあたってはベッドサイドで施行できるTEG®やROTEM®を参考に行うべきである[16]．

（松﨑　孝，森松博史）

### 文献

1) Retter A, Barrett NA. The management of abnormal haemostasis in the ICU. Anaesthesia 2015；70 Suppl 1：121-7, e40-1.

2) Costa-Filho R, et al. Over 50 Years of Fibrinogen Concentrate. Clin Appl Thromb Hemost 2016 ; 22 : 109-14.
3) Kujovich JL. Coagulopathy in liver disease : A balancing act. Hematology Am Soc Hematol Educ Program 2015 ; 2015 : 243-9.
4) Lord ST. Molecular mechanisms affecting fibrin structure and stability. Arterioscler Thromb Vasc Biol 2011 ; 31 : 494-9.
5) Walton BL, et al. Fibrinogen, red blood cells, and factor XIII in venous thrombosis. J Thromb Haemost 2015 ; 13 : S208-15.
6) Spahn DR, et al. Indications and Risks of Fibrinogen in Surgery and Trauma. Semin Thromb Hemost 2016 ; 42(2) : 147-54.
7) Mallaiah S, et al. Introduction of an algorithm for ROTEM-guided fibrinogen concentrate administration in major obstetric haemorrhage. Anaesthesia 2015 ; 70 : 166-75.
8) Lunde J, et al. Fibrinogen concentrate for bleeding--a systematic review. Acta Anaesthesiol Scand 2014 ; 58 : 1061-74.
9) Ranucci M, et al. Fibrinogen Levels After Cardiac Surgical Procedures : Association With Postoperative Bleeding, Trigger Values, and Target Values. Ann Thorac Surg 2016 ; 102 : 78-85.
10) Sabate A, et al. Impact of Preemptive Fibrinogen Concentrate on Transfusion Requirements in Liver Transplantation : A Multicenter, Randomized, Double-Blind, Placebo-Controlled Trial. Am J Transplant 2016 ; 16 : 2421-9.
11) Hou Y, et al. Platelets in hemostasis and thrombosis : Novel mechanisms of fibrinogen-independent platelet aggregation and fibronectin-mediated protein wave of hemostasis. J Biomed Res 2015 ; 29 : 437-44.
12) Lei X, et al. Anfibatide, A novel GPIb complex antagonist, inhibits platelet adhesion and thrombus formation in vitro and in vivo in murine models of thrombosis. Thromb Haemost 2014 ; 111 : 279-89.
13) Rao AK. Inherited platelet function disorders : Overview and disorders of granules, secretion, and signal transduction. Hematol Oncol Clin North Am 2013 ; 27 : 585-611.
14) Johnston-Cox HA, et al. Physiological implications of adenosine receptor-mediated platelet aggregation. J Cell Physiol 2011 ; 226 : 46-51.
15) Wang Y, et al. Fibronectin orchestrates thrombosis and hemostasis. Oncotarget 2015 ; 6 : 19350-1.
16) Slichter SJ. Evidence-based platelet transfusion guidelines. Hematology Am Soc Hematol Educ Program 2007 ; 1 : 172-8.

# 3-10 PT, APTT, TT

## はじめに

- プロトロンビン時間（prothrombin time：PT），活性化部分トロンボプラスチン時間（activated partial thromboplastin time：APTT）は，それぞれ主に外因系，内因系の凝固カスケードの活性状態の指標であり，トロンボテスト（thrombotest：TT）はビタミンK依存性の凝固因子（II，VII，IX，X）の中でもとくに第II，VII，X因子の活性状態の指標となる[1,2]．血液の凝固能を評価するうえで重要なマーカーである．本項では凝固カスケードとPT，APTT，TTとの関連について述べるとともに，臨床におけるそれらの指標の活用法についてまとめたいと思う．

## 1 PT，APTT，TT測定とその解釈

- 図1に示すように[1,3]，PTは，外因系の凝固カスケード（外傷による組織因子によって第VII因子の活性化から始まる）を通じた凝固時間，APTTは内因系の凝固カスケード（血管内皮障害などによる第XII因子の活性化から始まる）を通じた凝固時間を反映している．TTは前述のとおり，ビタミンK依存性第II，VII，X因子による凝固時間を特異的に反映する．

### a ─ PTの測定

- PTは1935年にQuickによって考案された方法で，被検血漿に組織トロンボプラスチンとカルシウムイオンを加えて凝固するまでの時間を測定している[4]．経口抗凝固薬（主にワルファリン）の効果をモニタリングするのに世界的に汎用されている．

> **Column　Quick PTとOwren PT（TT）**
>
> 　PTとTTはそれぞれQuick（1935，アメリカ）とOwren（1951，ノルウェー）により報告された経口抗凝固薬のモニタリング方法である．両測定法ともビタミンK依存性凝固因子である第II，VII，X因子の活性状態の指標となるのは前述したとおりだが，その違いは，PTは測定法の性質上，血液サンプル内の第I因子と第V因子の影響を受けるのに対し，TTは試薬の中に一定量の第I因子と第V因子を含んでいるためより純粋に第II，VII，X因子の活性状態を評価できるところにある．また，測定に使用するサンプル血液量もTTのほうが少ないため（少量がより希釈されるため）感度が高いとされる．それらの理由から北欧諸国ではTTが使用されているようであり，フィンランドのHorstiらは非常に熱心にそのことを主張している[2]．

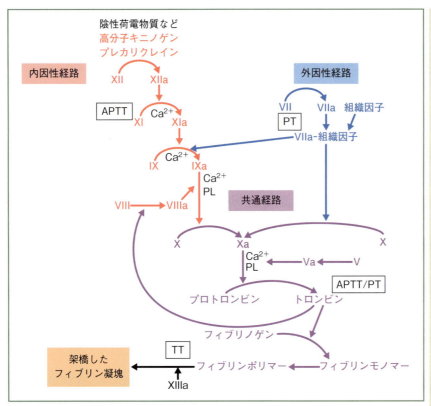

**図1　凝固カスケードと凝固因子欠乏の検査法**
APTT：活性化部分トロンボプラスチン時間，PT：プロトロンビン時間，TT：トロンボテスト，PL：リン脂質．
(Fauci AS, et al. ハリソン内科学，第3版〈原著第17版〉．メディカル・サイエンス・インターナショナル；2009. p.764-87[1]／冨山佳昭，編．よくわかる血栓・止血異常の診療．中山書店；2014. p.4-13[3]を参考にして作成)

- この測定法は，使用するトロンボプラスチンの感度により施設間測定誤差が大きくなることが知られており，World Health Organization (WHO)，International Council for Standardization in Haematology (ICSH) やInternational Committee on Thrombosis and Haemostasis (ICTH) などの推奨により，現在は国際標準化比 (international normalized ratio：INR) として表記されたものが施設間誤差の最も少ないものとして使用される[5,6]．日本人での治療域はおおむねINR 2〜3である (**表1**)[4]．
- プロトロンビン時間 (PT-INR) の計算には測定に使用するトロンボプラスチンの感度をinternational sensitivity index (ISI) として (ISIは個々のトロンボプラスチンがもつ定数)，以下の式で計算される[3]．

$$\text{PT-INR} = (\text{実測PT}_{(秒)} / \text{標準PT}_{(秒)})^{\text{ISI}}$$

- この式をみれば理解できるようにISIが1に近いほど誤差が少なくなり，WHOも0.9〜1.7が許容範囲であるとしている[6]．

**ここがポイント**
PT-INRは長い年月と多くのエビデンスにより世界共通の標準値として治療目標値が認識されるようになってきている

**表1** 経口抗凝固療法の管理（主な治療における米国と日本のガイドラインの比較）

| 適応症 | 米国 | 日本 |
|---|---|---|
| 静脈血栓症の予防（高リスク） | INR 2.5（2.0-3.0） | INR 1.5-2.5 |
| 深部静脈血栓症の治療 | 全経過　INR 2.5（2.0-3.0） | 初期治療　INR 2.0-3.0<br>長期治療　INR 1.5-2.0 |
| 検査間隔広い例 | INR 1.5-1.9 | |
| 急性肺血栓塞栓症の治療 | INR 2.5（2.0-3.0） | 初期治療　INR 2.0-3.0<br>（慣習的　INR 1.5-2.5） |
| 検査間隔広い例 | INR 1.5-1.9 | |
| 慢性肺血栓塞栓症の治療 | INR 2.5（2.0-3.0） | INR 1.5-2.5 |
| 心房細動（発作性を含む）における血栓症の予防 | | |
| 　次のうち2つ以上を伴う場合（75歳以上，高血圧，糖尿病，軽症または重症左室不全） | INR 2.5（2.0-3.0） | 70歳未満　INR 2.0-3.0<br>70歳以上　INR 1.6-2.6 |
| 　次の既往歴のある場合（TIA，脳梗塞，高血圧，糖尿病，冠疾患，うっ血性心不全） | INR 2.5（2.0-3.0） | |
| 　僧帽弁狭窄を伴う場合 | INR 2.5（2.0-3.0） | INR 2.5（2.0-3.0） |
| 　開心術後の心房細動 | INR 2.5（2.0-3.0） | INR 2.5（2.0-3.0） |
| 　除細動の前後 | INR 2.5（2.0-3.0） | INR 2.5（2.0-3.0） |
| 心弁膜疾患における血栓症の予防 | | |
| 　リウマチ性僧帽弁疾患 | INR 2.5（2.0-3.0） | INR 2.2（1.6-2.8） |
| 　　ハイリスク群（塞栓症・血栓症，左心房内血栓を合併） | INR 3.0（2.5-3.5） | INR 2.5（2.2-2.8） |
| 　生体弁 | INR 2.5（2.0-3.0） | INR 2.5（2.0-3.0） |
| 　機械式弁（大動脈弁） | INR 2.5（2.0-3.0） | INR 2.3（2.0-2.5） |
| 　機械式弁（僧帽弁） | INR 3.0（2.5-3.5） | INR 2.5（2.0-3.0） |
| 　機械式弁（血栓を伴う大動脈弁） | INR 3.5（3.0-4.0） | INR 3.0（2.5-3.5） |
| 　機械式弁（血栓を伴う僧帽弁） | INR 4.0（3.5-4.5） | INR 3.0（2.5-3.5） |
| 抗リン脂質抗体症候群 | INR 2.5（2.0-3.0） | INR＞3.0 |
| 　血栓症を伴う場合 | INR 3.0（2.5-3.5） | |

INR：国際標準化比，TIA：transient ischemic attack（一過性脳虚血発作）．

（福武勝幸．生物試料分析 2009；32：357-64[4]）より）

## b─APTTの測定

- APTTは被検血漿にシリカ，エラジン酸，セライトなどと，リン脂質とを加えて凝固するまでの時間を測定している[7]．
- APTTの基準値にPT-INRのような標準化された値はなく，それぞれの測定試薬によって基準値が異なるうえ，実測の秒数にて表示される．基準値はおおむね30〜35秒である[7]．
- APTTは未分画ヘパリン投与時のモニターとして使用されるが，ヘパリンは第IIa，IXa，Xa，XIa，XIIa因子とアンチトロンビン（antithrombin：AT）IIIとの親和性を高めることにより作用を発揮するため[8]，AT IIIが低下しているときにはAPTTが延長しにくい場合がある．治療域はおおむね正常上限の1.5〜2.5倍程度とされる[8]．

**ここがポイント**
APTTは各施設で独自の基準値を設け，その基準値からどれほど延長しているのかで，たとえばヘパリンの治療効果をモニターする必要がある

### c─TTの測定

- TTはOwren PTともよばれ，開発の経緯から北欧諸国で利用されてきた．日本でも古くはこちらが採用されていたが，北米で開発されたQuick PT（いわゆるPT-INR）のほうが臨床データが豊富であるため，PT-INRが汎用されている．
- TTは前述のようにワルファリンによる第Ⅱ，Ⅶ，Ⅹ因子の活性阻害をよく反映するとされており，欧州ではTTによって得られた値をPT-INRに変換して用いられることも多く，こちらのほうがより正確なINRであるとする報告もある[2]．

## 2 臨床におけるPT, APTTの延長

- PT-INRは抗凝固薬（主にワルファリン）のモニタリングに使用されるだけではなく，近年ではModel for End-stage Liver Disease (MELD) score★1の一つの評価項目として肝機能評価の指標に[9]，あるいは播種性血管内凝固症候群（DIC）の診断基準の一つとしても利用されている[10]．
- 凝固因子のうち第Ⅲ，Ⅳ因子以外は肝で合成されるため，肝機能が低下してくるとまずはPTが延長し，AT Ⅲも低下する．重症肝障害ではAPTTも延長してくる．このような患者では出血傾向となることは容易に想像できるが，線溶系因子の活性も低下してくるため，実際には出血傾向でありながら過凝固でもあるという状態に陥る場合がある．
- APTTは抗リン脂質抗体（ループスアンチコアグラント，抗カルジオリピン抗体）の存在により延長する場合がある．この場合もAPTTは延長しているが過凝固状態である場合が多く，血栓形成に対して注意が必要である．
- 筆者の施設では，たとえば肝移植手術の直後数日はPT-INR 1.5前後（PT％50％前後），AT Ⅲ＞70％以上を指標にして止血のコントロールを行いつつ，血栓予防も行い，良好な成績を得ている．

## 3 PT, APTTと薬剤

- かつてはPTを延長させる薬剤といえばワルファリン，APTTを延長させる薬剤は未分画ヘパリンであったが，近年，トロンビン直接阻害薬やXa阻害薬といった，いわゆる非ビタミンK拮抗経口抗凝固薬（non-vitamin K antagonist oral anticoagulant：NOAC）の影響によるPT，APTTの延長を認めることが少なくない．
- ワルファリンは，ビタミンK依存性タンパクのグルタミン酸残基のγ-カルボキシル化における酵素の一つであるビタミンKエポキシドレダクターゼ（vitamin K epoxide reductase）を阻害することにより，ビタミンKの効果を阻害する（図2）[1]．
- トロンビン阻害薬は血栓形成過程における"トロンビンバースト"とよばれる膨大な量のトロンビン形成サイクルでのポジティブフィードバックを阻害

★1 MELD score

元は肝不全患者の予後予測に用いられていたスコアであるが，肝移植待機患者の順位決定に応用されている．

▶DIC：
disseminated intravascular coagulation

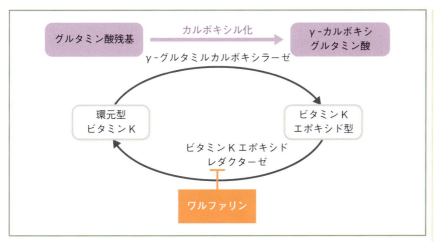

**図2　ビタミンK回路**
ビタミンKは，凝固因子のカルボキシル化のための補酵素で，グルタミン酸からγ-カルボキシグルタミン酸を形成して，血液凝固因子を活性化する．ビタミンK依存性γ-グルタミルカルボキシラーゼは，ビタミンKエポキシドレダクターゼを異化する酵素である．ワルファリンはレダクターゼの働きを阻害して，拮抗的にビタミンKの効果を阻害する[1]．

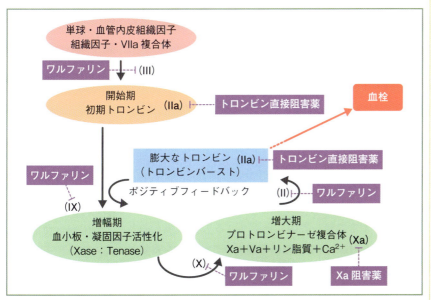

**図3　経口抗凝固薬の作用部位**
ワルファリンは第II, VII, IX, X因子に作用を及ぼす（括弧内は凝固カスケード中で影響を受ける因子を表示）．Xa阻害薬は増大期の第Xa因子の作用を阻害して，トロンビンバーストを抑制する．トロンビン直接阻害薬は，トロンビン（IIa）を阻害するため，トロンビンバーストからのポジティブフィードバックと開始期における少量のトロンビンを阻害して，その作用を発揮する．

することによってその効果を発揮する（図3）[11]．
- Xa阻害薬は，前述の血栓形成過程のうちの増大期を阻害することによりその効果を発揮する（図3）[11]．
- IIa（トロンビン）直接阻害薬のうち日本で使用されているものにはダビガトラン（プラザキサ®），Xa阻害薬にはアピキサバン（エリキュース®），エドキ

**表2　待機的手術前の最終内服時間**

|  | ダビガトラン | アピキサバン | エドキサバン[*1] | リバーロキサバン |
|---|---|---|---|---|
| 出血のリスクがほとんどない and/or 十分に局所止血が可能な場合：トラフレベルで手術可能（すなわち12〜24時間後） | | | | |
| CrCl≧80 mL/分 | L：24時間，H：48時間 | L：24時間，H：48時間 | データなし | L：24時間，H：48時間 |
| CrCl 50〜80 mL/分 | L：36時間，H：72時間 | L：24時間，H：48時間 | データなし | L：24時間，H：48時間 |
| CrCl 30〜50 mL/分[*2] | L：48時間，H：96時間 | L：24時間，H：48時間 | データなし | L：24時間，H：48時間 |
| CrCl 15〜30 mL/分[*2] | 投与しない | L：36時間，H：48時間 | データなし | L：36時間，H：48時間 |
| CrCl＜15 mL/分 | | 投与しない | 投与しない | 投与しない |

L：低出血リスク手術，H：高出血リスク手術．CrCl：クレアチニンクリアランス．
[*1]：European Medical Agencyでは未承認．薬剤添付文書発効後アップデートが必要．
[*2]：これらの患者の多くは投与量が減量される（例：ダビガトラン110 mg，2回/日，アピキサバン 2.5 mg，2回/日，リバーロキサバン15 mg，1回/日）．

(Heidbuchel H, et al. Eur Heart J 2013；34：2094-106[12]より)

サバン（リクシアナ®），リバーロキサバン（イグザレルト®）がある．NOACの大きな問題点の一つに，拮抗薬が存在しないことがあげられる．臨床的に十分なデータはないが，これらのいずれも凝固因子製剤で作用を拮抗できる可能性が検討されている[12,13]．

- ダビガトランはPT，APTTのいずれも延長させうるが，APTTをより優位に延長させる[12]．ただし，APTTではダビガトランによるトロンビン生成速度の抑制を十分に反映することはできず，APTTを指標とした投与量の調節などは推奨されない[12]．
- アピキサバン，エドキサバン，リバーロキサバンはいずれもXa阻害薬で，PT，APTTのいずれも延長させうるが，PT-INRをより優位に延長させる．しかしながら，ダビガトランに対するAPTTと同じように，PT-INRを指標として薬剤の投与量を調節することは推奨されない[12]．
- NOACの作用をモニタリングするのに一般的に推奨される方法は現在のところなく，現時点では投与時間と投与量を正確に把握することが最も重要とされている[11]．NOACは腎機能によって投与量や外科処置までの休薬期間を調節する必要があるとされている（表2）[12]．
- 心房細動（atrial fibrillation：Af）の患者ではCHA$_2$DS$_2$-VASc score≧2★2であればワルファリンと同等にNOACの使用が推奨される[14]．
- 深部静脈血栓症（deep venous thrombosis：DVT）および肺動脈塞栓症（pulmonary embolism：PE）の治療に関して，原因ががんと関係なければ，NOACがワルファリンよりも推奨されている[15]．（ただし，原因ががんによるものであれば，低分子ヘパリンが推奨される．）

## おわりに

- PT-INRとAPTTの測定は凝固のスクリーニング検査として定着しており，その有用性は高い．

---

**ここに注意**

PCIの既往がある患者が手術を受ける場合，術後直ちに抗凝固療法（抗血小板療法）を再開しようとすることはかなり高い出血リスクを伴う．ガイドラインにも可能な限り早期に再開とは述べられているが，筆者らは経験的に術後24時間は抗凝固療法の再開を待つべきであると考えている．術直後に抗凝固療法を開始して出血し，止血のために血液製剤を投与するような事態はナンセンスであり，ぜひとも避けるべきである

▶PCI：
percutaneous coronary intervention（冠動脈インターベンション）

★2 CHA$_2$DS$_2$-VASc score

脳梗塞発症のリスクを表すスコア．

- APTTに関しては標準化がまだ進んでおらず，個々の施設での基準値に従って評価しなければならない．
- 臨床でPT-INRやAPTTの延長を認めたとき，肝障害の存在，抗凝固薬投与の有無やビタミンK不足などの可能性がある．また，頻度は少ないが先天性の凝固因子欠損症の可能性もある．
- NOACは近年広く使用されるようになってきているが，PT-INR，APTTやTTによる出血リスクの評価が困難であり，今後さらにデータの集積が必要である．
- 重要なのは，PT-INR，APTTが正常値だから問題ないのではなく，それらが正常値であっても重症患者では凝固・線溶の均衡がとれていない可能性があることを常に意識しておくことであると思われる．

（林　真雄）

### 文 献

1) Fauci AS, et al. Harrison's Principles of Internal Medicine. 17th ed. McGraw-Hill Professional；2008. 福井次矢，黒川　清，監修．ハリソン内科学第3版（原著17版）．東京：メディカル・サイエンス・インターナショナル；2009. p.764-87.
2) Horsti J. A sensitivity comparison of the Quick and Owren prothrombin time methods in oral anticoagulant therapy. Hematol Rev 2009；1：e15：87-91.
3) 宮田敏行，田嶌優子．凝固反応を理解する．冨山佳昭，編．よくわかる血栓・止血異常の診療．金倉　譲，総編集．プリンシプル血液疾患の臨床．東京：中山書店；2014. p.4-13.
4) 福武勝幸．凝固検査の標準化の現状―プロトロンビン時間（PT）．生物試料分析 2009；32：357-64.
5) International Committee for Standardization in Haematology and International Committee on Thrombosis and Haemostasis. ICSH/ICTH recommendations for reporting prothrombin time in oral anticoagulant control. J Clin Pathol 1985；38：133-4.
6) WHO expert committee on biological standardization. Forty-eighth report：Technical report series No.889. Geneva：World Health Organization；1999. p.64-93.
7) 山﨑　哲，ほか．APTTの現状と標準化に向けた課題．生物試料分析 2009；32：365-70.
8) Hirsh J, et al. Guide to anticoagulant therapy：Heparin：A statement for healthcare professionals from the American Heart Association. Circulation 2001；103：2994-3018.
9) Organ Procurement and Transplantation Network（OPTN）Policies. Policy 9：Allocation of Livers and Liver-Intestines. 2016；98-127. https://optn.transplant.hrsa.gov/media/1200/optn_policies.pdf
10) 朝倉英策，ほか．日本血栓止血学会 DIC診断基準暫定案．血栓止血誌2014；25：629-46.
11) 家子正裕，ほか．日本血栓止血学会 新規経口抗凝固療法における出血と虚血のリスク評価は可能か？ 心電図 2013；33：49-58.
12) Heidbuchel H, et al. EHRA practical guide on the use of new oral anticoagulants in patients with non-valvular atrial fibrillation：Executive summary. Eur Heart J 2013；34：2094-106.
13) Kaatz S, et al. Guidance on the emergent reversal of oral thrombin and factor Xa inhibitors. Am J Hematol 2012；87：S141-5.
14) January CT, et al. 2014 AHA/ACC/HRS Guideline for the Management of Patients With Atrial Fibrillation：Executive Summary：A report of the American College of Cardiology/American Heart Association Task Force on practice guidelines and the Heart Rhythm Society. Circulation 2014；130：2071-104.
15) Kearon C, et al. Antithrombotic Therapy for VTE Disease：CHEST Guideline and Expert Panel Report. Chest 2016；149：315-52.

# 3-11 内因性プロテアーゼ

## はじめに

- トロンビンとプラスミンはそれぞれ凝固系と線溶系の中心的な役割を果たす酵素であり,ともにセリンプロテアーゼに分類される.
- 生体内の各酵素にはインヒビターが存在している.アンチトロンビン(antithrombin:AT)と$α_2$プラスミンインヒビター($α_2$ plasmin inhibitor:$α_2$PI)はそれぞれトロンビンとプラスミンに対する特異的なインヒビターであり,セリンプロテアーゼインヒビター(serine protease inhibitor:serpin)に分類される.
- トロンビン-アンチトロンビン複合体(thrombin-antithrombin complex:TAT)とプラスミン-$α_2$プラスミンインヒビター複合体(plasmin-$α_2$ plasmin inhibitor complex:PIC)は,それぞれトロンビンとAT,プラスミンと$α_2$PIが1:1に結合した複合体である.トロンビンやプラスミンの活性を直接測定することはできないため,代わりにTATやPICを測定して凝固や線溶の活性の指標としている(表1).

## 1 アンチトロンビン(AT)

- 血液の凝固反応は,トロンビンなどの多数の凝固因子(プロテアーゼ)のカスケードから成る.ATはそれらを阻害することで過度の凝固を阻止する役割を担っている.そのため,ATの欠乏は血栓塞栓症(thromboembolism)の重大なリスク因子である.
- ATの特徴に,ヘパリンと結合することで飛躍的に凝固因子の阻害作用が増強するということがある.

> **ここがポイント**
> ATの欠乏は,血栓塞栓症の重大なリスク因子

### a ─ 発見の経緯と名称

- 1900年ごろからトロンビンの存在は知られていた.1950年ごろにトロンビンを血漿中に加えると徐々にトロンビン活性が低下していくことが観察さ

**表1 凝固・線溶の活性の指標**

| | 作用・意義 |
|---|---|
| AT | トロンビンなどの凝固因子を阻害することで,過度の凝固を阻止する |
| $α_2$PI | 主に血栓を分解するプラスミンに結合することで,線溶阻害作用を発揮する |
| TAT | トロンビンとATが1:1に結合した複合体で,凝固活性化の指標となる |
| PIC | プラスミンと$α_2$PIが1:1に結合した複合体で,線溶活性化の指標となる |

れ，トロンビンが血漿中のタンパクによって活性を失っていくためであると考えられた．そのタンパクをアンチトロンビン（antithrombin：AT）とよぶようになった．

- 最初はトロンビンを中和するタンパクは6つあると考えられ，ローマ数字をつけてAT I，AT II，AT III，AT IVなどと分類されていた．しかし1966年に，そのうちのAT IIIがトロンビン活性を抑制する本体であると結論づけられた．その後，長いあいだAT IIIとよばれてきたが，1994年に国際血栓止血学会（International Society on Thrombosis and Haemostasis：ISTH）で"III"を省略して単にATとよぶことになった．ただし，製剤としてはAT IIIの名称は残っている．
- ATは，ヘパリンによりその作用が飛躍的に増強するため，ヘパリンコファクター I（heparin cofactor I：HC I）ともよばれる．

## b ― 構造と機能

- ATは，肝臓で合成される分子量58,000の糖タンパクで，432個のアミノ酸から構成される．ATは$\alpha_2$グロブリン分画に属する．
- ATには，セリンプロテアーゼと結合する反応中心（reactive center）がArg393-Ser394に存在し，活性化凝固因子のセリン残基と結合する．ATは活性化凝固因子と1：1に結合し，凝固因子を不活化することで，その作用を阻害する．
- ATが阻害する活性化凝固因子には，トロンビンのほかに，活性化第X，IX，XI，XII因子（Xa，IXa，XIa，XIIa）などがある．
- ATには，反応中心とは別にヘパリンと結合するヘパリン結合部位（heparin-binding site）が存在する．ATのヘパリン結合部位にヘパリンやフォンダパリヌクス（アリクストラ®）が結合すると，立体構造が変化し反応中心がセリンプロテアーゼと結合しやすくなる．ATのインヒビターとしての活性は本来低いが，この立体構造の変化によりAT活性は1,000倍以上になる．
- ATは，ヘパリン結合部位に結合する物質が変わると，不活化するセリンプロテアーゼも変化する．糖鎖の長い高分子量のヘパリンでは，ATはトロンビンもXaも不活化するが，ヘパリンの糖鎖が短くなるほどトロンビンと反応しにくくなり，Xaへの選択性が高くなる．フォンダパリヌクスはトロンビンをほとんど不活化せず，Xaを不活化する．
- 生体内では，ヘパラン硫酸がヘパリンの役割をしている．ヘパラン硫酸は血管内皮に存在していて，ATのヘパリン結合部位に結合する．そのためにATの抗凝固作用は血管内皮に限局して，血液の流動性を維持することができる[1]．
- ATにはフィブリノゲンと血小板の粘着を減らすなどの作用もある[2]．
- ATの半減期はおおよそ2.8～4.8日間である．
- ATは炎症で上昇しないと考えられている．
- 新生児のAT活性は50%で，6か月で成人のレベルに到達する[3]．
- ATの血漿濃度は人種間で差がないと考えられている．

> **ここがポイント**
> ATは，活性化凝固因子と1：1結合し，凝固因子を不活化して作用を阻害する

> **ここがポイント**
> ATの阻害活性は本来低いが，ヘパリンなどとの結合で1,000倍以上に増強する

## C — アンチトロビン（AT）欠乏症・異常症

- ATが上昇する病態はなく，低下する病態が問題となる．ATの欠乏には，先天性と後天性とがある．

### ▌先天性AT欠乏症

- 先天性AT欠乏症（congenital antithrombin deficiency）は常染色体優性遺伝を示し，通常，ヘテロ接合体である．ホモ接合体は存在しておらず，致死的と考えられる．有病率は，日本人では0.15％（約650人に1人），欧米の報告では0.02〜0.2％と推定されている．静脈血栓塞栓症の患者では1〜7％の有病率である．
- ヘテロ接合体の血中AT活性は正常の約40〜70％程度を示す．活性，抗原量からAT活性・抗原量ともに低下する産生異常（I型），抗原量が正常であるものの活性が低下する分子異常症（II型）に分類される．II型はさらに，①反応部位の異常，②ヘパリン結合部位の異常，③ヘパリン結合部位と反応部位の両方の異常，の3つのサブタイプに分類される．

### ▌後天性のAT欠乏

#### 1. 凝固活性化による消費

- 急性血栓症：消費性にAT活性が一時的に低下する．
- 播種性血管内凝固症候群（DIC）：DICは基礎疾患の存在下に全身性かつ持続性の著しい凝固活性化をきたし，全身の主として細小血管内に微小血栓が多発する重篤な病態である．凝固活性化に伴って消費性にATが低下する．敗血症性のDICでは，炎症性サイトカインによる産生低下や血管外漏出，顆粒球エラスターゼによる分解などもAT活性の低下に関与していると考えられている．DICや敗血症では，AT活性が低いほど予後が悪いが，因果関係ははっきりしておらず原疾患の治療が優先される．
- 手術や外傷：血栓症や出血を伴いやすい．大手術では軽度のATの低下を伴い，術後3日で最低値となる．術後5日ごろに術前レベルに戻る．

#### 2. 肝機能異常による産生低下

- 肝硬変，劇症肝炎，肝不全などの肝機能異常では，ATを含む凝固・線溶系因子の合成が低下する．

#### 3. 尿中への喪失

- ネフローゼ症候群：プロテインCやプロテインSを含む他の抗凝固因子と同様にATを尿中に喪失する．
- 妊娠高血圧症候群：正常妊娠ではAT活性に大きな変化はないが，妊娠高血圧，子癇前症，子癇の妊婦ではATが著明に減少する．

#### 4. 薬剤

- アスパラギナーゼによる治療：アスパラギナーゼはアスパラギンを含むタンパク質の合成を低下させるため，ATの濃度が低下する．
- ヘパリン：ヘパリンを投与すると，30％ほどAT活性が低下する[4]．これはATのクリアランスの上昇と関係していると考えられている．ヘパリン投与

---

**ここがポイント**

後天性のAT欠乏は，凝固活性化による消費，肝機能異常による産生低下，尿中への喪失，薬剤性などがある

▶DIC：
disseminated intravascular coagulation

によるAT活性の低下は血栓症のリスクを高めるとは考えられていない．問題となるのは，血栓形成傾向の精査が必要な患者で，ヘパリン投与によるAT活性の低下なのか他の原因による低下なのか判断できなくなることである．
- 経口避妊薬・エストロゲン：軽度のAT濃度の低下が経口避妊薬や他の目的でエストロゲンを内服している患者でもみられる．この変化の臨床的な意義は確立されていない．

### 5．ECMOと血液透析
- ATが低下し，ヘパリンによる抗凝固が不十分となるかもしれない．FFPよりもAT III製剤を投与することでより効果的に補充することができるが，AT III製剤の補充が臨床的な転帰や回路の寿命を改善するかどうかはわかっていない．

▶ECMO：
extracorporeal membrane oxygenation（体外膜型肺）

▶FFP：
fresh frozen plasma（新鮮凍結血漿）

## ▍AT欠乏による合併症
- AT活性低下による合併症には，血栓症のリスク増大とヘパリンに対する感受性低下がある．

### 1．血栓症のリスク増大
- 先天性および一部の後天性のAT活性低下は血栓症のリスク増大と関係している．血栓症は静脈血栓塞栓症であり，動脈血栓もあるが頻度は低くAT欠乏に特徴的ではない．AT活性が50％程度に低下すると，血栓形成を起こしやすくなると考えられている．このことは，トロンビンなどの凝固因子が50％程度の低下では臨床的な症状を起こさないのとは対照的である．

### 2．ヘパリンに対する感受性低下
- ヘパリンやフォンダパリヌクスはATを介して凝固系の酵素を不活化しているため，AT活性が低いと効果が不十分になる．AT活性低下時には，ATの補充が必要になる．
- 対照的に，アルガトロバン（スロンノンHI）などのAT非依存性の抗トロンビン薬，エドキサバン（リクシアナ）などのXa阻害薬ではAT活性は関係しない．

> **ここがポイント**
> AT欠乏により，血栓症のリスク増大とヘパリンに対する感受性低下がみられる

## ▍臨床検査
- ATの異常はプロトロンビン時間（PT）や活性化部分トロンボプラスチン時間（APTT）などの一般的な凝固スクリーニング検査ではわからないため，ATそのものを測定する必要がある．
- ATの臨床検査には，血中AT活性の測定と抗原量の測定がある．

### 1．血中AT活性（ヘパリンコファクター活性）の測定
- ヘパリン存在下でのATのトロンビンまたはXaへの阻害効果を合成基質法または凝固法で間接的に測定する．基質によりそれぞれトロンビン法とXa法とよぶ．
- 多くの検査室ではAT活性の基準値の下限を80％にしている（基準範囲：80～120％）．この値は－2SDにあたる．
- トロンビン法：ATと同様にヘパリンに結合して抗トロンビン活性を示すヘパリンコファクターIIを一緒に測ってしまうため，20～30％高値となるこ

▶PT：
prothrombin time

▶APTT：
activated partial thromboplastin time

> **ここがポイント**
> ATの臨床検査には，血中AT活性の測定と抗原量の測定がある

とがあるという問題がある[5,6].
- Xa法：ヘパリンコファクターIIの影響を受けないため，Xa法がトロンビン法に代わって広く用いられている[6]．ただし，Xa法ではヘパリン結合部位に変異がある一部のAT異常症においてAT活性が低下せず，欠損症を見落とす可能性がある．

### 2．AT抗原量の測定

- 抗AT抗体を用いて単純放射状免疫拡散法（SRID）や酵素固相化免疫測定法（ELISA）などの免疫学的方法により測定する．
- 基準範囲：25〜32 mg/dL

### 3．検査上の注意点

- AT抗原量の測定は，AT異常症を検出できないため初回の検査としては奨められない．
- ヘパリンはAT活性を低下させることがあり，データの信頼性が落ちるので注意が必要である．この効果は未分画ヘパリンでよく記述されているが，理論的には低分子ヘパリンでも起こりうる．
- 非ビタミンK拮抗経口抗凝固薬（non-vitamin K antagonist oral anticoagulant：NOAC）は，AT活性に影響を及ぼすことが報告されている．ダビガトランなどのトロンビン阻害薬ではトロンビン法によるAT活性が偽高値となるため，Xa法での測定が望ましい．リバーロキサバン（イグザレルト®）などのXa阻害薬ではXa測定法によるAT活性が偽高値となるため，トロンビン法での測定が望ましい．
- ワルファリンはまれにAT活性を上昇させることがある．AT欠乏症を診断するためには，抗凝固薬をすべて中止したうえで測定する必要がある．

▶SRID：
single radial immuno-diffusion

▶ELISA：
enzyme-linked immunosorbent assay

> **アドバイス**
> AT欠乏症の診断の際には，抗凝固薬をすべて中止する

## 2 トロンビン-アンチトロンビン複合体（TAT）

### a—TATとは

- TATは凝固活性化の指標である．DICや各種血栓症を疑った場合の診断や治療効果の判定・経過観察を目的として測定されることが多い．
- 血漿凝固カスケードが活性化されると，最終的にトロンビンが形成される．トロンビンがフィブリノゲンに作用してフィブリノゲンがフィブリンとなって血栓を形成する．つまりトロンビンの産生量は凝固活性化を反映する．しかしトロンビンの血中半減期はきわめて短く，直接測定することはできない．
- 産生されたトロンビンの一部は血管内皮細胞上のヘパリン様物質の上で，その生理的インヒビターであるATと1：1結合した複合体（TAT）を形成する．TATの血中半減期は15分程度であるため測定することが可能である．TATを測定することで，トロンビン産生量，すなわち凝固活性化の程度を間接的に評価することができる．
- 何種類かの測定法があるが，ELISAなどで測定される．
- 基準範囲：3.0 ng/mL以下

> **ここがポイント**
> TATを測定することで，トロンビン産生量（凝固活性化の程度）を間接的に評価できる

## b — 異常となる病態・疾患

- 凝固活性化状態になれば，TATは上昇する．
  ① DIC，DICの準備状態．
  ② 静脈血栓塞栓症（深部静脈血栓症，肺塞栓），その他の血栓症急性期．
  ③ 心房細動の一部，とくに僧帽弁狭窄症に合併した心房細動など．
- ワルファリンなどの抗凝固療法中にはコントロール良好であれば，TATは正常下限になる．

## c — 注意点

- 採血時の不備や遠心までに時間を要したりすると，採血管内でトロンビンが産生され偽高値を呈しやすい．フィブリノゲン・フィブリン分解産物（fibrinogen and fibrin degradation products：FDP）（D-ダイマー）はアーチファクトが出にくいので，D-ダイマーがまったく正常であるにもかかわらずTATが異常高値であれば再検が必要である．

**アドバイス**
D-ダイマーが正常値で，TATが異常高値であれば再検する

# 3 $\alpha_2$プラスミンインヒビター（$\alpha_2$PI）

## a — $\alpha_2$PIとは

- 形成された血栓を溶解しようとする働きのことを線溶という．線溶の開始には，血管内皮からの組織型プラスミノゲンアクチベータ（tissue-type plasminogen activator：tPA）の産生が必要である．tPAは，肝で産生されたプラスミノゲンをプラスミンに転換する．プラスミンは血栓（架橋化フィブリン）を分解する．tPAおよびプラスミノゲンはフィブリン親和性が高く，フィブリン上で効率よく線溶が進行する．$\alpha_2$PIは主にプラスミンに結合することで線溶阻害作用を発揮する[7]．
- $\alpha_2$PIはアミノ酸残基452，分子量約7万の血漿タンパクで，プラスミンの主たる生理的インヒビターである．
- $\alpha_2$PIは主に肝で産生されるが，血小板の$\alpha$顆粒中にも含まれ，血小板が活性化すると放出される．血漿中では，遊離またはプラスミノゲンと結合して存在している．
- $\alpha_2$PIの血漿中半減期は2〜6日である．
- $\alpha_2$PIは1976年に青木延雄先生により日本で発見・精製されたタンパクである[7]．

**ここがポイント**
$\alpha_2$PIは，主にプラスミンに結合することで，線溶阻害作用を発揮する

## b — 線溶阻害の機序

- 3つの機序が知られている．
  ① プラスミンと1：1結合して複合体を形成し，プラスミン活性を不活化する．$\alpha_2$PIの阻害作用はフィブリンに結合しているプラスミンよりも遊離プラスミンのほうが強い．そのため，プラスミンの作用はフィブリン塊

に限局していて，全身での線溶亢進を発揮しないようになっている．
② $α_2$PIはフィブリンと共有結合で結合し，活性化第XIII因子（XIIIa）により架橋結合を形成する．フィブリン塊に取り込まれた$α_2$PIはプラスミンのフィブリンへの吸着を阻害し，線溶に抵抗する．
③ プラスミノゲンのフィブリンへの結合を阻害する．プラスミノゲンはリジン結合部位を介してフィブリンと結合するが，$α_2$PIもプラスミノゲンのリジン結合部位と結合するためフィブリンと競合する．

- つまり，$α_2$PIはプラスミンに結合し直接その活性を阻害するのみでなく，プラスミノゲンのフィブリンへの結合を阻害し，フィブリンに結合してプラスミンの作用を阻害して，血栓の安定化に寄与するとともに，遊離プラスミンを容易に不活性化することにより線溶の血栓選択性にもかかわっており，生体の血栓形成・溶解の調整に大きく関与している．

### c ― 臨床検査

- $α_2$PIの測定法は，合成基質法による活性測定と免疫学的な抗原の測定がある．
- 基準範囲：活性測定：80〜130%
- 抗原測定：5.5〜8.5 mg/dL

### d ― 異常となる病態・疾患

- $α_2$PI低値となる病態・疾患は，①先天性$α_2$PI欠乏症・異常症，②肝硬変などの肝疾患などの産生低下，③線溶亢進型DIC，血栓溶解療法時などの消費亢進，である．
- $α_2$PIは$α_2$分画に属する急性炎症性タンパクであり，感染症では上昇する．

### e ― 注意点

- DICで線溶活性の程度を判断するために測定されることがあるが，感染症では上昇するため敗血症性のDICではあまり低下しないことがある．一方で，肝障害が高度であると，産生低下に起因して低下する．
- $α_2$PIは半減期が2日以上であるため，低値となっていても過去の線溶亢進を反映しているかもしれないという欠点がある．
- 以上の点で，$α_2$PIは線溶亢進の評価に関しては限界がある指標である．

> **アドバイス**
> $α_2$PIは感染症では上昇することなどから，線溶亢進の評価としては限界がある

## 4 プラスミン-$α_2$プラスミンインヒビター複合体（PIC）

### a ― PICとは

- PICは線溶活性化の指標である．PICは，DICで線溶亢進の程度を評価するために測定されることが多い．
- 線溶化の程度を評価するためにはプラスミンの産生量がわかればよいが，プラスミンの血中半減期は0.1秒ときわめて短くプラスミンを直接測定するこ

> **ここがポイント**
> PICは，DICで線溶亢進の程度を評価するために測定され，DICの病型分類に重要

とは不可能である．そのため，線溶化の評価は血栓が分解された際に生ずるFDP（D-ダイマー）の増加や$a_2$PIの低下などにより行われていたが，線溶活性の特異的な指標ではなかった．一方，PICは半減期が90分程度であるため測定可能で，PICが高値であるということはプラスミンの産生量が多いということ，すなわち線溶系が活性化していることを間接的に意味しており，より特異的な指標といえる．

- $a_2$PIと比較すると生体内半減期が短いため，採血時点の線溶活性化を忠実に反映すると考えられる．
- PICは酵素免疫測定法（enzyme immunoassay：EIA）により測定される．
- 基準範囲：0.8 μg/mL未満

> **ここがポイント**
> PICは，$a_2$PIより生体内半減期が短いため，採血時点の線溶活性化を反映する

## b ― 異常となる病態・疾患

### 1．DIC（とくに急性前骨髄球性白血病）
- DICでは凝固活性化のみならず線溶活性化もみられるため，PICは上昇する．線溶活性化の程度は基礎疾患によってさまざまであり，PICはDICの病型を分類するために重要である．

### 2．静脈血栓塞栓症
- 血栓ができると生体内で過剰な血栓を分解するよう線溶系の活性化が起こるため，PICは上昇する．

### 3．線溶療法施行時
- tPAやウロキナーゼを用いた線溶療法はプラスミノゲンをプラスミンに転換するため，プラスミンが増加してPICは上昇する．

（平松大典）

### 文献

1) Dahlbäck B. Advances in understanding pathogenic mechanisms of thrombophilic disorders. Blood 2008；112：19-27.
2) Loncar R, et al. Antithrombin significantly influences platelet adhesion onto immobilized fibrinogen in an in-vitro system simulating low flow. Thromb J 2006；4：19.
3) McDonald MM, et al. Biochemical and functional study of antithrombin III in newborn infants. Thromb Haemost 1982；47：56-8.
4) Lechner K, Kyrle PA. Antithrombin III concentrates--Are they clinically useful？ Thromb Haemost 1995；73：340-8.
5) 森下絵里子．アンチトロンビン，プロテインC，プロテインS．朝倉英策，編著．臨床に直結する血栓止血学．東京：中外医学社；2013. p.51-6.
6) Tollefsen DM, Blank MK. Detection of a new heparin-dependent inhibitor of thrombin in human plasma. J Clin Invest 1981；68：589-96.
7) Aoki N. Discovery of alpha2-plasmin inhibitor and its congenital deficiency. J Thrombo Hemostat 2005；3：623-31.

# 4章

# 基礎疾患との関連性

# 4-1 敗血症

## はじめに

- 敗血症 (sepsis) はICU入院患者の11.0％にみられ，死亡率は38〜59％である．そして，成人入院患者の死亡原因として最も頻度が高いものである[1]．アメリカからの報告をみると，死亡率は2000年の39％から2007年には27％に低下しているものの，敗血症による入院は人口10万人あたり143人から343人へと増加し，かつ高齢者の占める割合が著しく増加している[2]．
- 感染症患者はDICを高頻度に合併し，DIC合併例では非合併例と比較して転帰は不良である[3-5]．
- 敗血症におけるDICはその重症化と強く関連するとともに，転帰に大きな影響を与える．また，DICの改善が転帰に影響を与える可能性を有するのが敗血症を基礎疾患とするDICである[6-8]．
- 敗血症に伴うDICという病態を治療対象としてとらえるのか，そのうえで抗凝固療法を施行することに有用性を見いだすことができるかに関しては，国際的な意見の統一はない．
- 敗血症における凝固系反応には生体防御の側面を有する"immunothrombosis"（免疫学的血栓形成）という概念が明確に示され[9]，感染症患者にとって自らを防御するための血栓形成が生体内で行われていることが明らかにされている．しかし，この血栓形成も，一定レベルを超えることにより病的となり，"血栓症"や"DIC"へと進展する．
- 本項では，敗血症における炎症反応と凝固・線溶系反応に関して，その臨床的意義とともにimmunothrombosisからDICへと考えてみたい．

▶DIC：
disseminated intravascular coagulation

## 1 敗血症における炎症と凝固・線溶系異常

- 敗血症の病態において，凝固・線溶系反応は炎症反応と強くリンクしている．炎症反応は凝固系を活性化するとともに線溶系を抑制する．一方，活性化した凝固反応により形成されたトロンビンなどの凝固因子は炎症反応を促進する[7,10-12]．
- 敗血症の病態において，凝固系は以下のような関与をすることが明らかにされてきた[13,14]．
  ① 凝固亢進に伴い大量のトロンビン産生から微小血栓形成が生じる．
  ② 生理的凝固阻止物質である活性化プロテインCやアンチトロンビンは，その血液中の濃度・活性が低下し，活性化した血管内凝固を十分に制御することができない．
  ③ 結果として形成された微小血栓は敗血症の病態形成，臓器不全の発現に

ここがポイント
炎症反応は凝固系を活性化するとともに，線溶系を抑制する

おいて重要な関与をする．

## 2 敗血症における凝固・線溶系異常と重症度・転帰

- Rangel-FraustoらによるICU入院患者3,708例を対象とした前向き観察研究によると，全身性炎症反応症候群（systemic inflammatory response syndrome：SIRS）→敗血症→重症敗血症→敗血症性ショック（septic shock）へと重症度の進行に伴ってDICの合併率が上昇することが示されている[6,7]．
- Kienastらは，重症敗血症を対象としたアンチトロンビン高用量療法を検討したKyberSept trialに関して，DIC合併に注目して解析している[8]．KyberSept trialにエントリーされた2,314例中，ヘパリンの併用が行われておらず，ベースラインにおけるDIC診断のための凝血学的評価が可能であった563例をみると，国際血栓止血学会（ISTH）基準によるnon-overt DICあるいはovert DICの診断基準を満たしたものは229例（40.7％）であった．そして，プラセボ群におけるDIC合併例と非合併例の28日目の死亡率をみると，40.0％と22.2％とDIC合併例で有意に死亡率が高く（$p=0.004$），重症敗血症病態でのDICが予後に大きな影響を与えることが示されている．
- 日本から世界に発信したデータをみても，敗血症におけるDICと重症化との関連を示すものである[15]．
- 敗血症により急性期DIC基準でDICと診断された症例では，DICスコアの上昇は，他の重症度スコアにより示される重症化と死亡率の上昇と関連する[16]（**表1**）．
- 624例がエントリーされた日本のsepsis registryの報告からも，DICの合併は敗血症性ショックと同様に重症化と転帰の悪化に関連することが示されている．DIC症例の28日死亡率および病院死亡率は，非DIC症例の約2倍であるとともに，急性期DICの合併は28日および病院死亡の有意な独立規定因

> **ここがポイント**
> DICの合併率は敗血症の重症度・転帰に関連する

▶ISTH：
International Society on Thrombosis and Haemostasis．その診断基準については，2章「2-4 ISTH DIC診断基準」（p.32）参照

**表1 急性期DICスコアと重症化スコア，死亡率**

| 急性期 DIC スコア | 4 | 5 | 6 | 7-8 |
|---|---|---|---|---|
| APACHE IIスコア | 18.2±9.7 | 19.9±7.9* | 24.4±9.8*+ | 23.0±7.6* |
| SIRS criteria max | 3.0±0.8 | 3.3±0.8 | 3.4±0.7* | 3.6±0.6* |
| SOFAスコアmax | 7.9±4.7 | 11.0±3.6* | 12.7±4.9* | 12.9±4.2* |
| ISTHスコアmax | 2.9±0.7 | 3.1±1.2 | 4.5±0.9*+ | 5.3±1.3*+# |
| ISTH DIC % (n) | 0 (0) | 9.1 (3) | 46.8 (22)*+ | 72.4 (42)*+# |
| 多臓器不全 % (n) | 28.6 (8) | 57.5 (19)* | 61.7 (29)* | 69.0 (40)* |
| 死亡率 % (n) | 10.7 (3) | 33.3 (11) | 31.9 (15) | 39.7 (23)* |

DIC：disseminated intravascular coagulation，APACHE：Acute Physiology and Chronic Health Evaluation，SIRS：全身性炎症反応症候群，SOFA：Sequential Organ Failure Assessment，ISTH：International Society on Thrombosis and Haemostasis．
$p$値：*$p<0.05$ vs score 4；+$p<0.05$ vs score 5；#$p<0.05$ vs score 6．

（Gando S, et al. Thromb Res 2009；123：715-8[16]より）

表2 重症敗血症におけるDIC症例と非DIC症例の比較

|  | DIC症例 ($n=332$) | 非DIC症例 ($n=292$) | $p$値 |
| --- | --- | --- | --- |
| 重症敗血症診断日 | | | |
| APACHE IIスコア | 21.9±7.9 | 25.2±8.5 | <0.01 |
| SOFAスコア | 6.7±3.3 | 10.6±3.8 | <0.01 |
| SIRSスコア | 3.1±0.9 | 3.3±0.8 | <0.01 |
| 急性期DICスコア | 1.9±0.9 | 5.6±1.3 | <0.01 |
| 死亡率% | | | |
| 28日死亡 | 16 | 31.2 | <0.01 |
| 病院死亡 | 21.7 | 38.4 | <0.01 |

略語は表1の略語に同じ.
(Ogura H, et al. J Infect Chemother 2014;20:157-62[15] より)

表3 重症敗血症患者における28日死亡および病院死亡予測因子:ロジスティック回帰分析

|  | オッズ比 | $p$値 | 95%信頼区間 |
| --- | --- | --- | --- |
| 28日死亡 | | | |
| 年齢 | 1.03 | 0 | 1.013-1.046 |
| 敗血症性ショック | 1.934 | 0.012 | 1.156-3.236 |
| DIC | 1.733 | 0.019 | 1.094-2.747 |
| SOFA-心血管 | 1.866 | 0.022 | 1.095-3.175 |
| 病院死亡 | | | |
| 年齢 | 1.02 | 0.007 | 1.006-1.036 |
| 敗血症性ショック | 2.033 | 0.004 | 1.263-3.279 |
| DIC | 1.546 | 0.046 | 1.008-2.370 |
| SOFA-心血管 | 2.028 | 0.005 | 1.242-3.311 |
| 共存症 | 1.786 | 0.012 | 1.139-2.793 |

DIC:disseminated intravascular coagulation, SOFA:Sequential Organ Failure Assessment.
(Ogura H, et al. J Infect Chemother 2014;20:157-62[15] より)

子である(表2, 3)[15].

## 3 重症感染症における好中球と血小板の連携

- 侵襲に対する生体の防御において,出血と感染の制御は密接に関連する基本的な生体反応である.生体における血球系細胞の働きを考えるとき,白血球と血小板は異なった役割を担うものと認識されてきた.①白血球は免疫反応と感染制御を担当し,②血小板は止血・凝固系反応に携わり,血小板は出血の制御の中心を担う細胞成分である.
- 白血球は止血にも,血小板は免疫反応にも関与し,これらの細胞は感染の制御に連携を図っている.
- 重症感染症では,好中球と血小板は同一部位(肺と肝臓)に集積し,血中に存在する細菌の60%は肺と肝臓で捕獲される.好中球と血小板が強力な連携を有していることを裏づけるものである[17,18].

## 4 重症感染症に対する防御機構としてのNETs形成

- 病原微生物の生体内への侵入に対して,まず,局所に存在するマクロファージがこれを感知する.マクロファージから放出される細胞遊走因子や血管作動性物質により好中球などの細胞成分と血漿タンパクが誘導され,局所において侵入微生物に対応すべく炎症反応を起こす.
- 炎症の初期においては,好中球がいち早く遊走する.病原微生物を細胞内に取り込み,貪食後に細胞内でこれらの抗菌物質により細菌処理を行う[19].
- 重症感染症では,病原微生物が非常に大量に存在し,微生物の細胞内取り込みでは対応が十分にできない状況となる.このようなとき,好中球は自己を犠牲にし,抗菌活性を有する自己成分を細胞外に放出することにより抗菌作用を発揮して,細胞外において微生物に対応する[20].

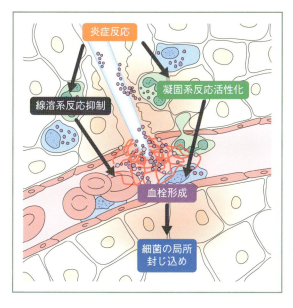

**図1 細菌の侵入に対する局所防御機構**
細菌の侵入に対する炎症反応により，①凝固反応活性と，②線溶反応抑制を惹起し，局所に形成した血栓により細菌の局所への封じ込めを図る．
(Sun H. Physiology〈Bethesda〉2006；21：281-8[27] より)

- 局所の感染に対しては，病原微生物を好中球内に取り込んで殺菌するが，敗血症に至る重症感染症では，細胞外で病原微生物の制御を行う．
- 敗血症における血小板の免疫応答への関与という新たな役割があり，細菌などの微生物捕獲のために好中球との連携を行っている[21]．血小板からのシグナルによって集積した好中球は，細胞としての自己を犠牲にして，微生物捕獲のための線維性の罠（neutrophil extracellular traps〈NETs〉；好中球細胞外トラップ）を細胞外に形成し，この罠により細菌を除去する．
- NETsは，好中球の核内に存在するDNAを主な構成成分としているが，抗菌活性を有するタンパク分解酵素やヒストンなどを含み，細菌や真菌の捕獲とともにこの処理も強力に行う[22-24]．
- NETsに含まれるヒストンには血小板の凝集促進作用があり[25]，血小板血栓の形成による血管閉塞は，病原微生物の全身への拡散を防ぐことにもつながる[26]．
- NETsの放出は感染防御だけでなく，血栓形成のための足場としても重要な役割を果たす．感染防御機構としてのみでなく，病的血栓にもつながる可能性があることが指摘されている[25]．
- 局所に細菌が侵入した際に，炎症反応により誘発される凝固亢進と線溶反応抑制による血栓形成は細菌の封じ込めにつながる．NETsと同様にとらえることができ，理解しやすい（**図1**）[27]．

## 5 immunothrombosisと感染防御

- これまで，敗血症に伴う凝固・線溶異常，血栓傾向は生体にとって病的なものとして認識されてきた．しかし，近年，このような考え方とは相反するものとして，"immunothrombosis"という概念が示されている[6]．
- 微生物が生体内に侵入した際の自然免疫反応の一つとして，微小血管内にお

**ここがポイント**
好中球と血小板は連携してNETsを形成し，微生物・病原体を捕獲する

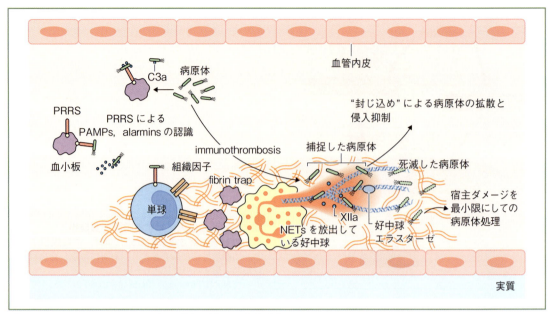

**図2　immunothrombosisによる感染に対する生体防御**
血栓形成は以下の4つのメカニズムによって感染防御に寄与していると考えられている.
　①微生物を血栓の中に閉じ込める.
　②血栓によりバリケードをつくり微生物の拡散を防止する.
　③抗菌分子が血流によって希釈されるのを防ぎ, 効率よく殺菌するための環境を提供する.
　④フィブリノゲン, フィブリンとこれらの分解産物により白血球の集積と活性化を誘導する.
感染症における血栓形成は, 白血球や血小板などの自然免疫細胞が感染や組織損傷を察知した際に能動的に立ち上げるプログラムであり, 免疫学的血栓形成（immunothrombosis）である.
PRRs：パターン認識受容体, PAMPs：病原体関連分子パターン, NETs：neutrophil extracellular traps（好中球細胞外トラップ）.

（Engelmann B, et al. Nat Rev Immunol 2013；13：34-45[9]より）

いてimmunothrombosisを形成し, 微生物に対する生体防御における初期の対応に重要な役割を果たす.
- 血栓形成は以下の4つのメカニズムによって感染防御に寄与していると考えられている（図2）[6].
① 微生物を血栓の中に閉じ込める.
② 血栓によりバリケードをつくり微生物の拡散を防止する.
③ 抗菌分子が血流によって希釈されるのを防ぎ, 効率よく殺菌するための環境を提供する.
④ フィブリノゲン, フィブリンとこれらの分解産物により白血球の集積と活性化を誘導する.
- 感染症における血栓形成は, 白血球や血小板などの自然免疫細胞が感染や組織損傷を察知した際に能動的に立ち上げるプログラムであり, 免疫学的血栓形成（immunothrombosis）である[6].

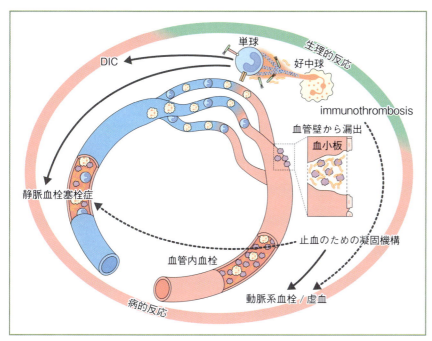

**図3 生理的反応としてのimmunothrombosisと病的血栓症**

生体に形成される血栓は，止血のための血栓形成，感染を制御するための血栓形成としてのimmunothrombosisがある．しかし，これが適切に制御されることなく病的になると，DICや血栓症として臨床的な問題となる．
(Engelmann B, et al. Nat Rev Immunol 2013；13：34-45[9])より)

## a — immunothrombosisの形成機序

- 自然免疫細胞は細胞表面にパターン認識受容体(pattern recognition receptors：PRRs)を発現している．微生物に共通で特有の構成成分である病原体関連分子パターン(pathogen-associated molecular patterns：PAMPs)や組織損傷に伴って宿主細胞や細胞外マトリックスから放出される分子(alarmins)の存在をパターン認識すると，組織因子発現やNETs放出のプログラムを立ち上げる．
- PAMPsとしてはエンドトキシン，alarminsとしてはHMGB-1やATP，ミトコンドリアDNA(mitochondrial DNA)などの多くの分子パターンが知られている[28-30]．
- immunothrombosis形成における両輪は，①組織因子活性化に始まる凝固外因系の活性化による血栓形成，および②NETs生成，である．

## b — immunothrombosisと抗凝固療法

- 感染初期においてimmunothrombosisが局所で生じている状況では，血栓形成による臓器障害を生じることはない．生体防御機構である．
- 感染のコントロールが容易ではなく，微小血栓が局所にとどまることなく全身循環に拡散した状態(＝敗血症性DIC)では多臓器障害の進行に関与し，予後の悪化につながることが考えられる．
- immunothrombosisという概念のもとでは，敗血症において形成される微小血栓は一概に病的血栓とはいえない(図3)[6]．

▶HMGB-1：
high-mobility group box-1 protein

▶ATP：
adenosine triphosphate（アデノシン三リン酸）

**ここに注意**
敗血症下で形成される微小血栓は一概に病的なものとはいえない

- immunothrombosisという概念のもとでは，感染に対して防御的役割を果たす血栓を考慮しない抗凝固療法の施行は，感染症の病態悪化につながる可能性があるため慎重な対応が望まれる．

（久志本成樹，佐藤哲哉，山本圭祐）

### 文献

1) Toussaint S, Gerlach H. Activated protein C for sepsis. N Engl J Med 2009；361：2646-52.
2) Kumar G, et al. Nationwide trends of severe sepsis in the 21st century (2000-2007). Chest 2011；140：1223-31.
3) Abraham E, et al. Efficacy and safety of tifacogin (recombinant tissue factor pathway inhibitor) in severe sepsis：A randomized controlled trial. JAMA 2003；290：238-47.
4) Bernard GR, et al. Efficacy and safety of recombinant human activated protein C for severe sepsis. N Engl J Med 2001；344：699-709.
5) Warren BL, et al. Caring for the critically ill patient. High-dose antithrombin III in severe sepsis：A randomized controlled trial. JAMA 2001；286：1869-78.
6) Rangel-Frausto MS, et al. The natural history of the systemic inflammatory response syndrome (SIRS). A prospective study. JAMA 1995；273：117-23.
7) Taylor FB Jr, et al. Towards definition, clinical and laboratory criteria, and a scoring system for disseminated intravascular coagulation. Thromb Haemost 2001；86：1327-30.
8) Kienast J, et al. Treatment effects of high-dose antithrombin without concomitant heparin in patients with severe sepsis with or without disseminated intravascular coagulation. J Thromb Haemost 2006；4：90-7.
9) Engelmann B, Massberg S. Thrombosis as an intravascular effector of innate immunity. Nat Rev Immunol 2013；13：34-45.
10) Levi M, et al. Disseminated intravascular coagulation. Thromb Haemost 1999；82：695-705.
11) Levi M, Ten Cate H. Disseminated intravascular coagulation. N Engl J Med 1999；341：586-92.
12) Coughlin SR. Thrombin signalling and protease-activated receptors. Nature 2000；407：258-64.
13) Angus DC, Crowther MA. Unraveling severe sepsis：Why did OPTIMIST fail and what's next? JAMA 2003；290：256-8.
14) Crowther MA, Marshall JC. Continuing challenges of sepsis research. JAMA 2001；286：1894-6.
15) Ogura H, et al. Epidemiology of severe sepsis in Japanese intensive care units：A prospective multicenter study. J Infect Chemother 2014；20：157-62.
16) Gando S, et al. Disseminated intravascular coagulation (DIC) diagnosed based on the Japanese Association for Acute Medicine criteria is a dependent continuum to overt DIC in patients with sepsis. Thromb Res 2009；123：715-8.
17) Clark SR, et al. Platelet TLR4 activates neutrophil extracellular traps to ensnare bacteria in septic blood. Nat Med 2007；13：463-9.
18) Ma AC, Kubes P. Platelets, neutrophils, and neutrophil extracellular traps (NETs) in sepsis. J Thromb Haemost 2008；6：415-20.
19) Nathan C. Neutrophils and immunity：Challenges and opportunities. Nat Rev Immunol 2006；6：173-82.
20) Urban C, Zychlinsky A. Netting bacteria in sepsis. Nat Med 2007；13：403-4.
21) Semple JW, et al. Platelets and the immune continuum. Nat Rev Immunol 2011；11：

264-74.
22) Brinkmann V, et al. Neutrophil extracellular traps kill bacteria. Science 2004；303：1532-5.
23) Lee WL, Grinstein S. Immunology. The tangled webs that neutrophils weave. Science 2004；303：1477-8.
24) Brinkmann V, Zychlinsky A. Beneficial suicide：Why neutrophils die to make NETs. Nat Rev Microbiol 2007；5：577-82.
25) Fuchs TA, et al. Extracellular DNA traps promote thrombosis. Proc Natl Acad Sci U S A 2010；107：15880-5.
26) Massberg S, et al. Reciprocal coupling of coagulation and innate immunity via neutrophil serine proteases. Nat Med 2010；16：887-96.
27) Sun H. The interaction between pathogens and the host coagulation system. Physiology (Bethesda) 2006；21：281-8.
28) Rittirsch D, et al. Harmful molecular mechanisms in sepsis. Nat Rev Immunol 2008；8：776-87.
29) Bianchi ME. DAMPs, PAMPs and alarmins：All we need to know about danger. J Leukoc Biol 2007；81：1-5.
30) Chen GY, Nuñez G. Sterile inflammation：Sensing and reacting to damage. Nat Rev Immunol 2010；10：826-37.

# 4-2 外傷

## はじめに

- 重症外傷（trauma）への対応は，重要な世界的な公衆衛生上の課題である．交通事故などの外傷に起因する損傷は，WHOによる世界の死亡率トップ10にランクインしており，年間580万人が死亡している[1,2]．この数値は2020年までに800万人以上へ到達することが予測されている[3]．

- 日本において外傷が含まれる不慮の事故による死亡は，年間約3万9,000人，死因の第6位であり，とくに15～29歳の若年層では自殺と合わせて最も多くなっている[4]．外傷による死亡の30～40％は，出血が原因による死亡とされており[5]，頭部外傷による出血を合併した病態を加えると外傷急性期の死亡の50％近くに大量出血が関与している[6]．出血性ショックに陥った外傷患者は大きな財政負担を伴うこともあり，重症外傷患者において制御不能な出血にいかに迅速に対応するかが最大の課題となっている．

- 日本で多い鈍的多発外傷（blunt multiple trauma）では，出血源は一つとは限らず，単一の外科的止血術のみでは対応できないこともしばしばある．このような外傷形態で止血を得るためには，"coagulopathy"と称される凝固障害をいかに克服するかにかかっている．"coagulopathy"へ対処するためにはこの凝固障害の病態を把握することが不可欠であるが，この領域について日本とアメリカ，ヨーロッパでは解釈や治療法へのスタンスが異なっており，統一された見解には至っていない．現在，"coagulopathy"の本態としては，外傷を契機とした凝固反応の活性化を経た，二次線溶亢進である，と理解されている．ただ，この詳細な過程は，世界的にはacute coagulopathy of trauma-shock（ACoTS）[7,8]として認識され，日本では線溶亢進型播種性血管内凝固症候群（DIC）として解釈されている．

- 急性期の出血性ショックとともに外傷の死因として，その後に発生する多臓器不全（MOF）の存在がある．多発外傷は生体にとって過剰な炎症起点となり，生理学的恒常性のための通常の免疫学的応答では治癒に難渋することがある．最近の報告では，従来，説明されてきた全身性炎症反応症候群（systemic inflammatory response syndrome：SIRS）-代償性抗炎症反応症候群（compensatory anti-inflammatory response syndrome：CARS）モデルでは説明できない炎症の遷延についてpersistent inflammation, immunosuppression, and catabolism syndrome（PICS，後述）という概念モデルが提案されており，注目されている．本項では，外傷を基礎病態として考える凝固・線溶系反応と炎症についてそれぞれ概説する．

▶二次線溶については，3章「3-6 線溶系検査と分子マーカー」（p.96）参照

▶DIC：
disseminated intravascular coagulation

▶MOF：
multiple organ failure

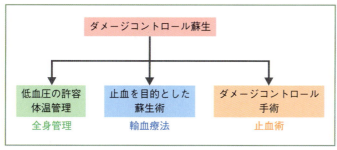

**図1 ダメージコントロール蘇生（DCR）の要素**
ダメージコントロール蘇生は，3つの要素に分けることができる．低血圧許容や体温管理を含む全身管理，止血を目的とした蘇生術としての輸血療法，およびダメージコントロール手術が基本となる止血術である．

## 1 外傷後凝固障害の歴史的変遷

- 1990年代以降，アメリカにおいて外傷後の凝固障害の主因は，希釈性凝固障害[★1]であるとの認識が続き，低体温とアシドーシスはこれを修飾し悪化させる因子であると考えられてきた．この背景としては組織灌流の維持と十分な酸素運搬を目的として大量の晶質輸液投与と赤血球輸血に頼った蘇生方法（large volume resuscitation）が主流であったことがある[9]．
- 2000年代に入ると，従来行われてきた輸血療法の弊害が認められるようになり，赤血球輸血量に比べ血漿輸血量が著しく少ないために，凝固障害を惹起させていることが指摘されるようになった．加えて，治療開始時点（輸液開始前）で，すでに凝固障害が存在することが報告され[10-12]，血液希釈によらない凝固障害の関与が指摘されるようになった．そして，希釈性凝固障害を回避するため，晶質液ではなく早期からの血漿（新鮮凍結血漿：FFP）投与と止血完了までの低血圧の許容，低体温の回避を組み合わせたダメージコントロール蘇生（damage control resuscitation：DCR，**図1**）が2007年にHolcombらにより提案され，発展してきた[13,14]．
- 現在，DCRにおける輸血療法として，大量出血を呈した外傷患者には血漿：赤血球比率が少なくとも1：2以上となるように定型化された大量輸血プロトコール（MTP）がヨーロッパのガイドラインで推奨されている[15]．しかしながら，早期からの血漿輸血を含むMTPは，ショックからの離脱と希釈性凝固障害の回避については一定の効果を期待できるが，外傷後凝固障害の本態と考えられている線溶過剰亢進状態への方策とはなっていないことも事実である．また，FFPの過剰投与は多臓器不全やARDSを増加させることが指摘されており[16]，真に有効性のある治療法かどうかの結論は出されていない．線溶亢進に対する唯一の治療は，抗線溶薬のトラネキサム酸の投与であり，少なくとも受傷早期に忘れずに使用することも推奨される[17]．

[★1] **希釈性凝固障害**
出血により失った血管内容量を晶質輸液によって過剰に補った結果，血液の希釈が進み，相対的に凝固関連因子が減少してしまうことで発生するとされる凝固障害のこと．

▶FFP：
fresh frozen plasma

▶MTP：
massive transfusion protocol

▶ARDS：
acute respiratory distress syndrome（急性呼吸窮迫症候群）

## 2 外傷に伴う凝固・線溶系反応

- 出血を伴う外傷における凝固・線溶系反応には，図2に示したように，生理的反応と病的反応がある[18]．

### a—生理的凝固・線溶系反応（図2）

- 生理的凝固・線溶系反応では，組織損傷自体がそのトリガーとなる．血管内皮損傷と内皮下組織の露出による血小板の凝集とともに，血管内へ組織因子が流入し，凝固外因系が活性化する．トロンビン産生・活性化の後，強固なフィブリン血栓形成が誘導される．このような凝固反応の活性化へ反応し，過剰なフィブリン血栓による血管閉塞を回避するため，プラスミン産生と二次線溶反応が起こり，結果としてD-ダイマーの上昇が認められる．これが線溶亢進に至る過程は短時間で進行する．
- 二次線溶亢進が持続すると形成されたフィブリン血栓が過剰に溶解され，再出血の危険性が生じる．このため次に線溶を抑制するプラスミノゲンアクチベータインヒビター-1（plasminogen activator inhibitor-1：PAI-1）の発現

> **ここがポイント**
> 出血性の外傷における凝固・線溶系反応には，生理的反応と病的反応がある

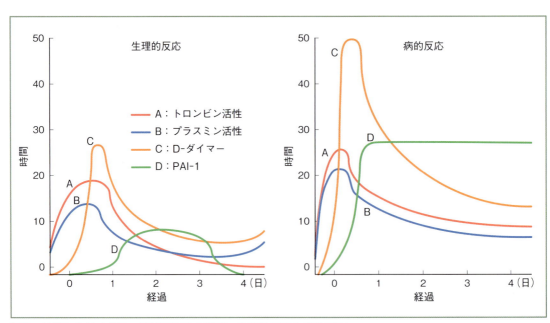

**図2　外傷における凝固・線溶系反応の推移：生理的反応と病的反応**
通常の生理的反応では，出血に対して凝固反応のトロンビン活性（A）が亢進，それに応じて線溶反応のプラスミン活性（B）も亢進する．結果として線溶マーカーであるD-ダイマー値（C）が上昇する．最終的に線溶系を抑制され（PAI-1上昇，D），一連の凝固・線溶系反応が終了する．一方，外傷に伴う侵襲が高度で出血性ショックを合併すると，凝固反応の亢進に対して過剰な線溶反応を認める場合がある．右の病的反応で示される線溶亢進状態が「線溶遮断」である．
PAI-1：プラスミノゲンアクチベータインヒビター-1.
（Gando S. Semin Thromb Hemost 2001；27：585-92[18]　より）

が増加する．これを線溶遮断（fibrinolytic shutdown）といい，上昇していたD-ダイマーの低下がみられるようになる．受傷後数時間から24時間程度で線溶遮断が認められることが多く，循環不全と組織損傷の程度により受傷後数日間は持続する．

- 外傷により損傷した血管内皮および組織の修復が完了すると強固となったフィブリン血栓は不要となる．これを溶解するためPAI-1の活性は低下し，線溶の抑制が解除され，二次線溶の再活性化状態となる．受傷後3日程度経過すると不要になった血栓の溶解によりD-ダイマーの再上昇が認められるようになる．

> **ここがポイント**
> 線溶遮断は，受傷後数時間から24時間程度で認められることが多く，受傷後数日間は持続する

## b ― 病的凝固・線溶系反応（図2）

- 外傷を契機とする病的凝固・線溶系反応では，ショックによる組織低灌流が継続することによって二次線溶反応が過剰となり，出血傾向が著しくなる．これは局所ではなく全身性変化であることから，従来定義されてきた線溶亢進型DICと同等の病態と考えることができる．この線溶亢進のトリガーは，血管内皮細胞から組織型プラスミノゲンアクチベータ（tissue-type plasminogen activator：tPA）が大量に放出されることによって発生すると考えられている．

> **ここがポイント**
> 病的反応は，過剰な二次線溶反応のため著しい出血を呈する全身性変化である

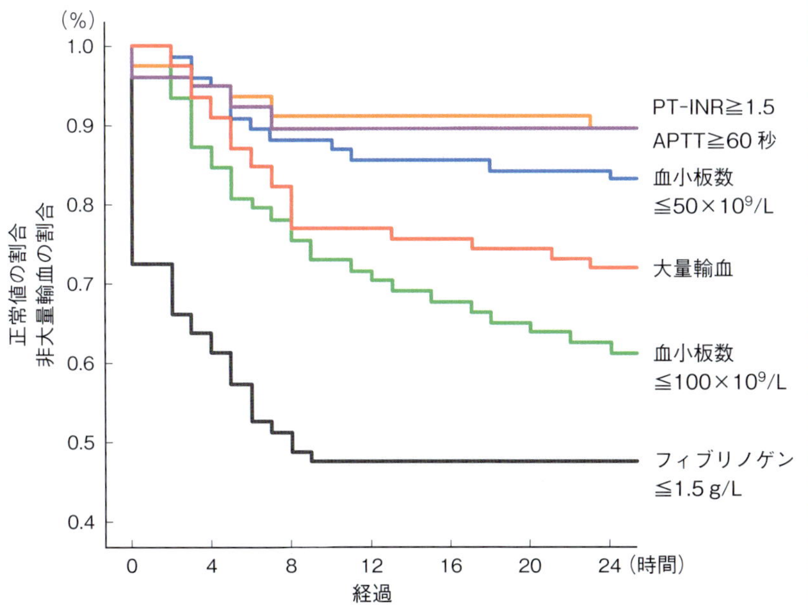

**図3　各止血関連因子の悪化のタイミング**
救急外来到着から各止血関連因子が危険域まで達する時間を示している．フィブリノゲンがほかの因子よりも早く危険域まで達している．また，大量輸血を要するまでの時間も併せて示している．
PT-INR：プロトロンビン時間-国際標準化比，APTT：活性化部分トロンボプラスチン時間．
(Hayakawa M, et al. Semin Thromb Hemost 2015；41：35-42[19]より)

### 表1 血液希釈による血小板数/凝固因子の低下

|  | 危機的レベル | 出血量%(95%信頼区間) | $r^2$ |
| --- | --- | --- | --- |
| 血小板数, /mm³ | 50,000 | 230% (169-294) | 0.60 |
| フィブリノゲン, mg/dL | 100 | 142% (117-169) | 0.90 |
| プロトロンビン時間, % | 30% | 201% (160-244) | 0.80 |
| 第V因子 | 25% | 229% (167-300) | 0.63 |
| 第VII因子 | 25% | 236% (198-277) | 0.82 |

定期手術における出血に対し同量の輸血を行った患者の検査結果から算出.

(MacLeod JB, et al. J Trauma 2003；55：39-44[11] より)

- また，ショックがなくとも頭部外傷を合併した場合では，凝固反応に相反する二次線溶反応が過剰となり同様の病態へ陥っていることが知られている．さらに，この段階では凝固因子の消費，輸液や輸血による希釈性変化，ショックと組織低灌流による代謝性アシドーシス，低体温が凝固・線溶系反応を修飾し，病態悪化へと導く．凝固因子の消費の程度は各因子で異なり，フィブリノゲンや第V因子が他の凝固因子よりも早く高頻度に低下すると報告されている（図3）[19]．

- 血液希釈については，臨床的に外傷患者の止血能を低下させることが一般に認識されているが[20,21]，表1のように危機的なレベルまで止血能が低下するために要する出血量と輸液量は著しく多い．希釈により凝固障害が生じている場合は，明らかに医原性であり不適切な輸液・輸血療法というほかない．また，外傷患者において低体温はしばしば経験され，低体温の重症度に比例して死亡率は増加する[22]．実際には血小板や凝固因子の活性は，34℃以下で明らかに低下することが確認されている[23]．

- さらに，重症外傷患者における代謝性アシドーシスは，主に組織低灌流が続くことにより発生する．代謝性アシドーシスは，低体温による凝固障害と相乗的に働き，重症度に比例して凝固能が障害される．とくにpH 7.1未満の重症外傷患者の半数はプロトロンビン時間（PT）および活性化部分トロンボプラスチン時間（APTT）が正常の2倍以上に延長しているとの報告もある[24]．

- 一方，DICの診断に関しては従来から用いられている急性期DIC診断基準を外傷急性期に適応すると，敗血症などとは異なる血清マーカーや臓器障害の推移となることから，非重症例も重症例も治療対象となってしまう可能性がある．外傷での妥当性評価も行われていないため，臨床への応用はまだ時期早尚かもしれない．とくに受傷当日のFDPとSIRSスコアのみでDICと診断するのではなく，症例ごとの病態から判断する．

## 3 acute coagulopathy of trauma-shock (ACoTS)

- 2008年Hessらは，外傷患者において受傷直後から認める凝固障害をACoTSとして提示した．この説明では，初期の凝固障害は，凝固制御機能の亢進と

> **ここがポイント**
> 血小板や凝固因子の活性は，34℃以下で明らかに低下する

▶PT：
prothrombin time

▶APTT：
activated partial thromboplastin time

> **アドバイス**
> 受傷当日のFDPとSIRSスコアのみならず，病態からDICを診断する

▶FDP：
fibrinogen and fibrin degradation products（フィブリノゲン・フィブリン分解産物）

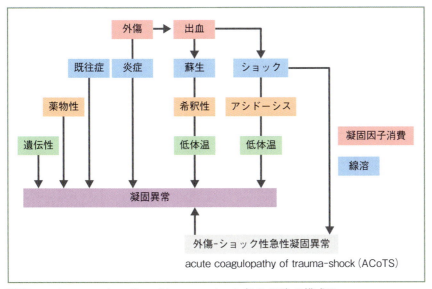

**図4** acute coagulopathy of trauma-shock（ACoTS）の模式図
acute coagulopathy of trauma-shockは，全身に惹起される凝固異常であり，そのトリガーはショックとそれに伴う組織低灌流であると主張されている．

（Hess JR, et al. J Trauma 2008；65：748-54[7]）より）

それによる活性化プロテインC（activated protein C：APC）の産生による抗凝固反応，さらにそれによるトロンビン産生抑制と線溶亢進が原因であるとしている[7]．
- 基本的に，外傷による組織損傷は，局所での凝固・線溶異常を引き起こすが，全身性の異常は惹起しないとし，全身性の凝固異常のトリガーは組織低灌流およびショックによって引き起こされると考えられている（図4）．ACoTSを主張するグループからの報告では，外傷初期には国際血栓止血学会診断基準によるDICは存在せず，PTとAPTTのいずれかの延長を定義としたACoTSのみ15％に認められたとしている[25]．

### 線溶亢進型DICとACoTSとの病態生理学的な違い
- 正常の創傷治癒反応（図5a）では，トロンビン産生と活性化は損傷局所に限定されている．DICを発症する場合（図5b）は，組織因子依存性凝固経路の活性化が，大量のトロンビン産生を誘導する．血管内皮細胞傷害はトロンボモジュリン（thrombomodulin：TM）機能を悪化させ，切断されたトロンボモジュリンが循環血液中に放出される．可溶性トロンボモジュリン（STM）は，正常の内皮細胞トロンボモジュリンの約20％しか活性がない．プロテインC（PC）低値と機能障害を呈したトロンビン-トロンボモジュリン複合体により，トロンビン活性のコントロールが不十分となり，トロンビンの損傷部位への接着ができなくなる．また，微小血管血栓と外傷性ショックによる低酸素，虚血，組織低灌流により，血管内皮細胞からの過剰なtPA放出が開始される．さらに，大量のフィブリン形成により，$a_2$プラスミンイン

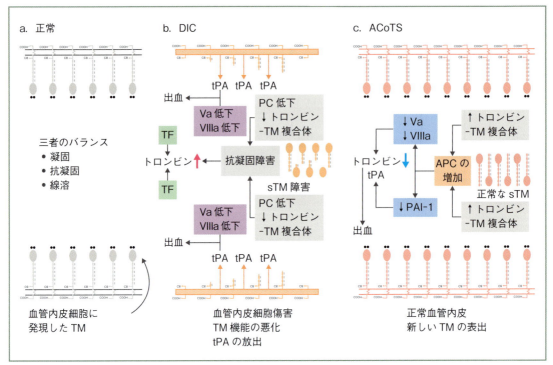

**図5 線溶亢進型DICとACoTSとの病態生理学的な違い**
図の解説は本文に記載した．
DIC：播種性血管内凝固症候群，ACoTS：acute coagulopathy of trauma-shock，TM：トロンボモジュリン，sTM：可溶性トロンボモジュリン，PC：プロテインC，APC：活性化プロテインC，PAI-1：プラスミノゲンアクチベータインヒビター-1，tPA：組織型プラスミノゲンアクチベータ．

(Gando S, et al. J Thromb Haemost 2013；11：26-35[26] より)

ヒビターが消費される．この変化によりフィブリノゲン，フィブリン溶解が増加し，線溶亢進型DICが誘発される．

- ACoTSの場合（図5c）は，新たに発現した内皮細胞トロンボモジュリンと新たに放出された正常機能のsTMが相乗的に大量のAPCを産生させる．APCは，テンナーゼ複合体とプロトロンビナーゼ複合体活性をトロンビン産生阻害により悪化させる．したがって，ACoTSの場合，内因系，外因系の両方が低凝固状態といえ，これは外傷患者の出血が原因と考えられる[26]．

## 4 大量輸血プロトコール（MTP）の限界

- 前述したように外傷後の病態生理の理解が深まったことにより，出血性ショックを契機に発症した凝固・線溶障害に対して止血を目的として，積極的なFFP投与を定型化し，赤血球輸血（PRBC）に対して一定の比率で行うMTPが普及してきた．しかしながら，FFP比率を高くするMTPに関する科学的検証のほとんどが観察研究でしかなく，本当に蘇生術として有効なのかについては疑問視されていた．そこでアメリカのレベル1外傷センターによる多施設無作為化試験が実施された[27]．

▶PRBC：
packed red blood cell（赤血球製剤）

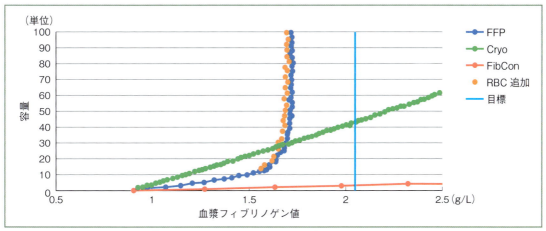

**図6 各製剤投与によるフィブリノゲン血中濃度の予測モデル（体重70 kg）**
FFP投与のみでは高度な低フィブリノゲン血症から離脱することはできない．フィブリノゲンを濃縮させたクリオプレシピテート製剤やフィブリノゲン製剤では，補充により直線的にフィブリノゲン値が上昇する．
FFP：新鮮凍結血漿，Cryo：クリオプレシピテート製剤，FibCon：フィブリノゲン製剤，RBC：赤血球製剤．
(Collins PW, et al. Br J Anaesth 2014；113：585-95[31])より一部改変)

- この試験ではすでに融解したFFPを用いて輸血製剤比率（FFP：PRBC）が1：2と1：1との2群間で比較した．結果として，全体での24時間死亡率，30日死亡率ともに両群間に差は認められなかった．サブ解析では，PRBCを3単位以上輸血した患者における死亡率減少を認めた．過剰な晶質輸液による合併症は明らかであることから，積極的なFFP輸血の有効性自体は否定されないが，FFP輸血比率を上げることにより止血効果を狙うことには限界があると考えられる．
- 止血に関しては，上述したように強固なフィブリン血栓を形成する必要がある．しかしながら，重症外傷で凝固・線溶障害を合併している場合は，フィブリノゲンも顕著に低下しており[28,29]，他の因子と比べて危険域（150 mg/dL以下）に達するのが早い（図3）．低フィブリノゲン血症を合併した場合の死亡率は高く[30]，最終的にフィブリノゲンをいかに補充するかが蘇生の鍵となる．図6に示したように，フィブリノゲンは血中濃度で表示されることから，いくらFFPを投与しても濃度を上げるには限界がある[31]．
- しかしながら，日本では歴史的な影響によりフィブリノゲン濃縮製剤を外傷に対する止血目的に使用できず，さらにクリオプレシピテート製剤の生産も中止となったままである．日本でも欧米と同様にフィブリノゲンを直接補充できるようになることが望まれているが，そのハードルは高い．ただ，依然として低フィブリノゲン血症に対するフィブリノゲン補充療法のエビデンスレベルも高くないことから，今後の研究が期待されている．

**ここに注意**
いくらFFPを投与しても，フィブリノゲンの血中濃度を上げるには限界がある

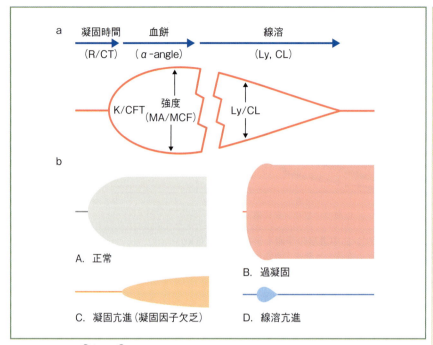

**図7 ROTEM®/TEG®による測定イメージ**
a：ROTEM®/TEG®で測定できる典型的な項目.
b：実際の測定イメージ.
R/CT：反応時間/凝固時間, α-angle：角度, K/CFT：血餅形成時間, MA/MCF：最大振幅/最大血餅硬度, Ly/CL：溶解/血餅溶解.
(Johansson PI, et al. Scand J Trauma Resusc Emerg Med 2012；20：473[33] より)

## 5 新たな目標志向型輸血療法：ROTEM®/TEG®による凝固・線溶モニタリング

- 通常，凝固機能を評価する項目は，PTやAPTTである．これは原因検索のために行う質的検査であり，凝固反応（トロンビン産生）の初期相（約5％）の良否が反映され，トータルの凝固反応の指標としては適していない．さらに，検査結果が出るまでに時間を要することからリアルタイムの治療指標とはならなかった．

- これに対して2000年代後半から全血 viscoelastic hemostatic assay である ROTEM®/TEG®★1 を用いた病態解析が報告されてきた[32]．これらは迅速に測定結果（図7a）を把握することが可能なため，point of care test（POC検査）として活用できるとされている．さらに線溶系も測定可能なことから（図7b），病態把握が治療に直結できる．今後は測定値による目標志向型輸血戦略への応用が期待されている[33-35]．

## 6 免疫学的生体反応の推移

- 免疫システムは，外傷後の生体防御と修復における中枢を担っている．止血している局所組織レベルでは，傷害された組織は破壊片の除去と微生物の侵

▶ROTEM®：
rotational thromboelastometry（ローテーショナルエラストメトリー）

▶TEG®：
thromboelastography（トロンボエラストグラフィ）

★1 ROTEM®/TEG®
トロンボエラストグラフを基にして開発された血液凝固能および凝固因子の検査装置．この装置では，血餅が形成され始めるまでの時間や血餅形成速度，血餅強度，フィブリノゲンの減少，ヘパリンの残存の有無，線溶系が短時間で測定可能である．この検査によって血小板と凝固因子相互作用や凝固反応の程度を把握し，結果に応じた治療介入を行うことができる．

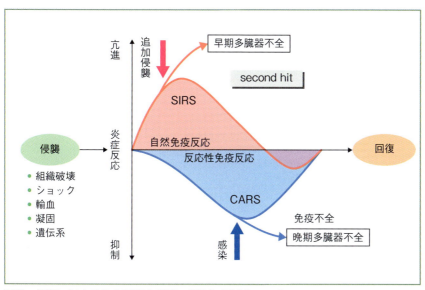

**図8 侵襲に対する生体反応の推移：SIRS-CARSモデル**
SIRSを呈する時期に，追加の侵襲（手術や感染，➡）が加わると，さらに炎症反応が亢進する（second hit現象）．この行きすぎた炎症は抗炎症因子によって中和される（CARS）．過剰な炎症が抑制される半面，免疫麻痺も惹起され重篤な感染症へ陥ることもある（➡）．
SIRS：全身性炎症性反応症候群，CARS：代償性抗炎症反応症候群．

## Column 外傷後の肺炎

SIRS-CARSモデルにおいて，侵襲に見合った免疫応答が得られない場合，感染症を発症しやすくなる．重症脳損傷患者では，肺炎は60%で発生するとされ[36]，死亡へ直結する危険性がある．また，ダメージコントロール手術後に開腹管理（open abdominal management）としている場合の肺炎発生率も同様に高率（39〜63%）であり[37,38]，多発外傷では肺炎発症のリスクを常に念頭におく．このように，外傷患者に合併した肺炎は，入院後早期に発症する市中肺炎タイプと入院後4日以上経過した後に晩期発症する院内肺炎タイプに分けることができる（図9）[39]．

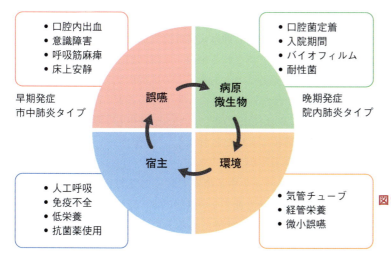

**図9 外傷患者における肺炎発症の病因**
（齋藤伸行．日外感染症会誌 2016；13：209-21[41]より）

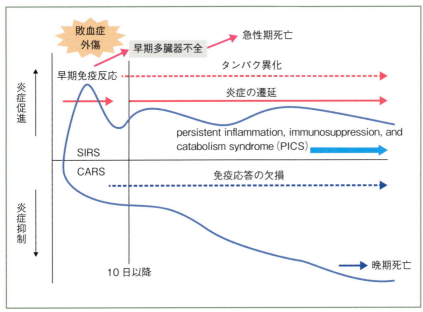

**図10　PICSの概念図**
PICSとは通常は回復に向かう時期（集中治療室入室10日以降）となっても，炎症反応が残存することで，代償性抗炎症反応が遷延し，結果として相対的免疫不全状態が続いてしまう病態をさす．臨床上，しばしば治療に難渋し，いったん軽快したとしても再燃することもある．
(Gentile LF, et al. J Trauma Acute Care Surg 2012；72：1491-501[36]より)

入を妨げるために白血球をよび寄せる．さらに，局所の血管収縮反応は出血を減らし，フィブリンの網が侵入細胞を捕捉する．

- 全身レベルでは，外傷後に外界からの微生物に対する警戒は高まっている．これは発熱，頻脈，頻呼吸へ反映され，いくつかの項目を組み合わせて全身性炎症性反応症候群（SIRS）として認識される．この反応はすでに外傷でも発生しており，外因（感染）によるものかどうかの判定は困難である．SIRSを呈する時期に，二次的に追加の侵襲（手術や感染）が加わると，さらに炎症反応が亢進する．これをsecond hit現象とよんでいる．この行きすぎた極度の炎症は，抗炎症因子によって中和される．この状態は代償性抗炎症反応症候群（CARS）と称されている．過剰な炎症が制御される半面，免疫抑制の側面もあるため，この段階で重篤な感染症へ陥ることもある．この抗炎症反応は，免疫麻痺（immune paresis）ともいわれ，外傷直後にも発生しえる重症感染症の一因とされる．この経過は，従来はSIRSの後にCARSが発生してくると考えられてきたが，最近では，図8に示したとおり★2，外傷後，まもなく時期を重ねて発生していると考えられている．

- 2012年Gentileらは，図10に示すように，外科系集中治療室で10日以上経過しても炎症が遷延し低栄養が改善せず創傷治癒も進まない病態には，免疫応答が欠損している可能性があり，相対的免疫不全状態であるとの新たなPICSモデルを提案した[40,41]．この状態に合致する患者は，予後不良であることが推定され，介入対象とすることができる．しかし，このモデル自体は

**ここがポイント**
CARSでは，過剰な炎症のみならず免疫も抑制されるため，重症感染症の一因ともなる

**★2　免疫麻痺**
外傷や敗血症などの高度な炎症の後に免疫応答が強く抑制されている状態のこと．

理論的なものでしかなく，診断基準として炎症反応の持続や低アルブミン血症などが提案はされているものの明確なものはない．

## おわりに

- 外傷後早期の凝固・線溶障害は，凝固反応に引き続く全身性の二次線溶亢進であり，外傷自体を契機として発症してくる．この二次線溶亢進を，線溶亢進型DICと考えると理解しやすい．ただし，従来の急性期DIC診断基準のみで診断することには注意を要する．
- MTPを用いた場合でも，上述した病態に対しては限界があることを知っておく．現在，日本で行うことのできる治療は抗線溶薬（トラネキサム酸）投与であり，重症例では確実に行うことが提案される．
- 外傷後の免疫応答は，損傷部位や治療経過に影響され，複雑となる．いったん軽快したかにみえても，免疫応答が不相応な場合は，容易に感染性合併症を発症しうる．

（齋藤伸行，松本　尚）

アドバイス
重症例にはトラネキサム酸投与を確実に行う

### 文 献

1) World Health Organization. Injuries and violence：the facts. http://www.who.int/violence_injury_prevention/key_facts/en/
2) GBD 2013 Mortality and Causes of Death Collaborators. Global, regional, and national age-sex specific all-cause and cause-specific mortality for 240 causes of death, 1990-2013：A systematic analysis for the Global Burden of Disease Study 2013. Lancet 2015；385：117-71.
3) Murray CJ, Lopez AD. Alternative projections of mortality and disability by cause 1990-2020：Global Burden of Disease Study. Lancet 1997；349：1498-504.
4) 厚生労働省．平成26年 人口動態統計月報年計（概数）の概況．http://www.mhlw.go.jp/toukei/saikin/hw/jinkou/geppo/nengai14/
5) Kauvar DS, et al. Impact of hemorrhage on trauma outcome：An overview of epidemiology, clinical presentations, and therapeutic considerations. J Trauma 2006；60：S3-11.
6) Sauaia A, et al. Epidemiology of trauma deaths：A reassessment. J Trauma 1995；38：185-93.
7) Hess JR, et al. The coagulopathy of trauma：A review of mechanisms. J Trauma 2008；65：748-54.
8) Bouillon B, et al. Educational initiative on critical bleeding in trauma：Chicago, July 11-13, 2008. J Trauma 2010；68：225-30.
9) Cohen MJ. Towards hemostatic resuscitation：The changing understanding of acute traumatic biology, massive bleeding, and damage-control resuscitation. Surg Clin North Am 2012；92：877-91, viii.
10) Brohi K, et al. Acute traumatic coagulopathy. J Trauma 2003；54：1127-30.
11) MacLeod JB, et al. Early coagulopathy predicts mortality in trauma. J Trauma 2003；55：39-44.
12) Maegele M, et al. Early coagulopathy in multiple injury：An analysis from the German Trauma Registry on 8724 patients. Injury 2007；38：298-304.
13) Holcomb JB. Damage control resuscitation. J Trauma 2007；62：S36-7.
14) Duchesne JC, et al. Damage control resuscitation：The new face of damage control. J

Trauma 2010 ; 69 : 976-90.
15) Rossaint R, et al. The European guideline on management of major bleeding and coagulopathy following trauma : Fourth edition. Crit Care 2016 ; 20 : 100.
16) Watson GA, et al. Fresh frozen plasma is independently associated with a higher risk of multiple organ failure and acute respiratory distress syndrome. J Trauma 2009 ; 67 : 221-7 ; discussion 228-30.
17) Roberts I, et al. The importance of early treatment with tranexamic acid in bleeding trauma patients : An exploratory analysis of the CRASH-2 randomised controlled trial. Lancet 2011 ; 377 : 1096-101, 1101. e1-2.
18) Gando S. Disseminated intravascular coagulation in trauma patients. Semin Thromb Hemost 2001 ; 27 : 585-92.
19) Hayakawa M, et al. Fibrinogen level deteriorates before other routine coagulation parameters and massive transfusion in the early phase of severe trauma : A retrospective observational study. Semin Thromb Hemost 2015 ; 41 : 35-42.
20) Ho AM, et al. Are we giving enough coagulation factors during major trauma resuscitation? Am J Surg 2005 ; 190 : 479-84.
21) Hiippala ST, et al. Vahtera, Hemostatic factors and replacement of major blood loss with plasma-poor red cell concentrates. Anesth Analg 1995 ; 81 : 360-5.
22) Luna GK, et al. Incidence and effect of hypothermia in seriously injured patients. J Trauma 1987 ; 27 : 1014-8.
23) Watts DD, et al. Hypothermic coagulopathy in trauma : Effect of varying levels of hypothermia on enzyme speed, platelet function, and fibrinolytic activity. J Trauma 1998 ; 44 : 846-54.
24) Burch JM, et al. Physiologic rationale for abbreviated laparotomy. Surg Clin North Am 1997 ; 77 : 779-82.
25) Johansson PI, et al. Disseminated intravascular coagulation or acute coagulopathy of trauma shock early after trauma? An observational study. Crit Care 2011 ; 15 : R272.
26) Gando S, et al. Differentiating disseminated intravascular coagulation (DIC) with the fibrinolytic phenotype from coagulopathy of trauma and acute coagulopathy of trauma-shock (COT/ACOTS). J Thromb Haemost 2013 ; 11 : 826-35.
27) Holcomb JB, et al. The prospective, observational, multicenter, major trauma transfusion (PROMMTT) study : comparative effectiveness of a time-varying treatment with competing risks. JAMA Surg 2013 ; 148 : 127-36.
28) Schlimp CJ, et al. Estimation of plasma fibrinogen levels based on hemoglobin, base excess and Injury Severity Score upon emergency room admission. Crit Care 2013 ; 17 : R137.
29) Rourke C, et al. Fibrinogen levels during trauma hemorrhage, response to replacement therapy, and association with patient outcomes. J Thromb Haemost 2012 ; 10 : 1342-51.
30) Stinger HK, et al. The ratio of fibrinogen to red cells transfused affects survival in casualties receiving massive transfusions at an army combat support hospital. J Trauma 2008 ; 64 : S79-85 ; discussion S85.
31) Collins PW, et al. Theoretical modelling of fibrinogen supplementation with therapeutic plasma, cryoprecipitate, or fibrinogen concentrate. Br J Anaesth 2014 ; 113 : 585-95.
32) Afshari A, et al. Thrombelastography (TEG) or thromboelastometry (ROTEM) to monitor haemotherapy versus usual care in patients with massive transfusion. Cochrane Database Syst Rev 2011 : CD007871.
33) Johansson PI, et al. Current management of massive hemorrhage in trauma. Scand J Trauma Resusc Emerg Med 2012 ; 20 : 47-57.
34) Mamczak CN, et al. Thromboelastography in Orthopaedic Trauma Acute Pelvic Frac-

ture Resuscitation : A Descriptive Pilot Study. J Orthop Trauma 2016 ; 30 : 299-305.
35) Tapia NM, et al. TEG-guided resuscitation is superior to standardized MTP resuscitation in massively transfused penetrating trauma patients. J Trauma Acute Care Surg 2013 ; 74 : 378-85 ; discussion 385-6.
36) Woratyla SP, et al. Factors associated with early onset pneumonia in the severely brain-injured patient. Conn Med 1995 ; 59 : 643-7.
37) Dissanaike S, et al. Effect of immediate enteral feeding on trauma patients with an open abdomen : Protection from nosocomial infections. J Am Coll Surg 2008 ; 207 : 690-7.
38) Haricharan RN, et al. Body mass index affects time to definitive closure after damage control surgery. J Trauma 2009 ; 66 : 1683-7.
39) 齋藤伸行. 外傷患者に合併する肺炎. 日外感染症会誌 2016 ; 13 ; 209-21.
40) Gentile LF, et al. Persistent inflammation and immunosuppression : A common syndrome and new horizon for surgical intensive care. J Trauma Acute Care Surg 2012 ; 72 ; 1491-501.
41) Vanzant EL, et al. Persistent inflammation, immunosuppression, and catabolism syndrome after severe blunt trauma. J Trauma Acute Care Surg 2014 ; 76 : 21-9 ; discussion 29-30.

# 4-3 熱傷

## はじめに

- 熱傷（burn）後早期には，重症外傷や敗血症でみられる凝固障害と同様に，凝固能の亢進と線溶系の抑制を特徴とする凝固障害がみられる．重症熱傷における受傷後早期の凝固亢進は組織の循環不全から多臓器傷害を引き起こし，熱傷患者の生命予後に影響するといわれている．しかし，外傷や敗血症と比較して熱傷における臨床研究は研究数も症例数も圧倒的に少なく，エビデンスは限られている．本項では，最近の熱傷に関する臨床報告の中から重要な論文をピックアップして熱傷後早期の凝固障害について解説する．

- なお，重症熱傷では熱傷創感染やカテーテル感染，人工呼吸器関連肺炎などから敗血症を合併し，敗血症性播種性血管内凝固症候群（DIC）を呈することが少なくない．さらに凝固障害が存在する状態で行う壊死組織のデブリドマンや植皮術では，術中の大量出血，大量輸血による凝固障害を呈することもまれではない．このように，重症熱傷では熱傷による凝固障害に敗血症や出血による凝固障害が加わり複雑な病態を呈するが，ここでは感染や出血により病態が複雑化する前の熱傷後早期に焦点を絞り，熱傷による凝固障害の病態，臨床的意義について解説する．

▶DIC：disseminated intravascular coagulation

## 1 熱傷後早期における凝固障害の病態

### a ― 熱傷後早期の病態

- 熱傷では，熱による局所の組織破壊によって血管内皮が傷害され，大量の組織因子（tissue factor：TF）が血管内に流入する．これが凝固障害のきっかけとなるが，続く全身の炎症反応（systemic inflammatory response syndrome：SIRS）により熱傷局所および全身に著しい浮腫を生じるため，組織の低灌流と全身の循環不全（熱傷ショック）が生じる．さらに皮膚の傷害と大量輸液による低体温症も生じやすく，これらが複雑に絡み合って凝固障害が生じると考えられている[1]（図1）．

- 熱傷面積（total burn surface area：TBSA）が広く熱傷深度が深い場合は傷害される血管内皮の範囲も広く，血中に流入するTFも多いため，血液の凝固障害も重篤になる．

ここがポイント
熱傷面積が広く熱傷深度が深い場合は，凝固障害も重篤になる

### b ― 重症熱傷患者における凝固・線溶マーカーの値の推移

- Lavrentievaらは熱傷センターに入院した重症熱傷（TBSA＞25％）患者45人を対象として，凝固および線溶のマーカーを継時的に測定している[2]．彼ら

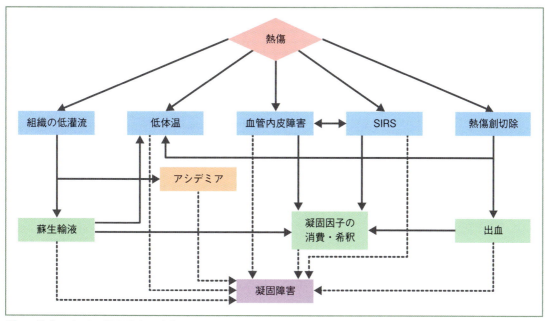

**図1** 熱傷における凝固障害の病態
SIRS：全身性炎症反応症候群．
(Glas GJ, et al. J Thromb Haemost 2016；14：865-74[1]より)

**表1** 熱侵襲による凝固・線溶系の変化の生存群と死亡群における比較

|  | 生存群（30例） | 死亡群（15例） | p値 |
| --- | --- | --- | --- |
| 年齢（歳） | 37.03±14.1 | 45±24 | 0.078 |
| 男性（%） | 86.7 | 73.3 | 0.124 |
| TBSA（%） | 33.8±8 | 58.1±23.2 | <0.001 |
| ABSI | 5.9±1.6 | 9.6±1.8 | <0.001 |
| APACHE IIスコア | 8.03±2.5 | 13.4±4.1 | <0.001 |
| SAPS IIスコア | 21.1±8 | 44.6±4.4 | <0.001 |
| SOFAスコア | 3.5±1.8 | 5.2±1.5 | 0.035 |
| 気道熱傷（%） | 16.7 | 26.6 | 0.066 |

TBSA：熱傷面積，ABSI：熱傷の重症度指数，SAPS II：Simplified Acute Physiology Score II，SOFA：Sequential Organ Failure Assessment．
(Lavrentieva A, et al. Intensive Care Med 2008；34：700-6[2]より)

は受傷後7日目までに手術を行った症例，感染性合併症を発症した症例を除外しており，熱侵襲による凝固・線溶系の変化を受傷後7日間にわたり継時的に示した．
- 対象患者を受傷後28日生存の有無によって生存群（30例），死亡群（15例）に分けてみると，**表1**に示すように，死亡群は生存群に比較して，TBSAが有意に高く，熱傷の重症度指数（abbreviated burn severity index：ABSI）やAPACHE（Acute Physiology and Chronic Health Evaluation）IIスコアも有

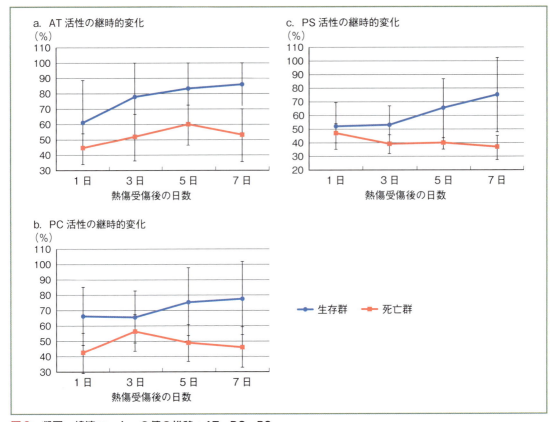

**図2　凝固・線溶マーカーの値の推移：AT，PC，PS**
AT：アンチトロンビン，PC：プロテインC，PS：遊離プロテインS．
(Lavrentieva A, et al. Intensive Care Med 2008；34：700-6[2]より)

意に高かったが，入院時（受傷24時間以内）の凝固・線溶マーカーの値は両群間で差はなかった．

- アンチトロンビン（antithrombin：AT）活性，プロテインC（protein C：PC）活性，遊離プロテインS（free protein S：PS）は生存群，死亡群とも入院時には低値を示していたが，生存群ではAT活性とPC活性は受傷後5日目まで，PS活性も受傷後7日目までには正常域に回復していた（**図2**）．死亡群では，これら3つの値は入院時と変わらず低値をたどっており，凝固亢進状態が続いていることがうかがわれた．組織型プラスミノゲンアクチベータ（tissue-type plasminogen activator：tPA）は正常上限で推移しているが，生存群では受傷後5日目から低下し7日目には死亡群より有意に低値となっていた（**表2**）．プラスミノゲンアクチベータインヒビター-1（plasminogen activator inhibitor-1：PAI-1），トロンビン-アンチトロンビン複合体（thrombin-antithrombin complex：TAT）は，入院時にはいずれも高値を示しているが，生存群は受傷後7日目までに正常域に低下するのに対し，死亡群では入院時とほぼ同じ高値が続いていた．プラスミン-$\alpha_2$アンチプラスミン複合体（plasmin-$\alpha_2$ antiplasmin complex：PAP）は受傷後，正常域を保っている

**表2　熱侵襲による凝固・線溶のマーカーの推移：生存群と死亡群における比較**

| | | 1日目 | 3日目 | 5日目 | 7日目 | 正常域 |
|---|---|---|---|---|---|---|
| tPA (ng/mL) | 生存群 | 10.9±7.7 | 11.2±5.6 | 7.1±2.1 | 3.3±2.4[*1] | 1-12 |
| | 死亡群 | 14.9±8.5 | 15.2±9.9 | 12.3±8.5 | 10.9±9.2 | |
| PAI-1 (ng/mL) | 生存群 | 95.7±32.3 | 35.5±6.5[*2] | 31.2±25[*2] | 19.3±14[*2] | 4-43 |
| | 死亡群 | 115±77 | 101±62.1 | 85.4±39 | 80.9±30.4 | |
| TAT (μg/L) | 生存群 | 14.6±7.9 | 8.2±5.5 | 7.8±4.5 | 6.2±4.9 | 1-4.1 |
| | 死亡群 | 15.7±2.9 | 14.5±4.7 | 11.9±5.7 | 11.4±4.5 | |
| PAP (μg/L) | 生存群 | 491.2±296 | 411±189 | 515.4±284 | 564±215 | 120-700 |
| | 死亡群 | 542±396 | 493±268 | 678.9±374 | 3.3±0.45 | |
| F1+2 (nmol/L) | 生存群 | 4.2±0.21 | 4.8±1.1 | 3.7±0.8 | 5.5±2.3 | 0.4-1.1 |
| | 死亡群 | 5.3±3.3 | 5.27±3.5 | 5.4±1.2 | 5.5±2.3 | |
| D-ダイマー (μg/L) | 生存群 | 2.15±1.5 | 2.3±1.7 | 1.7±1.1 | 2±1.05 | <0.5 |
| | 死亡群 | 2.05±0.6 | 1.93±0.5 | 1.96±0.4 | 2.7±0.7 | |

[*1]: $p<0.05$, [*2]: $p<0.01$ vs 死亡群.
tPA：組織型プラスミノゲンアクチベータ，PAI-1：プラスミノゲンアクチベータインヒビター-1，TAT：トロンビン-アンチトロンビン複合体，PAP：プラスミン-$\alpha_2$アンチプラスミン複合体，F1+2：プロトロンビンフラグメント1+2.

（Lavrentieva A, et al. Intensive Care Med 2008；34：700-6[2] より）

が，受傷後7日目には死亡群のみ大きく低下していた．
- プロトロンビンフラグメント1+2（F1+2）とD-ダイマーは生存群，死亡群とも入院時より上昇しており，受傷後7日目まで高値が続いていた．
- tPAが軽度上昇し，PAI-1が高値を示している一方でPAPが正常域を保っていることから，熱傷後早期では凝固亢進状態に比し線溶系が抑制されていることが示唆される．とくに死亡例においてはその状態が受傷後7日目でも継続しており，これがさらなる臓器傷害を引き起こし，予後の悪化に影響すると推定されている．

▶F1+2：
prothrombin fragment 1+2

**ここがポイント**
熱傷後早期では凝固亢進より線溶系の抑制が上回ることが予後の悪化に影響する

## 2 熱傷後早期における凝固障害の頻度と予後

### a ― 熱傷後早期におけるDICの発症頻度

- Lavrentievaらの報告によると，TBSA 25％を超える重症熱傷患者において入院時（受傷後24時間以内）に国際血栓止血学会（International Society on Thrombosis and Haemostasis：ISTH）のDIC診断基準を満たした症例は，45例中41例（91.1％）であった[2]．生存群では30例中26例（86.7％）がDIC診断基準を満たし，そのうち6例がovert DIC，20例がnon-overt DIC診断基準を満たしていた．死亡群では15例中15例（100％）がDIC診断基準を満たし，15例中8例（53.3％）がovert DIC，残りの7例（46.7％）がnon-overt DIC診断基準を満たしていた．
- 入院時にovert DIC診断基準を満たした症例はnon-overt DIC診断基準を満

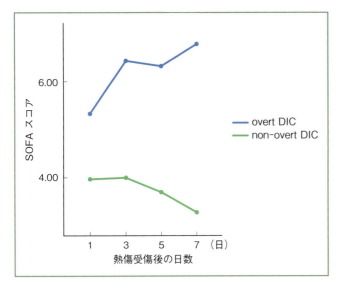

**図3　DICの重症度と臓器傷害**
入院時にovert DIC診断基準を満たした症例では，SOFAスコアが高く受傷後7日目まで上昇が続いており，臓器傷害が悪化していることを示唆している．
(Lavrentieva A, et al. Intensive Care Med 2008；34：700-6[2]より)

たした症例と比較してTBSAが有意に高く（overt DIC 66.5±25.1％ vs non-overt DIC 33.4±13.6％，平均±標準偏差），APACHE IIスコアも有意に高かった（overt DIC 15.2±7.7 vs non-overt DIC 8.8±2.8％）．DICの重症度と臓器傷害の関係をSequential Organ Failure Assessment（SOFA）スコアでみると，入院時にovert DIC基準を満たした症例でSOFAスコアが高く，受傷後7日目まで上昇が続いており臓器傷害が悪化していることを示唆している（図3）．

- これらの結果は，熱傷面積の大きな重症熱傷においてより重篤なDICと臓器傷害が発症していることを示しているが，熱傷に伴って発症するDICがさらなる臓器傷害につながるかどうかはより詳細な検討を要する．

**ここに注意**
熱傷に伴うDICがさらなる臓器傷害を引き起こすかどうかは明らかになっていない

## b—熱傷後早期の凝固障害の測定：予後との関連

- 近年，熱傷患者の凝固障害についても外傷と同様にacute burn-induced coagulopathy（ABIC），early-onset burn-induced coagulopathy（EBIC）という概念が用いられている．報告によって若干の数値の違いはあるものの，ABICは入院時（受傷後数時間），EBICは受傷後24時間に測定された国際標準化比（international normalized ratio：INR）または活性化部分トロンボプラスチン時間（activated partial thromboplastin time：APTT）の異常値を示すものと定義されている．

- MitraらはTBSA 20％以上の熱傷患者の診療記録を後方視的に見直し，99症例について熱傷による凝固障害と予後との関係を調査した[3]．彼らはABICを入院時にINR＞1.5またはAPTT＞60秒を示すものと定義し，EBICはABICと同様の凝固障害を受傷後24時間で呈するものと定義した．その結果，ABICを呈したのは3例（3％）だったが，EBICでは37例（37％）に及ぶことが判明した．凝固障害を呈した37例と呈さなかった62例を比較する

- と，凝固障害を呈した群ではTBSAが有意に高く（凝固障害あり 45±20% vs 凝固障害なし 31±11%），有意差はないものの死亡率も高くなっていた（凝固障害あり〈9例〉24% vs 凝固障害なし〈5例〉8%）．
- またSherrenらの報告では，ABICをINR＞1.2またはAPTT＞45秒と定義してTBSA 30%以上の熱傷患者において凝固障害と予後との関連を前向きに調べている[4]．TBSA 30%以上の熱傷患者117例において，ABICを呈したのは46例（39.3%）であり，TBSAの中央値は57%（IQR 40-74）と，ABICを呈さなかった71例（TBSA 37%，IQR 30-55）に比較して有意に熱傷面積が広かった．受傷後28日の死亡率はABICを呈した群で有意に高くなっており（ABIC群〈18例〉39.1% vs 非ABIC群〈6例〉8.5%），ABICの有無は28日死亡の予測に有用であると述べられている．

▶IQR：
inter quartile range（四分位範囲）

**ここがポイント❗**
ABICの有無は予後測定に有用

## 3 重症熱傷の凝固障害に対する治療戦略

- 熱傷患者の凝固障害に対する治療については十分なエビデンスも治療のガイドラインも存在せず，前向きの比較試験はATを投与した2本のみである．ほかにATを投与した報告が4本，活性化プロテインC（activated protein C：APC）を投与した報告が2本，ヘパリンを投与した報告が2本あるが，いずれも小規模な後方視的観察研究または症例報告である．この中で唯一の無作為比較試験（randomized controlled trial：RCT）は，重症熱傷患者31例を対象にATの臨床効果を検証したLavrentievaらの報告である[5]．
- 対象となった31例中28症例がISTHのDIC診断基準を満たしていた．彼らはATを投与した群（AT投与群）とATを投与しなかった群（AT非投与群）に割り付けて，AT投与群には受傷後4日間にわたりATを投与し，凝固・線溶マーカーの変化とSOFAスコアおよび死亡率を比較した．AT投与群では非投与群と比較して，TAT，tPA，D-ダイマーの値が継時的に改善を示しており，SOFAスコアも継時的に低下していた．さらにAT投与群の死亡率は非投与群より有意に低くなっており，熱傷患者の凝固障害にATが有力な治療法になると考えられた．
- しかし，2008年のこの報告以後，熱傷患者を対象とした抗凝固治療のRCTは報告されておらず，これ以上のエビデンスは存在しない．重症熱傷患者における受傷早期の抗凝固治療について，質の高い臨床研究が望まれている．

**ここがポイント❗**
治療に関して十分なエビデンスやガイドラインは存在しないが，AT投与が有用とする報告がある

## おわりに

- 以上，熱傷に合併する凝固障害について述べた．熱傷後早期には外傷や敗血症と同様に凝固亢進，線溶抑制状態となり，重症熱傷ほど重篤な凝固障害を伴う．この凝固障害を治療することが可能か，凝固障害の治療が熱傷患者の予後の改善につながるのかなど，臨床課題は多い．外傷，敗血症に比較して報告数も症例数も限られている熱傷について，今後，より質の高い臨床研究が望まれている．

（松嶋麻子）

### 文 献

1) Glas GJ, et al. Coagulopathy and its management in patients with severe burns. J Thromb Haemost 2016 ; 14 : 865-74.
2) Lavrentieva A, et al. Early coagulation disorders after severe burn injury : Impact on mortality. Intensive Care Med 2008 ; 34 : 700-6.
3) Mitra B, et al. Early coagulopathy of major burns. Injury 2013 ; 44 : 40-3.
4) Sherren PB, et al. Acute burn induced coagulopathy. Burns 2013 ; 39 : 1157-61.
5) Lavrentieva A, et al. The efficacy of antithrombin administration in the acute phase of burn injury. Thromb Haemost 2008 ; 100 : 286-90.

4章　基礎疾患との関連性

# 4-4　熱中症

## 1　日本における熱中症の実態

- 地球温暖化，高齢化，孤立化，貧困化の進行は，20世紀にはそれほど注目されてこなかった"熱中症"という病名を，若きスポーツマンや壮年労働者の病気から，熱波の時期に屋内にいる高齢者の命にかかわる危険な病気へと変化させている．加齢による衰えから"ひと冬"越せない高齢者が，今は"ひと夏"越せなくなっているのである．
- 厚生労働省の管理する診療報酬明細書★1を使った膨大なデータ1)から，2010年以降の夏季4か月（6〜9月）に例年28万〜40万人が医療機関を受診して熱中症と診断されていることがわかった（図1）．このうち入院率は7.6〜10.2％，死亡率は0.12〜0.20％であり，70歳以上に限るとそれぞれ12.2〜16.7％，0.27〜0.44％と高くなっている（図2）．

## 2　熱中症に関する基礎知識

- 日本においては，海外で使われる体温と臨床症状を重症度の基準とする診断名よりも，医療機関への受診の必要性（緊急度）を優先して，軽症からⅠ度，Ⅱ度，Ⅲ度と3段階に熱中症を分類している（図3）2)．欧米の臨床症状からの診断名は，医療従事者でもその重症度がわかりにくく，現場で体温（とくに深部体温）を計測するのは現実的ではない．
- 発生機序は，暑熱環境に長く居たために（時にこれに加えて筋肉運動が加わって体内での熱産生が増加する）うまく体外に熱を捨てられなくなり，脱水も加わって体温が上昇し始める．体温上昇による臓器障害と脱水による臓

★1　診療報酬明細書

レセプトともよばれ，厚生労働省保険局 医療介護連携政策課 保険システム高度化推進室では，ビッグデータであるレセプト情報の第三者による利用推進を図っており，書類審査などのチェックを経たうえで必要な情報の提供を受けることが可能．以下のHPを参照．レセプト情報・特定健診等情報の提供に関するホームページ
http://www.mhlw.go.jp/stf/seisakunitsuite/bunya/kenkou_iryou/iryouhoken/reseputo/index.html

ここがポイント

熱中症の受診者数はその夏の暑さによって増減している．最近では2010年，2013年の受診者数が多かった．ただ，入院率（入院者数/全受診者数），死亡率（死亡者数/全受診者数）が，徐々にではあるが低下してきているのは注目に値する．マスコミ，行政などの啓発によって，医療機関での確実な診断・治療のみならず，一般市民の意識が向上し，予防処置が適切にとられ始めたことによると考えられる

### Column　熱中症患者発生に関する公開情報

最も有名なものは総務省消防庁の提供する熱中症情報の「熱中症による救急搬送状況（平成28年度）『週別推移』」*1で，前週に救急車で医療機関に搬送されたすべての熱中症患者を集計し，翌週の火曜日に公表している．ニュースなどでもよく引用されている．また，日本救急医学会の「熱中症に関する委員会」でも厚生労働省の援助を得て，救急医療機関に搬送され入院となった一定以上の重症例に関する情報（性別，年齢，発生状況，重症度など）を集計のうえ，翌日午後に厚生労働省のHPに公開している*2．

*1：熱中症による救急搬送状況（平成28年度）「週別推移」http://www.fdma.go.jp/neuter/topics/fieldList9_2.html
*2：平成28年度熱中症入院患者等即時発生情報 http://www.mhlw.go.jp/stf/seisakunitsuite/bunya/0000128427.html

4章 基礎疾患との関連性

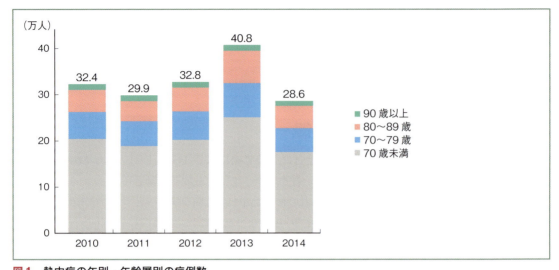

**図1 熱中症の年別・年齢層別の症例数**
2010年以降の6～9月に，例年28万～40万人が医療機関を受診し熱中症と診断されている．
(2010～2014年の6～9月分の厚生労働省のレセプトデータより作成)

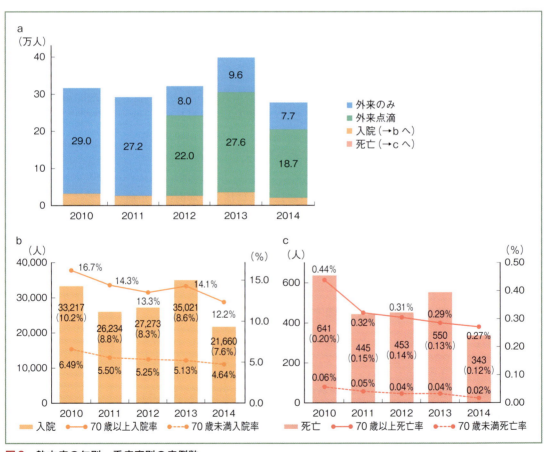

**図2 熱中症の年別・重症度別の症例数**
aは重症度別症例の総数．入院・死亡の症例数は全体に比すると少ないため，別途取り出してグラフにしたのがbおよびcである．熱中症と診断された者のうち，入院率は7.6～10.2%，死亡率は0.12～0.20%であり，70歳以上に限ると入院率は12.2～16.7%，死亡率は0.27～0.44%とより高くなる．
(2010～2014年の6～9月分の厚生労働省のレセプトデータより作成)

| | 症状 | 重症度 | 治療 | 臨床症状からの分類 |
|---|---|---|---|---|
| I度(応急処置と見守り) | めまい，立ちくらみ，生あくび 大量の発汗 筋肉痛，筋肉の硬直（こむら返り） 意識障害を認めない（JCS＝0） | | 通常は現場で対応可能→冷所での安静，体表冷却，経口的に水分とNaの補給 | 熱けいれん 熱失神 |
| II度(医療機関へ) | 頭痛，嘔吐， 倦怠感，虚脱感， 集中力や判断力の低下 （JCS≦1） | | 医療機関での診察が必要→体温管理，安静，十分な水分とNaの補給（経口摂取が困難なときには点滴にて） | 熱疲労 |
| III度(入院加療) | 下記の3つのうちいずれかを含む (C)中枢神経症状（意識障害JCS≧2，小脳症状，痙攣発作） (H/K)肝・腎機能障害（入院経過観察，入院加療が必要な程度の肝または腎障害） (D)血液凝固異常（急性期DIC診断基準（日本救急医学会）にてDICと診断）⇒III度の中でも重症型 | | 入院加療（場合により集中治療）が必要 →体温管理 （体表冷却に加え体内冷却，血管内冷却などを追加） 呼吸，循環管理 DIC治療 | 熱射病 |

- I度の症状が徐々に改善している場合のみ，現場の応急処置と見守りでOK
- II度の症状が出現したり，I度に改善が見られない場合，すぐ病院へ搬送する（周囲の人が判断）
- III度か否かは救急隊員や，病院到着後の診察・検査により診断される

**付記（日本救急医学会熱中症分類2015）**

- 暑熱環境に居る，あるいは居た後の体調不良はすべて熱中症の可能性がある．
- 各重症度における症状は，よく見られる症状であって，その重症度では必ずそれが起こる，あるいは起こらなければ別の重症度に分類されるというものではない．
- 熱中症の病態（重症度）は対処のタイミングや内容，患者側の条件により刻々変化する．特に意識障害の程度，体温（特に体表温），発汗の程度などは，短時間で変化の程度が大きいので注意が必要である．
- そのため，予防が最も重要であることは論を待たないが，早期認識，早期治療で重症化を防げれば，死に至ることを回避できる．
- I度は現場にて対処可能な病態，II度は速やかに医療機関への受診が必要な病態，III度は採血，医療者による判断により入院（場合により集中治療）が必要な病態である．
- 欧米で使用される臨床症状からの分類を右端に併記する．
- III度は記載法としてIII$_C$，III$_H$，III$_{HK}$，III$_{CHKD}$など障害臓器の頭文字を右下に追記．
- 治療にあたっては，労作性か非労作性（古典的）かの鑑別をまず行うことで，その後の治療方針の決定，合併症管理，予後予想の助けとなる．
- DICは他の臓器障害に合併することがほとんどで，発症時には最重症と考えて集中治療室などで治療にあたる．
- これは，安岡らの分類を基に，臨床データに照らしつつ一般市民，病院前救護，医療機関による診断とケアについてわかりやすく改訂したものであり，今後さらなる変更の可能性がある．

**図3 日本救急医学会熱中症分類2015**
JCS：Japan Coma Scale.
（日本救急医学会．熱中症診療ガイドライン2015[2]より）

器虚血が熱中症の本態である．

- 暑熱環境にいたとき，あるいは暑熱環境にいた後の体調不良は症状にかかわらず，まず熱中症を疑い，安静にして，しっかり冷却し，水分と塩分の補給など応急処置を開始することが重要である．現場では意識の確認が最もわかりやすい．
- 同じ熱中症でも労作性熱中症と古典的（非労作性）熱中症は，その年齢層，成り立ち，危険因子，予後が大きく異なるため，まずはどちらの熱中症であるかの確認から入る必要がある．入院した場合でも，患者は翌日には元気になって退院できるケースが多いという特徴があるが，一方で，死亡例は入院当日から2日以内がほとんどであり，ある一線を超えると救命が不可能な状況に陥るのも特徴である[3-6]．

> **ここがポイント**
> 熱中症の本態は，体温上昇による臓器障害と脱水による臓器虚血

## Column 日本救急医学会「熱中症に関する委員会」

　日本救急医学会「熱中症に関する委員会」は2005年に設立され，夏季熱中症の全国調査Heatstroke STUDYを2006年を皮切りに隔年で2014年まで行ってきた．2012年までの最終報告がHPに公開されている*1．同委員会では冬季の低体温症の全国調査も行っており，2011年の最終報告が同様に公開され，2014年は現在作成が進んでいる．

　また，これとは別に世界的にも初となる「熱中症診療ガイドライン2015」を発行し，厚生労働省HPで公開している*2．医療従事者だけでなく，一般市民やスポーツ，労働現場の指導者，マスコミにも利用できるようわかりやすく解説されている[2)]．

*1：日本救急医学会「熱中症に関する委員会」．熱中症に関する研究・報告について．http://www.jaam.jp/html/nettyu/nettyusyou.htm
*2：熱中症診療ガイドライン2015．http://www.mhlw.go.jp/file/06-Seisakujouhou-10800000-Iseikyoku/heatstroke2015.pdf

## 3 熱中症における炎症と凝固・線溶系亢進の関係

- 熱中症の重症化に関与する病態は，①熱による組織障害，②うつ熱を回避しようとする結果起こる血管内脱水と，高熱の心筋への直接作用と脱水による心筋虚血の二重のダメージ（負荷）によって生じる臓器虚血が，広範な組織損傷とそれに伴う細胞壊死を招き，血管内流出した細胞構成成分が血管内皮細胞や白血球を刺激し，DAMPsとよばれる炎症性サイトカインが放出されることで，強い炎症のカスケードが始まる（図4右）[7)]．

- その後，より激しく広範に及ぶ組織破壊は，炎症カスケードの過剰な反応を招き，凝固の異常亢進とそれに続く線溶系亢進の結果，播種性血管内凝固症候群（DIC）を併発するに至る．実験レベルでの報告では，深部体温43℃の熱中症ヒヒモデルでは実験前と比較して血小板の減少，D-ダイマー，IL-6とともに可溶性トロンボモジュリン（sTM）の血中濃度の急上昇がみられ，さらに収縮期血圧90 mmHgのショックを加えると，熱負荷単独群に比べsTMは5倍近く上昇する[8)]．

- ラット（深部体温42℃かつ25 mmHgの平均血圧低下モデル）でも血管透過性の亢進とともに，同様の所見が得られており，血栓形成，炎症性サイトカインの産生とともに，血管内皮細胞障害の進行が進むことが示唆される[9)]．また臨床例では，熱中症例において，Eセレクチン，von Willebrand因子，トロンボモジュリン，プロカルシトニンなどの増加が報告されている[10-13)]．

- さらに，初期には高温多湿による暑熱障害＋筋肉運動という炎症ストレスのみであったものが，途中から腸管粘膜の熱と虚血による浮腫，壊死，透過性亢進から，その防御機構の破綻を招き，図5[14)]に示すように，bacterial translocation★2により全身性の感染症を惹起し，DAMPsによる炎症性サイトカインのみならずPAMPsによる感染（図4左）も加わって，最終的には

▶DAMPs：
damage-associated molecular patterns（ダメージ関連分子パターン）

▶DIC：
disseminated intravascular coagulation

▶IL：
interleukin

▶sTM：
soluble thrombomodulin

★2 bacterial translocation

正常時には，豊富な血流による腸管粘膜の高い代謝によって腸管壁からの細菌侵入が抑制されており，さらに腸間膜リンパ節，肝Kupffer細胞による二重，三重の防御機構が働いている．ショック，低酸素，重篤な腸管感染症など病的状態に陥ると，腸管上皮細胞の働きが低下し，細菌やエンドトキシンが腸管粘膜を超えて血流に入り門脈から肝をover-flowして全身へ回り敗血症が悪化する．

▶PAMPs：
pathogen-associated molecular patterns（病原体関連分子パターン）

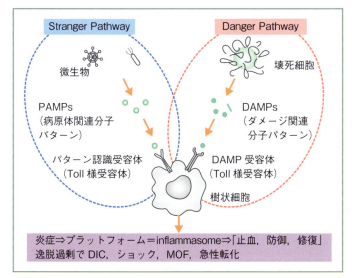

**図4　熱中症におけるDAMPs（右）とPAMPs（左）**

バリア破綻で引き起こされる2つの生体経路と生体反応（Stranger Pathway と Danger Pathway）．損傷部位に侵入してくる分子群によって認識され，生体反応を惹起する分子群をPAMPs，DAMPsという．
DIC：播種性血管内凝固症候群，MOF：多臓器不全．
（丸山征朗．Coagulation & Inflammation 2015；1：4-10[7]より）

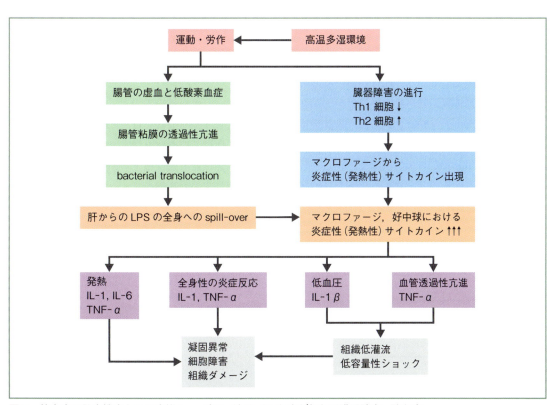

**図5　熱中症の発生機序とその病態：──高サイトカイン血症が加わり臓器障害，敗血症，DICへ**

高温多湿による暑熱障害＋筋肉運動という炎症ストレスのみであったものが，途中から腸管粘膜の熱と虚血による浮腫，壊死，透過性亢進から，その防御機構の破綻を招き，bacterial translocationにより全身性の感染症を惹起し，DAMPsによる炎症性サイトカインのみならずPAMPsによる感染も加わって，最終的には敗血症性DICの要素も含む多臓器障害が進行する．
LPS：リポ多糖，IL：インターロイキン，TNF：腫瘍壊死因子，Th：ヘルパーT細胞．
（Lambert GP. Med Sport Sci 2008；53：61-73[14]を参考に作成）

敗血症性DICの要素も含む多臓器障害が進行することになる[14]．これが重症熱中症における，炎症から凝固亢進が始まり，局所から全身性の感染が加わり，ついに凝固・線溶系の異常と臓器障害に至る病態である．

> **ここが ポイント**
> 炎症から凝固亢進が始まり感染が加わって，凝固・線溶系の異常と臓器障害に至る

## 4 臨床における熱中症の治療と抗炎症・DIC対策

- 日本救急医学会「熱中症に関する委員会」が2006年から継続的に実施してきた熱中症の全国調査Heatstroke STUDY[3-6]の中で，2010年夏季の調査を基にした解析から，DIC（急性期DIC基準で4点以上）は1,226例のIII度熱中症のうち108例（8.8％）に発生し，DIC単独例は1例のみで，99例（92％）は他のすべての臓器障害（中枢神経，肝，腎）を合併していた．そしてDIC発症群は，非発症群に比べ統計学的に有意に生存率が低くなっていた（図6）．

- また同時期の自験例を調べたところ，搬送されたIII度熱中症31例中21例（68％）がDICを発症し，その80％は来院当日すでにDICであった．以上より，重症熱中症におけるDIC合併例は，超早期に発症し予後悪化因子となっていることがわかる．ただ，Heatstroke STUDYの結果から，死亡例の多くは来院初日から3日目（とくに初日）に集中しており，その後死亡に至る例は多くはないので，DICを含む多臓器不全というよりも回復不可能な循環不全を死因としている可能性が高いと考えられる．

- 臨床でも，高体温，強い意識障害とショックを伴う重症例に，救急外来での積極的な冷却，大量輸液とともに，入院後は出血傾向に対して補充療法を行いつつ，徐々に悪化する肝・腎傷害に対して必要に応じて血漿交換や血液浄化療法を併用しながら集中治療を継続し，最終的には高次脳機能障害や嚥下障害，廃用症候群などを残した状態でリハビリ目的に転院していく症例をしばしば経験する．

- 的確な診断・治療のためには，まず労作性熱中症★3なのか古典的（非労作性）熱中症★4なのかを見極めること，来院時からCRPが上昇している例は，

> **ここが ポイント**
> 重症熱中症のDIC合併の死亡例は，回復不可能な循環不全を死因としている可能性が高い

★3 労作性熱中症
中壮年で男性，屋外での発症が圧倒的に多い．予後良好．

★4 古典的（非労作性）熱中症
高齢者が日常生活中に発症する．半数は屋内発症．数日経過して悪化後に来院し，合併症・既往症が多く予後不良．熱中症死亡の約8割を占める．

> **アドバイス**
> 労作性か非労作性（古典的）かを見極めることが，的確な診断・治療に結びつく

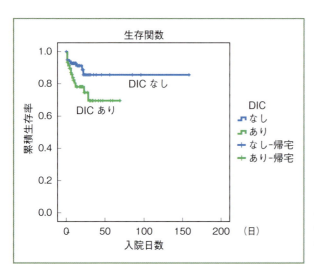

図6 III度熱中症におけるDICの有無による転帰の差
Log Rank検定では$p<0.05$だが，Bleslow検定，Tarone-Ware検定では$p>0.05$．
DIC発症群は，非発症群に比べ有意に生存率が低い．
（Heatstroke STUDY2010より）

## Column 労作性熱中症と古典的熱中症の特徴

労作性熱中症と古典的熱中症の特徴を表にして提示する．もともと健康な若者と基礎疾患のある高齢者では，侵襲の加わる長さの違いにより，予後が大きく異なる結果を招く．

|  | 労作性熱中症 | 非労作性（古典的）熱中症 |
|---|---|---|
| 年齢 | 若年～中年 | 高齢者 |
| 性差 | 圧倒的に男性 | 男女差なし |
| 発生場所 | 屋外，炎天下 | 屋内（熱波で急増） |
| 発症までの時間 | 数時間以内で急激発症 | 数日以上かかって徐々に悪化 |
| 筋肉運動 | あり | なし |
| 基礎疾患 | なし（健康） | あり（心疾患，糖尿病，脳卒中後遺症，精神疾患，認知症など） |
| 予後 | 良好 | 不良 |

感染先行，または熱中症の重症化の過程で上述した内因性（腸管由来）あるいは誤嚥性肺炎・尿路感染症など新たな感染症を併発したかのいずれかであり，非労作性である場合が圧倒的に多く，集中治療に時間を要すること，長期入院に伴い廃用症候群を併発すること，などを認識しておく必要がある．

## 5 今後の熱中症薬物治療の展望

- アンチトロンビン（AT III）製剤については，DICにより血管内皮上のAT III製剤が血管透過性亢進により血管外漏出を起こし，血中濃度が低下するが，正常値の70％以下に低下した場合に大量投与（十分な血中濃度の維持）により予後が改善するといわれている．一方，リコンビナントトロンボモジュリン製剤（rTM）の場合は，DICにより血中濃度が上昇するが，本来血管内皮上に突き刺さっているはずのものが侵襲により外れて血中濃度が上昇する一方で，遊離するとその生理活性が1/10になることから，それを補うために体外からの投与が必要とされる．

- AT III製剤とrTMともに，抗凝固作用だけでなくむしろ抗炎症作用が強調されており，AT III製剤では，抗凝固作用としての活性化第X因子（Xa）およびトロンビンの阻止により抗凝固作用を，また好中球からのサイトカイン産生を抑え，血管内皮への遊走と接着阻止やケモカイン受容体の発現阻止により抗炎症作用を発揮する（図7）．rTMは，活性化プロテインCによる抗凝固作用とともに，抗炎症作用としてHMGB-1[★5]の直接破壊，エンドトキシンや補体系の阻止がトロンビン濃度依存性に発揮される（図8）．

- 今後も熱中症におけるDIC治療薬に関して明確なエビデンスが出る可能性は低いと思われる．ただ，新たな動きもある．日本救急医学会では，救急統合データベース活用管理委員会[★6]を2016年に設置し，これまで心肺停止，

▶AT III：
antithrombin III

▶rTM：
recombinant thrombo-modulin

★5 HMGB-1

high mobility group box 1 proteinの略称．すべての細胞に存在する核タンパクで，細胞がダメージを負うと細胞外に漏出し，標的細胞の受容体に結合して炎症反応をスタートさせる．重大な致死性病態において発現する代表的なDAMPsであるが，敗血症などでも高値を示し，DICとともに致死的な多臓器不全を惹起する．

★6

委員長：東北大学久志本成樹教授．2017年にはパイロットスタディとして熱中症の症例登録を行う予定．

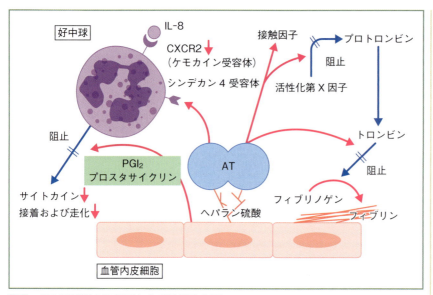

**図7 AT III製剤の抗凝固および抗炎症作用**
AT IIIは，抗凝固作用としてのXaおよびトロンビンの阻止により抗凝固作用を，また好中球からのサイトカイン産生を抑え，血管内皮への遊走と接着阻止やケモカイン受容体の発現阻止により抗炎症作用を発揮する．
AT：アンチトロンビン，IL-8：インターロイキン8．
（石倉宏恭．アンチトロンビンの生理活性とdisseminated intravascular coagulation〈DIC〉治療の展望．日集中医誌 2009；16：422-4より）

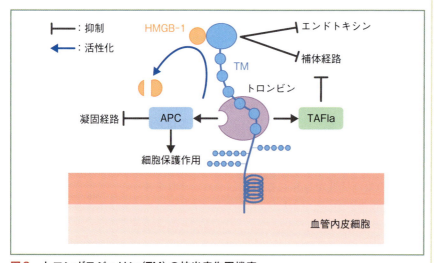

**図8 トロンボモジュリン（TM）の抗炎症作用機序**
rTMは，活性化プロテインCによる抗凝固作用とともに抗炎症作用としてHMGB-1の直接破壊，エンドトキシンや補体系の阻止がトロンビン濃度依存性に発揮される．
HMGB-1：high mobility group box 1 protein，APC：活性化プロテインC，TAFIa：activated thrombin activatable fibrinolysis inhibitor（活性型）．
（Ito T, Maruyama I. Thrombomodulin：Protectorate God of the vasculature in thrombosis and inflammation. J Thromb Haemost 2011；9（Suppl 1）：1168-73より）

敗血症，熱中症，外傷などそれぞれ別個に行われてきた症例登録を，年齢，性別，既往歴，救急隊情報など基本領域については統合して同じフォームに入力し一元管理（データ分析はそれぞれの委員会）し，それぞれ第2段階目のモジュールを作成して独自の情報収集を行う方向で準備が進んでいる．

● 熱中症についても夏季だけでなく1年を通して，日本救急医学会に関係する全医療機関での登録が開始されれば，これまで2年ごとに自主的に入力されてきた熱中症例の詳細データをもれなく収集し，population basedな登録が1年を通して行われることになる．それによって総務省消防庁の救急車搬送数やこれまで日本救急医学会が行ってきたHeatstroke STUDYとは違う新たな結果が期待される．その中でDIC発症例に対する薬物治療も，交絡因子を合わせた観察研究により新たなエビデンス構築が期待されるところである．

（三宅康史）

## 文献

1) 三宅康史，ほか．レセプトデータを用いた最近5年（2010〜2014年）の熱中症患者の推移．日本医師会雑誌 2015；144：527-32.
2) 日本救急医学会 熱中症に関する委員会．編．熱中症診療ガイドライン2015．2015. http://www.mhlw.go.jp/file/06-Seisakujouhou-10800000-Iseikyoku/heatstroke2015.pdf
3) 三宅康史，ほか．熱中症の実態調査―Heatstroke STUDY 2006 最終報告．日救急医会誌 2008；19：309-21.
4) 三宅康史ほか．本邦における熱中症の実態―Heatstroke STUDY 2008 最終報告．日救急医会誌 2010；21：230-44.
5) 日本救急医学会 熱中症に関する委員会．本邦における熱中症の現状―Heatstroke STUDY2010最終報告．日救急医会誌 2012；23：211-30.
6) 日本救急医学会 熱中症に関する委員会．熱中症の実態調査―日本救急医学会Heatstroke STUDY2012最終報告．日救急医会誌 2015；26：846-862.
7) 丸山征郎．DICにおける凝固反応と炎症反応のシンクロナイズ．Coagulation & Inflammation 2015；1：4-10.
8) Roberts GT, et al. Microvascular injury, thrombosis, inflammation, and apoptosis in the pathogenesis of heatstroke：A study in baboon model. Arterioscler Thromb Vasc Biol 2008；28：1130-6.
9) Tong HS, et al. Vascular endothelial cell injury partly induced by mesenteric lymph in heat stroke. Inflammation 2014；37：27-34.
10) 須賀弘泰，ほか．血中可溶性E-selectinを用いた熱中症の重症度評価．バイオメディカル 2008；18：35-42.
11) Shieh SD, et al. Circulating angiotensin-converting enzyme, von Willebrand factor antigen and thrombomodulin in exertional heat stroke. Clin Sci (Lond) 1995；89：261-5.
12) 白石振一郎，ほか．熱中症患者の重症度評価における重症度スコアおよび凝固系マーカーの有用性．バイオメディカル 2011；21：24-30.
13) Hausfater P, et al. Is procalcitonin a marker of critical illness in heatstroke? Intensive Care Med 2008；34：1377-83.
14) Lambert GP. Intestinal barrier dysfunction, endotoxemia and gastrointestinal symptoms：The 'canary in the coal mine' during exercise-heat stress? Med Sport Sci 2008；53：61-73.

## 4-5 悪性腫瘍

### はじめに

- 担がん患者では，凝固活性化状態にあることが知られている．とくに，深部静脈血栓症（deep vein thrombosis：DVT）や肺塞栓（pulmonary embolism：PE）などの静脈血栓塞栓症（venous thromboembolism：VTE）の発症頻度が高いのみならず，究極の血栓症ともいえる播種性血管内凝固症候群（DIC）の合併も多い．固形がん患者のうち6.8％にDICの合併がみられると報告されている[1]．換言すれば，血栓性疾患に遭遇した場合，その基礎疾患として悪性腫瘍が潜んでいないかを検索する必要がある．

- 血栓症は，悪性腫瘍に対する臨床的アプローチの各段階で密接にかかわってくる．悪性腫瘍と確定診断が付く前から血栓症をきたす例や，悪性腫瘍の治療に伴う血栓症，腫瘍を制御しきれなかった際に血栓症も悪化する，などの例が数多く存在する．

- 血栓症に対する十分な理解とそのコントロールは，悪性腫瘍の制圧の観点からも重要な意義を有している．

▶DIC：
disseminated intravascular coagulation

**アドバイス**
血栓性疾患では，基礎疾患に悪性腫瘍がないか検索する

### 1 悪性腫瘍の疫学

- 日本において，生涯に2人に1人ががんに罹患し，3人に1人ががんで亡くなると指摘されている[2]．国立研究開発法人国立がん研究センターから2015年のがん罹患数，死亡数予測が発表された（2015年4月29日）★1 [3]．

- 2015年国勢調査から，日本の総人口は1億2,711万人（男性6,183万人，女性6,528万人）である．2015年の予測がん罹患数は98万2,100例（男性56万300例，女性42万1,800例）であり，2014年予測値より約10万例増加している．これは高齢化と全国がん登録制度の向上が要因と考えられている．前年と比較して罹患者数の順位が上昇したものは大腸と前立腺である．その結果，男性においては前立腺が最多のがん罹患臓器（9万8,400例）となった．これは前立腺がん診断のためのPSA検診の普及も大きな要因と考えられる．女性においては乳房が最多のがん罹患臓器（8万9,400例）である．

- また，2015年のがんの予測死亡数は37万900人（男性21万9,200人，女性15万1,700人）であり，2014年の予測値より約4,000人程度のわずかな増加であった．部位別死亡数を図1に示す．

- 以上のデータから，悪性腫瘍は身近な疾患であることが理解できる．

★1
このデータは全国がん罹患モニタリング集計のがん罹患数1975～2011年，将来推計人口（国立社会保障・人口問題研究所　中位推計）をもとに算出されている．

▶PSA：
prostate specific antigen
（前立腺特異抗原）

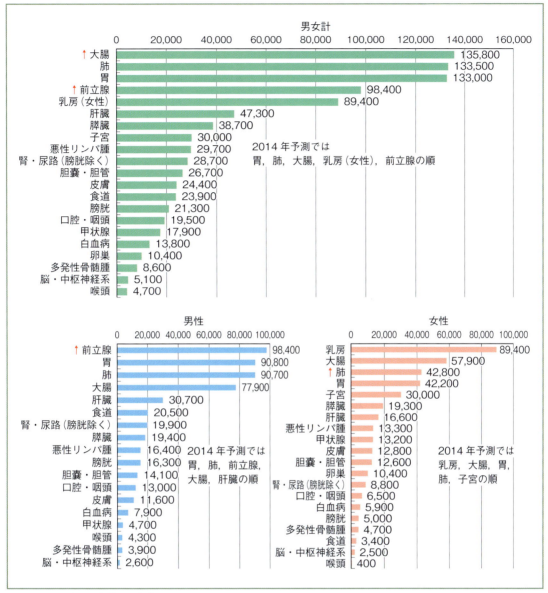

**図1** 2015年予測がん死亡数
↑は前年よりも順位が上がったことを示す.
(国立がん研究センター. 2015年のがん罹患数, 死亡数予測. 2015年4月28日プレスリリース[3]より抜粋)

## 2 悪性腫瘍におけるVTEとDICの発生頻度

### a─VTEと悪性腫瘍

- VTEの診断時点で評価した場合,初発VTE患者の約2〜3割にがんの合併がみられたとの報告がある[4].逆に,がん診断時点でVTEの合併を評価した報告も数多く存在する.たとえばイギリスの4つのデータベースを統合し

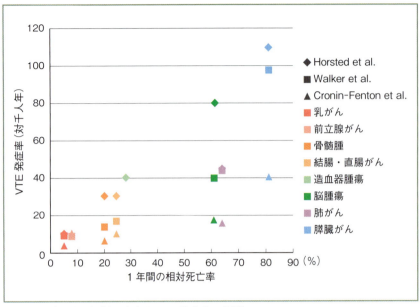

**図2 各がん種の相対死亡率とVTE発症率の相関**
同じ図形は同一の研究を示し，がん種は色別に分かれている．1年間の相対死亡率とVTE発症率に正の相関がみられる．

(Timp JF, et al. Blood 2013 ; 122 : 1712-23[8] より)

たメタアナリシスでは，担がん患者は，がん以外の背景を一致させたコントロール群と比較して，VTEの相対危険度は4.7である[5]．
- また，がんの種類によってVTEの発症頻度に差があることも知られている．VTE発症頻度の高いものとしては膵臓，脳，肺，卵巣があげられる．中程度のものとしては悪性リンパ腫，骨髄腫，腎，胃，骨があげられる．乳がんや前立腺がんでは発症頻度が低い[5,6]．
- 病勢の強いがんほどVTEの発症頻度が高いことも知られている．デンマークの研究では，5万5,000人の担がん患者と28万5,000人のコントロール群で比較した場合，VTE発症の相対危険度はステージI，II，III，IVでそれぞれ2.9，2.9，7.5，17.1であった[7]．またVTE発症率と死亡率に相関があることが示唆されている．**図2**は横軸に1年間の相対死亡率，縦軸にVTEの発症率をとり，各プロットはがん種を表している．1年間の相対死亡率とVTEの発症率は正の相関があることが示されている[8]．

> **ここがポイント**
> 病勢の強いがんほどVTEの発症率が高く，その発症率は1年間の死亡率と相関する

## b—DICと悪性腫瘍

- 1998年の旧厚生省による調査では，DIC症例数（絶対数）の多い基礎疾患ベスト15に肝細胞がん（5位，発症頻度3.2％），肺がん（8位，4.3％），胃がん（9位，2.7％），結腸がん（13位，2.3％）と固形がんがランクされている．また造血器腫瘍においても非ホジキンリンパ腫（3位，19.0％），急性骨髄性白血病（7位，33.3％），急性リンパ性白血病（10位，30.8％），急性前骨髄球性白血病（APL）（11位，73.0％）が上位にランクインしている．

▶APL：
acute promyelocytic leukemia

- 最近では固形がん症例の6.8％に，DICの合併がみられたという報告もある[1]．DICを早期かつ適切に治療しなければ，担がん患者の生命予後や生命の質（quality of life：QOL）を著しく悪化させる可能性が高いと考えられる．
- なお，がん種や病期のみならず治療内容も血栓症の発症と密接に関連している．手術侵襲，化学療法，ホルモン療法，輸血，中心静脈カテーテル留置は，いずれも血栓症の発症を増加させることも知られている．患者の要因，すなわち高齢，長期臥床，合併症の存在も血栓症の発症を増加させる．

> **ここがポイント**
> がん種や病期のみならず治療内容も血栓症の発症に密接に関連する

## 3 DICの病型分類と腫瘍の種類

- DICの病態を理解するうえでDICの病型分類は重要である．
- 日本血栓止血学会の用語集[★2]では「DICは，著明な止血異常を呈し，重篤化すると致命的な出血や臓器障害を伴う予後不良な病態である」と記載されている．この表現は，DICの共通病態を示したものである．DICの主病態は，著しい凝固活性化であるが，一方で，線溶活性化の程度は基礎疾患により大きく異なっており，その程度により病型分類が行われている（図3[9]）．

> **★2 日本血栓止血学会用語集**
> 以下のURLから用語検索できる．
> http://www.jsth.org/glossary/

### a ― 線溶抑制型DIC

- 凝固活性化は高度であるが，線溶活性化が軽度にとどまるタイプは「線溶抑制型DIC」に分類される．代表的な疾患としては敗血症があげられる．線溶阻止因子のプラスミノゲンアクチベータインヒビター（plasminogen activator inhibitor：PAI）が著増することで線溶抑制状態となり，多発した血栓が溶解されにくく微小循環障害による臓器障害が顕著になるが，出血症状は目

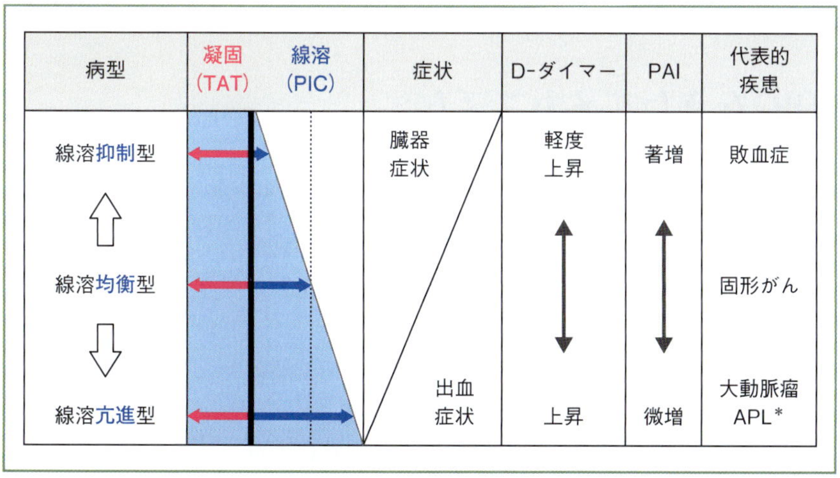

| 病型 | 凝固(TAT) 線溶(PIC) | 症状 | D-ダイマー | PAI | 代表的疾患 |
|---|---|---|---|---|---|
| 線溶抑制型 | | 臓器症状 | 軽度上昇 | 著増 | 敗血症 |
| 線溶均衡型 | | | | | 固形がん |
| 線溶亢進型 | | 出血症状 | 上昇 | 微増 | 大動脈瘤 APL* |

**図3 DICの病型分類とその特徴的な検査所見**
凝固活性化と線溶活性化のバランスによって，線溶抑制型・均衡型・亢進型DICに分類される．臨床症状や血栓止血マーカーの変動にそれぞれ特徴がある．
TAT：トロンビン-アンチトロンビン複合体，PIC：プラスミン-$\alpha_2$プラスミンインヒビター複合体，PAI：プラスミノゲンアクチベータインヒビター，APL：急性前骨髄球性白血病．
*：APLはアネキシンIIによる線溶活性化が加わる点で特殊．

（金沢大学血液内科・呼吸器内科ホームページ[9]より）

立たない.
- 特徴的な検査所見として，凝固活性化マーカーのトロンビン-アンチトロンビン複合体（TAT）は著増するが線溶活性化マーカーのプラスミン-$\alpha_2$プラスミンインヒビター複合体（PIC）は軽度上昇にとどまり，血栓溶解を反映するフィブリン・フィブリノゲン分解産物（FDP），D-ダイマーも軽度上昇にとどまる.

▶TAT：
thrombin-antithrombin complex

▶PIC：
plasmin-$\alpha_2$ plasmin inhibitor complex

## b ― 線溶亢進型DIC

- 一方，著しい線溶活性化を伴うDICは，APLや大動脈瘤，前立腺がんに合併した例に代表される．PAIは微増にとどまり，血栓が容易に溶解されるため，臓器障害はほとんどみられないが高度な出血症状を呈しやすくなる．このようなタイプを「線溶亢進型DIC」とよぶ.
- 特徴的な検査所見として，TAT，PICは両者とも著増し，FDP，D-ダイマーも著増する．また線溶が亢進した状態ではD分画の架橋結合をもたないフィブリノゲンまでもが分解されてしまうため，D-ダイマー以上にFDPが著増してFDP/D-ダイマー比が上昇しやすい.

▶FDP：
fibrin and fibrinogen degradation products

## c ― 線溶均衡型DIC

- 凝固・線溶活性化のバランスが取れており，上記2つの病型の中間的な性格を示すものを「線溶均衡型DIC」とよぶ．固形がんに合併することが多く，進行例を除くと出血症状や臓器症状はみられにくい.
- 造血器腫瘍に合併したDICのうち，APLは線溶亢進型DICを併発しやすいが，APL以外の白血病も線溶亢進型DICの病型に近いことが多く，悪性リンパ腫など，その他の造血器腫瘍は線溶均衡型〜線溶亢進型DICの病型をとることが多い[1,10].

# 4 悪性腫瘍がDICをきたすメカニズム

## a ― 3つのメカニズム

- 悪性腫瘍がDICをきたすメカニズムの1つ目は，腫瘍細胞表面および腫瘍細胞中に含まれる組織因子（tissue factor：TF）による外因系凝固活性化が考えられている（図4[9]）.
- 2つ目として，腫瘍細胞に対する免疫反応により単球/マクロファージが刺激され，それらの細胞から組織因子が産生される機序や，悪性腫瘍において発現が高まったTNFやIL-1といったサイトカインが血管内皮細胞に作用し，組織因子の産生を亢進させたり，トロンボモジュリンの発現を抑制することにより，血管内皮細胞の性格が「抗」凝固から「向」凝固にシフトすることなどが考えられる.
- 3つ目として腫瘍細胞から放出されるcancer procoagulant（第X因子を直接活性化するシステインプロテアーゼ）が関与していると考えられている.

▶TNF：
tumor necrosis factor（腫瘍壊死因子）

▶IL：
interleukin

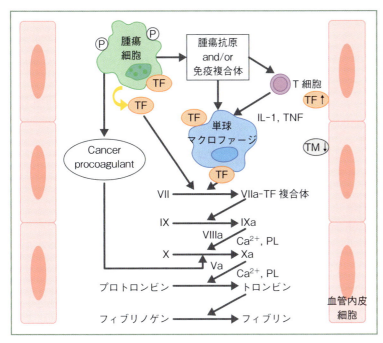

**図4　悪性腫瘍による外因系凝固活性化のメカニズム**
腫瘍細胞に発現したTFにより凝固活性化が進行する．一部，免疫学的な機序の存在も指摘されている．
TF：組織因子，PL：リン脂質，TM：トロンボモジュリン，P：血小板．
（金沢大学血液内科・呼吸器内科ホームページ[9]より）

cancer procoagulantはヒト胎盤，肺がん，大腸がん，白血病細胞に存在し正常細胞には発現しておらず，がん特異性が比較的高いとされている．このタンパクは凝固活性化に働くのみならず，腫瘍の転移にも関係しているとの報告もある[11]．前述のように病勢の強い，より全身に転移したがんのほうが凝固異常をきたしやすいということも，この機序から説明がつくのではないかと考えられる．

## b ― 固形がんの場合

- 固形がん症例においては，血中TATやプロトロンビンフラグメント1+2（F1+2）は高値であり，外因系凝固活性化に関与する組織因子は全症例の2/3で，活性化第VII因子（VIIa）は半数で異常高値であった一方，内因系凝固活性化に関与するXIIaはごく一部の症例のみで高値であったとする報告がみられる[12]．このことからも，固形がんにおける凝固活性化機序は，組織因子の関与する外因系が主体だと考えられる．

## c ― APLの場合

- 線溶亢進型DICを発症する代表的な基礎疾患はAPLである．その病態として，APL細胞表面に発現するアネキシン（annexin）IIによる線溶活性化が特徴的である[13]．アネキシンIIは血管内皮細胞，マクロファージなどの正常細胞にも発現しているカルシウム/リン脂質結合性の細胞膜受容体である．アネキシンIIは，組織型プラスミノゲンアクチベータ（tPA），プラスミノゲンの両者と結合することによりtPAによるプラスミノゲンの活性化を飛躍的

▶tPA：
tissue-type plasminogen activator

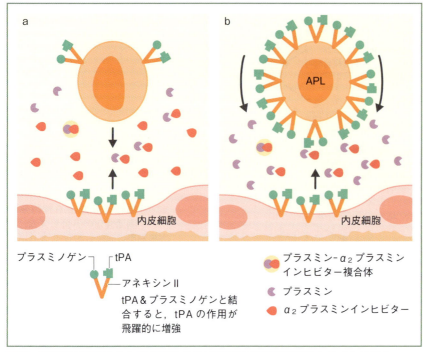

**図5 急性前骨髄球性白血病（APL）における線溶亢進型DIC発生のメカニズム**
a：APL以外の白血病細胞ではアネキシンIIによって産生されたプラスミンは$\alpha_2$プラスミンインヒビターと複合体を形成し，線溶は適切に保たれる．
b：APLでは過剰に発現したアネキシンIIにより，プラスミンが過剰に産生されるため線溶に歯止めが利かなくなる．
tPA：組織型プラスミノゲンアクチベータ．
（Manell JS, et al. N Engl J Med 1999；340：994-1004[13]／金沢大学血液内科・呼吸器内科ホームページ[14] より）

に亢進させ線溶活性化を増強することが知られている（図5）[13, 14]．
- アネキシンIIはAPL以外にもいくつかのがん種で発現していることが知られており，がんの浸潤，転移，血管新生との関連も注目されている[15-17]．
- なお，アネキシンIIは大動脈瘤においても発現が亢進しており，大動脈瘤合併線溶亢進型DICとの関連も示唆されている[18]．

## 5 抗悪性腫瘍薬と血栓・出血傾向

- 抗悪性腫瘍薬が血栓性疾患を引き起こすことはよく知られている．とくに血栓症に注意すべき抗悪性腫瘍薬としてL-アスパラギナーゼと分子標的治療薬のベバシズマブを取り上げる．

> **ここがポイント**
> 抗悪性腫瘍薬は血栓性疾患を引き起こす

### a─L-アスパラギナーゼ

- L-アスパラギナーゼは，急性リンパ性白血病や悪性リンパ腫などのリンパ性腫瘍細胞に対して使用される抗腫瘍薬である．L-アスパラギナーゼは腫瘍細胞の増殖に必要なアスパラギンをアスパラギン酸とアンモニアに分解しアスパラギンを枯渇させることで腫瘍細胞をアポトーシスさせる作用があ

る．しかし，肝でのタンパク合成も抑制する．とくに，凝固因子の合成が抑制されるため，第V，VII，VIII，IX，X，XI因子，フィブリノゲンの発現が低下するのみならず，凝固阻害因子であるアンチトロンビン，プロテインC，プロテインSも低下するため，凝固・凝固阻害のバランスが不安定になる．そのため出血・血栓いずれもきたしやすいが[19]，臨床的に問題になるのはほとんどの場合，血栓症である．

- 血栓症の部位としては深部静脈血栓症，肺塞栓，脳静脈洞血栓症，脳梗塞などがみられ，静脈血栓症が多いものの，動脈血栓症の報告もみられる．
- L-アスパラギナーゼ使用患者における血栓症の発症頻度は小児の急性リンパ性白血病で5.2％，成人では3割を超える[20]．またいったん血栓症を発症した症例で再発がみられやすい[21]．
- リンパ性腫瘍に対してL-アスパラギナーゼを投与する場合，副腎皮質ステロイドが併用されるレジメンが多い．副腎皮質ステロイドは向凝固，抗線溶に作用するため，L-アスパラギナーゼの血栓症を助長する可能性がある．一部報告では，プレドニゾロンよりもデキサメタゾンのほうが血栓症発症の頻度が低いとされている[22]．

## b ― ベバシズマブ

- 血管内皮細胞増殖因子（VEGF）に対するモノクローナル抗体である．血管新生を抑制したり，腫瘍の増殖や転移を抑制する作用があり，治癒切除不能な進行・再発の結腸・直腸がんや切除不能な進行・再発の非小細胞肺がん，乳がん，悪性神経膠腫のみならず，加齢黄斑変性にも保険適用がある．
- ベバシズマブは，出血性と血栓性の両者の副作用を引き起こすことが知られている．しかしながら，その詳しい分子的メカニズムはまだわかっていない[23]．
- ベバシズマブでは，出血・血栓性の副作用が多数報告され，緊急対応ガイドが出されている．ガイド内で緊急対応について記載がある副作用として，脳出血，肺出血（喀血），消化管出血，そして血栓症として心血管障害，脳血管障害，VTE（肺血栓塞栓症，DVT）がある．非小細胞肺がん，結腸・直腸がん，乳がんにおいて，いずれの副作用も1％未満～数％程度と発症頻度は決して高くはないが，使用患者の母数が多いこと，発症した場合には命にかかわる副作用である点から使用時には注意が必要である[24]．

▶VEGF：
vascular endothelial growth factor

## 6 悪性腫瘍に合併したDICの治療

- DICの治療においては，DIC原因の除去（基礎疾患に対する治療）が最も重要であり，そのうえで抗凝固療法や必要があれば補充療法を追加することが必要となる．
- 現在，日本でDICに保険適用のある抗凝固薬は未分画ヘパリン，その他のヘパリン類（低分子ヘパリン，ダナパロイド），合成プロテアーゼ阻害薬，リコンビナントトロンボモジュリン製剤，アンチトロンビン製剤がある．

ここがポイント
DICの治療ではDIC原因の除去（基礎疾患に対する治療）が最も重要

## a ― ヘパリン類(低分子ヘパリン,ダナパロイド)

- ヘパリン類は,アンチトロンビン依存性に活性化第Ⅹ因子,トロンビンなどの活性化凝固因子を阻害して抗凝固活性を発揮する.未分画ヘパリンは,活性化第Ⅹ因子,トロンビンに対する阻害作用は約1:1であるが,低分子ヘパリン,ダナパロイドはそれぞれ2〜4:1,22:1である[25].
- 低分子ヘパリンおよびダナパロイドは,未分画ヘパリンよりも出血の副作用が少ないことが期待されている.出血傾向をきたしやすい造血器悪性腫瘍のDIC患者では未分画ヘパリンの使用頻度は低下してきている.

## b ― 合成プロテアーゼ阻害薬(ナファモスタットメシル酸塩,ガベキサートメシル酸塩)

- アンチトロンビン非依存性にトロンビンを阻害する.とくに,ナファモスタットメシル酸塩は抗線溶作用も強力であるため,線溶亢進型DICに相性の良い薬物である(高カリウム血症の副作用には注意する).

> **ここに注意**
> ナファモスタットは強力な抗線溶作用をもつが,副作用として高カリウム血症を起こす

## c ― リコンビナントトロンボモジュリン製剤

- プロテインC依存性に活性化第Ⅷ,Ⅴ因子を抑制し,また直接的にトロンビンを阻害する.未分画ヘパリンを対象とした第Ⅲ相臨床比較試験において,DIC離脱率や出血症状の改善率などで優越性が示され[26],2008年5月に承認された.

## d ― アンチトロンビン製剤

- DICによって低下したアンチトロンビン活性を補充することで回復させる.この場合,70%以上を目指した補充が一般的である.ただし,悪性腫瘍に合併したDIC患者においてアンチトロンビン活性が低下することはあまり多くない.
- 敗血症に合併したDICでは,アンチトロンビン活性の低下は特徴的であるが,Surviving Sepsis Campaign guidelines では慎重に取り扱われている[27].

## e ― 直接経口抗凝固薬(DOAC)

- 直接経口抗凝固薬(direct oral anti coagulant:DOAC)は,ヘパリン類,合成プロテアーゼ阻害薬,リコンビナントトロンボモジュリン製剤と同様に,「活性化」凝固因子を抑制する(同じく経口抗凝固薬であるワルファリンには,活性化凝固因子を抑制する作用はない).ワルファリンは,活性化する前の「基質」としての凝固因子活性を低下させるが,DICに対してはまったく無効であるばかりか,致命的な出血を誘発する[28](図6).
- 悪性腫瘍の一部は緩徐に進行し,DICを合併する場合も慢性の経過(数か月〜年単位)をとる場合がある.この際,もしも点滴静注ではなく経口薬でDIC

> **アドバイス**
> ワルファリンはDICに対してはまったく無効であるばかりか,致命的な出血を誘発する

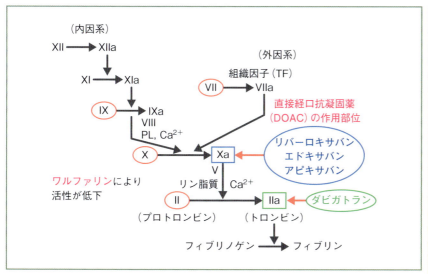

**図6 凝固カスケードと経口抗凝固薬の関係**
ワルファリンは活性化される前の，基質としての第Ⅶ，Ⅸ，Ⅹ，Ⅱ因子の産生を抑制する．
DOACは活性化第Ⅹ因子（Xa），またはトロンビンを直接的に阻害する．

をコントロールできれば，患者のQOLを損なうこともなくメリットはすこぶる大きい．DOACは，前述のように活性化第Ⅹ因子やトロンビンを阻害するため，悪性腫瘍に起因した慢性DICに対しても有効である可能性が高い．現在DOACの保険適用は心房細動とVTEのみであるが，点滴静注で拘束したくない慢性DICに対しても検討されてよいのではないかと考えられる．なお，大動脈瘤に合併した慢性DICに対するDOACの有効性を示唆する論文は散見される[29,30]．

- DOACは経口薬であること，固定用量でよいこと，食事制限がないこと，出血（とくに脳出血）の副作用が少ないことがメリットである．また，DOACはワルファリンと比較して薬物相互作用が少ない．ただし，一部の抗悪性腫瘍薬，免疫抑制薬での相互作用が知られているため，注意を要する[31]．

（山田真也，朝倉英策）

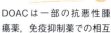

ここに注意
DOACは一部の抗悪性腫瘍薬，免疫抑制薬での相互作用がある

### 文献

1) 関 義信．がん（固形がん）とDIC．朝倉英策，編．臨床に直結する血栓止血学．東京：中外医学社；2013．p.179-84．
2) 全国健康保険協会．【がん】日本人の2人に1人ががんにかかり，3人に1人ががんで死亡しています．https://www.kyoukaikenpo.or.jp/g4/cat450/sb4502/p024
3) 国立がん研究センター．2015年のがん罹患数，死亡数予測．2015年4月28日プレスリリース．http://www.ncc.go.jp/jp/information/press_release_20150428.html
4) Gussoni G, et al. Three-month mortality rate and clinical predictors in patients with venous thromboembolism and cancer. Findings from the RIETE registry. Thromb Res 2013；131：24-30.
5) Walker AJ, et al. Incidence of venous thromboembolism in patients with cancer-A co-

hort study using linked United Kingdom databases. Eur J Cancer 2013；49：1410-13.
6) Horsted F, et al. Risk of venous thromboembolism in patients with cancer：A systematic review and meta-analysis. PloS Med 2012；9：e1001275
7) Cronin-Fenton DP, et al. Hospitalisation for venous thromboembolism in cancer patients and the general population：A population-based cohort study in Denmark, 1997-2006. Br J Cancer 2010；103（7）：947-53.
8) Timp JF, et al. Epidemiology of cancer-associated venous thrombosis. Bolld 2013；122：1712-23.
9) 金沢大学血液内科・呼吸器内科．悪性腫瘍（癌）とDIC：発症機序．http://www.3nai.jp/weblog/entry/34409.html
10) 朝倉英策，編．しみじみわかる血栓止血学．Vol.1. DIC・血液凝固検査編．東京：中外医学社；2014. p.51.
11) Kee NL, et al. The proteolytic profile of human cancer procoagulant suggests that it promotes cancer metastasis at the level of activation rather than degradation. Protein J 2015；34：338-48.
12) Kakkar AK, et al. Extrinsic-pathway activation in cancer with high factor VIIa and tissue factor. Lancet 1995；346：1004-5.
13) Manell JS, et al. Annexin II and bleeding in acute promyelocytic leukemia. N Engl J Med 1999；340：994-1004.
14) 金沢大学血液内科・呼吸器内科．悪性腫瘍（癌）とDIC：APL，アネキシンII．http://www.3nai.jp/weblog/entry/34445.html
15) Shetty P, et al. Cell surface interaction of annexin A2 and galectin-3 modulates epidermal growth factor receptor signaling in Her-2 negative breast cancer cells. Mol Cell Biochem 2016；411：221-33.
16) Oka R, et al. Annexin A8 is a novel molecular marker for detecting lymph node metastasis in oral squamous cell carcinoma. Oncotarget 2016；7：4882-9.
17) Liu S, et al. MALAT1-miR-124-RBG2 axis is involved in growth and invasion of HR-HPV-positive cervical cancer cells. Tumour Biol 2016；37：633-40.
18) Hayashi T, et al. Expression of annexin II in human atherosclerotic abdominal aortic aneurysms. Thromb Res 2008；123：274-80.
19) Truelove E, et al. The coagulopathy and thrombotic risk associated with L-asparaginase treatment in adults with acute lymphoblastic leukaemia. Leukemia 2013；27：553-9.
20) Caruso V, et al. Thrombotic complications in childhood acute lymphoblastic leukemia：A meta-analysis of 17 prospective studies comprising 1752 pediatric patients. Blood 2006；108：2216-22.
21) Grace RF, et al. The frequency and management of asparaginase-related thrombosis in paediatric and adult patients with acute lymphoblastic leukaemia treated on Dana-Farber Cancer Institute consortium protocols. Br J Haematol 2011；152：452-9.
22) van den Berg H, et al. Asparaginase revisited. Leuk Lymphoma 2011；52：168-78.
23) Elice F, Rodeghiero F. Side effects of anti-angiogenic drugs. Thromb Res 2012；129：s50-3.
24) アバスチン®緊急対応ガイド．中外製薬．https://chugai-pharm.jp/pr/drug/ava/guide/pdf/ChugaiOnc_ava079.pdf
25) 朝倉英策．しみじみわかる血栓止血学 Vol.2. 血栓症・抗血栓療法編．東京：中外医学社；2015. p.54-5.
26) Saito H, et al. Efficacy and safety of recombinant human soluble thrombomodulin（ART-123）in disseminated intravascular coagulation：Results of a phase III, randomized, double-blind clinical trial. J Thromb Haemost 2007；5：31-41.
27) Dellinger RP, et al；Surviving Sepsis Campaign Guidelines Committee including The Pediatric Subgroup. Surviving sepsis campaign：International guidelines for manage-

ment of severe sepsis and septic shock：2012. Crit Care Med 2013；41：580-637.
28) Munter G, Hershko C. Increased warfarin sensitivity as an early manifestation of occult prostate cancer with chronic disseminated intravascular coagulation. Acta Haematol 2001；105：97-9.
29) Hayashi T, et al. Rivaroxaban in a patient with disseminated intravascular coagulation associated with an aortic aneurysm：A case report. Ann Intern Med 2014；161：158-9.
30) Kawano H, et al. Use of rivaroxaban for the effective management of disseminated intravascular coagulation associated with abdominal aortic aneurysm. Intern Med 2015；54：2625-8.
31) Lee AY, Peterson EA. Treatment of cancer-associated thrombosis. Blood 2013；122：2310-7.

# 4-6 産科疾患

## はじめに

- 妊娠により凝固能は生理的に活性化する．**表1**に示すとおり凝固因子の濃度は上昇している．一方，線溶系ではプラスミノゲンが上昇しているが，プラスミノゲンアクチベータインヒビター（PAI-1，PAI-2）も上昇するためプラスミン活性は抑制されている．また，血小板に関しては平均的には約10%減少するが，血小板活性は亢進している[1]．すなわち，妊娠による凝固系の生理的変化が存在し，そこから産科特有の疾患により線溶系が活性化され，大量出血および産科DICを発症するということを理解する必要がある．
- 妊娠中DICを発症する頻度は0.03%〜0.35%程度である[2-4]．産科DICには産科合併症（常位胎盤早期剥離や羊水塞栓症など）によって引き起こされる一次性DICと，ほかの原因（前置胎盤，子宮破裂，子宮頸管裂傷）によって大量出血をきたし，消費性凝固障害からDICとなる二次性DICとがある．
- DICを引き起こす産科疾患の多くは発症予測が困難であり，胎盤や羊水に由来する組織因子の血流への流入などにより突発的に発症し急激に進行する．そのため，産科DICと診断され，治療開始時点で重篤な状態に至っていることは珍しくない．本項では，DICを引き起こし，凝固・線溶系に強く影響を及ぼす代表的な産科疾患について解説したい．

> **ここに注意**
> 妊娠すると母体は凝固系が活性化する．しかし，それに相当するだけの線溶活性がない．つまり，妊婦は凝固傾向にあり，血栓が生じやすい
>
> ▶PAI：plasminogen activator inhibitor
>
> ▶DIC：disseminated intravascular coagulation（播種性血管内凝固症候群）

## 1 常位胎盤早期剥離

- 常位胎盤早期剥離（abruption of normally implanted placenta）とは，正常位置（子宮体部）に付着している胎盤が，妊娠中または分娩経過中の胎児娩出以前に，子宮壁より剥離するものと定義される[1]．また，常位胎盤早期剥離は産科DICを引き起こす産科合併症として最も頻度が高い疾患として知られている[2]．

### a—頻度

- アメリカの約750万例の単胎分娩を後方視的に解析した報告では，頻度は約0.6%程度とされている[5]．その他の報告例でも同様であり，0.5〜1%程度と考えられる．しかし，高齢妊娠や多胎妊娠などではそのリスクは高く，注意を要する（**表2**）．発症時期に関しては，約50%は妊娠37週未満での発症であり，どの週数でも起こりうると考える．

> **ここに注意**
> 常位胎盤早期剥離は，高齢や多胎妊娠では発症リスクが高まる

### b—病態

- 基底脱落膜中の母体血管から出血したことによって始まった出血は血腫を形

### 表1 妊娠中の凝固・線溶系の生理的変化

|  | 非妊婦 | 第1三半期 | 第2三半期 | 第3三半期 |
|---|---|---|---|---|
| アンチトロンビンIII（%） | 70〜130 | 89〜114 | 78〜126 | 82〜116 |
| D-ダイマー（μg/mL） | 0.22〜0.74 | 0.05〜0.95 | 0.32〜1.29 | 0.13〜1.7 |
| 第V因子（%） | 50〜150 | 75〜95 | 72〜96 | 60〜88 |
| 第VII因子（%） | 50〜150 | 100〜146 | 95〜153 | 149〜2,110 |
| 第VIII因子（%） | 50〜150 | 90〜210 | 97〜312 | 143〜353 |
| 第IX因子（%） | 50〜150 | 103〜172 | 154〜217 | 164〜235 |
| 第XI因子（%） | 50〜150 | 80〜127 | 82〜144 | 65〜123 |
| 第XII因子（%） | 50〜150 | 78〜124 | 90〜151 | 129〜194 |
| フィブリノゲン（mg/dL） | 233〜496 | 244〜510 | 291〜538 | 301〜696 |
| フィブロネクチン（mg/dL） | 290±85 | 377±309 | 315±295 | 334±257 |
| ホモシスチン（μmol/L） | 4.4〜10.8 | 3.34〜11 | 2.0〜26.9 | 3.2〜21.4 |
| APTT（秒） | 26.3〜39.4 | 23.0〜38.9 | 22.9〜38.1 | 22.6〜35.0 |
| PT（秒） | 12.7〜15.4 | 9.7〜13.5 | 9.5〜13.4 | 9.6〜12.9 |
| PT-INR | 0.9〜1.04 | 0.86〜1.08 | 0.83〜1.02 | 0.80〜1.09 |
| プロテインC活性 | 70〜130 | 78〜121 | 83〜133 | 67〜135 |
| 総プロテインS（%） | 70〜140 | 39〜105 | 27〜101 | 33〜101 |
| 遊離プロテインS（%） | 70〜140 | 34〜133 | 19〜113 | 20〜65 |
| プロテインS活性 | 65〜140 | 57〜95 | 42〜68 | 16〜42 |
| TT（秒） | 17.7±2.8 | 16.1±1.5 | 15.4±2.7 | 16.5±2.4 |
| トロンボモジュリン（ng/mL） | 2.7±3.1 | 4.3±1.3 | 4.2±1.2 | 3.6±1.3 |
| 組織プラスミノゲンアクチベータ（ng/mL） | 1.6〜13 | 1.8〜6.0 | 2.36〜6.6 | 3.34〜9.20 |
| 組織プラスミノゲンアクチベータインヒビター（ng/mL） | 4〜43 | 16〜33 | 36〜55 | 67〜92 |
| von Willebrand因子抗原（%） | 75〜125 | 62〜318 | 90〜247 | 84〜422 |
| von Willebrand切断酵素（ADAMTS-13）（%） | 40〜170 | 40〜160 | 22〜135 | 38〜105 |

APTT：活性化部分トロンボプラスチン時間, PT：プロトロンビン時間, INR：国際標準比化, TT：トロンビン時間, ADAMTS-13：a disintegrin-like and metalloproteinase with thrombospondin type 1 motifs 13.

(Cunningham FG, et al. Williams Obstetrics 23rd ed. McGraw-Hill；2010. p.757-803[1] より)

### 表2 常位胎盤早期剥離のリスク因子

| リスク因子 | 相対危険度 |
|---|---|
| 高齢・多産婦 | 1.3〜1.5 |
| 妊娠高血圧腎症 | 2.1〜4.0 |
| 慢性高血圧 | 1.8〜3.0 |
| 前期破水 | 2.4〜4.9 |
| 多胎妊娠 | 2.1 |
| 低体重児 | 14.0 |
| 羊水過多症 | 2.0 |
| 喫煙 | 1.4〜1.9 |
| 血栓性素因 | 3〜7 |
| 早期剥離の既往 | 10〜25 |

(Ananth CV, et al. Am J Epidemiol 2001；153：771-8[5] より)

成し，子宮壁と胎盤とのあいだで増大する．増大した血腫は，胎盤を圧排し剥離を引き起こし，胎盤が部分的にまたは完全に剥離してしまう．出血が起こる原因については一元的に説明することは難しく多岐にわたる．妊娠高血圧腎症や子宮内胎児発育不全と強く相関することから，胎盤形成不全に起因すると考えられていたり，絨毛膜羊膜炎と相関することから炎症もしくは感染がその一因となっているとも考えられる[6]．

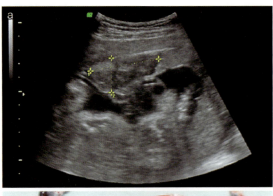
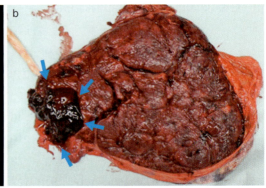
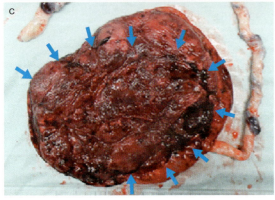

**図1 常位胎盤早期剥離の画像所見**
a：胎盤の左側に25×52 mm程度の低輝度エコー像を認める．同部位に血流は認めなかった．
b：aの胎盤．本症例では10％程度の剥離を認めていた．緊急帝王切開を行い，児にアシドーシスを認めなかった．➡で囲まれた部分は剥離部分を示す．
c：剥離面積が80％に及んだ子宮内胎児死亡症例．当院搬送時には産科DICスコア9点であった．➡で囲まれた部分は剥離部分を示す．

## C — 診断

### 臨床症状

- 性器出血，持続的な子宮収縮（典型例では板状硬（ばんじょうこう）といわれるほど硬く触れる），子宮の圧痛，切迫早産兆候，胎動の消失など多岐にわたる．とくに注意したいのは，性器出血を伴わない内出血のパターンで，切迫早産と誤診してしまうことである．薬剤抵抗性の切迫早産を認めたときには本症例を疑う必要がある．

### 画像診断

- 超音波検査による診断率は，感度24％，特異度96％，陽性的中率88％，陰性的中率53％であり[7]，超音波検査により血腫を認めないからといって本疾患を除外できないため，臨床症状などから総合的に判断する必要がある．
- 図1aでは，出生前に腹部超音波検査にて認めた胎盤辺縁部の血腫像を示す．本症例は予定日近い症例で，剥離は辺縁部分のみであり（図1b），母体に重篤な凝固能異常を認めなかった．

### 胎児心拍数陣痛図

- 典型例では，陣痛計測にて陣痛が頻回に生じ，胎児心拍数にて遅発一過性徐脈を繰り返すパターンがある．しかし，これは剥離面積に依存し，剥離面積が少なく，胎児のガス交換が十分に行えている場合には，胎児心拍数陣痛図

> **ここがポイント**
> 常位胎盤早期剥離を，分娩前に確実に診断する方法はない．臨床症状，理学所見，画像診断，凝固系検査，これらを総合的に判断し，診断をする必要がある

に異常が現れないこともある.

### 凝固系検査

- 胎盤後血腫を形成する本疾患では，血腫部位における凝固因子の消費と組織因子の母体循環への流入がDICを発症する要因と考えられている．末梢血のデータではフィブリノゲンが消費され異常低値を示し，線溶系のマーカーであるFDP値やD-ダイマーの異常高値を認める．一般的に剥離面積が大きければ大きいほど，その程度は強くなる．
- 図1cは妊娠後期の症例であり，80％の剥離を起こし子宮内胎児死亡となった．本症例では，母体に著明な凝固能異常を認めた．

▶FDP：
fibrinogen and fibrin degradation products（フィブリノゲン・フィブリン分解産物）

## d ― 管理方針

- 管理指針は胎児の生死により大きく異なる．

### 胎児が生存している場合

- すぐに経腟的に娩出できる状態でなければ，通常は緊急帝王切開である．とくに，胎児徐脈を伴う場合では，診断から胎児娩出までの時間が児の予後を左右することが知られており，近年では超緊急帝王切開術が行われている[8]．

### 胎児が死亡している場合

- 日本における「産婦人科診療ガイドライン―産科編2014」[9] では「DICの評価・治療を行いながら，施設のDIC対応能力や患者の状態から帝王切開もしくはオキシトシンを用いた積極的経腟分娩促進を行う」と，各施設で選択するように記載されている．しかし，アメリカやイギリスでは積極的経腟分娩が推奨されており，日本においてもその傾向にある．これは，早期に人工破膜させることで，母体血管系へのトロンボプラスチンや活性化凝固因子の流入を減少させる効果もある．
- 筆者らは積極的経腟分娩において，入院期間の短縮，さらに母親が分娩直後に死児と過ごす時間を十分確保できるメリットを実感した[10]．以降，児が死亡した場合には帝王切開は施行せず，DIC治療を行いながら全例積極的経腟分娩の方針としている．

アドバイス
胎児死亡の場合は帝王切開せず，DIC治療を行いつつ積極的経腟分娩の方針とする

## 2 羊水塞栓症

- 羊水塞栓症（amniotic fluid embolism）は，なんらかの原因で羊水成分が母体血中に流入し，呼吸不全，循環不全，DICなどを引き起こす重篤な疾患である．羊水成分による母体肺血液の機械的閉塞，ケミカルメディエータを介した肺血管の攣縮，アナフィラキシー反応などが病態の中心であり，母体死亡の上位を占める[11]．

## a ― 頻度

- 10万出生あたり1.9～6.1例程度といわれており，非常にまれな疾患であるが，ひとたび発症すれば死亡率は11～43％と非常に重篤な疾患である．羊水塞栓症をきたすリスク因子としては，子宮や骨盤内の大きな静脈損傷，高

齢，過期産，分娩誘発や促進，子癇，帝王切開や鉗子・吸引分娩，胎盤早期剝離や前置胎盤，羊水過多症である[1]．

## b ― 病態

- 子宮の破綻した静脈や胎盤付着部位から，羊水中に含まれる成分（胎便，扁平上皮細胞，ムチン，胎便中のプロテアーゼ，トロンボプラスチンなど）が母体循環に流入することにより発症すると考えられている．ほとんどの症例は破水後に発症する．
- 発症には2つの機序が考えられている．一つは，流入した成分が母体肺の小血管を機械的に閉塞し，肺高血圧症から循環不全，ショックを引き起こす．もう一つは，胎便中のプロテアーゼや組織因子（トロンボプラスチン）などに対して，アナフィラキシー反応を引き起こし，白血球や補体の活性化をきたし，全身性の高サイトカイン血症から循環不全，ショックを引き起こすことである．
- また，羊水中の組織因子が第Ⅹ因子を活性化することで，凝固系を活性化し臓器障害を誘発する．さらには線溶系の活性化から出血性のショックを引き起こす．

## c ― 診断

### 臨床症状

- 母体は突然発症する呼吸困難，胸痛，下腹痛，チアノーゼ，ショックなどを呈し，分娩前では胎児機能不全を伴うことが多い．一方，DIC，子宮弛緩症を初発とするものもある[★1]．

### 血清学的診断

- 母体末梢血中に亜鉛コプロポルフィリン（ZnCP-1）とシアリルTN（STN）が確認されれば，母体血中への羊水流入が証明できる．ZnCP-1は光で変性するため，採血後は血清にして遮光する必要がある．浜松医科大学に検体を送付すると解析することができるが（日本産婦人科医会羊水塞栓症血清検査事業），結果が出るまでには時間を要する．

### 臨床診断

- 前述の理由から**表3**[12]のようなアメリカのBensonらの臨床診断が用いられる．ここで示した3つを満たすものを臨床的羊水塞栓症と診断し，即座に治

★1
DIC先行型羊水塞栓症として知られ，子宮病理所見にて子宮血管に羊水成分を認め，間質浮腫を認めるものを，近年，子宮型羊水塞栓症と称する．

▶ZnCP-1：
zinc coproporphyrin 1

▶STN：
sialyl TN

**表3 臨床的羊水塞栓症診断基準**

①妊娠中または分娩後12時間以内に発症した場合
②下記に示した症状・疾患に対して集中的な医学治療が行われた場合（1つ以上）
　A）心停止
　B）分娩後2時間以内の原因不明の大量出血1,500 mL以上
　C）播種性血管内凝固症候群（DIC）
　D）呼吸不全
③観察された所見や症状が他の疾患で説明できない場合

（Benson MD. Arch Fam Med 1993；2：989-94[12]より）

> **Topics** 羊水塞栓症におけるC1インヒビターの使用
>
> 　近年，羊水塞栓症では母体血中の補体値が有意に低下しており，補体成分C1インヒビター（C1 inhibitor）が低値であることが報告されている[13]．C1インヒビターはカリクレインや活性化第XII，XI因子を抑制するタンパクであり，補体系，ブラジキニン生成系，血液凝固系を調節している．ところが，C1インヒビターが低値であると，補体の活性化を抑制する因子が欠如することから，過剰なアナフィラキシー様反応が母体に発症し，羊水塞栓症を発症する．そこで，C1インヒビターを補充することが羊水塞栓症の病態改善に寄与する可能性が報告されている[14]．C1インヒビターは遺伝性血管浮腫に対して保険収載されている薬剤であり，臨床上使用が可能である．今後，これらの投与が病態のすみやかな改善に有用であるか検証が必要であり，注目されている．

療を開始する．

### ▶死亡症例からの検討
- 剖検組織内からの胎児成分の検出である（アルシアンブルー〈alcian blue〉染色，TKH-2免疫染色など）．また，右心カテーテルから採取した肺動脈血内の胎児成分（ムチン）などの直接的な証明である．一方，羊水塞栓症以外の症例（通常の分娩）においても胎児の扁平上皮細胞やその他の胎児由来成分，また栄養膜細胞が母体血中で認められることがある[1]．

## d ― 管理方針
- 初期対応が重要であり，生命の維持に必要な対症療法（心肺蘇生，気道確保，酸素投与，輸血），抗ショック療法，抗DIC療法をすみやかに行いながら，肺血栓塞栓症（pulmonary thromboembolism）や弛緩出血などと鑑別していく．

> **ここがポイント**
> 羊水塞栓症では初期対応が重要．抗ショック療法，抗DIC療法を行い，肺血栓塞栓症や弛緩出血などと鑑別していく

## 3 妊娠高血圧症候群（PIH）

- 妊娠高血圧症候群（pregnancy induced hypertension：PIH）とは，妊娠20週以降，分娩後12週までに高血圧がみられる場合，または高血圧にタンパク尿を伴う場合のいずれかで，かつこれらの症状が単なる妊娠の偶発合併症によるものではないものと定義されている[15]．
- 病型分類として以下の4項目が存在する．
  ① タンパク尿を伴うもの：妊娠高血圧腎症（preeclampsia：PE）．
  ② 高血圧のみを呈するもの：妊娠高血圧（gestational hypertension）．
  ③ 妊娠20週以前に高血圧かタンパク尿の両方もしくは片方があり，妊娠20週以降に増悪するもの：加重型妊娠高血圧腎症（superimposed preeclampsia）．
  ④ 妊娠20週以降に初めて痙攣発作を起こし，てんかんや二次性痙攣が否定されるもの：子癇（eclampsia）★2．

★2
近年，子癇は「脳血流自動調節能の破綻に伴う高血圧性脳症様痙攣発作」によって起こると考えられている．

**表4 妊娠高血圧症候群(PIH)の主なリスク**

| 妊娠前 | 妊娠関連 |
|---|---|
| ・高齢(とくに40歳以上)<br>・家族歴<br>・糖尿病家族歴<br>・遺伝子多型,人種<br>・高血圧症,腎疾患<br>・糖尿病<br>・肥満,インスリン抵抗性<br>・自己免疫疾患(APS含む)<br>・易血栓形成素因<br>・甲状腺機能異常 | ・初産<br>・妊娠間隔の延長(とくに5年以上)<br>・父親側リスク因子<br>・前回PIHの既往<br>・妊娠初期母体血圧比較的高値<br>・多胎妊娠<br>・尿路感染,歯周病<br>・生殖補助医療 |

APS:anti-phospholipid syndrome(抗リン脂質抗体症候群).
(日本妊娠高血圧学会,編.妊娠高血圧症候群の診療指針2015.メジカルビュー社;2015. p.42[15]より)

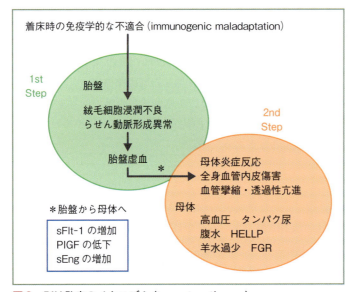

**図2 PIH発症のメカニズム(two-step theory)**
胎盤の形成不全が胎盤虚血を誘導し(1st step),胎盤から産生されるさまざまなサイトカインにより母体血管内皮細胞の傷害が生じ(2nd step),PIHが発生する.
sFlt-1:soluble fms-like tyrosine kinase 1,PlGF:胎盤増殖因子,sEng:soluble endoglin,HELLP:溶血,肝酵素上昇,血小板減少,FGR:胎児発育不全.

## a—頻度

- 全妊娠の3~7%に発症する.リスク因子も知られており,**表4**に示す.

## b—病態

- 近年,two-step theoryによりPIH発症のメカニズムを説明できると考えられている(**図2**).PIHではらせん動脈のリモデリング[★3]が免疫学的な不適

**★3 らせん動脈のリモデリング**

着床後,絨毛細胞は脱落膜へと侵入し,らせん動脈の血管内皮細胞や血管平滑筋と置き換わって弛緩した血管構築を行い,胎盤に母体から十分な血液を送れるように変化する.これをらせん動脈のリモデリングという.

> **Column　妊娠におけるパートナーとの免疫学的な相性**
>
> 妊娠前のパートナーとの性交期間の長さに反比例するように，妊娠高血圧症候群（PIH）の発症リスクは低くなるという報告がある．また，次回妊娠時にパートナーが変われば妊娠高血圧腎症（PE）が増加するという報告もある[15]．これらは胎児が半異物（semiallograft）であり，父親由来抗原が母親との免疫系とのあいだで，寛容機構がうまく成立していないことを示している．その中心的役割を担うものとして制御性T細胞（Treg）が知られている．PEの症例では，末梢血や子宮の胎盤付着部などでTregが減少することが知られている[16]．逆に，PEのリスクを減らすにはTregの増加が有効であると考えることができるが，現時点でTregを増加させる方法は確立されていない．今後の検討課題である．

▶Treg：
regulatory T cell

合（immunogenic maladaptation）によって障害される．その結果，胎盤は虚血状態となり，絨毛細胞からsoluble fms-like tyrosine kinase 1（sFlt-1）の産生が増加し，胎盤増殖因子（placental growth factor：PlGF）の産生を抑制する．このことは，血管内皮細胞増殖因子（vascular endothelial growth factor：VEGF）を減少させ，胎盤での血管新生を抑制するためにさらなる虚血を促進してしまう．低酸素状態は絨毛細胞からのsoluble endoglin（sEng）の産生を増加させる．sEngは血管弛緩作用を抑制するためにさらに胎盤は虚血状態となる．

- 1st stepで胎盤虚血が起こった結果，sFlt-1，PlGFやeEngが胎盤を通過し，母体循環に流入し，母体の血管内皮を傷害する（2nd step）．血管内皮細胞傷害は重篤になると血小板減少など凝固系にも影響を与える．PIHからHELLP症候群などを引き起こしやすいのはこのためである．

▶HELLP：
Hemolysis（溶血），Elevated Liver enzyme（肝酵素上昇），Low Platelet（血小板減少）
HELLP症候群の概説については，6章「6-4 HELLP症候群」（p.283）参照

## c — 診断

- 血圧とタンパク尿の定量により軽症と重症とに分類される[15]．

### ▶ 血圧

- 軽症：収縮期血圧140以上〜160 mmHg未満もしくは拡張期血圧90以上〜110 mmHg未満．
- 重症：収縮期血圧160 mmHg以上もしくは拡張期血圧110 mmHg以上．

### ▶ タンパク尿

- 軽症：1日タンパク尿が300 mg以上〜2,000 mg未満．
- 重症：1日タンパク尿が2,000 mg以上．

## d — 管理方針

- 軽症と重症，妊娠週数によってその方針は決定される．軽症例は非薬物療法（安静・食事），重症例では妊娠継続の中断（termination）が基本である．なぜなら，PIHは基本的に胎盤病であるために，胎盤の娩出なく完治すること

**ここがポイント**
PIHの軽症例は非薬物療法（安静・食事），重症例は妊娠継続の中断により管理することが基本である

はない．ただし，妊娠34週未満における発症では降圧治療（カルシウム拮抗薬など）や子癇発作予防薬（マグネシウム製剤）を使用し，可及的に妊娠期間の延長を行うことがある．

## 4 産褥期大量出血（PPH）

- 産後の過多出血は一般に産後24時間以内に500 mLを超えるもの，帝王切開では1,000 mLを超えるものと定義される[1]．

### a ― 頻度

- 全分娩の3％程度とされている．日本における産後出血（羊水込み）の90パーセンタイル値は経腟分娩で800 mL，帝王切開で1,500 mLである．2010年から2014年までの日本における213例の妊産婦死亡を解析した報告では，最も頻度の高い死因が産科出血である（**表5**）[17]．

### b ― 病態

- 産褥期大量出血（postpatrum hemorrhage：PPH）時には，その原因疾患を積極的かつ網羅的に行う．原因として，子宮収縮不良による弛緩出血，子宮頸管裂傷などによる産道損傷，癒着胎盤などに起因する胎盤遺残，胎盤牽引時に発症するといわれている子宮内反症，子宮手術の既往などによる子宮破裂および羊水塞栓症などによる血液凝固能異常を鑑別する．

### c ― 診断

- 腟鏡診や触診などにより，子宮頸管裂傷の有無，腟壁血腫の有無，子宮の硬度を確認する．子宮内反症であれば，子宮筋腫分娩様にみえる腫瘤の突出がないかを確認する．次に超音波検査により，子宮内に組織遺残がないか，腹水の貯留がないかを確認する．娩出した胎盤に欠損がないかを確認することは遺残胎盤の補助診断になりえる．血液検査にて貧血の進行，凝固・線溶系の検査を行い，産科DICスコアによる評価を行う．
- 臨床的には，出血量のカウントは羊水込みということや，分娩室の床に漏れたりすることで正確でないことが多い．そこで，1分間の脈拍数を収縮期血圧で割るショックインデックス（shock index：SI）を用いる．SI値1.5以上や，産科DICスコアが8点以上などであれば，産科危機的出血と診断する[18]．

### d ― 管理方針

- 治療は原因別治療となる．産道裂傷に対しては，縫合止血を行い，胎盤遺残などでは用手剝離や胎盤鉗子で遺残組織の娩出を行う．子宮内反症に対しては，用手的整復を行うが，一期的に整復できない場合，吸入麻酔薬やニトログリセリンなど子宮筋弛緩作用のある薬剤を併用して整復する．
- 弛緩出血などでは子宮収縮薬を用いるが，奏効しない場合に子宮腔内にバルーン（Bakriバルーン®）を挿入し圧迫止血を試みるか，インターベンショ

**表5** 日本における妊産婦死亡（2010～2014年，$n=213$）

| 死因 | 頻度 |
|---|---|
| 産科出血 | 23% |
| 脳疾患 | 16% |
| 羊水塞栓症 | 12% |
| 心血管系障害 | 8% |
| 肺疾患 | 8% |
| 感染症 | 7% |
| 肝疾患 | 2% |
| 痙攣 | 1% |
| その他 | 1% |
| 悪性疾患 | 3% |
| 外傷 | 5% |
| 解析不能症例 | 14% |

（Hasegawa J, et al. BMJ Open 2016；6：e010304[17] より）

▶産科DICの診断については2章「2-5 産科DIC診断基準」（p.37）参照

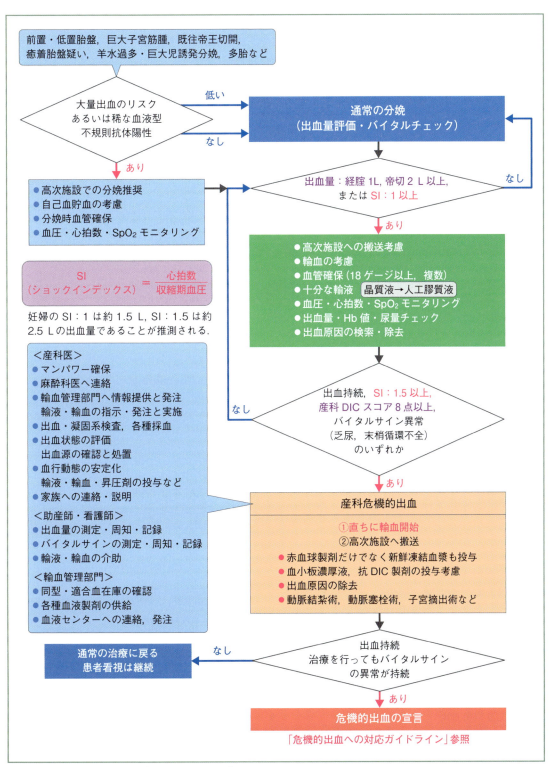

**図3 産科危機的出血への対応フローチャート**
(日本産科婦人科学会, ほか. 産科危機的出血への対応ガイドライン. 2010年4月. p.2[18]より)

ナルラジオロジー(interventional radiology：IVR)による動脈塞栓術，子宮摘出術などを選択する．子宮破裂では開腹止血術や子宮摘出術を選択する．
- 大量出血や出血性ショック時には「産科危機的出血への対応フローチャート」(日本産科婦人科学会，日本産婦人科医会，日本周産期・新生児医学会，日本麻酔科学会，日本輸血・細胞治療学会による)(図3[18])を参考に対応する．

（辻　俊一郎，村上　節）

!!! アドバイス
大量出血や出血性ショック時には「産科危機的出血への対応フローチャート」を参考に対応する

### 文献

1) Cunningham FG, et al. Obstetrical hemorrhage. In：Cunningham FG, et al, eds. Williams Obstetrics. 23rd ed. New York：McGraw-Hill；2010. p.757-803.
2) Callaghan WM, et al. Severe maternal morbidity among delivery and postpartum hospitalizations in the United States. Obstet Gynecol 2012；120：1029-36.
3) Rattray DD, et al. Acute disseminated intravascular coagulation in obstetrics：A tertiary centre population review (1980 to 2009). J Obstet Gynaecol Can 2012；34：341-7.
4) Erez O, et al. DIC score in pregnant women-a population based modification of the International Society on Thrombosis and Hemostasis score. PLoS One 2014；9：e93240.
5) Ananth CV, et al. Placental abruption among singleton and twin births in the United States：Risk factor profiles. Am J Epidemiol 2001；153：771-8.
6) Hladky K, et al. Placental abruption. Obstet Gynecol Surv 2002；57：299-305.
7) Glantz C, Purnell L. Clinical utility of sonography in the diagnosis and treatment of placental abruption. J Ultrasound Med 2002；21：837-40.
8) 辻俊一郎．超緊急帝王切開術導入のポイント．産婦人科の進歩 2014；66：335-7.
9) 日本産科婦人科学会，編．産科婦人科ガイドライン―産科編2014．日本産科婦人科学会事務局；2014.
10) 小沼絢子，ほか．IUFDに至った常位胎盤早期剥離症例に対し誘発分娩を選択した3例．滋賀県産科婦人科雑誌 2013；5：21-5.
11) 日本産科婦人科学会，編．産科婦人科用語集・用語解説集．改訂第3版．東京：杏林舎；2013. p.318.
12) Benson MD. Nonfatal amniotic fluid embolism. Three possible cases and a new clinical definition. Arch Fam Med 1993；2：989-94.
13) Tamura N, et al. C1 esterase inhibitor activity in amniotic fluid embolism. Crit Care Med 2014；42：1392-6.
14) Todo Y, et al. Therapeutic application of C1 esterase inhibitor concentrate for clinical amniotic fluid embolism：A case report. Clin Case Rep 2015；3：673-5.
15) 日本妊娠高血圧学会，編．妊娠高血圧症候群の基本的事項．妊娠高血圧症候群の診療指針2015．東京：メジカルビュー社；2015. p.18-51.
16) Sasaki Y, et al. Proportion of peripheral blood and decidual CD4(+)CD25(bright) regulatory T cells in pre-eclampsia. Clin Exp Immunol 2007；149：139-45.
17) Hasegawa J, et al. Current status of pregnancy-related maternal mortality in Japan：A report from the Maternal Death Exploratory Committee in Japan. BMJ Open 2016；6：e010304.
18) 日本産科婦人科学会，ほか．産科危機的出血への対応ガイドライン．2010年4月．p.2. http://www.jspnm.com/topics/data/topics100414.pdf

### 参考文献

- 日本産科婦人科学会，日本産科婦人科医会，編．産後の過多出血(PPH)，その原因と対応は？ 産婦人科診療ガイドライン―産科編．東京：杏林舎；2014. p.184-7.

# 4-7 新生児

## はじめに

- 新生児は小児期の中でも乳児移行の小児とは異なり，周産期や出生に伴う呼吸・循環系の急激な変化による影響を受ける．さらに早産児ではその影響が大きい．本項では，新生児の炎症と凝固・線溶系について最近の知見をふまえ記述する．

## 1 新生児の概説

- 新生児は出生後28日未満の児（生まれた日を日齢0とし，日齢0から日齢27までの児）と定義される．新生児期は母体内生活から母体外生活への適応期に相当する．母体内では呼吸器系，循環器系，消化器系，泌尿器系などの機能は胎盤を通じ母体に依存しているが，出生後，新生児は自らの力で体外生活の環境に適応する必要がある．
- 周産期医療の進歩から妊娠週数22週以降の新生児を生児とし，今日，22～23週の生存率は50～60％にも達している[1]．したがって，早産児（妊娠37週未満の児）・低出生体重児（出生体重2,500 g未満の児）は新生児とはいえども，正期産児に比して未熟性を考慮する必要がある．また，炎症（inflammation）と凝固・線溶に関連する新生児の病態の理解には，周産期の病態に加え，発育・発達を考慮する必要がある．

> **ここがポイント**
> 凝固・線溶に関連する新生児の病態の理解には，周産期の病態に加え，発育・発達を考慮する

## 2 炎症の概説

- 炎症とは有害刺激（感染や外傷などの刺激）に対する生体の自然の防御反応である．組織の変質，充血と滲出，組織の増殖を併発する複雑な病変とされ，発赤（rubor），発熱（calor），腫脹（tumor），疼痛（dolor），機能の障害（dysfunction/loss of function）の5徴候を現すものとされる．
- 炎症は細胞由来と非細胞由来の炎症性メディエーターが関与し，炎症性メディエーターは，血管透過性亢進，血管拡張，白血球の遊走・浸潤，組織傷害などを引き起こす．

## 3 新生児の凝固・線溶系の特徴

- 新生児の止血機構の構成は成人と差異がない．しかし，構成諸因子が発達期であることから量的，質的な違いやバランスが成人と異なる．新生児疾患の病態を把握するには新生児の止血機構の特徴を理解しておく必要がある．また，早産児の凝固・線溶系についてはまだ明らかでないことも多い．

> **ここがポイント**
> 新生児の凝固・線溶系は，成人とは量的・質的・バランス的に異なる

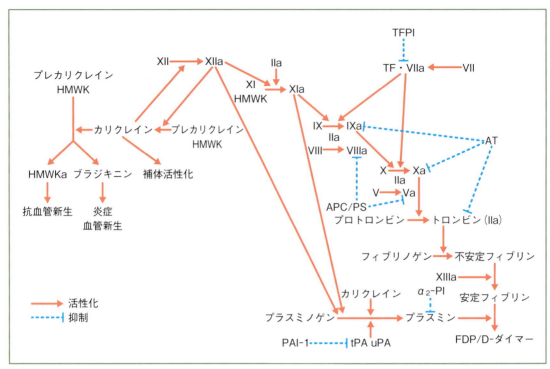

**図1 凝固・線溶機構**
HMWK：高分子キニノゲン，TFPI：組織因子経路インヒビター，TF：組織因子，APC：活性化プロテインC，PS：プロテインS，$α_2$PI：$α_2$プラスミンインヒビター，PAI-1：プラスミノゲンアクチベータインヒビター-1，tPA：組織型プラスミノゲンアクチベータ，uPA：ウロキナーゼ型プラスミノゲンアクチベータ，FDP：フィブリノゲン・フィブリン分解産物．

## a ― 凝固系

- 止血機構は，従来から"waterfall"あるいは"cascade"とよばれ，止血機構に関与する凝固因子が次々と活性化され，最終的にトロンビン（thrombin）により線維素原のフィブリノゲン（fibrinogen）が不安定フィブリン（unstable fibrin）に変換され，さらに凝固因子の活性化第XIII因子（XIIIa）によりフィブリン間が架橋されることで，止血栓として働く安定フィブリン（stable fibrin）となり，出血部位を止血する（図1）．

- *in vitro* の止血過程には，第XII因子から始まる内因系と第VII因子および組織因子（TF）から成る外因系がある．しかし，*in vivo* では第VII因子とTFが重要とされる．また，第VII因子とTFは内因系の第IX因子を活性化することで内因系にも作用する．内因系，外因系の活性化により共通系の第X因子，プロトロンビン（prothrombin；第II因子）が活性化されトロンビンが産生される．新生児は，この止血過程でのキー・ファクターでもある第II，VII，IX，X因子が肝で産生されていることから，肝の未熟な新生児は成人の約半量あるいはそれ以下の産生量である．また，肝で産生された第II，VII，IX，X因子は止血作用がない．その後，これら因子のグルタミン酸残

▶TF：
tissue factor

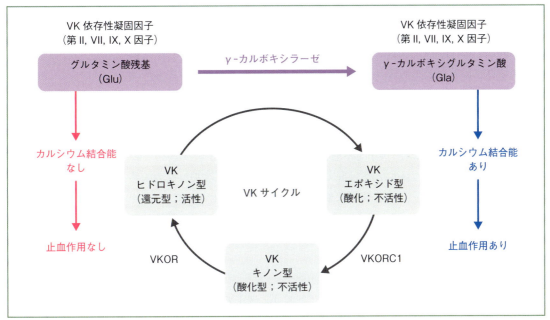

**図2 ビタミンK（VK）依存性凝固因子へのVKの作用**
VKOR：vitamin K oxide reductase（ビタミンK酸化還元酵素），VKORC1：vitamin K epoxide reductase complex 1（ビタミンKエポキシド還元酵素複合体1）．

基が，ビタミンK（VK）を補因子とする γ-カルボキシラーゼにより，γ-カルボキシ化されることでカルシウム結合能を獲得し止血作用を得る．そのため，これら4因子はビタミンK依存性凝固因子（VKDF）とよばれている．その過程でVK，γ-カルボキシラーゼ，エポキシダーゼはVKDFの産生に関与するが（**図2**），VKは新生児では母体からの供給や母乳栄養児の主たる腸管内細菌叢のビフィズス菌がVK産生を十分に産生できないことから，ビタミンK欠乏性出血症（VKDB）を起こす．

- 内因系の第XII因子は，*in vitro* ではカオリンやセライト，エラジン酸などの陰性荷電物質で活性化され，第XI因子，第IX因子と次々と凝固活性化を起こす．しかし，第XII因子欠乏症の臨床観察から第XII因子は，血栓症との関連が示唆されている．第XI因子は凝固活性化のほかに，活性化第XII因子がプラスミノゲン（plasminogen）をプラスミン（plasmin）に活性化し線溶にも関係する．また，高分子キニノゲン（high molecular weight kininogen：HMWK），プレカリクレイン（prekallikrein：PK）を介し炎症反応と関与するブラジキニン（bradykinin）を産生する．第XII因子，HMWK，PKは陰性荷電物質で活性化されることから，これら因子で構成される系を接触因子系とよぶ．
- 新生児は，肝臓の未熟性から，接触因子およびVKDFの産生低下がある．一方，凝固過程の律速的な作用を示す第V因子や第VIII因子およびフィブリノゲンは正期産児ではほぼ成人量が存在する．したがって，新生児は成人とは異なる止血バランスが維持されながら成人バランスとなる．

▶VK：
vitamin K

▶VKDF：
vitamin K-dependent factor

▶VKDB：
vitamin K deficiency bleeding

**ここがポイント**
新生児では肝臓が未熟なため，接触因子やVKDFの産生低下がある

- 活性化凝固因子の制御機構として抗凝固機構が存在する．抗凝固系因子としてはTFと活性化第VII因子の複合体に対して組織因子経路インヒビター（tissue factor pathway inhibitor：TFPI）が存在する．また活性化第IX因子，活性化第X因子やトロンビンなどのセリンプロテアーゼにはアンチトロンビン（AT）が，トロンビンにはATのほかに$\alpha_2$マクログロブリン（$\alpha_2$M）がある．凝固律速因子の活性化第V因子や活性化第VIII因子にはプロテインC（PC）/トロンボモジュリン（TM）およびプロテインS（PS）系があり活性化第V因子や活性化第XIII因子を不活化する．
- 抗凝固因子のAT，PCおよびPSは肝で産生されている．新生児は肝の未熟性からその産生量はVKDFと同様に成人の約半量しか産生されていない．一方，新生児では$\alpha_2$Mは成人量より多く存在する．新生児のTFPI活性はほぼ成人量であるが，乳児期後半に増加する．

▶AT：antithrombin
▶$\alpha_2$M：$\alpha_2$ macroglobulin
▶PC：protein C
▶TM：thrombomodulin
▶PS：protein S

## b ― 線溶系

- 線溶系はタンパク分解酵素のプラスミンによるフィブリンあるいはフィブリノゲンを分解する機構である．血管内に形成されたフィブリン塊を溶解することで血流を再開させる．プラスミンは肝で産生されるプラスミノゲンが血管内皮細胞から放出される組織型プラスミノゲンアクチベータ（tissue-type plasminogen activator：tPA）や細胞外マトリックスなどから産生されるウロキナーゼ型プラスミノゲンアクチベータ（urokinase-type plasminogen activator：uPA）で活性化される．ほかに接触因子の活性化第XII因子やカリクレインで活性化される．プラスミノゲンも新生児ではその産生量が成人量より少ない．
- 線溶系の制御機構として抗線溶因子が存在する．プラスミンには，$\alpha_2$プラスミンインヒビター（$\alpha_2$ plasmin inhibitor：$\alpha_2$PI；$\alpha_2$アンチプラスミン〈$\alpha_2$ anti-plasmin〉）が，tPAやuPAに対してはプラスミノゲンアクチベータインヒビター-1（plasminogen activator inhibitor-1：PAI-1）がある．新生児では成人に比し$\alpha_2$PIがプラスミノゲン量に比して多い．一方，新生児のtPAおよびPAI-1は，出生時はtPAがPAI-1に比して多いが，その後tPAが低下し，PAI-1が増加する．
- トロンビン活性化線溶阻害因子（thrombin activatable fibrinolysis inhibitor：TAFI）は，トロンビンにより活性化され活性化TAFIとなる．活性化TAFIはフィブリンのリジン残基を切断することでプラスミノゲン結合が阻止され，線溶が阻止される．新生児ではTAFIが低下している．

**ここがポイント**
新生児では成人に比し$\alpha_2$PIがプラスミノゲン量より多い

## c ― 血小板

- 血小板数は早産児においてもほぼ成人量が存在する．しかし，血小板機能は成人と比較し低下しているとされる．早産児での止血機能への影響は明確でない．
- 出生時，血小板は活性化を受けており，thromboelestorgraphyでもr値が短

**ここがポイント**
血小板は早産児でも成人と同量だが，その機能は低下している

### 表1　新生児DICの基礎疾患

| | |
|---|---|
| 低酸素血症 | 胎児・新生児仮死 |
| 分娩合併症 | 胎盤早期剥離，重症妊娠高血圧症，双胎の1児死亡 |
| 出血 | 頭蓋内出血，帽状腱膜下出血，手術後止血 |
| 消化器疾患 | 新生児壊死性腸炎，消化管穿孔 |
| 肝疾患 | 肝炎 |
| 感染症 | 細菌性（B群溶血性連鎖球菌，大腸菌，緑膿菌など）<br>ウイルス性（風疹，サイトメガロウイルス，単純ヘルペスウイルスなど）<br>原虫（トキソプラズマ）<br>真菌（カンジダなど） |
| 代謝性疾患 | 新生児ヘモクロマトーシス，ガラクトース血症 |
| 血管病変 | 巨大血管腫（Kasabach-Merritt症候群），ヘマンギオマトーシス |
| 血液疾患 | プロテインC欠乏症，プロテインS欠乏症，胎児赤芽球症 |
| 呼吸器疾患 | 呼吸窮迫症候群，胎便吸引症候群 |
| 腫瘍性疾患 | 先天性中胚葉性ネフローマ，仙尾骨奇形腫，先天性白血病，神経芽腫，過誤腫 |

（白幡　聡，ほか．日産婦新生児血会誌 2016；25：3-34[2]／Veldman A, et al. Semin Thromb Hemost 2010；36：419-28[6] より）

縮（凝固亢進）し，トロンビン-アンチトロンビン複合体（thrombin-antithrombin complex：TAT）やプラスミン-$\alpha_2$PI複合体（PIC）など血液凝固線溶分子マーカーの高値がみられることから，正常新生児においても出生時は凝固亢進・線溶亢進の状況にあると考えられる．

- 新生児においては血小板数10万/μL未満は異常と判断され，その原因を検索する必要がある．なお，全国の新生児集中治療室（NICU）を対象としたアンケート調査での播種性血管内凝固症候群（DIC）症例の確診例の解析から，その診断に血小板数7万/μLが感度・特異度で優れていた[2]．

## 4　新生児の炎症と凝固・線溶系における特徴

- 炎症と凝固・線溶との関連は，凝固活性化に伴うトロンビン[3]，線溶活性化に伴うプラスミン[4]，接触因子の第XII因子[5]などが関与する．とくにトロンビンはプロテアーゼ活性化受容体-1（PAR-1）を介してケモカインや一酸化窒素（NO）を産生することで炎症を増強し，プラスミンはサイトカインや活性酸素種（ROS）などの産生刺激や補体C3の分解や第XII因子を活性化する．また，第XII因子は，キニン系の非細胞由来の炎症性メディエーターとしてブラジキニンや補体活性化のほか凝固系，線溶系にも関与する（図1）．

### a ― 新生児の炎症と凝固・線溶系に関連する主な基礎疾患

- 新生児の炎症と凝固・線溶系の関連する病態はDICである．新生児にDICを発症する主な基礎疾患を表1に示す[2,6]．その代表的な3つの基礎疾患につ

▶PIC：
plasmin-$\alpha_2$ plasmin inhibitor complex

▶NICU：
neonatal intensive care unit

▶DIC：
disseminated intravascular coagulation

**ここがポイント**
新生児の凝固・線溶は炎症との関連で把握する必要がある

▶PAR-1：
protease activated receptor 1

▶NO：
nitric oxide

▶ROS：
reactive oxygen species

表2 新生児DIC131例における出生体重別の基礎疾患の内訳

| | 出生体重1,500 g未満 | | | 出生体重1,500 g以上 | | |
|---|---|---|---|---|---|---|
| 基礎疾患 | 確診例<br>($n=53$) | 疑診例<br>($n=42$) | 基礎疾患 | 確診例<br>($n=78$) | 疑診例<br>($n=46$) | |
| 感染症 | 23 (43.4%) | 18 (42.9%) | 仮死 | 27 (34.6%) | 21 (45.7%) | |
| 消化管穿孔 | 10 (18.9%) | 8 (19.0%) | 感染症 | 17 (21.8%) | 9 (19.6%) | |
| 仮死 | 7 (13.2%) | 3 (7.1%) | 出血 | 10 (12.8%) | 5 (10.9%) | |
| 出血 | 3 (5.7%) | 2 (4.8%) | 消化管穿孔 | 5 (6.4%) | 2 (4.3%) | |
| 胎児水腫 | 2 (3.8%) | 1 (2.4%) | 胎児水腫 | 4 (5.2%) | 0 (0.0%) | |
| その他[*1] | 8 (15.0%) | 10 (23.8%) | その他[*2] | 15 (19.2%) | 9 (19.5%) | |

[*1]：心原性ショック，循環不全，動脈管開存症，SFD児，双胎間輸血症候群，肝芽腫，急性腎不全，けいれん，肝不全，代謝疾患．
[*2]：21トリソミー，13トリソミー，18トリソミー，低出生体重児，呼吸窮迫症候群，新生児一過性多呼吸症，双胎間輸血症候群，循環不全，動脈管開存症，血球貪食症候群，脱水，不明．

▶SFD：
small-for-date

（川口千晴，ほか．日産婦新生児血会誌 2016；26：43-53[7] より）

いて最近の動向や新しい考え方について詳述する．

### 呼吸窮迫症候群（RDS）

- 呼吸窮迫症候群（respiratory distress syndrome：RDS）は，早産児・低出生体重児の主な呼吸障害である．正期産児では母体糖尿病から出生した児に発症する．また，ほかに仮死に伴う胎便吸引症候群（MAS），重症新生児一過性多呼吸症などでも二次性RDSを起こす．

▶MAS：
meconium aspiration syndrome

#### 1. 原因，リスクファクター

- 早産児・低出生体重児では肺の未熟性に伴う肺胞Ⅱ型細胞で産生される肺サーファクタント欠乏による．母体糖尿病から出生した児のRDSの発症は，胎児の高血糖に伴う肺サーファクタント産生抑制による．二次性RDSは肺胞内に滲出・漏出した血漿タンパクによるサーファクタントの不活化による．

#### 2. 病態

- 肺サーファクタント欠乏から肺胞が虚脱し，酸素・二酸化炭素の換気障害から低酸素血症および呼吸性アシドーシスを生じる．
- RDSでは，呼吸障害の進行に伴い，好中球減少および血小板減少をきたす．同時に好中球エステラーゼの$a_1$プロテアーゼおよびトロンボキサン$B_2$（thromboxane $B_2$）が増加する．その結果，好中球減少および血小板減少を起こす．RDSの重症度，周産期仮死（低酸素およびアシドーシス）および人工呼吸管理での圧障害や酸素毒性が要因とされている．
- 止血機能では重症RDSで第Ⅴ因子，プラスミノゲン，$a_2$Mの低下が指摘され，その後，TATの増加から，凝固亢進に伴うATの二次的欠乏が考慮された．しかし，RDSに対するAT補充療法での有意性が得られなかった[4]．
- RDS後の慢性肺疾患でAT低下，TATおよびプロトロンビンフラグメント

1+2（F1+2）の増加が報告されており，慢性期の肺病変で消耗性凝固障害が生じていると報告されている[5]．
- 従来，RDSは新生児DICの主たる基礎疾患であった．今日，人工肺サーファクタント療法が確立し，RDSに伴うDICの報告は減少した（**表2**）[7]．

## 周産期仮死
- 発症時期から，胎児仮死（fetal distress），出生児仮死（birth asphyxia），新生児仮死（neonatal asphyxia）ともよばれる．
- 周産期仮死（perinatal asphyxia）は，母体内での胎盤呼吸の障害や出生時の新生児の呼吸，循環不全で発症し，低酸素血症を生じる．
- 「JRS蘇生ガイドライン2015」の第4章「新生児の蘇生」では，出生時の正期産児の約85％は自発呼吸を開始するが，約10％は自発呼吸の開始に皮膚乾燥と背部皮膚刺激や足底刺激を必要とする．さらに約3％の児は陽圧換気を必要とし，2％の児は気管挿管による呼吸補助を，0.1％の児は胸骨圧迫ならびに/またはアドレナリン投与を要するとされる．
- 周産期仮死は，低酸素血症に伴い低酸素性虚血性脳症を起こし，脳性麻痺の主たる病因とされるとともに，血液凝固系ではDICの主たる基礎疾患である[2,7]．

> **ここが ポイント**
> 周産期仮死はDICの主たる基礎疾患である

### 1．原因，リスクファクター
- 周産期仮死の原因は，分娩前では胎盤機能不全，胎児発育遅延，前置胎盤，胎盤早期剥離，分娩時には臍帯巻絡，臍帯脱出などがある．また，リスクファクターには若年出産，高齢出産，未受診妊婦，母体糖尿病，多胎，遷延分娩，回旋異常，過強陣痛，羊水混濁，胎児・新生児貧血などがある．

### 2．病態
- 周産期仮死では低酸素血症や組織低酸素症を起こす．
- 低酸素血症では転写因子のHIF-1（hypoxia inducible factor-1），AP-1（activator protein 1），NF-κB（nuclear factor-kappa B），Erg-1（early growth response protein 1）などが増加する[8]．HIF-1は血栓に関連するPAI-1，Erg-1は凝固開始に関連する組織因子，NF-κBは炎症の惹起に関係する．
- 低酸素血症では，ほかにTAFIの上昇，TMの発現低下なども報告されている．
- 周産期仮死の血小板系の影響は血小板破壊の亢進による．

### 3．周産期仮死での新生児の凝固・線溶の特徴
- 低酸素血症は血小板減少（<10万/μL）と凝固亢進を特徴とする．
- 新生児仮死に伴う血小板減少の報告は多数ある．血小板輸血に伴う回収率の低下からも，低酸素血症に伴う血小板破壊による減少とされているが，重症仮死児の入院時の血小板数は多くは正常域を示す．しかし，その後24時間以内に急速に低下する．
- 重症仮死に伴うDICの止血検査では，新生児DIC全国調査の確診例でフィブリノゲンの低下，プロトロンビン時間（PT）および活性化部分トロンボプラスチン時間（APTT）の延長，フィブリノゲン・フィブリン分解産物（FDP）の著明な高値がみられ，他の基礎疾患に起因するDICとの比較では，

▶PT：
prothrombin time

▶APTT：
activated partial thromboplastin time

▶FDP：
fibrinogen and fibrin degradation products

**表3** 新生児DIC131例における仮死群と他の基礎疾患群での背景と止血機能

|  | 仮死群<br>($n=34$)<br>中央値（範囲） | 仮死以外群<br>($n=97$)<br>中央値（範囲） | $p$値 |
|---|---|---|---|
| 在胎週数（週） | 37.0（25-42） | 32.1（22-41） | 0.001 |
| 出生体重（g） | 2,402（688-5,057） | 1,754（416-4,135） | 0.002 |
| 性別：男/女 | 16/18 | 56/41 | 0.282 |
| 分娩場所：院内/院外 | 17/17 | 55/42 | 0.499 |
| 発症日齢 | 0.63（0-5） | 15.4（0-197） | <0.0001 |
| フィブリノゲン量（mg/dL） | 81.0（10.0-255.0） | 80.0（2.0-596.0） | 0.543 |
| 血小板数（$\times 10^4/\mu L$） | 6.5（1.79-17.8） | 5.4（0.29-126.0） | 0.123 |
| PT（秒） | 25.0（1.5-760.0） | 23.3（1.0-200.0） | 0.911 |
| APTT（秒） | 97.8（42.4-300.0） | 83.8（29.7-30,048.9） | 0.700 |
| FDP（$\mu g/mL$） | 54.85（6.6-7,815.0） | 17.8（1.0-17,030.0） | 0.043 |
| 予後：死亡/生存 | 23/11 | 46/51 | 0.042 |

PT：プロトロンビン時間，APTT：活性化部分トロンボプラスチン時間，FDP：フィブリノゲン・フィブリン分解産物．

（川口千晴，ほか．日産婦新生児血会誌 2016；26：43-53[7]より）

FDPの著明な高値がみられる（**表3**）[7]．

## 🟢 新生児感染症（neonatal infection）

### 1. 新生児の免疫系の特徴

- 新生児は免疫系が未発達である．白血球数は通常5000〜20,000/$\mu L$のあいだにある．白血球は出生時に一過性に好中球優位となるが，その後，急速にリンパ球優位となる．成長に伴い再び好中球が増加し，成人での好中球・リンパ球バランスとなる．新生児の好中球の形態は成人とのあいだに差異はないが，好中球の走化能や貪食能など機能低下が示唆されている．著明な好中球数の減少や増多，桿状核球のような未熟な好中球に対する全好中球数比が0.3以上は異常ととらえ[9]注意が必要である．

- リンパ球にはT細胞およびB細胞がある．T細胞にはヘルパーT細胞（CD4抗原陽性）とキラーT細胞（CD8抗原陽性）がある．ヘルパーT細胞には細胞性免疫に関与するTh1細胞と液性免疫に関与するTh2細胞，および自己免疫疾患との関連が指摘されているTh17細胞がある．ヘルパーT細胞で抗原刺激を受けていないものをTh0（ナイーブT細胞）とよび，Th0は抗原刺激を受けて，Th1細胞やTh2細胞に分化する．新生児はTh1に比してTh2やTh17が優位とされている．

- しかし，早産児ではTh17の未熟性が大腸菌（*Escherichia Coli*）やカンジダ（*Candida albicans*）感染症に，Th1の未熟性がリステリア（*Listeria monocytogenes*），結核（*Mycobacterium tuberculosis*）や単純性ヘルペス感染への感受性に関与している[10]．

- 免疫グロブリンは母体免疫グロブリンG（immunoglobulin G：IgG）が経胎盤的，選択的に新生児に移行し，母乳から腸管内に免疫グロブリンA（IgA）が与えられる．母体からのIgGの胎盤移行は妊娠30週以降に増加するため，早産児では母体からのIgG移行が少ない．ほかのIgM，IgA，IgD，IgEは胎盤移行しないことから，出生時の臍帯血IgMが高値の場合は胎内感染症が疑われる．
- 新生児の腸管免疫では，腸管免疫に関与するPeyer板が出生後から離乳期にかけて発達する．
- 新生児の腸内細菌叢について，母乳栄養児の主たる細菌叢はビフィズス菌である．早期のビフィズス菌の定着はプロバイオティクス（probiotics）として感染予防やアレルギー発症予防につながる．

## 2．感染症の病型と原因

- 感染症の中で，敗血症はその発症時期から日齢0～6を早発型（early-onset）と日齢7～90を遅発型（late-onset）に大別され，早発型はさらに日齢0～2（72時間以内）を超早期型（very early-onset）とし，遅発型は7～30日と日齢31～90に細分されている[11]．
- 早発型の起炎菌はB群溶血性連鎖球菌（*Group B streptococcus*：GBS），肺炎球菌，リステリア，大腸菌が多く，遅発型はブドウ球菌（主に*Staphylococcus epidermis*）や緑膿菌（*Pseudomonas aeruginosa*），真菌（主にカンジダ）が多い．とくに早発型でのGBSは娩出時での垂直感染に起因することが多く，母体への腟内GBSスクリーニングや感染予防が重要である．また，遅発型ではGBSは早産児に多い．

> **ここがポイント**
> 新生児の敗血症は，早発型と遅発型に大別される

## 3．感染症のリスクファクター

- 早発型の母体リスクファクターには早産（＜37週），遷延分娩（＞18時間），前期破水，母体感染症，社会経済的背景が，新生児リスクファクターには免疫系の未熟性，出生体重（低出生体重児は正期産児の10倍以上），男児，Apgarスコア1分値および5分値，水腫肺（wet lung），胎児仮死，貧血，脳室内出血，低体温，代謝疾患がある．
- 遅発型のリスクファクターには早産児（妊娠＜25週）や低出生体重児（出生体重＜750g），中心静脈/臍カテーテル，人工換気，非経腸栄養，脳室内出血がある．

## 4．病態

- 敗血症に伴う炎症に関与する主たる転写因子はNF-κBである．
- NF-κBは炎症性サイトカイン，ケモカイン，凝固因子の産生，炎症性酵素，細胞接着因子の発現に関与している．また，過剰なNF-κBの増加は全身性炎症反応症候群（SIRS）の原因にもなる．
- 感染症に伴う血圧低下には接触因子の活性化が関与する．低血圧にはHMWKの低下，PKとその抑制因子のC1-estelase inhibitor（C1-INH）複合体の増加が報告されている[5]．

▶SIRS：
systemic inflammatory response syndrome

表4 新生児DIC131例における感染症群と他の基礎疾患群での背景と止血機能

|  | 感染症群<br>($n=55$)<br>中央値(範囲) | 非感染症群<br>($n=76$)<br>中央値(範囲) | $p$値 |
| --- | --- | --- | --- |
| 在胎週数(週) | 28.5 (23-40) | 36 (22-42) | 0.003 |
| 出生体重(g) | 1,293 (416-3,936) | 2,156 (442-5,057) | 0.027 |
| 性別:男/女 | 30/25 | 42/34 | 0.935 |
| 分娩場所:院内/院外 | 35/20 | 37/39 | 0.090 |
| 発症日齢 | 22.9 (0-197) | 3.5 (0-90) | <0.0001 |
| フィブリノゲン量(mg/dL) | 107.5 (16.0-596.0) | 70.5 (0.0-519.0) | 0.004 |
| 血小板数($\times 10^4/\mu L$) | 5.3 (0.5-25.0) | 6.0 (0.29-126.0) | 0.101 |
| PT(秒) | 21.1 (8.0-140.0) | 28.0 (8.0-760.0) | 0.569 |
| APTT(秒) | 69.4 (2.97-270.0) | 80.7 (35.4-350.0) | 0.642 |
| FDP($\mu g/mL$) | 12.1 (1.0-50.2) | 27.1 (1.9-17,030.0) | 0.009 |
| 予後:死亡/生存 | 25/30 | 44/32 | 0.159 |

PT:プロトロンビン時間,APTT:活性化部分トロンボプラスチン時間,FDP:フィブリノゲン・フィブリン分解産物.

(川口千晴,ほか.日産婦新生児血会誌2016;26:43-53[7]より)

### 5. 感染症での新生児の凝固・線溶の特徴

- 新生児DIC全国調査の成績で,感染症に伴うDICにおいても血小板数の減少,フィブリノゲンの減少,PTおよびAPTTの延長,FDPの高値を示す.ほかの原因によるDICと比較し,血小板数5万/$\mu L$未満が多く,フィブリノゲンの低下は少ない.むしろ,初期はフィブリノゲンは高値を示す.FDP/D-ダイマーもそれほど増加を示さない.フィブリノゲンは急性相反応物質(acute phase reactant:APR)の一つでもあり,DICに伴う消耗性の減少とAPRとしての増加が重なり判断は難しいと考えられる.一方,FDPは,新生児仮死に伴うDICは著明な高値を示すが感染症に伴うDICでは増加が乏しい(表4).また,FDPとD-ダイマーを比較すると,新生児仮死に伴うDICではD-ダイマーに比してFDPが高値を示すが,感染症では両者の値に解離が少ない特徴がある[2,7].

> **ここがポイント**
> 新生児仮死に伴うDICではD-ダイマーに比してFDPが高値を示すが,感染症では両者の値に解離が少ない

## 5 新生児とSIRS

- 日本での小児・新生児SIRS診断基準は敗血症ショックでの治療法としてエンドトキシン除去療法の導入に対する適応基準である.2010年には日本未熟児新生児学会の医療の標準化委員会で新たな小児・新生児SIRS診断基準が示された(表5)[12].
- 「新生児DIC診断・治療指針2016年版」の新生児DICの診断は,アルゴリズムと診断基準から成り,感染症は診断基準のフィブリノゲンのスコアを加えないこととしている.感染症との早期鑑別には炎症マーカーに加えて,日本

**表5　小児・新生児のSIRS基準**

小児・新生児の重症病態とは，通例，次の条件の2つ以上を満たすものを指す．体温と白血球数のいずれかは必須とする．

1. 体　　温：深部体温[※1]＞38.5℃または＜36℃（※1：直腸，膀胱，口腔，中心静脈温）
2. 心 拍 数：頻脈あるいは徐脈[※2]（※2：徐脈については1歳未満のみ対象）
   頻脈[※3]：平均心拍数＞年齢別の正常域の2SDまたは他に説明のつかない30分から4時間以上持続する上昇
   （※3：疼痛刺激，薬物による影響などがない状態）
   徐脈[※4]：平均心拍数＜年齢別の正常域の10パーセンタイルまたは他に説明のつかない30分以上持続する抑制
   （※4：迷走神経刺激，β-ブロッカー，先天性心疾患の影響がない状態）
3. 呼吸数　：平均呼吸数＞年齢別の正常域の2SDまたは急速な人工呼吸器管理が必要[※5]
   （※5：神経筋疾患や全身麻酔によるものは除く）
4. 白血球数：年齢別の正常域より上昇もしくは低下[※6]または＞10％未熟好中球
   （※6：化学療法による低下は除く）

参照：小児・新生児年齢別基準値

| 年齢 | 体温（℃） | 心拍数（回/分） | | 呼吸数（回/分） | 白血球数（×10³/μL） |
|---|---|---|---|---|---|
| | | 頻脈 | 徐脈 | | |
| 0日～1週 | ＞38.5 or ＜36 | ＞180 | ＜100 | ＞50 | ＞34[※7] |
| 1週～1か月 | | ＞180 | ＜100 | ＞40 | ＞19.5 or ＜5 |
| 1か月～1歳 | | ＞180 | ＜90 | ＞34 | ＞17.5 or ＜5 |
| 2～5歳 | | ＞140 | 適用なし | ＞22 | ＞15.5 or ＜6 |
| 6～12歳 | | ＞130 | 適用なし | ＞18 | ＞13.5 or ＜4.5 |
| 13～18歳 | | ＞110 | 適用なし | ＞14 | ＞11 or ＜4.5 |

（※7：0日～1週の白血球数については参考論文では低値の設定はないが，目安として5×10³/μL未満は感染後の異常を考慮し，注意深く観察のうえで重症病態判定を行う）

参考文献：1）日本未熟児新生児学会雑誌　第22巻，2号　73-75頁，2010年
　　　　　2）Pediatr Crit Care Medicine　第6巻，2-8頁，2005年
SIRS：全身性炎症反応症候群．

（茨　聡，ほか．日未熟児新生児会誌 2010；22：73-5[12] より）

未熟児新生児学会のSIRS診断基準などを参考とするとしている．

- 欧米では新生児の敗血症は炎症反応を惹起し臓器機能不全を招くことから，その重症度をスコア化する試みがすでになされている．Score for Neonatal acute Physiology（SNAP），Score for Neonatal acute Physiology II（SNAP II），Score for Neonatal Acute with Physiology Perinatal Extension II（SNAPPE-II），Clinical Risk Index for Babies（CRIB）などがある．

## 6　今後の課題

- 炎症と凝固・線溶との関連では新生児のDICおよびSIRSの診断基準は重要である．DICの診断基準は日本では止血検査の血小板数，フィブリノゲンおよびFDP/D-ダイマーから成る白幡らの診断基準と血小板数，フィブリノゲンおよびPTから成る河井らの診断基準が報告されていたが，2016年に両疾患を統合した新たな「新生児DIC診断・治療指針2016年版」が策定された[2]．今後その有用性についてさらなる検討が行われ改訂されると考えられる．

> **Column** 「新生児DIC診断・治療指針2016年版」の取り組み
>
> 「新生児DIC診断・治療指針2016年版」[2]は，新生児DIC全国調査の成績をふまえて診断基準が作成されている．診断基準では感染症に起因したDICとそれ以外の基礎疾患に起因したDICをまず鑑別して，血小板数，フィブリノゲン，PT，FDP/D-ダイマーの検査項目をスコア化して診断する．感染症に起因するDICではフィブリノゲンが炎症により増加することを考慮し，スコアから除外している．また血小板数は24時間以内に50％以上減少した場合にも加点されている．FDP/D-ダイマーも施設間での測定法の違いが大きく，各施設での基準値の違いから，基準値の倍数でスコア化となっている．さらに早期診断の視点からTAT/FM/SFMCなどトロンビンの分子マーカーも加点される．この診断基準は案とし広報した後，1年間の試行期間をおいて確定している．また，治療に関しても詳述されている．

▶SFMC：
soluble fibrinmonomer complex（可溶性フィブリンモノマー複合体）

- 一方，SIRSの基準は2010年に重症敗血症，敗血症性ショックの治療法としてエンドトキシン除去療法の適応基準として策定された．しかし，新たに炎症と凝固・線溶系との視点に立った改訂が必要となると考えられる．
- 炎症と凝固・線溶系との関係は，新生児領域でようやく関心が高まりつつある．Esmonが先天性PC欠乏症患児の新生児電撃性紫斑病で，紫斑周囲の炎症病変が，PC製剤の投与により改善したことから[13]，炎症と凝固・線溶系との関係の研究につながっている．
- 新生児DICの治療薬でもあるTMの機能がHMGB-1と結合することから，TMの抗炎効果についての研究もさかんに行われている．
- 炎症と凝固因子との関係ではトロンビン，第XII因子を含む接触因子が重要と考えられ，今後の成果が期待される．

▶HMGB-1：
high mobility group box 1 protein

（高橋幸博，川口千晴）

### 文献

1) Ishii N, et al. Outcomes of infants born at 22 and 23 weeks' gestation. Pediatrics 2013；132：62-71.
2) 白幡 聡，ほか．新生児DIC診断・治療指針2016年版．日産婦新生児血会誌 2016；25：3-34.
3) Chen D, Dorling A. Critical role for thrombin in acute and chronic inflammation. J Thromb Haemost 2009；7：122-6.
4) Syrovets T, et al. Plasmin as a proinflammatory cell activator. J Leukoc Biol 2012；92：509-19.
5) De Maat S, et al. Tracking down contact activation-from coagulation in vitro to inflammation in vivo. Int J Lab Hematol 2014；36：374-81.
6) Veldman A, et al. Disseminated intravascular coagulation in term and preterm neonates. Semin Thromb Hemost 2010；36：419-28.
7) 川口千晴，ほか．新生児DICの診断・治療に関する全国アンケート調査―新生児DIC全国調査．日産婦新生児血会誌 2016；26：43-53.
8) Yan SF, et al. Hypoxia/Hypoxemia-Induced activation of the procoagulant pathways

and the pathogenesis of ischemia-associated thrombosis. Arterioscler Thromb Vasc Biol 1999；19：2029-35.
9) Maheshwari A. Neutropenia in the Newborn. Curr Opin Hematol 2014；21：43-9.
10) Dowling D, Levy O. Ontogeny of early life immunity. Trends Immunol 2014；35：299-310.
11) Bulkowstein S, et al. Comparison of early onset sepsis and community-acquired late onset sepsis in infants less than 3 months of age. BMC Pediatr 2016；16：82.
12) 茨　聡, ほか. 小児・新生児におけるエンドトキシン除去療法ガイドライン. 日未熟児新生児会誌 2010；22：73-5.
13) Esmon CT. Protein C anticoagulant system--anti-inflammatry effects. Semin Immunopathol 2012；34：127-32.

# 5章

# 治療法

# 5-1 敗血症診療ガイドライン

## はじめに

- 敗血症において，組織因子の発現や各種炎症性サイトカインによって凝固系が活性化される病態は以前から注目されており，敗血症の治療ターゲットとして取り上げられてきた[1,2]．
- しかし，欧米の敗血症診療ガイドラインであるSurviving Sepsis Campaign Guidelines (SSCG)[3-5]では，2013年の第3版 (SSCG2012)[5]までにDICという用語は用いられておらず，項目としても取り上げられていない．
- 一方，2012年11月に公表された日本版敗血症診療ガイドライン[6]では，「全身管理と補助療法」の中で「DIC対策」を項目の一つとして取り上げており，敗血症に起因する播種性血管内凝固症候群（DIC）は臓器不全発症の一因であり，治療の対象となりうるとしている．
- 改訂された日本版敗血症診療ガイドライン2016[7]でも，「敗血症におけるDIC診断と治療」として項目が設けられており，治療対象となりうるとしている．

▶ DIC：
disseminated intravascular coagulation

## 1 SSCGにおける抗凝固療法の位置づけ

- SSCG[3]は，2002年に開始されたSurviving Sepsis Campaign[8]の一環として作成された初めての敗血症診療ガイドラインである．
- このキャンペーンは，敗血症の死亡率を5年間に相対比で25％減少させることを目標に，敗血症に関する認識を高め，敗血症に対する治療を標準化するためのガイドラインを作成することを目的としていた[8]．
- 2004年に米国集中治療医学会 (Society of Critical Care Medicine：SCCM) と欧州集中治療医学会 (European Society of Intensive Care Medicine：ESICM) を中心にSSCGが作成・公表され[3]，2008年[4]，2013年[5]には改訂版が発表された．
- SSCGの作成と公表は，2000年代前半に発表された敗血症治療に関するいくつかのエビデンス★1に端を発している．以下に，SSCGに記載されている敗血症に対する抗凝固療法に関する記述をまとめる．

**ここがポイント**
2004年に米国集中治療医学会と欧州集中治療医学会を中心にSSCGが作成・公表され，2008年と2013年に改訂版が発表された

★1
多施設の無作為化比較試験 (RCT) によって有効性が証明された治療法．

### a — 活性化プロテインC

- ヒトリコンビナント活性化プロテインC (recombinant human activated protein C：rhAPC) は，アメリカFDAが敗血症治療薬として初めて認可した薬剤である．
- プロテインCは線溶系の内因性タンパクであり，トロンビンによって活性化

されて活性化プロテインC（APC）となる．APCは，形成されたフィブリン血栓を溶解するとともに，活性化第Ⅴ因子（Va）と活性化第Ⅷ因子（Ⅷa）を不活化して血栓形成を抑制する．さらに単球や好中球からの炎症性サイトカイン産生を抑制する効果があるとされている．

- rhAPCは，重症敗血症を対象としたRCT（PROWESS study）[9]で，重症敗血症の死亡率を有意に低下させたとして，初めての敗血症治療薬として認可された．
- rhAPCはSSCG2004で項目の一つとして取り上げられ，APACHE Ⅱスコア≧25，多臓器不全，敗血症性ショックなどの重症例に対して使用することがGrade Bで推奨された．
- SSCG2008でも，重症例に対するrhAPCの投与はGrade 2Bと弱いながらも推奨されている．一方で，APACHE Ⅱスコア<20や1臓器障害のみの軽症例では，投与しないことを強く推奨している（Grade 1A）．
- rhAPCは，SSCGで推奨されていることもあり，その後多くの国で重症敗血症治療薬として広く使われるようになった．しかし，2011年に敗血症性ショックのみを対象としたRCT（PROWESS-SHOCK Study）[10]でその有効性を示せなかったとして，突然製造が中止され全世界で混乱を巻き起こした．
- 以来，rhAPCは市場から消滅し，敗血症の治療薬としては使われなくなった．SSCG2012[5]では，重症敗血症治療薬として初めて認可されたrhAPCに関して，「rhAPC推奨の歴史」として事の顛末を記載している．

▶PROWESS study：Recombinant Human Activated Protein C Worldwide Evaluation in Severe Sepsis study（重症敗血症におけるヒト リコンビナント活性化プロテインCの世界的評価試験）

▶APACHE Ⅱ：Acute Physiology and Chronic Health Evaluation Ⅱ

ここに注意
rhAPCは現在では敗血症の治療薬としては使われていない

## b—アンチトロンビンⅢ

- アンチトロンビンⅢ（antithrombin Ⅲ：AT Ⅲ）は，肝臓で産生される抗凝固作用を有する内因性セリンプロテアーゼインヒビターである．凝固系で血栓形成阻止に働くが，超生理学的用量で血管内皮のグリコサミノグリカンと結合してプロスタサイクリンの産生を促進し，血管内皮と好中球との相互作用を弱めることで炎症性サイトカインの産生を抑制するとされる．
- 2001年に発表された重症敗血症／敗血症性ショックを対象としたAT Ⅲ製剤の第Ⅲ相RCT（KyberSept trial）[11]では，AT Ⅲ製剤を30,000単位／4日間（6,000単位ボーラス＋6,000単位／日，4日間持続静注）投与した治療群とプラセボ投与の対象群の28日死亡率は37.8％対43.6％，90日死亡率は44.9％対52.5％と，治療群で低かったものの統計学的有意差を認めなかった．一方で，出血性合併症は23.8％対13.5％と治療群で有意に多かった（$p<0.001$）．
- この結果を受けて，SSCGでは「輸血製剤の投与」の項で，AT Ⅲ製剤の投与はGrade Bで推奨されないこととなった．
- 一方で，「深部静脈血栓症予防」目的の未分画ヘパリンまたは低分子ヘパリンの投与は，禁忌でない限りGrade Aで推奨されている．
- しかしKyberSept trialの論文中には，サブグループ解析でヘパリンとの併

用について検討したところ，ヘパリン非併用群ではAT III製剤投与群の90日死亡率は44.9％で，プラセボ群の52.5％に比べて有意に（$p<0.03$）低かったことが記載されている.
- さらにその後，別に発表されたサブグループ解析[12]で，DICを合併した重症例やヘパリンを併用しなかった群で比較すると，AT III製剤投与群で有意に生存率が改善したことが示された.
- しかし，敗血症にAT III製剤の投与を推奨しないという記載はそのままであり，SSCG2008では投与しないことがGrade 1Bで推奨され，SSCG2012でも同様の位置づけである.

> **ここに注意**
> SSCGでは，敗血症の治療にAT III製剤投与をしない，としている

## 2 日本版敗血症診療ガイドライン

- 日本版敗血症診療ガイドライン[6]は，SSCGで取り上げられていない日本独自の治療法や欧米と考え方の異なる治療法を取り上げ，海外のエビデンスだけでなく，日本語の論文や，日本集中治療医学会Sepsis Registry委員会が独自に行ったSepsis Registry調査結果[13]をもとに作成され，2012年11月に公表された.
- 日本と欧米で異なる治療法として，PMX-DHPによるエンドトキシン吸着やサイトカイン除去を目的とした持続的血液濾過透析（CHDF）などに加え，「DIC対策」を全身管理と補助療法の中の項目の一つとして取り上げている.
- SSCGと異なり，日本版敗血症診療ガイドラインでは，項目ごとにクリニカルクエスチョン（clinical question：CQ）を設定し，それに答える形で記載されている.

▶PMX-DHP：
polymyxin B-immobilized fiber column-direct hemoperfusion（ポリミキシンB固定化線維カラムによる直接血液灌流法）

▶CHDF：
continuous hemodiafiltration

### a ― DIC対策の内容

- 先にも述べたように，SSCGではDICという用語はこれまで使われていないが，日本版敗血症診療ガイドラインでは，単なる凝固異常ではなく明確に「DIC」あるいは「敗血症性DIC」という用語を用いて，敗血症に合併する重要な病態と位置づけている.
- はじめに「敗血症に合併するDICは治療すべきか？」というCQに対し，「敗血症におけるDICは，臓器不全発症の一因であり治療の対象となりうる」として，Grade 1C＊[★2]で治療対象とすることを推奨している．その根拠として，敗血症に合併するDICは凝固亢進型のDICであり，形成された血管内血栓が各臓器への血流を障害し，多臓器不全を招来するためとしている.
- 次に「敗血症性DICの診断は？」というCQに対して，「急性期DIC診断基準は最も感度が高く，敗血症性DICの早期診断に推奨される（1B＊）」としている．急性期DIC診断基準は2005年に日本救急医学会DIC特別委員会で作成された診断基準[14]であり，従来の（旧）厚生省DIC診断基準と比較して感度が高く，とくに感染，外傷，熱傷などの救急疾患に起因するDICの診断に，より適した診断基準となっている．この診断基準でDICと診断された患者の死亡率は，敗血症の場合は34.7％と，他の原因による場合と比較して高い

[★2]
日本版敗血症診療ガイドラインでは，推奨の強さを「推奨1（強い推奨）」「推奨2（弱い推奨）」で表し，エビデンスレベルA〜Dで表現している．そして，そのエビデンスが必ずしも敗血症を対象とした研究によって得られたものでない場合に，アステリスク（＊）が付されている．Grade 1C＊は（1C＊）と略される.

ことが示されている．
- また，第1回Sepsis Registry調査[13]では，登録された重症敗血症/敗血症性ショックのうち88％（234/266例）が急性期DIC診断基準で4点以上のDICを合併しており，そのうち79.9％（187/234例）でなんらかのDIC治療が行われていた．

## b ― 敗血症性DICの治療

- 次に「DICの治療はどの時点で開始するか？」というCQに対し，「急性期DIC診断基準でDICと診断された時点で開始することが望ましい（2C＊）」としている．
- DIC治療薬の詳細に関しては他項に譲るが，ガイドラインの「敗血症性DICの治療薬は？」というCQに対して，「未分画ヘパリン（2D＊），低分子ヘパリン（2C＊），ダナパロイドナトリウム（2D＊），アンチトロンビン（AT III）製剤（2C），ヒトリコンビナント・トロンボモジュリン（rh-TM）（2C＊）などがある」と記載されている．
- また，日本のみで使用されているタンパク分解酵素阻害薬に関して「敗血症性DICにタンパク分解酵素阻害薬は有用か？」というCQに対し，「メシル酸ガベキサートやメシル酸ナファモスタットなどは未分画ヘパリンと同等の有用性が証明されており（2D＊），特に活動性の出血や出血性合併症が危惧される場合に使用することができる（2D＊）」としている．

▶rh-TM：recombinant human thrombomodulin

## 3 改訂された日本版敗血症診療ガイドライン

- 日本版敗血症診療ガイドライン2016[7]は，日本集中治療医学会と日本救急医学会の合同委員会によって作成された．
- 初版と異なり，敗血症の診断・治療に関する多くの項目を網羅しており，初版では取り上げなかった小児についても記載しているのが特徴である．
- 本ガイドラインは日本の診療ガイドラインのスタンダードとされているMinds（Medical Information Network Distribution Service；マインズ）の手法に則って作成された．
- 初版と同様，DICは独立した項目として取り上げられている．

## a ― DIC対策の内容

- 「敗血症におけるDIC診断と治療」として，序文では①敗血症における凝固・線溶状態の変化，②敗血症におけるDIC診断の必要性，③敗血症性DICに対する抗凝固療法の有用性，がまず記載されている．
- 敗血症が重症化する過程において，凝固・線溶異常は早期から認められ，DICを合併すると多臓器障害による死亡リスクが上昇すること，敗血症性DICは線溶抑制型のパターンを示すことが記載されている．
- 敗血症診療においては，病態の正確な把握と治療介入の必要性を判断するために，的確にDICを診断すべきであるとしている．

アドバイス
敗血症診療においては，病態把握と治療介入の判断のため的確にDICを診断すべきである

- 敗血症性DICに対する抗凝固療法は，欧米で行われた重症敗血症を対象としたRCTが検討され，的確なDIC治療の評価となっていなかったことから，治療については敗血症性DICを対象として検討したことが述べられている．

> **ここがポイント**
> ガイドライン2016では，治療については敗血症性DICを対象として検討している

## b ― 改訂版の「敗血症におけるDIC診断と治療」の項目

- 本項のCQは以下の4つである．

### CQ16-1：敗血症性DICの診断を急性期DIC診断基準で行うことは有用か？

- このCQに対して，推奨は「急性期DIC診断基準は，治療開始基準としての妥当性や重症度指標として有用性が評価されており，敗血症性DICの診断を行ううえで有用と考える（エキスパートコンセンサス/エビデンスなし）」としている．

### CQ16-2：敗血症性DICにリコンビナント・トロンボモジュリン投与を行うか？

- このCQに対して，現時点では十分なエビデンスがないとして，「敗血症性DIC患者に対するリコンビナント・トロンボモジュリン製剤について，現時点では明確な推奨を提示しない（エキスパートコンセンサス/エビデンスの質「B」）」と結論づけている．
- 当初，システマティックレビューを行った結果，「投与することを弱く推奨する（2B）」という草案がつくられたが，委員会の投票で2/3以上の賛同が得られず，この結論に至ったことが推奨決定工程として記載されている．

### CQ16-3：敗血症性DICにアンチトロンビンの補充は有用か？

- このCQに対して，推奨は「アンチトロンビン活性値が70%以下に低下した敗血症性DIC患者に対してアンチトロンビン補充療法を行うことを弱く推奨する（2B）」という記載になった．
- これはSSCGと異なる推奨であり，その根拠として敗血症性DICを対象としてAT III製剤の有用性を評価した結果であることを強調している．

### CQ16-4：敗血症性DICにタンパク分解酵素阻害薬の投与を行うか？

- このCQに対して，推奨は「敗血症性DICに対して，タンパク分解酵素阻害薬を標準治療としては投与しないことを弱く推奨する（エキスパートコンセンサス/エビデンスの質「D」）」としている．その根拠としてエビデンスレベルが低く，益が害を上回る可能性は不明としている．

### CQ16-5：敗血症性DICにヘパリン，ヘパリン類の投与を行うか？

- このCQに対して，推奨は「敗血症性DICに対して，ヘパリン，ヘパリン類を標準治療としては投与しないことを弱く推奨する（エキスパートコンセンサス/エビデンスの質「D」）」としている．その根拠として，益害ともに現時点で十分なエビデンスレベルがないためとしている．

## おわりに

- 敗血症における凝固・線溶異常に対する治療について，欧米のガイドライン

であるSSCGと日本版敗血症診療ガイドラインの記載について解説した．
- 日本版敗血症診療ガイドライン2016★3は2016年12月27日にWeb上で公開された．SSCG2016も近々発表される予定であり，その中でDICがどのように扱われるか興味深いところである．
- しかし，治療に関してはまだ確立されておらず，AT III製剤については両者で異なる推奨がなされている．リコンビナントトロンボモジュリン製剤（rTM）については，今後のRCTの結果が待たれる．

（織田成人）

★3 日本版敗血症診療ガイドライン2016（J-SSCG2016）
The Japanese Clinical Practice Guidelines for Management of Sepsis and Septic Shock 2016.
http://jsicm.org/pdf/haiketu2016senkou_01.pdf

▶rTM：
recombinant thrombomodulin

### 文献

1) Levi M, et al. Pathogenesis of disseminated intravascular coagulation in sepsis. JAMA 1993；270：975-9.
2) Gando S, et al. Activation of the extrinsic coagulation pathway in patient with severe sepsis and septic shock. Crit Care Med 1998；26：2005-9.
3) Dellinger RP, et al；Surviving Sepsis Campaign Management Guidelines Committee. Surviving Sepsis Campaign guidelines for management of severe sepsis and septic shock. Crit Care Med 2004；32：858-73.
4) Dellinger RP, et al. Surviving Sepsis Campaign：International guidelines for management of severe sepsis and septic shock：2008. Crit Care Med 2008；36：296-327.
5) Dellinger RP, et al. Surviving sepsis campaign：International guidelines for management of severe sepsis and septic shock：2012. Crit Care Med 2013；41：580-637.
6) 日本集中治療医学会Sepsis Registry委員会．日本版敗血症診療ガイドライン．日集中医誌 2013；20：124-73. http://www.jsicm.org/pdf/20_124.pdf
7) 日本集中治療医学会・日本救急医学会 日本版敗血症診療ガイドライン2016作成特別委員会．日本版敗血症診療ガイドライン2016. http://jsicm.org/pdf/haiketu2016senkou_01.pdf http://www.jaam.jp/html/info/2016/pdf/J-SSCG2016_ver2.pdf
8) Slade E, et al. The Surviving Sepsis Campaign：Raising awareness to reduce mortality. Crit Care 2003；7：1-2.
9) Bernard GR, et al；Recombinant human protein C Worldwide Evaluation in Severe Sepsis（PROWESS）study group. Efficacy and safety of recombinant human activated protein C for severe sepsis. N Engl J Med 2001；344：699-709.
10) Ranieri VM, et al；PROWESS-SHOCK Study Group. Drotrecogin alfa（activated）in adults with septic shock. N Engl J Med 2012；366：2055-64.
11) Warren BL, et al；KyberSept Trial Study Group. High-dose antithrombin III in severe sepsis. A randomized controlled trial. JAMA 2001；286：1869-78.
12) Wiedermann CJ, et al；KyberSept Investigators. High-dose antithrombin III in the treatment of severe sepsis in patients with a high risk of death：Efficacy and safety. Crit Care Med 2006；34：285-92.
13) 日本集中治療医学会Sepsis Registry委員会．日本集中治療医学会第1回Sepsis Registry調査─2007年の重症敗血症および敗血症性ショックの診療結果報告．日集中医誌 2013；20：329-34.
14) 丸藤 哲，ほか．急性期DIC診断基準─多施設共同前向き試験結果報告．日救急医会誌 2005；16：188-202.

# 5-2 アンチトロンビン濃縮製剤

## はじめに

- 感染症や炎症に際して，血液の凝固活性が亢進することは広く認知されている．この反応は感染や炎症の進展を制御する生体防御の一環としてとらえられているが，過度の反応はむしろ害としての側面が大きくなってしまう[1]．また不慮の血栓形成は時に致死的な結果を招くことすらある．したがって生体には凝固・血栓形成を制御するための仕組みが何重にも備えられている．
- その一つは血液を包む血管内皮細胞の抗血栓活性である．血管内皮細胞は血小板の粘着を抑制するプロスタサイクリンや一酸化窒素（NO），また血小板凝集を刺激するADPを分解するADPaseなどを産生することによって血小板の活性化を抑制している．
- 2つ目の機能として，血管内皮細胞はヘパリン様分子（グリコサミノグリカン〈glycosaminoglycans：GAGs〉を表面に発現し，これに外因系凝固の抑制因子である組織因子経路インヒビター（tissue factor pathway inhibitor：TFPI）やアンチトロンビン（antithrombin：AT）などを結合させてトロンビンや活性化第X因子（Xa）を阻害している．
- さらに血管内皮細胞表面にはトロンビンの凝固活性を抗凝固活性へと逆転させるトロンボモジュリンも発現している．加えて血管内皮細胞はプラスミノゲン活性化因子である組織型プラスミノゲンアクチベータ（tissue-type plasminogen activator：tPA）を産生放出することによってプラスミン活性を上げ，不測の事態で生じたフィブリンが即座に分解されるように備えている．
- そして，このような血栓・凝固の制御系の重要な要素として，肝臓で産生されるアンチトロンビンやプロテインCなどの抗凝固タンパク質がある．本項では，このうちトロンビンの主たるスカベンジャーであるアンチトロンビンに関して，最近の知見を交えて解説を行う．

▶NO：
nitric oxyde

▶ADP：
adenosine 5'-diphosphate（アデノシン5'-ニリン酸）

## 1 アンチトロンビンの抗凝固作用

- アンチトロンビンは主として肝臓で合成される分子量約59,000の一本鎖糖タンパクで，トロンビンのみならず，活性化第VII，IX，X，XI，XII因子など複数のセリンプロテアーゼ系（serine protease）の凝固因子を阻害する（図1）．
- セリンプロテアーゼ系の凝固因子はその活性中心にセリン残基を有しており，これによってペプチド結合を加水分解することで基質となる凝固因子を分解して凝固を活性化する．たとえば，トロンビン（活性化第II因子：IIa）は，フィブリノゲン各鎖のC末端から計4つのペプチドを切りだすことに

ここがポイント❗
アンチトロンビンはトロンビン，セリンプロテアーゼ系の凝固因子を阻害する

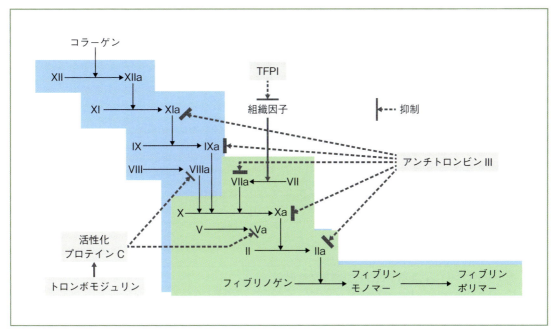

**図1 血液凝固経路と抗凝固システム**
アンチトロンビンは主として肝臓で合成される分子量約59,000の一本鎖糖タンパクで，トロンビン（IIa）をはじめとするセリンプロテアーゼ系の凝固因子，すなわち活性化第VII，IX，X，XI，XII因子などを阻害する．そして，このようなアンチトロンビンの凝固抑制機序は，他の主要な抑制システムであるトロンボモジュリン-プロテインC系やTFPI系とは独立したものである．
TFPI：組織因子経路インヒビター．

よってフィブリンに変換し凝固反応を完遂している．アンチトロンビンはこのようなセリンプロテアーゼと1：1で反応し，安定な複合体を形成することによって活性を阻害している．その際，アンチトロンビンは分子中の393番目のArg残基と394番目のSer残基のあいだのペプチド結合が切断されるので，Arg（393）-Ser（394）はアンチトロンビンの反応部位とよばれている（図2）．

▶Arg：arginine

▶Ser：serine

- アンチトロンビンのタンパク質一次構造は，アミノ酸配列の直接決定，ならびにcDNAのクローニングにより明らかにされており，それによるとアンチトロンビンは前駆体タンパク質から32残基のシグナルペプチドが切断除去されて分泌生成される432アミノ酸から成る一本鎖糖タンパクということである．
- アンチトロンビンの分子内にはN結合性の糖鎖付加を受ける部位が4か所含まれており，糖鎖の種類によってα体とβ体という2種類のグリコフォームが存在する．このような糖鎖構造の違いは翻訳後修飾において重要な意義をもっており，それによって機能や活性，代謝がさまざまに異なることが知られている[2]．たとえばヨーロッパとアメリカで認可されているリコンビナントアンチトロンビンATryn®（GTC Biotherapeutics社）は，ヒト遺伝子を組み込んだトランスジェニックヤギの乳から抽出される，アンチトロンビン-α

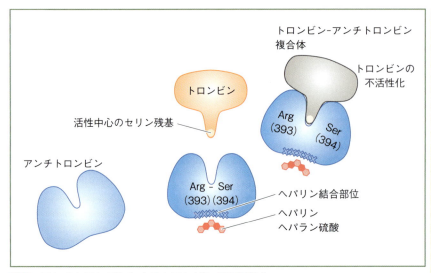

**図2　アンチトロンビンによるトロンビンの不活性化**
トロンビンはその活性中心にセリン残基を有しており，これによって基質となるフィブリノゲンを分解してフィブリンに変換している．これに対しアンチトロンビンは分子中の393番目のArg残基と394番目のSer残基のあいだでトロンビンと1：1結合し，安定な（非可逆的な）複合体を形成して凝固活性を阻害している．その際，アンチトロンビンはヘパラン硫酸やヘパリンと結合することによって立体構造が変化し，活性が1,000倍以上に高まるとされている．

を主体とする製剤であるが，血漿由来のアンチトロンビンとは糖鎖の付加が異なっているため半減期が短く，持続投与を行う必要がある[3]（Topics「リコンビナントアンチトロンビン」参照）．

## 2　炎症時のアンチトロンビン活性と補充

- 正常血漿中には約125〜160 $\mu$g/mLのアンチトロンビンが存在しており，その活性基準値は80〜120％とされている．全身的な炎症反応がみられる状態では，血管透過性の亢進や肝臓における産生の低下，トロンビンをはじめとする凝固因子による消費，エラスターゼなどの炎症性タンパク分解酵素による分解，その他のさまざまな原因によって，抗原量や活性は低下し，その程度は重症度とよく相関することが知られている[4]．
- われわれの調査では，敗血症性DIC症例におけるDIC診断時のアンチトロンビン活性は生存例（$n=615$）における中央値が49.4％，死亡例（$n=311$）における中央値は45％で，両者間には有意差がみられた（$p<0.01$）[5]．ちなみに先天性アンチトロンビン欠損症における調査では，活性が40〜60％に低下すると静脈血栓のリスクが増加することが報告されている．
- このような敗血症における易血栓形成状態に対し，日本では以前からアンチトロンビン濃縮製剤（AT III製剤）を補充することによって，低下した抗凝固機能を回復させて凝固異常を是正しようとする試みが広く行われてきた．補充療法の場合，アンチトロンビン活性の正常下限は70〜80％程度とされているため，補充療法の目標はこのレベルに回復させることになる．

▶DIC：
disseminated intravascular coagulation

**アドバイス**
報告では，アンチトロンビン活性が40〜60％に低下すると，静脈血栓のリスクが増加する

> **Topics　リコンビナントアンチトロンビン**
>
> 　2016年になってATryn®以外にも，日本においてリコンビナントアンチトロンビン製剤（アコアラン®）が上市された．リコンビナント製剤の問題点としては，製造の難しさとともに活性の低さがあった．これはリコンビナントアンチトロンビンのN-グリコシド結合を修飾するフコースの調節が困難なためで，そのためにヘパリンとの親和性が低くなり，十分な抗凝固活性が得られなくなるとされていた．アコアラン®においては，フコースを除去するなど，この問題を解決することによって活性を維持しつつ，生産性を向上させて臨床応用が可能になった．現時点では，リコンビナントアンチトロンビンとしては，唯一DICへの適応を有する製剤であるが，同薬はほぼ100％近いアンチトロンビン-α組成とされており，血管内皮におけるグリコカリクスとの結合性が課題であろう．2011年から濃縮製剤を対照とした国内第III相臨床試験（非盲検化オープンラベル試験）が実施され，用量を120％にすることで濃縮製剤と同等の効果が得られることが報告されている．

- 目安としてAT III製剤1単位の投与が体重1 kgあたり1％の活性を上昇させると仮定すると，体重50 kgの患者で治療前の活性が40％に低下していれば，活性を30％上昇させるために必要なアンチトロンビン量は50×30＝1,500（単位）となる．このような概算で，一般的なAT III製剤投与量は1,500単位/日程度とされた．そしてアンチトロンビンの抗凝固作用はヘパリンの存在下に1,000倍以上に活性化されることから，出血傾向がみられない限り，ヘパリンを併用することが用法に定められた．
- しかしこのような投与法は，AT III製剤が認可された1980年代に十分な経験もなく規定されたものであり，その後の使用実績の蓄積により，実際には重症例ほど期待するような活性の上昇が得られず，より大量が必要となること，またヘパリンの併用が出血リスクを増加させ，場合によっては抗炎症効果を阻害する可能性もあることなどが明らかにされた．これにより，使用法の見直しが必要とされる状況になっている[★1]．

**ここがポイント**
現状のAT III製剤の用法は見直されるべき

[★1]
たとえば，新しく認可されたリコンビナントアンチトロンビンでは，用量については1,500単位に相当する30単位/kgの制限はなく，上限は72単位/kgとされている．

## 3　アンチトロンビンの抗炎症作用

- アンチトロンビンについては，その抗凝固作用とともに，"いわゆる抗炎症効果"が期待されている．とくに1990年代，海外ではAT III製剤大量投与による重症敗血症の治療効果が期待され，大規模臨床試験が実施された．しかし2,300例以上を集積したこのKyberSept trialでは[6]，4日間で合計3万単位のAT III製剤を投与しても生存率の改善効果が得られなかったばかりか，とくにヘパリンと併用した際には出血イベントが増加するという結果が報告されている．
- この試験の背景となった抗炎症効果の一つとして，トロンビンを不活性化することによって得られるプロテアーゼ活性化受容体（protease-activated receptor：PAR）を介する炎症反応の抑制があげられる．PAR-1は樹状細胞や

血管内皮細胞表面に存在し，トロンビン刺激を受けて炎症反応や凝固を活性化させるので，この系を抑制することにより炎症反応を制御できるのではないかという理論である[7]．

- アンチトロンビンの抗炎症効果は抗トロンビン作用に依存するものと，これとは独立した系に大別され，後者には血管内皮におけるプロスタグランジン$I_2$の産生調節，活性化白血球制御による微小循環障害の緩和などが想定されていたが，転帰の改善効果という総合的な観点からは有用性が認められなかった．

- その理由はいくつか推定されているが，まず大事なことは重症敗血症でみられる凝固の亢進は感染防御という宿主の防衛反応の一環であるという視点であり，むやみにこれを抑制することの弊害を忘れてはならない．一方，過剰な凝固の活性化を制御することのメリットは，Kienastら[8]によるKyber-Sept trialにおけるDICを対象としたサブグループ解析で示されており（治療群の死亡率：〈25.4%〉vs 非投与群の死亡率：〈40.0%〉，$p = 0.02$），この結果はその後の抗凝固療法を対象とする臨床試験のデザインに大きな影響を与えることになった．

- さらにAT III製剤とヘパリンの併用については，出血を助長させるだけではなく，アンチトロンビンの血管内皮機能調節にも悪影響を及ぼした可能性が指摘され，最近の調査によれば用法上の規定にもかかわらず，実地臨床でのAT III製剤の使用において，ヘパリンの併用頻度は1/4程度にとどまっている[9]．

> **ここに注意**
> 凝固の亢進は生体防御という宿主の防衛反応の一環であり，むやみに抑制することには弊害がある

> **アドバイス**
> 実地臨床でのAT III製剤使用のうちヘパリン併用頻度は1/4程度

## 4 アンチトロンビンの血管内皮機能調節作用

- アンチトロンビンにはグリコフォームとして$α$体と$β$体が存在することは先に述べたとおりであるが，血漿中に存在するアンチトロンビンとしては前者が全体の90％以上を占め，$β$体の割合は10％未満とされている[10]．そしてトロンビン阻害作用については両者間で相違はみられないが，ヘパリンへの親和力は$β$体のほうが3～10倍強いとされている．これは$α$体については4か所の糖鎖付加部位すべてに糖鎖を有しているので結合が阻害されるのに対し，$β$体ではヘパリン結合部位近くに位置するasparagine 135に糖鎖が付加されていないためヘパリンと結合しやすくなるためと説明されている[11]．

- ここで念頭においておくべきことは，そもそも肝臓で産生されたアンチトロンビンは，血漿中に存在することによってなんらかの原因で生じるトロンビンをトロンビン-アンチトロンビン複合体（thrombin-antithrombin complex：TAT）を形成してスカベンジしているだけではなく，生理的なヘパリンである血管内皮上のヘパラン硫酸と結合することによって，血管内腔という局所での抗血栓性に寄与している点である（図3）．そして後者に関して最近注目を集めているのが，血管内皮の表面を覆っているグリコカリクス（glycocalyx）という構造体である．

- グリコカリクスはプロテオグリカンやグリコプロテインなどの細胞膜結合タ

> **ここがポイント**
> アンチトロンビンの抗血栓性に関して，グリコカリクスという構造体が最近注目を集めている

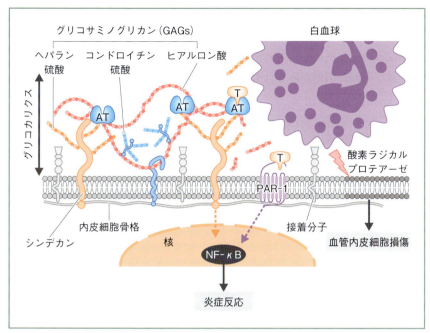

**図3 血管内皮細胞表面におけるグリコカリクスとアンチトロンビンの結合**
血管内皮細胞上にはグリコカリクスとよばれる構造が存在する．グリコカリクスを構成しているのは細胞膜に固定したプロテオグリカンや，接着分子などのグリコプロテイン，ヒアルロン酸やコンドロイチン硫酸などのグリコサミノグリカンである．プロテオグリカンの代表であるシンデカンは膜を貫通するコアプロテインとこれに結合したヘパラン硫酸やコンドロイチン硫酸などの糖鎖構造で構成されている．そしてヘパラン硫酸にはアンチトロンビン（AT）や成長因子，サイトカイン類が結合することが知られており，それぞれの結合刺激がコアプロテインの細胞内ドメインを介して，内皮細胞に情報伝達される．
NF-κB：nuclear factor-kappa B, PAR：プロテアーゼ活性化受容体, T：トロンビン．

ンパクに糖鎖が付属する構造で，電子顕微鏡下では細胞表面に密生するヒゲのように観察される．グリコカリクスは内皮細胞の抗血栓性維持に貢献しているだけではなく，白血球や血小板の接着を抑制し，またアルブミンやアンチトロンビンなどの透過性を制御するなど，侵襲下において重要な役割を担っている．そしてアンチトロンビンは，グリコカリクスに結合してその安定化に寄与することが想定されている[12]．

- ヘパリンを外的に投与するという行為は，血管内腔のヘパラン硫酸とアンチトロンビンの結合を阻害するという意味において，きわめて非生理的な状況をつくることであり，その影響は少なくないと考える．すなわち感染に際してみられるべき，血液凝固・血栓形成を抑制してしまうとともに，微小循環維持のために必要な血管内腔の抗血栓性の保持は不能になってしまうわけである．このような観点からも，ヘパリンの使用には慎重になるべきであろう．

- また現在使用されているAT III製剤では，α体の組成が95％程度となっているが，これは血漿における割合をそのまま踏襲した設定であり，将来この比率を変更できる状況になれば，より適した配合比を見いだすことができるようになるかもしれない．

**ここに注意**
ヘパリンの使用は慎重に行うべき

## 5 AT III製剤に関する臨床試験

- AT III製剤大量投与の重症敗血症における効果を検討した大規模臨床試験であるKyberSept trialでは，有益な効果がみられなかったことは先に述べたとおりである[6]．
- これに対しWiedermannら[13]は，過去の無作為比較試験（randomized controlled trial：RCT）から敗血症性DIC症例を抽出し，AT III製剤の効果についてメタ解析を行い，転帰の改善が期待できることを報告している．ここでの留意点は，海外，とくにアメリカにおいてはDICという疾患概念が普及しておらず，したがって抗凝固療法の対象は敗血症とされていることである．
- 一方，日本では1980年代から敗血症における凝固異常状態を血液検査データに基づいてDIC診断することが日常診療において一般的に行われており，AT III製剤についても敗血症性DICに対する有効性の検討がさかんに行われてきた．しかし残念なことに当時の研究は，質においても規模においてもエビデンスとして通用するものではなく，「アンチトロンビン濃縮製剤はDICに対して有用か？」という臨床的疑問に対する回答を出すことはできなかった．
- 2010年以降には，日本からAT III製剤に関する比較的規模の大きな使用成績調査報告や傾向分析を用いた研究報告などが相次いで発表されるようになり，いずれも有用性を示唆する報告がなされている．
  - Gandoら[14]は，敗血症性DIC症例60例においてAT III製剤1,500単位/日を3日間投与する群と非投与で治療を行う群を設定してRCTを実施し，投与群では有意にDIC離脱が改善することを報告している．
  - Ibaら[15]は，血中アンチトロンビン値が40％以下に低下した敗血症性DIC症例300例以上を対象とした市販後調査結果をもとに，ベースラインのアンチトロンビン活性が低い症例では3,000単位投与を行うことによって1,500単位投与を行う場合よりもより良好な生存率が得られることを報告している．
  - Tagamiら[16]は，診断群分類包括評価（Diagnosis Procedure Combination：DPC）データを用いて重症肺炎を基礎疾患としたDIC症例におけるAT III製剤の効果を検討し，投与が行われた症例では，投与が行われなかった症例と比較して，28日後の死亡率が有意に低かったことを報告している．
- これらの試験から得られた敗血症に対する抗凝固療法に関する知見をまとめると以下のようになる．
  ① 抗凝固薬は凝固異常を伴う敗血症に対して効果的であるが，凝固異常を伴わない場合には効果が検証できない．
  ② 抗凝固療法の効果は一定の重症度以上でみられ，重症度が低い場合には明らかではない．
  ③ 抗凝固療法の中で有効性が認められているのは生理的抗凝固物質，すなわ

ちリコンビナントトロンボモジュリン製剤（rTM）とAT III製剤のみである．
④rTMとAT III製剤は，それぞれが独立した抗凝固システムに属しており（図1），併用が期待できる．

▶rTM：
recombinant thrombo-modulin

抗凝固療法で有効性が認められているのはrTMとAT III製剤のみで，両者は併用が期待できる

## 6 ガイドラインにおけるAT III製剤の推奨

### a—各国のガイドラインによる推奨

- 敗血症性DICにおけるAT III製剤の使用は，イギリス[17]やイタリア[18]のDIC診療ガイドライン，あるいはSurviving Sepsis Campaign Guidelines 2012[19]では推奨されていない．これらのガイドラインはいずれもKyberSept trialを根拠として採用しているためである．しかしこれまで説明してきたように，KyberSept trialは敗血症性DICではなく重症敗血症を対象としたものであり，DICにおける有用性を評価するには不適切と考えられる．
- そして2016年には，コクランレビューがアップデートされ，ここでもAT III製剤使用に否定的なメタ解析の結果が示されている[20]．しかし，ここでも根拠とされているのはKyberSept trialであり，選択の妥当性には疑問がある．
- これに対して，まず2009年に発表された日本血栓止血学会による「科学的根拠に基づいた感染症に伴うDIC治療のエキスパートコンセンサス」[21]では，抗凝固療法の推奨度をAとし，AT III製剤の投与についても推奨度B1として推奨を行っている．
- さらに2016年12月にWeb上で公開された日本版敗血症診療ガイドライン[22]においても，KyberSept trialのうちDICを対象としたサブ解析を採用してメタ解析を行い，アンチトロンビン濃縮製剤の使用に弱い推奨を行っている．以下に日本版敗血症診療ガイドライン2016におけるAT III製剤の投与の推奨とその決定過程を提示する．

日本血栓止血学会のエキスパートコンセンサスではAT III製剤について推奨度B1としている

日本版敗血症診療ガイドライン2016ではAT III製剤に弱い推奨をしている

### b—日本版敗血症診療ガイドライン2016における推奨（要約）

- 重症敗血症におけるAT III製剤のエビデンスを新たに構築するため，敗血症性DICを対象とした文献を渉猟して解析を行った．大規模臨床試験（KyberSept trial）については，敗血症性DICではなく重症敗血症症例を対象としたものであり，サブ解析ではあるものの敗血症性DICに限定して解析が行われたKienast論文[8]を採用した．
- 介入については，日本における保険適用の用量（AT活性値が70％以下に低下した敗血症性DIC患者に対して1日1,500単位，外科症例の場合は40〜60単位/kg［補充療法］）の有効性・有害性の評価を試みた．KyberSept trialは，3万単位/4日間の大量投与を介入法としているが，この大量投与は直接性によるダウングレードの範囲内として許容した．
- AT III製剤は大量投与すると出血性合併症が増えることが知られており，一方で補充療法においてはその頻度は少ないとされているため，有害事象の

アウトカム（出血性合併症）についてはその点を考慮して判断を行った．
- 結果として4つの論文が採用され，解析の結果，死亡率の改善とDIC離脱に関しては利益が見込めるが，出血性合併症に関しては害がある可能性が否定できないという結論に至った．

## おわりに

- 「アンチトロンビン濃縮製剤はDICに対して有用か？」という問いについては，依然として真の回答は得られていない．しかし実地臨床においては，少なくとも害を上回る有益性が得られると考えてもよいのではなかろうか．ただし，妥当な症例を選択し，適切なタイミングで，適当量を投与すればという条件つきである．
- 敗血症診療の進歩に関して，やや閉塞感のみられる今日の状況下において，AT III製剤を用いた抗凝固療法がそのブレークスルーとなることを期待してこの稿を締めくくる．

（射場敏明）

### 文 献

1) Gando S, et al. Disseminated intravascular coagulation. Nat Rev Dis Primers 2016；2：16037.
2) Martínez-Martínez I, et al. Type II antithrombin deficiency caused by a large in-frame insertion：Structural, functional and pathological relevance. J Thromb Haemost 2012；10：1859-66.
3) Fyfe A, Tait RC. Antithrombin-α for the prophylaxis of venous thrombosis in congenital antithrombin deficiency. Expert Rev Hematol 2009；2：499-507.
4) Iba T, et al. Predicting the severity of systemic inflammatory response syndrome (SIRS)-associated coagulopathy with hemostatic molecular markers and vascular endothelial injury markers. J Trauma 2007；63：1093-8.
5) Iba T, et al. The usefulness of antithrombin activity monitoring during antithrombin supplementation in patients with sepsis-associated disseminated intravascular coagulation. Thromb Res 2015；135：897-901.
6) Warren BL, et al；KyberSept Trial Study Group. Caring for the critically ill patient. High-dose antithrombin III in severe sepsis：A randomized controlled trial. JAMA 2001；286：1869-78.
7) Ruf W, et al. Vascular and dendritic cell coagulation signaling in sepsis progression. J Thromb Haemost Suppl 2009；1：118-21.
8) Kienast J, et al；KyberSept investigators. Treatment effects of high-dose antithrombin without concomitant heparin in patients with severe sepsis with or without disseminated intravascular coagulation. J Thromb Haemost 2006；4：90-7.
9) Iba T, et al. Antithrombin supplementation and risk of bleeding in patients with sepsis-associated disseminated intravascular coagulation. Thromb Res 2016；145：46-50.
10) Römisch J, et al. Quantification of antithrombin isoform proportions in plasma samples of healthy subjects, sepsis patients, and in antithrombin concentrates. Pathophysiol Haemost Thromb 2002；32：143-50.
11) Turk B, et al. The oligosaccharide side chain on Asn-135 of alpha-antithrombin, absent in beta-antithrombin, decreases the heparin affinity of the inhibitor by affecting the heparin-induced conformational change. Biochemistry 1997；36：6682-91.

12) Becker BF, et al. Degradation of the endothelial glycocalyx in clinical settings: Searching for the sheddases. Br J Clin Pharmacol 2015; 80: 389-402.
13) Wiedermann CJ, Kaneider NC. A systematic review of antithrombin concentrate use in patients with disseminated intravascular coagulation of severe sepsis. Blood Coagul Fibrinolysis 2006; 17: 521-6.
14) Gando S, et al; Japanese Association for Acute Medicine Disseminated Intravascular Coagulation (JAAM DIC) Study Group for the JAAM DIC Antithrombin Trial (JAAMDICAT). A randomized, controlled, multicenter trial of the effects of antithrombin on disseminated intravascular coagulation in patients with sepsis. Crit Care 2013; 17: R297.
15) Iba T, et al. Efficacy and bleeding risk of antithrombin supplementation in septic disseminated intravascular coagulation: A secondary survey. Crit Care 2014; 18: 497.
16) Tagami T, et al. Antithrombin and mortality in severe pneumonia patients with sepsis-associated disseminated intravascular coagulation: An observational nationwide study. J Thromb Haemost 2014; 12: 1470-9.
17) Levi M, et al. Guidelines for the diagnosis and management of disseminated intravascular coagulation. British Committee for Standards in Haematology. Br J Haematol 2009; 145: 24-33.
18) Di Nisio M, et al; Italian Society for Thrombosis and Haemostasis. Diagnosis and treatment of disseminated intravascular coagulation: Guidelines of the Italian Society for Haemostasis and Thrombosis (SISET). Thromb Res 2012; 129: e177-84.
19) Dellinger RP, et al; Surviving Sepsis Campaign Guidelines Committee including the Pediatric Subgroup. Surviving sepsis campaign: International guidelines for management of severe sepsis and septic shock: 2012. Crit Care Med 2013; 41: 580-637.
20) Allingstrup M, et al. Antithrombin III for critically ill patients. Cochrane Database Syst Rev 2016; 2: CD005370.
21) 日本血栓止血学会学術標準化委員会DIC部会ガイドライン作成委員会；丸山征郎，ほか．科学的根拠に基づいた感染症に伴うDIC治療のエキスパートコンセンサス．血栓止血誌 2009；20：77-113.
22) 日本集中治療医学会・日本救急医学会 日本版敗血症診療ガイドライン2016作成特別委員会．日本版敗血症診療ガイドライン2016．http://jsicm.org/pdf/haiketu2016senkou_01.pdf　http://www.jaam.jp/html/info/2016/pdf/J-SSCG2016_ver2.pdf

# 5-3 トロンボモジュリン

## はじめに

- トロンボモジュリン(thrombomodulin：TM)は血管内皮細胞表面に発現する糖タンパクであり，トロンビンと結合することによって凝固の制御を行う生体因子である．播種性血管内凝固症候群(DIC)はさまざまな基礎疾患に伴って発症するが，敗血症や急性膵炎など炎症性疾患に続発することが多く，治療として凝固の抑制だけでなく炎症の制御も重要である．
- 遺伝子組換え型ヒト可溶性トロンボモジュリン(リコンビナントトロンボモジュリン製剤；recombinant human soluble thrombomodulin：rTM)はトロンボモジュリンの細胞外領域をもとに精製された薬剤であり，DIC治療薬として日本で開発された．この薬剤は抗凝固作用と抗炎症作用を併せ持つことが知られている．本項ではトロンボモジュリンの特徴的な作用機序や臨床効果について概説する．

▶DIC：
disseminated intravascular coagulation

## 1 トロンボモジュリン(TM)の構造

- トロンボモジュリンは557個のアミノ酸配列で構成される一本鎖の糖タンパクで主として血管内皮細胞表面に発現している[1]．TMはレクチン様ドメイン，6個連続する上皮細胞成長因子(epidermal growth factor：EGF)様構造から成るEGF様ドメイン，セリン-トレオニン残基に富むO型糖鎖結合ドメイン，膜貫通ドメイン，細胞内ドメインの5つの成分から構成されている(図1)．
- 前者3部位は細胞外領域として血管内に存在し，このうちN末端側のレクチン様ドメインは炎症の制御に作用している．6個のEGF様ドメインのうち5・6番目にはトロンビンが結合し，4～6番目はプロテインCの活性化に必要であることが知られている[2]．

## 2 TMの生理作用(表1)

### a ― 抗凝固作用

#### ▶ TMの直接作用

- 感染や外傷などの生体侵襲が加わると傷害を受けた細胞膜表面に組織因子が発現して凝固のカスケードが活性化され，血管内でトロンビンの産生が亢進する．トロンビンはプロテアーゼとしてのフィブリノゲンからフィブリンを産生するとともに，血小板活性化作用や炎症惹起作用などを有する．産生されたトロンビンは血管内皮細胞上のTMと可逆的に結合してトロンビン-TM複合体を形成することによってフィブリン形成能や血小板活性能を失う．す

ここが ポイント

TMは，抗凝固，線溶調節，抗炎症の作用を有する

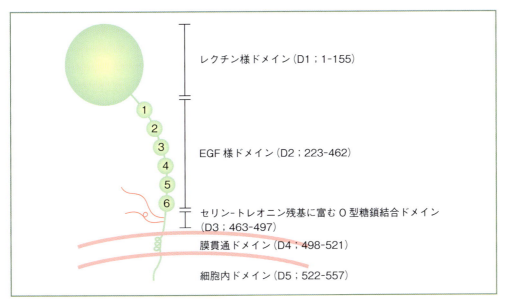

**図1　トロンボモジュリンを構成する5つのドメイン**
EGF：上皮細胞成長因子．
（Li Yh, et al. The role of thrombomodulin lectin-like domain in inflammation. J Biomed Sci 2012；19：34 より）

**表1　トロンボモジュリンの作用**

| 抗凝固作用 | 直接作用 | ・トロンビンと結合してフィブリン形成を阻害する |
|---|---|---|
|  | 間接作用 | ・プロテインCを活性化して活性化第V, VIII因子を不活化する |
| 線溶調節作用 | 直接作用 | ・TAFIを活性化して線溶反応を阻害する |
|  | 間接作用 | ・プロテインCを活性化してPAI-1を阻害し線溶反応を促進する |
| 抗炎症作用 | 直接作用 | ・LPSを吸着して中和する<br>・HMGB-1を吸着して不活化する<br>・TAFIを活性化してブラジキニン・C3a・C5aを抑制する<br>・ヒストンの致死的作用を抑制する |
|  | 間接作用（活性化プロテインCによる作用） | ・単球・好中球の活性化を抑制する<br>・血管内皮細胞での接着分子の発現を阻害する<br>・炎症性サイトカインの産生を阻害する<br>・アポトーシスを抑制する<br>・PAI-1の産生を阻害する |

LPS：リポ多糖，HMGB-1：high mobility group box 1 protein，TAFI：トロンビン活性化線溶阻害因子．

すなわちTMは，トロンビンの作用を拮抗させて生体における抗凝固反応を担っている．

### TMの間接作用

- さらに，トロンビン-TM複合体はプロテインSを補酵素としてプロテインCの活性化を促進する[3]．生成された活性化プロテインCは活性化第V，VIII因子を分解失活させて凝固のカスケードを阻害し，トロンビン産生を抑制することによって抗凝固作用を示す（**図2**）．

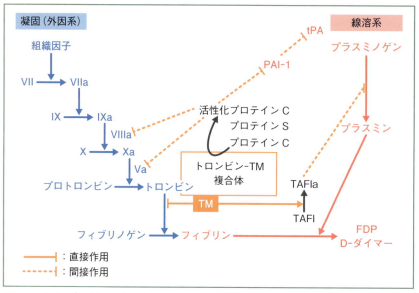

**図2　トロンボモジュリン(TM)の凝固・線溶系に及ぼす作用**
PAI-1：プラスミノゲンアクチベータインヒビター-1, tPA：組織型プラスミノゲンアクチベータ,
FDP：フィブリノゲン・フィブリン分解産物, TAFI：トロンビン活性化線溶阻害因子.

### b — 線溶調節作用

- TMはトロンビン活性化線溶阻害因子(thrombin activatable fibrinolysis inhibitor：TAFI)を活性化し，線溶反応を阻害する[4]．一方，トロンビン-TM複合体によって活性化されたプロテインCはプラスミノゲンアクチベータインヒビター-1(plasminogen activator inhibitor-1：PAI-1)を阻害し，TAFIの作用を抑制して線溶促進に作用する(図2)．
- 線溶抑制と線溶亢進の相反する2つの作用の調節には，血管内皮細胞に発現するTMの濃度が影響している．TMが低濃度の場合はTAFI活性化の影響が大きく線溶抑制が優位になり，高濃度ではTAFI活性化は阻害されてプロテインCが活性化されるため線溶亢進に傾く[5]．

> **ここがポイント**
> TMが低濃度の場合は線溶抑制が優位になり，高濃度の場合は線溶亢進に働く

### c — 抗炎症作用

- TMは凝固・線溶系に関与するのみでなく，多様な抗炎症作用を有することが知られている．その機序はTMの直接作用と活性化プロテインCを介する間接作用に分けられる．

#### ▶ TMの直接作用

- high mobility group box 1 protein (HMGB-1)はDNA結合タンパクとして核内に存在し転写因子の活性を調節しており，細胞が傷害されたとき局所においては組織修復に必要なメディエーターである．しかし，全身に飛散すると過剰な炎症反応や過凝固状態を惹起させ，不可逆的な多臓器障害を引き起こすため致死的メディエーターともよばれている．TMのレクチン様ドメインはHMGB-1を吸着し，分解・不活化する作用がある[6]．

- レクチン様ドメインにはグラム陰性菌の細胞壁成分であるリポ多糖（lipopolysaccharide：LPS）を吸着してLPSによって起こる炎症反応を中和する作用もある[7]．近年，レクチン様ドメイン以外でも，EGF様ドメインとセリン-トレオニン残基に富むO型糖鎖結合ドメインがCD14に結合して，LPSによる炎症反応を制御するとの報告もある[8]．
- TAFIの活性化による補体C3aやC5aの抑制，ブラジキニン抑制を介した抗炎症作用を有する[4]．
- 核内ヌクレオソーム構成タンパクであるヒストンを結合して中和する[9]．敗血症患者では血中にヒストンが流入してショックや細胞傷害を発症するため，TMがヒストンの致死的作用を抑制する可能性がある．

### 活性化プロテインCを介した間接作用

- 凝固反応の結果，産生されたトロンビンは細胞膜上にあるプロテアーゼ活性化受容体（protease-activated receptor：PAR）の一つであるPAR-1を活性化して炎症反応を惹起する．一方，トロンビン-TM複合体により活性化されたプロテインCは血管内皮細胞上のプロテインC受容体（endothelial protein C receptor：EPCR）に結合することでPAR-1を活性化し，トロンビン単独の場合とは異なって抗炎症反応を引き起こす．
- 活性化プロテインCは接着分子の発現抑制，PAI-1の産生阻害，単球・好中球の活性化阻害，アポトーシス抑制などの作用によって炎症反応を制御する．

## 3 DICとTM

- DICの本態は全身性持続性の著しい凝固活性化状態であり，線溶活性化の程度は基礎疾患によってさまざまである．感染症に伴う敗血症性DICは線溶抑制型であり，微小血管内にフィブリン血栓を形成して虚血性微小循環障害を引き起こし，臓器障害が発生する．一方，造血器悪性腫瘍や大動脈瘤によるDICは線溶亢進型であり，臓器障害は軽度で出血が主な症状である．
- 重症敗血症の病態では，炎症性サイトカインが血管内皮細胞上に存在する天然型TMの発現量を低下させたり，好中球エラスターゼが血中に遊離した可溶性TMの分解を促進する．そのため，TMは質的・量的に機能低下状態にあり，これが敗血症性DICの病態発症に関与していることが示唆されている．
- 通常，感染や生体侵襲で血管内皮細胞が傷害されるとトロンビンやHMGB-1によって炎症反応や凝固反応が起こり，すみやかに血栓を形成することによりメディエーターや細菌を局所に封じ込める．一方，局所に封じ込めることができなかったメディエーターに対しては血管内皮細胞上に発現しているTMが結合してメディエーターの全身への拡散を最小限に食い止めている．しかし，全身の血管内皮細胞上のTMの発現が低下していると，このシステムが機能せずメディエーターが全身に播種して多臓器障害を引き起こす[10]．

## 4 リコンビナントトロンボモジュリン製剤（rTM）

- TMの細胞外成分のみを遺伝子組換え技術を用いて精製して製剤化したもの

が，遺伝子組換え型ヒト可溶性トロンボモジュリン；トロンボモデュリンアルファ〈リコモジュリン®〉）である．rTMは日本で開発され，2008年からDIC治療薬として使用できるようになった．
- 製品添付文書では1日1回380 U/kgを約30分かけて点滴静注することになっており，重篤な腎機能障害のある患者では130 U/kgに減量して投与するとされている．
- rTMはTMのレクチン様ドメイン，EGF様ドメイン，セリン-トレオニン残基に富むO型糖鎖結合ドメインといった活性発現に必要な構造上の作用部位をすべて含有しているため，天然TMと同様の機能を有すると考えられている．そのためトロンビンを捕捉してその作用を抑制するとともにプロテインCを活性化して抗凝固作用を示す．rTMは活性化プロテインCを介した経路，レクチン様ドメインを介したHMGB-1の制御やLPSの不活化作用，TAFI活性化経路など多彩な抗炎症作用を有する．

> **ここがポイント** rTMは，臨床の用量では主としてプロテインC活性化によって抗凝固作用を示す

- rTMは低濃度ではプロテインCを活性化することによる抗凝固活性が主体であるのに対して，高濃度ではトロンビンとの直接結合による抗凝固活性が主体となる．DIC治療として臨床で通常使用されるrTMの用量設定では前者のプロテインC活性化を介した抗凝固活性を期待している．すなわち，凝固亢進状態でトロンビンが血中に存在する場合には活性化プロテインCが産生されて抗凝固作用を発揮するが，血中トロンビン濃度が低下してくるとプロテインCの活性化も低下するため抗凝固活性は減弱する．rTMはトロンビンに対する直接作用が少なく，血中トロンビン濃度によって調節を受けるため，重篤な出血を起こしにくい薬剤と考えられている．

> **ここがポイント** rTMは，多彩な抗炎症作用を有し，重篤な出血を起こしにくい薬剤である

## 5 リコンビナント活性化プロテインC製剤とrTM

### a─rhAPC

- 欧米では，敗血症に対する治療薬としてリコンビナント活性化プロテインC製剤（recombinant human activated protein C：rhAPC，Xigris®）が使用されてきた．なお，日本では保険適用がなく承認されなかったため，日本では敗血症の治療でrhAPCが使用されたことはなかった．
- rhAPCは2001年のPROWESS studyで有意な生存率改善を認めた[11]ため，Surviving Sepsis Campaign Guidelines 2008においても投与が推奨されていた[12]．しかしながら，出血性合併症が多いことや有効性に関する疑問が指摘されるようになり，PROWESS-SHOCK studyによってその効果が否定され[13]，rhAPCは2011年10月に市場から撤退することになった．注意すべきは，PROWESSやPROWESS-SHOCKが重症敗血症や敗血症性ショックを対象にしたものであり，rhAPCをDIC治療として使用したわけではないことである．

▶PROWESS study：Recombinant Human Activated Protein C Worldwide Evaluation in Severe Sepsis (PROWESS) study

## b — rTMへの期待

- rTMはトロンビンと結合してプロテインCを活性化して活性化プロテインCに変換することで効果を発揮するため，rhAPCと類似の作用機序が考えられる．そのため，rhAPCに代わる治療薬としてrTMに期待が高まる一方で，rTMの有効性や安全性に疑問が生じることにもなった．しかし，前述のようにrTMは血中に存在するトロンビン濃度によって抗凝固作用が調節されるため，rhAPCに比して出血の合併症は少ない．
- rTMの適応は臨床的にDIC状態の患者であるため，DICを合併していない敗血症症例では安易に使用すべきではない．

> **ここに注意**
> rTMは，DICを合併していない敗血症症例では安易に使用すべきでない

## 6 rTMの臨床研究

- 国内で実施された第III相試験では，厚生労働省DIC診断基準で診断された血液悪性腫瘍もしくは感染症を原因とするDIC患者234例を対象にrTMと未分画ヘパリンの比較検討がなされた[14]．このRCTではDIC離脱率はrTM群が66.1％，未分画ヘパリン群が49.9％とrTM群で有意に高いことが示され，出血症状においても有意に軽減されていた．28日死亡率に関してはrTM群が未分画ヘパリン群に比して良好な傾向があるものの有意差は認められなかった．サブ解析で感染症によるDIC 80例のみを対象に検討した結果，rTM群は未分画ヘパリン群に比して28日死亡率が10.2％低かったとされている[15]．

- 海外ではrTMのPhase 2b studyとしてRCTが世界17か国において行われた[16]．対象は血小板数とPT-INRで判定した凝固障害を伴う敗血症性患者であり，rTM群370例，プラセボ群371例の28日死亡率を比較した．その結果，rTM群17.8％に対してプラセボ群21.6％で（$p = 0.27$），有意ではないもののrTM群で死亡率が低い傾向が示されたため，この結果をもってPhase 3への移行が決定した．また，1つ以上の臓器不全がありかつPT-INR＞1.4の患者ではrTMの有効性がより高いことが示された．

- YamakawaらはDIC急性期診断基準を満たし，臓器障害を有し，血小板数が8万/mm$^3$未満で人工呼吸器を要した敗血症患者162例を対象として3施設共同後方視的観察コホート研究を行っている[17]．rTM投与群は68例，非投与群は94例で背景因子としてAPACHE IIスコアとSOFAスコアがrTM群で高い傾向があった．調整前死亡率では60日において35％ vs 55％，$p = 0.019$，90日において37％ vs 56％，$p = 0.021$とrTM群で有意に転帰が良好であった．propensity score（PS）を用いた比較検討を行うと，rTMは院内死亡リスクを有意に改善させていた（HR：0.45，95％ CI：0.26-0.77，$p = 0.013$）．さらに重症度を分けてrTMの有効性の検証を行った結果，軽症患者群（APACHE IIスコア＜24）ではrTMによる死亡率の改善はみられなかったのに対して重症患者群（APACHE IIスコア：24〜29）ではrTMによる死亡率の有意な低下がみられた[18]．

▶ **RCT**：randomized controlled trial（無作為比較試験）

▶ **PT-INR**：prothrombin time-international normalized ratio（プロトロンビン時間-国際標準化比）

▶ **APACHE II**：Acute Physiology and Chronic Health Evaluation II

▶ **SOFA**：Sequential organ failure assessment score

▶ **HR**：Hazard ratio（ハザード比）

▶ **CI**：Confidence interval（信頼区間）

- 過去の敗血症性DICに対するrTMに関する臨床研究（RCT 3編，観察研究9編）を集積したメタ解析も報告されている[19]．rTMによる28日死亡率におけるリスク比は，RCTでは0.81（95% CI：0.62-1.06）と有意ではないものの改善傾向が示され，観察研究では0.59（95% CI：0.45-0.77）と有意な改善効果が示された（**表2**）．
- 最近，rTMの効果に否定的な報告もなされている．TagamiらはDPC 診断群分類包括評価（Diagnosis Procedure Combination：DPC）データを用いてrTM投与の有無での転帰比較を行っている[20,21]．重症肺炎による敗血症性DIC症例6,342例を対象としてPSマッチング解析で抽出した1,140症例ずつでペアをつくり，rTM投与群と非投与群の28日死亡率を比較した．その結果，rTM投与群は37.6%で非投与群は37.0%と有意差は認められなかった．また，ロジスティック回帰分析においてrTMによる転帰改善効果は示されなかった（OR：1.00，95% CI：0.87-1.22）．さらに，腸管穿孔に伴う敗血症性DIC症例2,202例を対象に同様の検討がなされ，621症例ペアでrTM投与群と非投与群の比較を行った結果，28日死亡率は26.1%と24.8%と差は認められなかった．これらはDPCデータを用いた大規模な研究であるが，抽出された症例の検査値や重症度が十分に検討されていない．また，対象症例の抽出において，治療方針に関しての施設間の差，DIC病名へのアップコーディングの可能性，主病名がDICでない症例の脱落などの問題点がある．

▶OR：odds ratio（オッズ比）

- 現在，rTMの有効性と安全性を評価するためのPhase 3 studyがアメリカを中心に行われている．対象症例は臓器障害を伴った重症敗血症でPT-INR＞1.4の凝固障害を有するものとされており登録が進んでいる．主要アウトカム（primary outcome）評価項目は28日死亡率であり，この研究の解析結果に注目したい．

## 7　ガイドラインでのrTMの推奨

- 現在，公表されている敗血症性DICにおけるrTMの評価はさまざまである．
- 国際的なガイドラインであるSurviving Sepsis Campaign Guidelines 2012ではDICという概念が取り上げられておらず，治療法に対する推奨もないためrTMの記載もない[22]．
- 国際血栓止血学会DIC部会によるガイダンスでの推奨はpotential recommendationとなっており，投与を考慮してもよいが，エビデンスは今後の検証を要するとの記載になっている[23]．
- 日本血栓止血学会から発表された「科学的根拠に基づいた感染症に伴うDIC治療のエキスパートコンセンサスの追補」では推奨の効果に関する根拠が中等度であるとしてB1の推奨となっている[24]．
- 2013年に日本集中治療医学会から発表された「日本版敗血症診療ガイドライン」では敗血症におけるDICは臓器不全発症の一因であり治療の対象となりうると記載されており，治療薬としてrTMは2Cの弱い推奨となっている[25]．しかし，日本集中治療医学会と日本救急医学会が合同作成し，2016

### 表2　リコンビナントトロンボモジュリン製剤（rTM）の死亡率に関するメタ解析

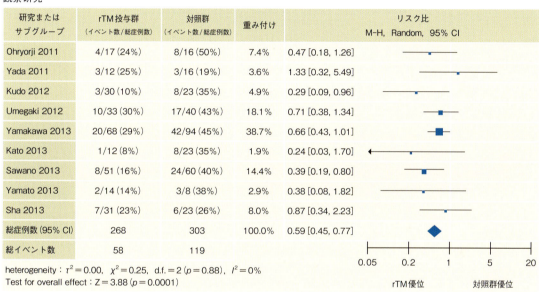

（Yamakawa K et al. J Thromb Haemost 2015；13：508-19[19] より）

年12月にWeb上で公開された「日本版敗血症診療ガイドライン2016」[26]では敗血症性DIC患者に対するrTMについては現時点では明確な推奨を提示しない（エキスパートコンセンサス，エビデンスの質「B」）との見解になっている．

## おわりに

- rTMは安全性が高く，抗凝固作用と抗炎症作用を併せ持つ薬剤としてDIC治療に大きな期待を抱かせる．日本ではさまざまなDIC症例に使用されているが，海外では一般的に使用されておらず臨床効果の検討が不十分である．そのため，現時点ではエビデンスのある治療薬として確立していない．今後，さらなる研究結果の集約を通して有効性を検証していく必要がある．

（澤野宏隆）

### 文献

1) Weiler H, Isermann BH. Thrombomodulin. J Thromb Haemost 2003；1：1515-24.
2) Zushi M, et al. The last three consecutive epidermal growth factor-like structures of human thrombomodulin comprise the minimum functional domain for protein C-activating cofactor activity and anticoagulant activity. J Biol Chem 1989；264：10351-3.
3) Suzuki K, et al. Structure and expression of human thrombomodulin, a thrombin receptor on endothelium acting as a cofactor for protein C activation. EMBO J 1987；6：1891-7.
4) Myles T, et al. Thrombin activatable fibrinolysis inhibitor, a potential regulator of vascular inflammation. J Biol Chem 2003；278：51059-67.
5) Mosnier LO, et al. Regulation of fibrinolysis in plasma by TAFI and protein C is dependent on the concentration of thrombomodulin. Thromb Haemost 2001；85：5-11.
6) Abeyama K, et al. The N-terminal domain of thrombomodulin sequesters high-mobility group-B1 protein, a novel antiinflammatory mechanism. J Clin Invest 2005；115：1267-74.
7) Shi CS, et al. Lectin-like domain of thrombomodulin binds to its specific ligand Lewis Y antigen and neutralizes lipopolysaccharide-induced inflammatory response. Blood 2008；112：3661-70.
8) Ma CY, et al. Recombinant thrombomodulin inhibits lipopolysaccharide-induced inflammatory response by blocking the functions of CD14. J Immunol 2015；194：1905-15.
9) Nakahara M, et al. Recombinant thrombomodulin protects mice against histone-induced lethal thromboembolism. PLoS One 2013；8：e75961.
10) Ito T, Maruyama I. Thrombomodulin：Protectorate God of the vasculature in thrombosis and inflammation. J Thromb Haemost 2011；9 Suppl 1：168-73.
11) Bernard GR, et al；Recombinant human protein C Worldwide Evaluation in Severe Sepsis (PROWESS) study group. Efficacy and safety of recombinant human acitvated protein C for severe sepsis. N Engl J Med 2001；344：699-709.
12) Dellinger RP, et al. Surviving Sepsis Campaign：International guidelines for management of severe sepsis and septic shock：2008. Crit Care Med 2008；36：296-327.
13) Ranieri VM, et al；PROWESS-SHOCK Study Group. Drotrecogin alfa (activated) in adults with septic shock. N Engl J Med 2012；366：2055-64.
14) Saito H, et al. Efficacy and safety of recombinant human soluble thrombomodulin (ART-123) in disseminated intravascular coagulation：Results of a phase III, randomized, double-blind clinical trial. J Thromb Haemost 2007；5：31-41.
15) Aikawa N, et al. Thrombomodulin alfa in the treatment of infectious patients complicated by disseminated intravascular coagulation：Subanalysis from the phase 3 trial. Shock 2011；35：349-54.
16) Vincent JL, et al. A randomized, double-blind, placebo-controlled, Phase 2b study to evaluate the safety and efficacy of recombinant human soluble thrombomodulin, ART-123, in patients with sepsis and suspected disseminated intravascular coagulation. Crit Care Med 2013；41：2069-79.
17) Yamakawa K, et al. Recombinant human soluble thrombomodulin in sepsis-induced disseminated intravascular coagulation：A multicenter propensity score analysis. Intensive Care Med 2013；39：644-52.
18) Yoshimura J, et al. Benefit profile of recombinant human soluble thrombomodulin in sepsis-induced disseminated intravascular coagulation：A multicenter propensity score analysis. Crit Care 2015；19：78.
19) Yamakawa K, et al. Recombinant human soluble thrombomodulin in severe sepsis：A systematic review and meta-analysis. J Thromb Haemost 2015；13：508-19.
20) Tagami T, et al. Recombinant human soluble thrombomodulin and mortality in severe

pneumonia patients with sepsis-associated disseminated intravascular coagulation：An observational nationwide study. J Thromb Haemost 2015；13：31-40.
21) Tagami T, et al. Use of recombinant human soluble thrombomodulin in patients with sepsis-induced disseminated intravascular coagulation after intestinal perforation. Front Med (Lausanne) 2015；2：7.
22) Dellinger RP, et al；Surviving Sepsis Campaign Guidelines Committee including the Pediatric Subgroup. Surviving Sepsis Campaign：International guidelines for management of severe sepsis and septic shock：2012. Crit Care Med 2013；41：580-637.
23) Wada H, et al；The Scientific Standardization Committee on DIC of the International Society on Thrombosis Haemostasis. Guidance for diagnosis and treatment of DIC from harmonization of the recommendations from three guidelines. J Thromb Haemost 2013；11：716-67.
24) 日本血栓止血学会学術標準化委員会DIC部会ガイドライン作成委員会．科学的根拠に基づいた感染症に伴うDIC治療のエキスパートコンセンサスの追補．血栓止血誌 2014；25：123-5.
25) 日本集中治療医学会 Sepsis Registry 委員会．日本版敗血症診療ガイドライン．日集中医誌 2013；20：124-73.
26) 日本集中治療学会・日本救急医学会 日本版敗血症診療ガイドライン2016作成特別委員会．日本版敗血症診療ガイドライン2016．http://www.jsicm.org/haiketu2016senkou_01.pdf http://www.jaam.jp/html/info/2016/pdf/J-SSCG2016_ver2.pdf

# 5-4 合成プロテアーゼ阻害薬

## はじめに

- 地球上の生物は，外来からの侵襲に対して自らを守るため，複雑なシステムを構築してきた．進化に伴って複雑な脈管系が発達するに従って，血中に存在する，止血と炎症に関与する重要なプロテアーゼ系が密接な関連性をもって複雑に機能している．
- プロテアーゼ（protease；タンパク分解酵素）とは，タンパク質のペプチド結合を加水分解する酵素であり，あらゆる生体反応の発現に関与している．プロテアーゼ系の中でもトリプシン様セリンプロテアーゼ（serine protease）に属する，「凝固系（トロンビン，活性化第X因子）」，「線溶系（プラスミン）」，「炎症反応（カリクレイン・キニン系）」および「感染防御（補体系）」などは，生体の正常な機能の維持に重要な役割を果たしている．それだけに，プロテアーゼの過剰な活性や暴走は，重大な病態を引き起こす．
- そうした事態を回避するため，多くのプロテアーゼは不活性化型として産生され，限定分解（プロセッシング）され活性型となる．また，内因性プロテアーゼインヒビターが幾重にも備わって巧妙な機構で酵素活性の発現が調節されている．しかし，制御機構とのバランスが破綻すると，病態は急変し，臓器障害を惹起することになる．
- さまざまな合成プロテアーゼ阻害薬（synthesized protease inhibitor）が臨床現場で用いられているが，本項では播種性血管内凝固症候群（DIC）に用いられている合成プロテアーゼ阻害薬を中心に概説する．

▶DIC：
disseminated intravascular coagulation

## 1 プロテアーゼインヒビター

- 活性型プロテアーゼは，内因性のインヒビターによって制御されており，制御機構とのバランスが破綻すると，DIC，多臓器不全（multiple organ failure：MOF），急性呼吸窮迫症候群（acute respiratory distress syndrome：ARDS），急性膵炎など，さまざまな重篤な病態が引き起こされる．
- たとえば，炎症性サイトカインによる炎症反応は，組織因子（tissue factor：TF）を発現させ凝固因子活性を増強し，セリンプロテアーゼの一つであるトロンビンを主とする凝固反応と炎症反応の連関により，凝固の持続的亢進，凝固制御機能不全，線溶抑制の結果としての微小血栓形成を特徴とするDICが発症する．
- 現在，臨床においてDICの治療薬として使用されているプロテアーゼ阻害薬は，生理的凝固阻止因子であるアンチトロンビンと，人為的に作成された合成プロテアーゼ阻害薬のメシル酸ガベキサート，メシル酸ナファモスタッ

> ここがポイント❗
> 活性型プロテアーゼと制御機構とのバランスが破綻すると，さまざまな重篤な病態が引き起こされる

トなどがある．

- それ以外に，合成プロテアーゼ阻害薬として開発されたアルギニン誘導体であるアルガトロバン（選択的トロンビン阻害薬）は，作用発現にアンチトロンビンを必要とせず，直接トロンビンの活性中心に結合して酵素活性を阻害する．当初DICに対して臨床治験も行われたが出血性副作用のため中止され，現在は，慢性動脈閉塞症（Buerger病），脳血栓症，アンチトロンビン欠乏症やアンチトロンビン欠損症患者の腎透析，ヘパリン起因性血小板減少症（heparin-induced thrombocytopenia：HIT）などの治療に用いられている．

## 2 DIC治療における合成プロテアーゼ阻害薬

### a ― メシル酸ガベキサート（図1）

- メシル酸ガベキサートは合成プロテアーゼ阻害薬であり，分子量417.48の $\varepsilon$-グアニジノ脂肪酸エステル誘導体で，グアニジノ基の部分がセリンプロテアーゼの基質結合部位に非共有結合的に結合し，酵素と基質との相互作用を可逆的に阻害する．
- アンチトロンビン非依存性であり，トリプシン系をはじめ凝固・線溶系のトロンビン，活性化第X因子（Xa），活性化第XII因子（XIIa），プラスミン，カリクレイン・キニン系のトリプシン様セリンプロテアーゼを強力に阻害し，酵素阻害形式は拮抗阻害である[1]．
- メシル酸ガベキサートは好中球の活性酸素産生能や遊走能の抑制，顆粒球エラスターゼ阻害，エンドトキシン刺激単球からのTNF（tumor necrosis factor）放出抑制など，白血球に対する阻害作用も有し[2]，急性膵炎，DICを適応症として1978年から臨床応用されている．
- メシル酸ガベキサートを健常者に静注投与した際の平均血中濃度は2 mg/kg/時投与下で109 ng/mL（$2.6 \times 10^{-7}$ M）であり，血中半減期は約60秒ときわめて短く，本剤は血中で不安定である．メシル酸ガベキサートのセリンプロテアーゼ阻害作用（Ki値）はトロンビン$9.7 \times 10^{-7}$ M，Xa $8.5 \times 10^{-6}$ M，プラスミン$1.6 \times 10^{-6}$ Mとされ，50％阻害濃度（50% inhibition concentration：$IC_{50}$）値はトロンビン$6.0 \times 10^{-5}$ M，プラスミン$2.0 \times 10^{-5}$ Mである．
- 通常，DICに対するメシル酸ガベキサートの使用法は20〜39 mg/kg/日で

> **ここがポイント**
> メシル酸ガベキサートはトリプシン系，凝固・線溶系，カリクレイン・キニン系のプロテアーゼを強力に阻害するが，補体系に対する阻害力は不十分である

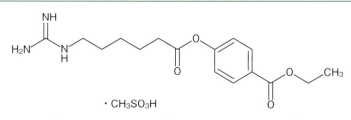

ethyl 4-(6-guanidinohexanoyloxy) benzoate monomethanesulfonate
分子式：$C_{16}H_{23}N_3O_4 \cdot CH_4O_3S$，分子量：417.48

**図1** メシル酸ガベキサートの化学構造

> **Column** NF-κB抑制効果
>
> メシル酸ナファモスタットの興味ある作用機序として，NF-κBの抑制効果が注目されている．谷ら[3]は炎症性サイトカイン産生細胞としてヒト単核球を用い，リポ多糖(LPS)刺激時のNF-κB活性の変動に対するメシル酸ナファモスタットの効果を検討し，0.1μg/mLではその活性にほとんど影響を与えないが，1μg/mL，10μg/mLと濃度依存的にNF-κB結合活性を抑制し，10μg/mLでは，ほぼ完全に抑制することを報告した．これらメシル酸ナファモスタットがNF-κBを抑制する濃度は，持続的血液濾過透析(CHDF)に抗凝固薬として用いたメシル酸ナファモスタットの回路内濃度および重症急性膵炎患者に動注療法を行ったときの血中濃度と同程度であり，その場合には直接的なメシル酸ナファモスタットのNF-κBの抑制効果が期待できると考えられている．

▶NF-κB：nuclear factor-kappa B

▶LPS：lipopolysaccharide

▶CHDF：continuous hemodiafiltration

24時間持続静脈内投与する．出血症状を増強することはないが，末梢静脈から投与した場合，点滴部位に血管炎を起こしやすいので注意が必要である．

- 合成プロテアーゼ阻害薬であるメシル酸ガベキサートは前述したようにトリプシン系，凝固・線溶系，カリクレイン・キニン系のプロテアーゼを強力に阻害するが，補体系に対する阻害力は必ずしも十分ではなく，適応疾患治療で作動する多彩なプロテアーゼに対する広範な阻害作用という観点からは不十分であった．このため，補体系のセリンプロテアーゼも阻害しうる薬剤として，メシル酸ナファモスタットが新たに開発された．

**ここがポイント**
補体系のプロテアーゼも阻害できる薬剤として，メシル酸ナファモスタットが開発された

## b ― メシル酸ナファモスタット（図2）

- メシル酸ナファモスタットはp-グアニジノ安息香酸と6-アミノ-2-ナフトールのエステル体で，分子量は539.58である．そのエステル部位が各種セリンプロテアーゼの基質結合部位(セリン残基)に結合し，セリンプロテアーゼと基質との相互作用を可逆的に阻害する．すなわち，酵素阻害形式は拮抗阻害であり，作用発現にはアンチトロンビンの存在を必要としない．

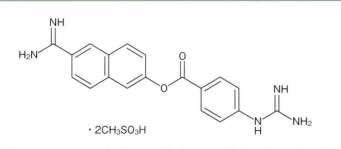

6-amidinonaphthalen-2-yl 4-guanidinobenzoate bis (methanesulfonate)
分子式：$C_{19}H_{17}N_5O_2 \cdot 2CH_4O_3S$，分子量：539.58

図2 メシル酸ナファモスタットの化学構造

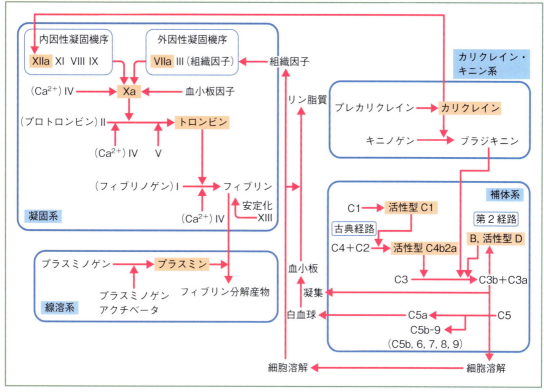

**図3** 凝固系，線溶系，カリクレイン・キニン系，補体系の相互作用とメシル酸ナファモスタットの作用点
　■：メシル酸ナファモスタットが阻害するセリンプロテアーゼ．
（吉川敏一，ほか．医薬の門 2001；41（Suppl 5）：29-31[4]）を参考にして作成）

- メシル酸ナファモスタットは多価プロテアーゼ阻害薬であるが，膵外分泌プロテアーゼであるトリプシン，凝固系セリンプロテアーゼであるトロンビン，VIIa，Xa，XIIa，プラスミン，カリクレイン，補体系古典経路のC1r，C1sに対して強い阻害作用を示す（図3）[4,5]．
- メシル酸ナファモスタットの補体系に対する作用はメシル酸ガベキサートの約1,000倍強力である．メシル酸ナファモスタットの健常者での血中半減期は $\alpha$ 相1.1分，$\beta$ 相23.1分で，メシル酸ガベキサートの約60秒に比較して長い．これは両者ともエステラーゼにより加水分解されるが，メシル酸ガベキサートが主として血中のエステラーゼで代謝されるのに対し，メシル酸ナファモスタットが主に肝臓のエステラーゼで代謝されるためである．
- メシル酸ナファモスタットを用いると，時に高カリウム血症，低ナトリウム血症などの電解質異常が現れることがある．その機序として，メシル酸ナファモスタットの代謝産物が腎の遠位尿細管において尿中ナトリウムの再吸収を抑制し，二次的に尿中へのカリウム排泄遅延をきたすことが考えられている[6]．

**ここがポイント**
メシル酸ナファモスタットの補体系に対する作用はメシル酸ガベキサートの約1,000倍強力

## トロンビンとプロテアーゼ活性化受容体（PAR）

- セリンプロテアーゼに属するトロンビンは血液凝固反応カスケードの最終反応を惹起するだけでなく，血小板や血管内皮細胞，内皮下組織細胞の細胞膜上のプロテアーゼ活性化受容体（protease-activated receptor-1：PAR-1）を活性化して血小板凝集や血管内皮の炎症を促進する．
- このファミリーに属するPARは，現在までにPAR-1，PAR-2，PAR-3，PAR-4がクローニングされている．Gタンパク共役7回膜貫通型受容体であり，受容体活性化にはトロンビン受容体のN末端細胞外ドメインのR41-S42のペプチド結合の限定分解が必要である．
- PARの活性化は，①TNF-$\alpha$，IL-1$\beta$，IL-6など炎症性サイトカインとケモカイン（IL-8）の発現，②血小板活性化と粘着・凝集反応，③凝固亢進，凝固制御機能不全と線溶抑制，④白血球-血管内皮細胞活性化に引き続く活性酸素種，エラスターゼなどの細胞傷害因子放出による血管内皮細胞傷害，⑤一酸化窒素（NO）産生とギャップ形成（gap formation）による血管拡張と透過性亢進を引き起こす．
- トロンビンはPAR-1，PAR-3，PAR-4の選択的リガンドであり，主にトロンビンで活性化されるPAR-1は，血小板，血管内皮細胞，血管平滑筋細胞，免疫系細胞など，種々の細胞に発現しており，トロンビン/PAR-1のシグナルは各種細胞間にアポトーシスを誘導することも判明している．
- PAR-2はトリプシン，トリプターゼ，TF/VIIa/Xaによって活性化され，細胞からサブスタンスPやカルシトニン遺伝子関連ペプチド（calcitonin gene-related peptide：CGRP），炎症性サイトカイン（IL-6，IL-8，TNF-$\alpha$）などの産生放出を促し，炎症，浮腫，疼痛，敗血症性ショックなどに関与する．これまでメシル酸ナファモスタットの疼痛抑制作用のメカニズムは不明であったが，PAR-2阻害作用によるものと考えられる．このPAR-2を活性化するすべてのセリンプロテアーゼ（トリプシン，トリプターゼ，TF/VIIa/Xa）を阻害することができる薬剤は，現時点でメシル酸ナファモスタット以外には見いだされていない．
- メシル酸ナファモスタットを0.2 mg/kg/時で持続静脈内投与すると，健常者では$2\times10^{-7}$ Mの血中濃度が得られ，DIC症例では$2.4\times10^{-7}$ M（130 ng/mL）に維持される．一方，TF/VIIa複合体阻害およびVIIa阻害のIC$_{50}$はともに$1.5\times10^{-7}$ Mである[7]ため，in vitroでの検討成績と合わせて考えると，メシル酸ナファモスタットは現在の標準投与量でDICの治療に有効と考えられる．
- また血液透析患者にメシル酸ナファモスタットを40 mg/時で5時間維持注入した場合，メシル酸ナファモスタットは約40％が透析されるにもかかわらず，体内血中濃度は約300 mg/mL，約7 $\mu$g/mL（$1.3\times10^{-5}$ Mに相当）である[8]．メシル酸ナファモスタットの抗トロンビン作用のIC$_{50}$は$6\times10^{-7}$ Mであり，回路内では十分な抗凝固効果が期待できる．
- まとめると，DICの治療において，メシル酸ナファモスタットを0.2 mg/

**ここがポイント**

DIC治療でメシル酸ナファモスタットは，TF/VIIa複合体，VIIaは十分に阻害するが，抗トロンビン作用は不十分であり，血液浄化療法の抗凝固薬としての使用では抗トロンビン作用も期待できる

kg/時で持続静脈内投与した場合，TF/VIIa複合体阻害およびVIIa阻害は十分可能である（トロンビン阻害は不十分）．一方，血液浄化療法の抗凝固薬としてメシル酸ナファモスタットを40 mg/時で使用している場合は，VIIa阻害に加えて抗トロンビン作用まで期待できるということである．

### 抗プラスミン作用

- メシル酸ガベキサートとメシル酸ナファモスタットを比較すると，抗トロンビン作用のIC$_{50}$（$6×10^{-5}$ M，$6×10^{-7}$ M），プラスミン阻害のIC$_{50}$（$2×10^{-5}$ M，$1×10^{-7}$ M）であり，メシル酸ガベキサートに比しメシル酸ナファモスタットのほうが抗トロンビン作用で100倍，抗プラスミン作用で200倍強力である．
- 敗血症においては，病原微生物を認識した単球から大量のサイトカインが産生され，TFの発現亢進により，過凝固状態をきたし，血管内皮細胞上に存在する抗凝固性物質であるトロンボモジュリン（TM）の発現を低下させ，線溶阻止因子プラスミノゲンアクチベータインヒビター（PAI）が著増するため，多発した微小血栓が溶解されず，微小循環障害の進行により臓器障害をきたす「線溶抑制型DIC」とよばれる病態を呈する．そのような病態に抗線溶薬（抗プラスミン薬）を使用すると，血栓形成をさらに助長し，虚血性臓器障害をもたらすことになる．
- メシル酸ナファモスタットはトロンビンに加え，他の因子にも阻害をかけるため，抗トロンビン作用と抗プラスミン作用のみで，抗凝固作用と抗線溶作用の強さを比較することはできないが，動物実験でラットにエンドトキシンを投与した敗血症性DICモデルにおいては，メシル酸ナファモスタットを投与すると腎糸球体内のフィブリン血栓が減少する[9]ことから，敗血症性DICでのメシル酸ナファモスタット投与は抗線溶（抗プラスミン）効果よりも，主として抗凝固（抗トロンビン）効果が発現するものと推定される．

## 3 日本版敗血症診療ガイドラインにおける推奨度

- 日本版敗血症診療ガイドライン（2012）[10]では，「DIC対策」として，「敗血症性DICにタンパク分解酵素阻害薬は有用か？」というクリニカルクエスチョン（clinical question：CQ）を提示し，文献的検索を行っている★1．
- メシル酸ガベキサートに関しては，2つの単施設無作為比較試験（randomized controlled trial：RCT）と1つの多施設RCTが検討対象となり，「死亡率に関して両群（メシル酸ガベキサート群と生食群）間に有意差は認めず，メシル酸ガベキサート群と未分画ヘパリン群を比較したRCTでは，全体の生存率に関して両群間に有意差はなかったが，メシル酸ガベキサート群は未分画ヘパリン群に比較してDICに起因する死亡が有意に少なく（$p = 0.028$），出血症状の悪化例も有意に少なかった（$p<0.01$）」という結果であった．
- 一方，メシル酸ナファモスタットに関しては，国内57施設を含む多施設共同RCTが行われており，「メシル酸ナファモスタット群は未分画ヘパリン群に比べて，臓器症状（$p<0.05$），アンチトロンビン活性（$p<0.01$）において改

> **ここがポイント**
> メシル酸ナファモスタットはメシル酸ガベキサートに比し抗トロンビン作用は100倍，抗プラスミン作用は200倍強力

▶TM：
thrombomodulin

▶PAI：
plasminogen activator inhibitor

★1
日本版敗血症診療ガイドライン2012の「Ⅳ．全身管理と補助療法」の「10．DIC対策」のCQ5を参照．

## Column 補体

　C3a, C4a, C5a群で構成されるアナフィラトキシン (anaphylatoxin) は，平滑筋の収縮と血管透過性の亢進をきたすほか，好中球を集積させる作用も有する．なかでもC5aは最も強力なアナフィラトキシンであり，直接血管内皮に作用し，接着分子であるPセレクチン (P selectin) の表出を促すほか，単球/マクロファージよりIL-1, IL-6, TNF-αを，好中球よりIL-8などのサイトカインを放出させ，血管内皮の接着分子である細胞間接着分子ICAM-1, Eセレクチンの発現を増強し，単球や好中球と血管内皮との接着と，引き続く血管外への遊出をつかさどる．すなわち，C5aは好中球や単球の浸潤に対して，ケモカイン以上の役割を担う可能性もあり，メシル酸ナファモスタットによる抗炎症効果を期待する際，重要な標的である．

▶ICAM-1：
intercellular adhesion molecule-1

善が認められたが，DICスコアでは差は認められなかった」という結果であった．
- 以上の文献的検討から，上記のCQに対する回答として「メシル酸ガベキサートやメシル酸ナファモスタットなどの合成タンパク分解酵素阻害薬（合成プロテアーゼ阻害薬）は，未分画ヘパリンと同等の有用性が証明されており (2D＊)，特に活動性の出血や出血性合併症が危惧される場合に使用することができる (2D＊)」[★2]と記載している．
- 日本版敗血症診療ガイドライン2016では，「CQ16-4：敗血症性DICにタンパク分解酵素阻害薬の投与を行うか？」に対して，「敗血症性DICに対してタンパク分解酵素阻害薬を標準治療としては投与しないことを弱く推奨する（エキスパートコンセンサス/エビデンスの質「D」）と記載している[11]．

★2 ＊（アスタリスク）

「そのエビデンスが敗血症に特定したものでないこと」あるいは「質の高い研究であっても，対象が敗血症に特定されていない研究しかエビデンスとして存在しないもの」．

## おわりに

- DICはいまだ予後不良な疾患であり，その治療には凝固と炎症の連関を考慮し，抗凝固作用だけでなく抗炎症作用をターゲットとした治療戦略が重要になってくると考えられる．日本版敗血症診療ガイドライン (2012)[10] の解説では，「メシル酸ガベキサートやメシル酸ナファモスタットは，予後，合併症，ならびに凝血学的指標などにおいて，未分画ヘパリンと同等の効果が得られる可能性があるが，未分画ヘパリン自体の敗血症性DICに他するRCTが存在しないため，その使用推奨は限定的と言わざるを得ない」と記載されている[11]．
- 一方，日本版敗血症診療ガイドライン2016では，「敗血症性DICに対してタンパク分解酵素阻害薬を標準治療としては投与しないことを弱く推奨する」と記載されている[11]．
- しかし，メシル酸ナファモスタットの抗凝固薬としての特徴としては，①ヘパリン製剤と異なり，出血症状の増強・惹起性がないため，DIC症例ですでに強い出血症状のある症例や，白血病など高度血小板減少例でも安全に投与

可能であること，また，②アンチトロンビン非依存性のためアンチトロンビン低下例でも効果が期待できること，さらに，③トロンビンや補体の活性化抑制，活性酸素産生抑制，凝固反応抑制XIIaやカリクレインを阻害し，また補体活性化抑制を介し好中球活性化を抑制したり，単球の炎症性サイトカイン産生を抑制することから，この面での効果も期待される．

- Nishimuraら[12]は，エボラ出血熱に対する治療薬としてメシル酸ナファモスタットの可能性を報告している．つまり，DICの病態を十分に把握し，適切な時期に，適切な量を，適切な期間使用することにより，合成プロテアーゼ阻害薬の最大限の効果を引き出せるものと考える．

(垣花泰之)

### 文献

1) Tamura Y, et al. Synthetic inhibitors of trypsin, plasmin, kallikrein, thrombin, C1r-, and C1 esterase. Biochim Biophys Acta 1977；484：417-22.
2) Murakami K, et al. Gabexate mesilate, a synthetic protease inhibitor, attenuates endotoxin-induced pulmonary vascular injury by inhibiting tumor necrosis factor production by monocytes. Crit Care Med 1996；24：1047-53.
3) 谷 徹，ほか．LPS刺激ヒト末梢血単核球に対するFUT-175のNF-$\kappa$B活性に対する効果．医薬の門 2001；41 (Suppl 5)：47-50.
4) 吉川敏一，市川 寛．DICにおける補体の役割とフサンの有用性．医薬の門 2001；41 (Suppl 5)：29-31.
5) Fujii S, Hitomi Y. New synthetic inhibitors of C1r, C1 esterase, thrombin, plasmin, kallikrein and trypsin. Biochim Biophys Acta 1981；661：342-5.
6) Muto S, et al. Mechanisms of the hyperkalaemia caused by nafamostat mesilate：Effects of its two metabolites on Na+ and K+ transport properties in the rabbit cortical collecting duct. Br J Pharmacol 1994；111：173-8.
7) 高橋芳右，柴田 昭．メシル酸ナファモスタット(FUT-175)，メシル酸ガベキサート(FOY)およびヘパリンの抗凝固・抗線溶作用の比較検討．臨床と研究 1988；65：3503-10.
8) 秋沢忠男，ほか．血液透析における透析用抗凝固薬FUT-175およびその代謝物の動態．腎と透析 1989；26：947-53.
9) Yoshikawa T, et al. Effects of FUT-175, a new synthetic protease inhibitor on endotoxin-induced disseminated intravascular coagulation in rats. Haemostasis 1983；13：374-8.
10) 日本集中治療医学会Sepsis Registry委員会．日本版敗血症診療ガイドライン．The Japanese Guidelines for the Management of Sepsis．日集中医誌 2013；20：124-73. http://www.jsicm.org/pdf/20_124.pdf
11) 日本集中治療医学会・日本救急医学会 日本版敗血症診療ガイドライン2016作成特別委員会．日本版敗血症診療ガイドライン2016．http://www.jsicm.org/pdf/haiketu2016senkou_01.pdf http://www.jaam.jp/html/info/2016/pdf/J-SSCG2016_ver2.pdf
12) Nishimura H, Yamaya M. A Synthetic Serine Protease Inhibitor, Nafamostat Mesilate, Is a Drug Potentially Applicable to the Treatment of Ebola Virus Disease. Tohoku J Exp Med 2015；237：45-50.

# 5-5 ヘパリン類

## はじめに

- ヘパリン (heparin) は，1916年にMcLeanが偶然にイヌの肝臓から抗凝固成分を単離して発見された[1]．現在臨床的に使用されているヘパリンはブタの腸粘膜から抽出，精製されたものである．
- ヘパリンは抗凝固薬として，DIC治療やDVT予防，体外循環時や血管カテーテル挿入時の血栓予防，血栓塞栓症治療などに臨床的に広く使用されている．救急・集中治療領域においてヘパリンの作用機序，治療適応，合併症を理解することは重要である．

▶DIC：disseminated intravascular coagulation（播種性血管内凝固症候群）

▶DVT：deep vein thrombosis（深部静脈血栓症）

## 1 ヘパリンと低分子ヘパリン，ヘパリン類似物質（ヘパリノイド）[2-4]

- ヘパリンは，硫酸化多糖類で，グルクロン酸とグルコサミンとの2つの糖鎖の繰り返し構造をもつ多量体である．その作用機序は，五糖配列を介してアンチトロンビンを活性化し，凝固因子である活性化第X因子やトロンビンを阻害することによる（図1）．そのため，五糖配列を欠く残りのヘパリン類には抗凝固活性はほとんどない．この配列は市販のヘパリン鎖では約1/3にみられるといわれている．
- 未分画ヘパリン（unfractionated heparin：UFH）[★1]は少なくとも18単糖から構成され（分子量5,400に相当する），五糖配列を含むヘパリン鎖のみが，トロンビンとアンチトロンビンを架橋する十分な長さをもつ（図1）．未分画ヘパリンの分子量が5,000～30,000の範囲（平均分子量15,000）であれば，この架橋を行うのに十分な長さであると考えられる．血漿中のヘパリン結合タンパクの濃度は個体により異なり，固定用量や体重で調整した用量によって未分画ヘパリンの抗凝固反応は予測できない．そのため，活性化部分トロンボプラスチン時間（APTT）でモニターする必要がある．
- 一方，低分子ヘパリン（low-molecular weight heparin：LMWH）は平均分子量が4,500～5,000であるため，半分くらいのLMWH分子はトロンビンとアンチトロンビンを架橋する長さが足りない（図1）．そのため，トロンビンよりもアンチトロンビンによる活性化第X因子の抑制能力が高い．そのため，APTTの値にほとんど影響を与えない．ヘパリン鎖が短いため，血漿中のヘパリン結合タンパクへの結合性がヘパリンよりも低く，用量に対する作用を予測しやすいため，大部分の患者では凝固能のモニタリングは必要ないが，腎不全患者（クレアチニンクリアランス30～50 mL/分以下〈30 mL/分以下では禁忌〉），肥満患者，妊婦では注意を要する．日本においてDIC治

[★1]
伝統的に用いられてきたヘパリンを便宜上，未分画ヘパリンとよぶことが多い．低分子ヘパリンなど，現在は多くの類似薬が開発され，それらと合わせてヘパリン類とよばれる．

▶APTT：activated partial thromboplastin time

### アドバイス ❗

未分画ヘパリンの効果はAPTTでモニターする必要があるが，低分子ヘパリンやヘパリン類似物質ではほとんどの場合必要ない

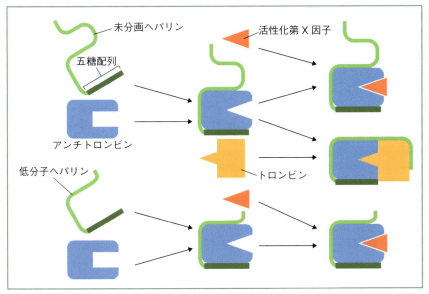

**図1　未分画ヘパリンと低分子ヘパリンの作用機序**
未分画ヘパリンは五糖配列を介してアンチトロンビンを活性化し，凝固因子である活性化第X因子やトロンビンを阻害する．そのため，五糖配列を欠く残りのヘパリン類には抗凝固活性はほとんどない．
（Weitz JI. Harrison's Principles of Internal Medicine. 18th ed. vol.1. 2012. p.988-1004[2]）を参考に作成）

療薬として保険適用を受けているのはダルテパリンナトリウムのみである．
- ヘパリン類似物質（ヘパリノイド）は，ヘパリンと類似した構造をもつ分子量約5,500程度のヘパラン硫酸（heparin sulfate：HS）のことである．アンチトロンビンを介する活性化第X因子の抑制能力が非常に高いといわれており，LMWHと同様にAPTTの値にはほとんど影響を与えないため，モニタリングは通常必要ない．腎機能低下患者においては注意が必要であり，排泄遅延により出血を起こすおそれがあるので，血清クレアチニン値が2 mg/dL以上の場合には投与量を減らすか投与間隔を延ばす，または中止を考慮する必要があり，透析患者では原則禁忌となっている．日本においては，このヘパラン硫酸を主成分とするダナパロイドナトリウムが唯一DICの保険適用となっている．
- これら3つの物質の特徴を**表1**にまとめる．

## 2　敗血症性DICに対するヘパリン投与

- ここでは敗血症性DIC治療としてのヘパリン投与に関して述べる．敗血症性DICに対するヘパリン・ヘパリン類の投与に関しては，臨床的なエビデンスはほとんどなく，実際はDVT予防などの目的で敗血症患者に投入されていることが多い．
- 日本版敗血症診療ガイドライン2016によると，敗血症性DICに対して，ヘパリン投与を行っているRCTを検索すると3つの報告があった．しかし，

 ここに注意

ヘパリン類似物質は，腎機能低下患者では注意が必要で，透析患者では原則禁忌

### 表1 ヘパリン類の比較

| ヘパリン類 | 未分画ヘパリン | 低分子ヘパリン | ダナパロイドナトリウム |
|---|---|---|---|
| 成分 | ・ヘパリン | ・ヘパリンを分解，精製 | ・主にヘパラン硫酸 |
| 商品名 | ・ノボ・ヘパリン®など | ・フラグミン®など | ・オルガラン® |
| 分子量 | ・5,000〜30,000 | ・4,500〜5,000 | ・5,500 |
| 抗Xa/抗トロンビン活性比 | ・1 | ・2〜4 | ・22 |
| 血中半減期 | ・約0.5〜1時間 | ・約2時間 | ・約20時間 |
| 血小板への影響 | ・強い | ・弱い | ・きわめて弱い |
| 適応症 | ・DIC<br>・体外循環装置使用時の血液凝固防止<br>・カテーテル挿入時や輸血・血液検査時の血液凝固防止<br>・血栓塞栓症の治療・予防 | ・DIC<br>・体外循環装置使用時の血液凝固防止 | ・DIC |
| DIC治療 | ・5〜10単位/kg/時の持続投与をし，APTTで正常の約1.5〜2倍にコントロール | ・75単位/kg/24時間持続点滴 | ・1回1,250単位を12時間おきに静脈内注射 |
| 中和剤 | ・硫酸プロタミンにより中和 | ・硫酸プロタミンにより最大60％中和 | ・硫酸プロタミンは部分的に中和するが，その効果は不十分であるといわれている |

DIC：播種性血管内凝固症候群，APTT：活性化部分トロンボプラスチン時間．

### 表2 敗血症性DICに対してヘパリン投与が行われているRCTのまとめ

| アウトカム | 対照群分母 | 対照群分子 | (％) | 介入群分母 | 介入群分子 | (％) | 相対リスク | 信頼区間 |
|---|---|---|---|---|---|---|---|---|
| 28日死亡 | 57 | 15 | 26.3 | 60 | 19 | 31.7 | 1.13 | 0.62-2.06 |
| 出血性合併症 | 48 | 0 | 0.0 | 44 | 2 | 4.5 | 2.84 | 0.27-29.88 |
| DIC離脱 | 40 | 27 | 67.5 | 36 | 20 | 55.6 | 0.82 | 0.57-1.18 |

それら3報の内容は，Aikawaらの報告[5]ではトロンボモデュリン アルファ（thrombomodulin α：TMα）の対照薬として，また，Aokiらの報告[6]では活性化プロテインC（APC）製剤の対照薬として未分画ヘパリンが投与されていた．さらに，AikawaらとAokiらの報告[5,6]では，対象患者が敗血症だけではなく，敗血症に至らない感染症の患者も含まれている．一方，Liuらの報告[7]では，対象患者がpre DICという独自の診断基準を用いている．よって，いずれの研究もヘパリンが敗血症性DICに対して有効かという疑問に関して直接的な回答にはならない．

▶APC：activated protein C

- これらの3つの論文の結果をまとめると表2のようになる．28日死亡率はAikawa[5]とLiu[7]で報告されており，死亡に対する相対危険度（相対リスク）

は1.13（95% CI：0.62-2.06）であった．出血性合併症はAikawa[5]とAoki[6]で報告されており，出血性合併症の相対危険度は2.84（95% CI：0.27-29.88）であった．さらにDIC離脱率はAikawa[5]のみで報告されており，DIC離脱率の相対危険度は0.82（95% CI：0.57-1.18）であった．これらの結果は信頼区間が広く，ヘパリン自体の有効性を検証した研究ではないため，いずれもエビデンスの質としては非常に弱く，敗血症性DICに対してヘパリン投与が有効かどうかは定かではない．

- また，国内において2009年日本血栓止血学会は「科学的根拠に基づいた感染症に伴うDIC治療のエキスパートコンセンサス」[8]を公表し，抗凝固療法は推奨度Aとなっているが，UFHは推奨度C，LMWHは推奨度B2，ダナパロイドは推奨度Cとなっており，やはりヘパリンの推奨に関して十分な根拠はみられない．
- 日本版敗血症診療ガイドライン2016では，敗血症性DICに対して，ヘパリン，ヘパリン類を標準治療としては投与しないことを弱く推奨する（エキスパートコンセンサス／エビデンスの質「D」）となっている[9]．

## 3 敗血症に対するヘパリン投与

- 近年，敗血症患者に対するヘパリン投与に関して2報のレビューが報告された．
- 一つはZarychanskiらの報告[10]で，敗血症，敗血症性ショック，感染に伴うDIC患者に対するヘパリン投与の有効性についてシステマティックレビューおよびメタ解析を行った結果，9つの論文が対象となった．プラセボもしくは通常治療を対象としてヘパリン投与の死亡に対する相対危険度は0.88（95% CI：0.77-1.00）であり，死亡率の低下に寄与する可能性を示唆した．一方，重篤な出血性合併症の相対危険度は0.79（95% CI：0.53-1.17）と統計学的に増えなかったと報告した．
- もう一つはWangらの報告[11]で，Zarychanskiらの報告[10]とは方法論が違うが，重症敗血症患者に対するヘパリンの有効性を検討し，9つの論文が対象となった．ヘパリン投与の死亡に対するオッズ比は0.66（95% CI：0.56-0.77）であり死亡率の低下に寄与する可能性を示唆し，出血性合併症のオッズ比は1.06（95% CI：0.83-1.36）と統計学的に増えなかったと報告した．
- 両者の論文ではどちらも9つの論文が採用されているが，どちらにも採用されているのはそのうち4論文のみであった．
- また，Poldermanらは重症敗血症を対象とした3つの大規模RCTの結果からヘパリンの効果に関して興味深い結果を示している（**表3**）[12]．アンチトロンビン（AT III）製剤について検討したKyberSept trial[13]★2，活性化プロテインC（APC）製剤について検討したPROWESS study[14]★3，組織因子経路インヒビター（TFPI）について検討したOPTIMIST試験[15]★4のデータを解析した．
- これらの大規模試験では静脈血栓症予防目的に低用量の未分画ヘパリンの投

★2 **KyberSept trial**

2001年に報告された重症敗血症患者に対するAT III製剤投与（日本の保険適用量より多い高用量投与）の効果を評価した試験である．この研究でAT III製剤投与は28日死亡率を改善せず，出血リスクの上昇と関連した．

★3 **PROWESS study**

Protein C Worldwide Evaluation in Severe Sepsis study（PROWESS study）は，2001年に報告された重症敗血症患者に対するAPC製剤投与の効果を評価した試験である．この研究でAPC製剤は28日死亡率を改善したが，それ以降の試験でAPC製剤の効果は否定され，現在は市場から姿を消した．

★4 **OPTIMIST試験**

2003年に報告されたINR高値の重症敗血症患者に対するTFPI（tissue factor pathway inhibitor）の効果を評価した試験である．この研究でTFPI投与は28日死亡率を改善せず，出血リスクの上昇と関連した．

**表3** 重症敗血症を対象とした大規模RCT試験におけるヘパリン投与有無別にみた死亡率

| 試験名<br>（介入薬） | 介入薬単独 | ヘパリン単独 | 介入薬＋ヘパリン | プラセボ |
|---|---|---|---|---|
| KyberSept trial<br>（AT III製剤） | 37.8% | 36.6% | 39.4% | 43.6% |
| PROWESS study<br>（APC製剤） | 24% | 28% | 25% | 39% |
| OPTIMIST試験<br>（TFPI） | 34.0% | 29.8% | 34.6% | 42.7% |

AT III：アンチトロンビンIII，APC：活性化プロテインC，TFPI：組織因子経路インヒビター．

(Polderman KH, et al. Lancet 2004；363：1721-3[11]より)

与が自由裁量とされていた．注目すべき点は，研究介入薬の投与のないプラセボ投与群においてヘパリンの投与有無別にみると，明らかにヘパリン投与を行っている群のほうが死亡率は低かった．考察として，ヘパリン投与自体はランダム化されていないこと，ヘパリン投与がより重症度の低い患者に行われた可能性があることから，この結果の解釈は注意を要する．ちなみにこれらの3つの試験は先に述べたWangらの報告[10]にはすべて採用されているが，Zarychanskiらの報告[9]にはすべて含まれていない．

- これらのことから敗血症治療に対するヘパリン投与は死亡率改善に一定の効果がある可能性が示唆されるが，十分な根拠はない．しかし実臨床においては，救急・集中治療領域において静脈血栓症予防目的に投与されることが多い．日本循環器学会による「肺血栓塞栓症および深部静脈血栓症の診断，治療，予防に関するガイドライン（2009年改訂版）」[16]では，患者の静脈血栓塞栓症のリスクレベルを評価し，その発症予防は不可欠とされている．重症感染症は中等度の危険因子とされているため，ヘパリン投与をはじめとする抗凝固療法などの血栓予防は出血性合併症などのリスクを考慮しつつ患者の状態に合わせて行う必要があると考えられる．

**ここがポイント**
敗血症治療に対するヘパリン投与は，死亡率改善に一定の効果がある可能性が示唆される

**アドバイス**
ヘパリン投与などによる血栓予防は，リスクを考慮し患者の状態に合わせて行う

## 4 ヘパリンの合併症

### a—出血性合併症

- ヘパリンの過剰投与やDICによる血小板数の低下，凝固障害により，出血性合併症が起こることがあるので中止を含め慎重に対処する．

### b—ヘパリン起因性血小板減少症（HIT）

- ヘパリン起因性血小板減少症（heparin-induced thrombocytopenia：HIT）はヘパリン投与後に起こる血小板減少を伴う合併症である．詳細は6章を参照されたい．

▶6章「6-7 ヘパリン起因性血小板減少症」(p.310)参照

（廣瀬智也）

### 文 献

1) McLean LJ. The discovery of heparin. Circulation 1959;19:75-8.
2) Weitz JI. Antiplatelet, anticoagulant, and fibrinolytic drugs. In:Longo DL, et al, eds. Harrison's Principles of Internal Medicine. 18th ed. vol.1. New York:McGraw Hill;2012. p.988-1004.
3) 松下 正. アンチトロンビン濃縮製剤とヘパリン・ヘパリン類似物質. 医学のあゆみ 2011;238:121-5.
4) 小嶋哲人. アンチトロンビン濃縮製剤とヘパリン及びヘパリン類似物質. 医学のあゆみ 2003;206:87-91.
5) Aikawa N, et al. Thrombomodulin alfa in the treatment of infectious patients complicated by disseminated intravascular coagulation:Subanalysis from the phase 3 trial. Shock 2011;35:349-54.
6) Aoki N, et al. A comparative double-blind randomized trial of activated protein C and unfractionated heparin in the treatment of disseminated intravascular coagulation. Int J Hematol 2002;75:540-7.
7) Liu XL, et al. Low-dose heparin as treatment for early disseminated intravascular coagulation during sepsis:A prospective clinical study. Exp Ther Med 2014;7:604-8.
8) 日本血栓止血学会学術標準委員会DIC部会ガイドライン作成委員会;丸山征郎, ほか. 科学的根拠に基づいた感染症に伴うDIC治療のエキスパートコンセンサス. 血栓止血誌 2009;20:77-113.
9) 日本集中治療医学会・日本救急医学会 日本版敗血症診療ガイドライン2016作成特別委員会. 日本版敗血症診療ガイドライン2016. http://www.jsicm.org/pdf/haiketu2016senkou_01.pdf http://www.jaam.jp/html/info/2016/pdf/J-SSCG2016_ver2.pdf
10) Zarychanski R, et al. The efficacy and safety of heparin in patients with sepsis:A systematic review and metaanalysis. Crit Care Med 2015;43:511-8.
11) Wang C, et al. Heparin therapy reduces 28-day mortality in adult severe sepsis patients:A systematic review and meta-analysis. Crit Care 2014;18:563.
12) Polderman KH, Girbes AR. Drug intervention trials in sepsis:Divergent results. Lancet 2004;363:1721-3.
13) Warren BL, et al. Caring for the critically ill patient. High-dose antithrombin III in severe sepsis:A randomized controlled trial. JAMA 2001;286:1869-78.
14) Bernard GR, et al. Efficacy and safety of recombinant human activated protein C for severe sepsis. N Engl J Med 2001;344:699-709.
15) Abraham E, et al. Efficacy and safety of tifacogin(recombinant tissue factor pathway inhibitor)in severe sepsis:A randomized controlled trial. JAMA 2003;290:238-47.
16) 日本循環器学会. 循環器病の診断と治療に関するガイドライン(2008年度合同研究班報告):肺血栓塞栓症および深部静脈血栓症の診断, 治療, 予防に関するガイドライン(2009年改訂版). http://www.j-circ.or.jp/guideline/pdf/JCS2009_andoh_h.pdf

# 6章

# 鑑別診断において重要な疾患・病態

# 6-1 血栓性微小血管症

## はじめに

- 血栓性微小血管症 (thrombotic microangiopathy：TMA) は微小血管症性溶血性貧血 (MAHA)，消費性血小板減少，微小血管内血小板血栓による臓器機能障害を3主徴とする病理学的診断名である[1]．
- TMAを代表する2疾患には溶血性尿毒症症候群 (hemolytic uremic syndrome：HUS) と血栓性血小板減少性紫斑病 (thrombotic thrombocytopenic purpura：TTP) がある．HUSは古典的には前記3徴候の一つである臓器機能障害の腎不全を特徴とし，TTPはこれに発熱と動揺性精神神経症状が加わった5徴候から成るとされてきた．しかし，2001年にvon Willebrand因子特異的切断酵素 (VWF-CP) —別名ADAMTS13 (a disintegrin-like and metalloproteinase with thrombospondin type 1 motifs 13) —が発見され，TTPではADAMTS13活性が著減し，HUSではほぼ正常であることから，両者は別疾患であるとの概念が成立した[2]．典型的HUSでは志賀毒素産生性大腸菌 (Shiga toxin-producing *Escherichia coli*：STEC) の感染に伴うもので STEC-HUSとよばれ，これが大部分を占める．これ以外のものは非典型溶血性尿毒症症候群 (atypical HUS：aHUS) と称され，最近大きな注目を浴びている．
- TTP，STEC-HUS，aHUS以外のTMAは移植，薬物などさまざまな原因で起こり，これらは原則的にADAMTS13活性非著減例で，二次性TMAというカテゴリーの診断名が用いられている．本項では「TTP」と「aHUS」の病態と治療の解説を中心にTMAの鑑別診断について述べる．

▶MAHA：
microangiopathic hemolytic anemia

### ここがポイント

TMAは，MAHA，消費性血小板減少，微小血管内血小板血栓による臓器機能障害を3主徴とする

▶VWF-CP：
von Willebrand factor-cleaving protease

## 1 血栓性血小板減少性紫斑病 (TTP)

### a — 病態と診断：検査法の確立

- 血栓止血因子であるvon Willebrand因子 (VWF) は，「第VIII因子の安定化」と「傷害血管壁で血小板血栓形成時の分子糊」という2つの重要な機能をもつ．VWFは血管内皮細胞で$20,000×10^3$Da以上の超巨大分子糖タンパク (unusually-large VWF multimer：UL-VWFM) として産生され，血中に放出されるが，直後に血中で肝星細胞にて産生されるVWF-CP (ADAMTS13) による分解を受けて低分子化し，その分子量は$500×10^3$Daから$15,000×10^3$Daの多岐に変化する[3]．

#### ▶ VWF-CP (ADAMTS13) 活性測定法の確立

- Furlanら[4]は1998年にVWF多重体解析を基盤としたVWF-CP (ADAMTS13)

活性測定法を確立した．このとき彼らは「VWF-CP（ADAMTS13）が金属プロテアーゼの性質をもつ」という重要な発見をしている．この発見にて，「TTPはVWF-CP（ADAMTS13）活性著減（<10％）のため，未分解のUL-VWFMが血中に蓄積し，末梢細血管で生じる高ずり応力下に血小板が過剰凝集し，この微小血小板血栓にて末梢細血管が閉塞する」という病態が明らかになった．
- TTP血栓の特徴は，1924年にMoschcowitzによって「ヒアリン膜（ガラス膜）血栓」として報告されたが，1985年に宮崎医科大学の浅田らにより病理学的に「VWF-rich血小板血栓」であることが示されたので，ヒアリン膜（硝子膜）血栓とは「陳旧性のVWF-rich血小板血栓」であると考えられる．
- Furlanらは同時に，後天性TTP患者においてADAMTS13活性中和抗体（IgG型インヒビター）の存在も証明した．

### 蛍光測定法FRETS-VWF73，酵素免疫測定法ADAMTS13-act-ELISAの開発

▶FRETS：
fluorescence resonance energy transfer substrate

- 2004年に国立循環器病研究センター研究所の小亀浩市らがVWF73とよばれるADAMTS13による切断部位（Tyr842-Met843）を含むVWF-A2ドメイン内の73アミノ酸残基から成る合成基質を用い，FRETS-VWF73という蛍光測定法を確立した．本法は現在ADAMTS13活性測定のgold standard法として位置づけられている．

▶ELISA：
enzyme-linked Immunosorbent assay

- 一方，奈良県立医科大学（以下，奈良医大）輸血部の加藤誠司らはADAMTS13での切断端アミノ酸残基Tyr 842（cDNA表記でTyr1605）を特異的に認識するマウスモノクローナル抗体N10の作成に成功し，これを用いた酵素免疫測定法ADAMTS13-act-ELISAを開発した．

▶cDNA：
complementary DNA（相補的DNA）

- 今日，日本で生まれたこの2つのADAMTS13活性測定法は世界中で使用されている[2]．現在，この検査費用は保険収載されていないが，これが認可されれば，血小板減少症を鑑別診断するルーチン検査として，重要な位置を占めるであろう．

★1
測定は外注検査（SRL，三菱メジエンス）または奈良医大輸血部（松本雅則教授，site URL：http://www.naramed-u.ac.jp/~trans/4-0.8.html）で可能である．なお，ADAMTS13遺伝子解析は同輸血部・国立循環器病研究センター研究所の連携下に実施されている．

## b 治療（図1）

### 血漿交換療法

- TTPのfirst-line治療は血漿交換療法である．これには，①ADAMTS13インヒビターの除去，②UL-VWFMの除去，③ADAMTS13の補充，④UL-VWFM放出を促す炎症性サイトカインの除去，⑤止血に必要な正常サイズVWFの補充，などの効果が期待される．

ここがポイント
TTPのfirst-line治療は血漿交換療法

- 血漿交換療法に用いられる新鮮凍結血漿（fresh frozen plasma：FFP）の用量は単回あたり1循環血漿量である．1循環血漿量の計算式は簡易的に体重1 kgあたり50 mLと計算できる．すなわち，体重60 kgの場合3,000 mLとなるが，日本赤十字社のFFP 1単位は120 mLであるので，単回あたりFFP 25単位の使用となる（重症例には1.5循環血漿量で開始することもある）．
- 血漿交換はまず3～5日間連続して行い，血小板数が2日続けて$150\times10^3/\mu L$

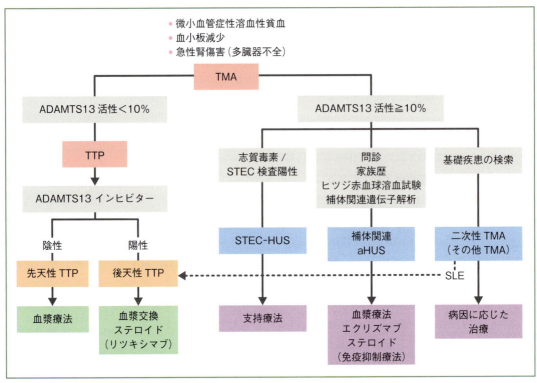

**図1　TMAの鑑別診断と治療選択のアルゴリズム**
TMA：血栓性微小血管症，TTP：血栓性血小板減少性紫斑病，STEC：志賀毒素産生性大腸菌，HUS：溶血性尿毒症症候群，aHUS：非典型溶血性尿毒症症候群．

以上に増えた時点でいったん中止する[5]．

### 薬物療法

- 多くの症例で，プレドニゾロン1 mg/kg/日投与が併用される．また，しばしばステロイドパルス療法（メチルプレドニゾロン点滴，1 g/日×3日間）が行われる．難治例には抗CD20キメラ抗体（リツキシマブ）の投与（375 mg/m²/毎週1回，点滴静注4週間）も行われる．これはリツキシマブがBリンパ球枯渇作用をもつため，ADAMTS13に対するIgG型インヒビター産生を抑制するためである．

- なお，筆者らの経験では後天性TTPの約半数で血漿交換療法中にADAMTS13インヒビター力価が急激に上昇することがある．これはinhibitor boostingといわれ，治療抵抗性となる．このような難治例に対してリツキシマブ投与はとくに有効と考えられる[6]．また血漿交換前のインヒビター力価が高値のものはinhibitor boosting例であることが多く，実際は2 Bethesda U/mL以上の例では治療開始早期のリツキシマブ併用が望まれる★2．

### ADAMTS13補充療法

- 一方，ADAMTS13遺伝子異常による先天性TTPはUpshaw-Schulman症候群とよばれていた原因不明の血液疾患と同一であるが，これには血漿交換

★2
2017年（平成29年）2月時点ではTTPへのリツキシマブ使用は保険未収載であることに注意．

> **Column** VWF研究の歴史とTTP治療の最前線
>
> 1985年,千谷晃一(ワシントン大学〈シアトル〉教授)らによってVWFは分子量250×10³Daの単一サブユニットがN末端同士,またC末端同士でジスルフィド結合した多重体構造をもつことが示された.筆者は1986年に,アメリカScripps研究所のTheodore S. Zimmerman研究室で,VWFのトリプシン分解産物で得られるアミノ酸残基Val449-Lys728フラグメントが血小板glycoprotein Ib(GPIb)結合ドメインであることを証明した.これは今日VWF-A1ドメインとよばれている.一方,VWF受容体機能をもつGPIb分解産物グリコカリシンの構造を決定したのは半田誠(後に慶應義塾大学教授)であった.研究者のあいだでは当時から「VWF-GPIb結合反応は血小板の粘着,凝集の初期相に最も重要」との認識があり,「この反応阻害物質の発見は抗血小板血栓薬の開発に結びつくであろう」との考えがあった[3].30年後,VWF-A1ドメインを認識し,この機能を阻害する低分子量のラマ抗体nano-boby(Caplacizumab)が創薬され,これが血小板血栓主体の動脈血栓症の治療に有効で,血液難病TTPの急性期治療には「血漿交換療法の期間短縮と使用量の低下」の点できわめて有用であることが最近報告された[7].本製剤の効用は「TTP急性期にVWF依存性血小板凝集を一義的に阻害することにより,心筋梗塞や脳梗塞のような重篤合併症を防止できるため」と考えられる.しかし,TTPの基本病態を治療するものではないことを理解すべきである.

は不要で,発症予防にはADAMTS13補充療法として,FFP 10 mL/kgを2週間ごとに投与する.また,発症時には投与間隔を詰めて行う.現在,遺伝子発現ADAMTS13製剤が治験開発中と伝えられており,近い将来は同製剤による補充療法が主となるであろう.

### c ― 予防的血小板輸血禁忌

- TTPでは通常,血小板数は$10×10^3/\mu L$以下と顕著に減少しており,視診でも広範囲の皮下出血斑などが目立つ.しかし,これらは主に「浅在性出血」で,出血死はまれである.一方,微小血管内血小板血栓は「深部性血栓」が多く,時に脳梗塞や心筋梗塞などの致死的な臓器機能障害を起こす.したがってTTP初診時には,血中のトロポニン濃度測定が必須である.
- 以上より,TTPの治療前には,生命危機のある活動性出血がみられる場合を除いて,「予防的血小板輸血は禁忌と考えるべき」である.やむなく血小板輸血を実施せざるをえない場合も,その後,直ちに血漿交換ができる準備をしておくことが肝要である[★3].

## 2 非典型溶血性尿毒症症候群(aHUS)

### a ― 病態

- 1982年以降,HUS症状を呈する患者の約90%は血性下痢を伴う志賀毒素産生性大腸菌(STEC)の感染に伴うものであることが判明し,これらは初期D

> **ここに注意**
> 致死的な活動性出血がみられる場合を除いて,TTPの治療前には予防的血小板輸血は禁忌
>
> **★3 前門の虎,後門の狼**
> この出血と血栓のリスクバランスを考慮して,TTP患者への血小板輸血はしばしば,ギリシャ神話のScylla & Charybdisと表現される.これは「メッシナ海峡を通過する帆船が岸壁寄りであると6頭首の怪物(Scylla)に6名の船員が喰われるが,海峡中央を通過すると大渦巻き(Charybdis)に巻き込まれてすべてを失う」の意味で,これに近い日本語は「前門の虎,後門の狼」である.

(Diarrhea)(＋)HUSとよばれた．一方，下痢がなく志賀毒素も検出されない残り10％の患者はD(－)HUSとよばれた．1975年には家族性のHUSも報告され，これらSTEC感染を伴わないHUSは非典型HUS(aHUS)とよばれるようになった．

- さらに1981年，Thompson & Winterbornによって常染色体劣性遺伝形式と考えられる兄弟例で，補体制御因子H(complement factor H：CFH)タンパク量の著減によるものがあることが示され，遺伝性HUSの存在が示された．その後，1998年にWarwickerらは患者DNAの多点連鎖解析にてCFHの遺伝子異常とaHUSの疾患関連性を証明するブレークスルーをなした．これ以降，C3や補体制御因子B(complement factor B：CFB)，補体制御因子I(complement factor I：CFI)，CD46(membrane cofactor protein：MCP)などの補体関連の遺伝子異常によるaHUS，そして抗H因子抗体によるaHUSが次々と報告されてきたことから，aHUSは主に補体関連因子の遺伝子異常による疾患ととらえられるようになった．

- また，補体との関連性は明瞭ではないが，トロンボモジュリン(thrombomodulin：TM)や血小板活性化に必須のアラキドン酸代謝経路シグナルを遮断するタンパク，ジアシルグリセロールキナーゼε(diacylglycerol kinase ε：DGKE)という広い意味での凝固系因子の遺伝子異常でもTMAが引き起こされることが示された．このような経緯の中で，aHUSは発症時に下痢を伴っている，あるいは下痢が発症の引き金になっていることもあることから，D(＋/－)HUS表記は廃止された[8]．

- これより，2015年度に改訂された日本のaHUS診断ガイドライン[9]では先天性ならびに後天性の補体制御異常のみが「aHUS」と定義されている．なお，現時点では前記のTMとDGKEはaHUSの分類に組み入れられている．そして，TTPとSTEC-HUSを除外した後で，aHUS以外の原因によるTMAは「二次性TMA(およびその他TMA)」と定義されている(表1)．

- 補体活性化は外界の病原体侵入から生体を守る基本防御機構で，これには古典経路，レクチン経路，第二経路の3種類がある．aHUSはこのうち，第二経路に関与する補体や補体制御因子の遺伝子異常にて生じる．このとき，キーとなる補体はC3で，これは分子内にチオエステル結合をもち，絶えず(tick over)水と反応(水解)し，その後CFBやCFDの作用にて活性型C3bに転じる．C3bは以後，一連の補体活性化反応を伴って最終的にはC5b-9を形成する．これは別名membrane attack complex(MAC)とよばれ，病原体破壊作用を示す．一方，これら病原体の侵入がない場合，C3bはすみやかに不活性化される．この機構が破綻していると，生体細胞を破壊する方向に向かう．これがaHUS発症の引き金になる．

> **ここがポイント**
> 非典型HUS(aHUS)は主に補体関連因子の遺伝子異常による疾患

## b ― 診断，検査

- 下記の3徴候を認めるTMAのうち，TTP，STEC-HUS，そして「二次性TMA(およびその他TMA：代謝異常症，感染症，薬剤性，自己免疫疾患，

### 表1　血栓性微小血管症（TMA）の病因学的分類

(1) TTP（ADAMTS13活性＜10％）
- 先天性：ADAMTS13遺伝子異常
- 後天性：抗ADAMTS13抗体（ADAMTS13インヒビター）産生

(2) STEC-HUS（STEC感染に続発）
- ベロ毒素を産生するSTEC：O-157：H7株，その他の株，および赤痢菌の感染によるHUS

(3) aHUS（補体関連因子の遺伝子異常や抗CFH抗体産生による），（一部，凝固系因子遺伝子異常も含む）
- *CFH*, *MCP*, *CFI*, *CFB*, そして*C3*の遺伝子異常，および*TM*と*DGKE*の遺伝子異常
- 抗CFH抗体

(4) 二次性TMA
- 妊娠
  HELLP症候群
  分娩後
- 疾患
  全身性
  SLE　➡（注：SLE-TMAの約20％は後天性TTP型）
  抗リン脂質抗体症候群
  強皮症
- その他
  HIV感染症
  糸球体腎症
  悪性高血圧症
  H1N1感染（インフルエンザA）
  悪性腫瘍
  ホモシスチン尿症を伴うメチルマロン酸血症
- 治療薬
  - キニーネ
  - マイトマイシン
  - ゲムシタビン
  - シスプラチン
  - 電離放射線
  - インターフェロン
  - VEGFとチロシンキナーゼ（スニチニブ，イマチニブ，ダサチニブ）
  - チクロピジン，クロピドグレル　➡（チクロピジンTMAの多くは後天性TTP型）
  - カルシニューリン阻害薬（シクロスポリン，タクロリムス）
  - シロリムス
  - バラシクロビル
  - 経口避妊薬
- 臓器移植と骨髄移植

TMA：血栓性微小血管症，TTP：血栓性血小板減少性紫斑病，STEC：志賀毒素産生性大腸菌，HUS：溶血性尿毒症症候群，aHUS：非典型溶血性尿毒症症候群，CFH：補体制御因子H，MCP：membrane cofactor protein，CFI：補体制御因子I，CFB：補体制御因子B，TM：トロンボモジュリン，DGKE：ジアシルグリセロールキナーゼ，HELLP：溶血／肝酵素上昇／血小板減少，SLE：全身性エリテマトーデス，HIV：ヒト免疫不全ウイルス，VEGF：血管内皮細胞増殖因子．

悪性腫瘍，HELLP症候群，移植後などによるTMA）」を除いたものが臨床的aHUSである．しかし，必ずしも3徴候を認めないこともある．最近出版された「非典型溶血性尿毒症症候群（aHUS）診療ガイド2015」[9]に従って説明する．

▶HELLP：
溶血（Hemolysis），肝酵素上昇（Elevated Liver enzymes），血小板減少（Low Platelet）．HELLP症候群については，6章「6-4 HELLP症候群」（p.283）を参照．

## Column 日本におけるaHUS診断の進歩

　日本のaHUS研究は欧米に比べて大きく立ち遅れていた．この原因は，aHUS診断のEBMを欠いていたためである．しかし，2011年（当時）に信州大学の天野，日高ら[10]はヒツジ赤血球を用いた古典的溶血アッセイにて溶血亢進がみられ，遺伝子解析にてCFH missense 変異（R1215Q）をヘテロでもつaHUS症例を日本で初めて報告した．これを受け，奈良医大輸血部の吉田瑤子（現 東大腎臓・内分泌内科）[11]は，まずこの溶血アッセイを習得した．また，平行してwild-type CFHの機能を破壊し，ヒツジ赤血球の溶血を亢進させる抗CFH抗体（O-72）を同定した．そして，この2つを組み合わせて「定量的溶血アッセイ」を完成した．並行する形で，国立循環器病研究センター研究所の宮田敏行らは包括的な補体遺伝子解析系を構築し，奈良医大輸血部のTTP registryの中から約70人のaHUS患者を同定した．これを契機に，日本のaHUS診断レベルも急速に欧米に近づくことになった．現在，aHUS registryは東大腎臓・内分泌内科で実施されており，2014年（平成26年）8月末までの集積例は138例で，うち66家系73人を対象に遺伝子解析がなされ，結果は**表2**のとおりである[12]．

**表2** 奈良医大および東大病院で集積したaHUS患者73例での解析結果

| 遺伝子異常 抗CFH抗体 | 頻度（%） ||
|---|---|---|
| | 欧米 | 日本 |
| CFH | 20〜30 | 7.4 |
| 抗CFH抗体 | 5〜10 | 10.5 |
| C3 | 2〜10 | 30.5 |
| CD46（MCP） | 10〜15 | 9.5 |
| トロンボモジュリン | 3〜4 | 5.3 |
| CFB | 1〜4 | 1.1 |
| CFI | 4〜10 | 0 |
| 未同定 | 〜30 | 48.4 |

CFH：補体制御因子H，MCP：membrane cofactor protein，
CFB：補体制御因子B，CFI：補体制御因子I．

## aHUS診療ガイド2015より

### 1．微小血管症性溶血性貧血（MAHA）

- ヘモグロビン（Hb）10 g/dL未満．血中Hb値のみで判断するのではなく，血清LDHの上昇，血清ハプトグロビンの著減，末梢塗抹標本での破砕赤血球の存在をもとに微小血管症性溶血を確認する．なお，破砕赤血球を検出しない場合もある．

### 2．血小板減少

- 血小板数$150\times10^3/\mu$L未満．

### 3. 急性腎傷害（AKI）

- 小児例では年齢・性別による血清クレアチニン基準値の1.5倍以上（血清クレアチニンは，日本腎臓病学会の基準値を用いる）．成人例ではAKIの診断基準を用いる．

#### 包括的遺伝子解析の必要

- aHUSが疑われる場合は，家族歴の聴取は重要である．ただし，aHUSは原因（素因）遺伝子異常があっても表現率（penetrance）が低く，症状発現するのは全体の50％程度であることに留意すべきである．また，血中C3，C4，そしてCFHの定量など，ルーチン検査のみでaHUSの「確定診断」に至ることはほとんどない．それゆえ，定量的溶血アッセイ，抗CFH抗体（定性と定量），さらに上記補体C3や補体関連因子の包括的遺伝子解析が必要とされる[★4]．

▶ AKI：
acute kidney injury

★4
これらaHUSの診断・治療の相談は東京大学医学部附属病院（以下，東大）腎臓・内分泌内科（南学正臣教授，site URL：http://www.todai-jinnai.com/iryou/ahus）で実施している．

## C ― 治療（図1）

#### 血漿療法とエクリズマブ

- 欧米の報告では血漿輸注や血漿交換により，短期的にはaHUS患者の約70％が血液学的寛解に至るが，長期的にはTMAの再発，腎不全の進行，高い死亡率につながっている例が多い．とりわけ，欧米に多いCFH変異では，前記の血漿療法では開始1年以内に腎機能廃絶に至る例が約75％ときわめて高いと報告されており，aHUS疑い患者を診察したら，鑑別検査を行いつつ，抗C5キメラ抗体であるエクリズマブの治療開始を検討するべきである．エクリズマブ投与1～2週間以内に血小板数の回復が認められる例が多い．

- 一方，抗CFH抗体陽性例では，その抗体価を減ずる目的で，血漿療法と免疫抑制薬，ステロイドとの併用が推奨される．

#### エクリズマブ使用に関する注意

- なお，特別な配慮として，日本では人口の約3％がC5遺伝子のc.2654G→A変異をもち，発作性夜間ヘモグロビン尿症において，この変異をもつ患者はエクリズマブ不応性であることから，aHUSに対しても同様の事例がありうるので，注意が肝要である．また，二次性TMAに対するエクリズマブの使用は日本では現時点で認可されていないことに留意すべきである[9]．

- エクリズマブ投与に際しては髄膜炎菌の感染症リスクが増大するため，使用にあたっては同菌のワクチン接種が義務づけられている．また接種後，抗体価が上昇するまでに約2週間かかるので，緊急にエクリズマブを使用する状況下で，髄膜炎菌ワクチンが未接種の場合は適切な抗生物質の予防的投与を行う[9]．

 アドバイス

aHUSを疑ったら，鑑別検査を行いつつ，エクリズマブの治療開始を検討するべき

## 3 二次性血栓性微小血管症（TMA）など

- 二次性TMAは基礎病態に併発する形で起こる（表1）．この基礎病態とは代謝関連，薬剤，感染，妊娠，自己免疫疾患，そして移植など多様である．それゆえ，治療は病因に応じたものが優先される（図1）．ほとんどの症例でADAMTS13活性は軽度～中等度低下しているが著減はない．

- しかし例外として，自己免疫疾患の全身性エリテマトーデス（systemic lupus erythematosus：SLE）に合併したTMAでは，その約2割がADAMTS13活性著減の後天性TTPとなる．この場合，ADAMTS13抗体はインヒビター（活性中和抗体）のみならず，非活性中和抗体もあるので，先天性TTPと誤診断される場合があり注意が肝要である．

（藤村吉博）

**文 献**

1) George JN, Nester CM. Syndromes of thrombotic microangiopathy. N Engl J Med 2014；371：654-66.
2) 藤村吉博．ADAMTS13：TMAの診断と血小板輸血の重要指標．血栓止血誌 2006；17：144-64.
3) Fujimura Y, Titani K. Structure and function of von Willebrand factor. In：Bloom AL, et al, eds. Haemostasis and Thrombosis. Edinburgh：Churchill-Livingstone；1994. p.379-95.
4) Furlan M, et al. von Willebrand factor-cleaving protease in thrombotic thrombocytopenic purpura and the hemolytic-uremic syndrome. N Engl J Med 1998；339：1578-84.
5) 松本雅則．TTPの治療．血栓止血誌 2014；25：713-9.
6) Isonishi A, et al. Poor responder to plasma exchange therapy in acquired thrombotic thrombocytopenic purpura is associated with ADAMTS13 inhibitor boosting：Visualization of an ADAMTS13 inhibitor complex and its proteolytic clearance from plasma. Transfusion 2015；55：2321-30.
7) Peyvandi F, et al. Caplacizumab for Acquired Thrombotic Thrombocytopenic Purpura. N Engl J Med 2016；374：511-22.
8) 加藤秀樹，ほか．補体・凝固関連aHUSの病態．日本腎臓学会誌 2014；56：1058-66.
9) 非典型溶血性尿毒症症候群診断基準改訂委員会．非典型溶血性尿毒症症候群（aHUS）診療ガイド2015．日本腎臓学会誌 2016；58：62-75．http://www.jsn.or.jp/guideline/pdf/ahus_2016-2.pdf
10) 天野芳郎，ほか．補体制御因子factor Hの遺伝子変異を持つ非典型的溶血性尿毒症症候群の1例．日本小児科学会雑誌 2011；115：107-12.
11) Yoshida Y, et al. A novel quantitative hemolytic assay coupled with restriction fragment length polymorphisms analysis enabled early diagnosis of atypical hemolytic uremic syndrome and identified unique predisposing mutations in Japan. PLoS One 2015；10：e0124655.
12) 南学正臣．厚生労働科学研究費補助金難治性疾患政策研究事業　平成26・27年度総合研究報告書．非典型溶血性尿毒症症候群（aHUS）の全国調査研究．2016．p.1-18.

# 6-2 血栓性血小板減少性紫斑病

## はじめに

- 血栓性血小板減少性紫斑病（thrombotic thrombocytopenic purpura：TTP）は，緊急に治療を必要とする致死的疾患である．原因不明の血小板減少と溶血性貧血を認めた場合に本疾患を疑うことが重要である．多臓器不全に至る重篤な血栓症であり，早期に血漿交換（plasma exchange：PE）を実施することで予後の改善が図れるようになったが[1]，難治例もあり，救命のためには集学的治療を要する．

## 1 血栓性血小板減少性紫斑病（TTP）の病態

- TTPは，①血小板減少，②微小血管症性溶血性貧血，③腎機能障害，④発熱，⑤動揺性精神神経症状を5徴とするが，von Willebrand因子（vWF）特異的切断酵素であるADAMTS13（a disintegrin-like and metalloproteinase with thrombospondin type 1 motifs 13）が発見され，これがTTPでは著明に減少していることが報告され，診断と治療が飛躍的に進歩した[2-4]．

### a ─ 原因

- 後天性TTPは，血管内皮細胞に発現するADAMTS13に対する自己抗体（インヒビター）が後天的に産生されることで発症する[5]．インヒビターにより，ADMATS13の活性が低下すると，vWFが切断されないため，超高分子量多重体（unsually-large vWF multimer：UL-vWFM）が血液中を循環する．このUL-vWFMが血小板と結合し，大量の血小板血栓を形成することで生じる微小血管障害が本疾患の本態である．過去の報告によると特発性TTPにおけるADAMTS13活性の著減例は33〜100％と幅広いが，ADAMTS13活性の著減が確認されれば症状とは関係なく「典型的TTP」と診断される[6]．
- ADAMTS13はその遺伝子が染色体9q34にあり，肝星細胞で主に産生され血中に放出される．この酵素は1,427アミノ酸残基から成る一本鎖糖タンパクである．典型的TTPではこのADAMTS13活性が欠損しており，その原因として同遺伝子異常に基づく先天性TTP（別名，Upshaw-Shulman症候群：USS）と，同酵素に対するIgG型またはIgM型の中和ないし非中和自己抗体の発生による後天性TTPが知られている．
- 非典型的TTPではADAMTS13活性は著減していないこともある．ADAMTS13活性が著減しないTTPの発症原因として血管内皮細胞傷害の関与が示唆されている．その一つとして，ADAMTS13で処理できないほどのUL-vWFMが大量に放出されることで，ADAMTS13活性が著減した場合と同様に血小

> **ここがポイント**
> ADAMTS13の登場で，同じ血栓性微小血管症（TMA）である溶血性尿毒症症候群（HUS）との鑑別が容易となった．

▶TMA：
thrombotic microangiopathy

▶HUS：
hemolytic uremic syndrome

> **ここがポイント**
> 後天性TTPは，血管内皮細胞に発現するADAMTS13に対する自己抗体が産生されることで発症する

▶Ig：
immunoglobulin

板血栓が形成されると考えられている．造血幹細胞や悪性腫瘍に合併する二次性TTPの原因は血管内皮細胞傷害であり，その多くがインヒビター陰性で酵素活性もほぼ正常である．

## b ― 病理学的所見

- TTPの病理学的特徴として，肺を除く広範囲の臓器（腎，脳，膵，副腎，心臓など）の微小血管内に硝子様物質が沈着し，血栓による血管閉塞から臓器機能障害を生じる．このような血栓は初期には血小板とvWFから構成されているが，陳旧性になると血小板は脱顆粒し，さらにフィブリン血栓も混じることにより，硝子様血栓に変化するといわれている．

## 2 TTPの診断（図1）

### a ― 診断基準[7]

- 原因の明らかでない血小板減少を認めた場合，ADAMTS13活性の測定が有効である．ADAMTS13活性が10％未満に著減している症例をTTPと診断する．また抗ADAMTS13自己抗体が陽性の場合を後天性TTPと診断し，陰性であればUSSと診断する．次に示す5徴候を認めるがADAMTS13活性が著減していない場合は，その病態が明らかでないためTTP類縁疾患としている．
- TTPを疑う5徴候として，①血小板減少（10万/μL未満で，多くの場合1～3万/μL），②微小血管性溶血性貧血（microangiopathic hemolytic anemia：MAHA），③腎機能障害，④発熱，⑤動揺性精神神経症状がある．MAHAは，赤血球の機械的破壊による貧血で，ヘモグロビンが12 g/dL未満（多くの場合8～10 g/dL）で溶血所見がみられ，かつ直接クームス試験陰性である．溶血所見とは，破砕赤血球[★1]の出現，間接ビリルビン，LDH，網状赤血球の上昇，ハプトグロビンの著減などが特徴となる．
- 図1にTTPの診断のフローチャートを示す．

### b ― 重症度分類

- 後天性TTP重症度分類については，ADAMTS13インヒビター2 BU/mL以上，腎機能障害，精神神経障害，心臓障害（トロポニン上昇，ECG異常など），腸管障害（腹痛など），深部出血または血栓，治療不応例，再発例の8項目を各1点とし，3点以上で重症，1～2点で中等症，0点が軽症としている．
- 先天性TTP（別名USS）については，維持透析，脳梗塞などの後遺症残存がみられる場合を重症，定期的または不定期に新鮮凍結血漿（FFP）輸注が必要な場合を中等症，無治療で経過観察が可能な場合を軽症としている．

## 3 TTPの治療（図1）

- イギリス血液学会が2012年に発表した診療ガイドラインによると，後天性

> **ここがポイント**
> 診断がついたら国の医療費助成対象疾病（指定番号64）に指定されているので申請できる

> **★1 破砕赤血球**
> 赤血球が微小血栓をすり抜ける際に機械的な損傷を受けることによって生じ，TTP以外にもHUS，DIC，また人工弁置換術後の患者でもみられることがある．診断の契機になるので留意する．

▶DIC：
disseminated intravascular coagulation（播種性血管内凝固症候群）

▶ECG：
electrocardiogram（心電図）

▶FFP：
fresh frozen plasma

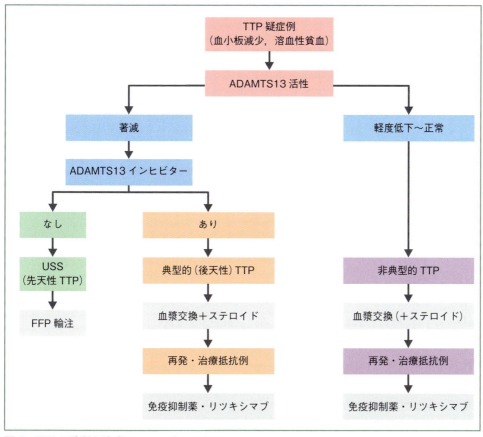

**図1　TTPの診断と治療のフローチャート**
TTP：血栓性血小板減少性紫斑病，USS：Upshaw-Shulman症候群，FFP：新鮮凍結血漿.

TTPは，可能であれば4〜8時間以内に血漿交換（PE）療法を開始することが推奨されている．また，血漿交換は血小板数が15万μL以上に増加して，少なくとも2日以上安定してから中止することを勧めている[8]．

- 血漿交換で寛解に到達しても，約3〜5割が再発する．再発例や血漿交換を7日以上行っても血小板数が正常化しない，あるいは血漿交換療法中に臨床症状の悪化を示す難治例では，血漿交換療法と副腎皮質ステロイドの有効性は低く，リツキシマブが推奨されている[8]．

▶PE
plasma exchange

## a — 後天性TTP（典型的TTP）の治療

- 後天性TTPに対しては，血漿交換療法が唯一エビデンスのある治療法である．血漿交換療法が有効である理由として，ADAMTS13が著減している場合はADAMTS13の補充，同インヒビターの除去，UL-vWFMの除去，炎症性サイトカインの除去などが考えられる[1]．ADAMTS13活性が著減していない場合でも後二者の理由で血漿交換療法を考慮する．
- ADAMTS13活性の結果が判明するまでに現状では数日を要するため，病状

**ここがポイント**
後天性TTPには，血漿交換療法が唯一エビデンスのある治療法

によってはその結果を待たずに治療を開始する必要がある．血漿交換療法は，治療開始後3〜5日間は連日行い，血小板数，LDHなどの推移を参考に病勢が落ち着いた時点で隔日に変更していく．

- さらに，ステロイドパルス療法あるいはプレドニゾロン（初期量1 mg/kg）はインヒビターの産生を抑える意味で有用である．状況によってはステロイドパルス療法・セミパルス療法（メチルプレドニゾロン1,000 mg×3日間）を行う[9]．
- 血漿交換療法とステロイドパルス投与が標準的に行われるようになってからは，死亡率は大幅に改善し，現在は10%以下と報告されている[1]．

> **ここがポイント**
> 後天性TTPには，ステロイドパルス療法やプレドニゾロンも有用

### 処方例

**1．血漿交換（PE）療法**

- 1回40〜60 mL/kg（1日あたり循環血漿量の1.5倍/回）．日本におけるPEの保険適用は週3回，1か月に12回，期間は3か月以内である．

**2．ステロイドパルス療法**

- メチルプレドニゾロン（ソル・メドロール®注）500〜1,000 mgを生理食塩液100 mLに溶解し，1日1回約1時間かけて静注する．これを3日連続して行う．

**3．ステロイド**

- プレドニゾロン（プレドニン錠®）5 mgを1 mg/kg，分1で投与開始する．その後，臨床症状をみながら減量する．

**4．抗血小板薬**

- ①アスピリン（バイアスピリン錠®）100 mg，②シロスタゾール（プレタール®）200 mg．

## b ― 後天性TTPにおける再発ならびに難治例の治療

- 再発ならびに治療抵抗例では，シクロスポリン，シクロホスファミド，ビンクリスチンの免疫抑制薬・抗悪性腫瘍薬が推奨されている（推奨度2B）．
- 近年，抗CD20モノクローナル抗体であるリツキシマブが，インヒビターを産生する特異的Bリンパ球を抑えADAMTS13活性を回復させるとされ，その有用性を示す報告が多い．抗CD20抗体であるリツキシマブは自己抗体産生細胞を直接破壊することにより，ADAMTS13インヒビター産生を抑制すると考えられている．リツキシマブがTTPに有効であると報告されて以来，多くの症例集積研究において難治性TTPに対する有効性が示されてきている（推奨度1B）[10]．

> **ここがポイント**
> リツキシマブの難治性TTPに有効とされる報告があるが，2017年現在，日本では保険適用はない

### 処方例

- 「a―後天性TTP（典型的TTP）の治療」での標準的治療に加え，以下が推奨される．

**1．免疫抑制薬**

- ①シクロスポリン（ネオーラル®）4〜6 mg/kg（保険適用外），②シクロホスファミド（エンドキサン錠®）100 mg（保険適用外），③ビンクリスチン（オン

> **Column** リツキシマブとTTP
>
> TTPについてのリツキシマブ治療については海外での実績[8,10]はあるものの日本では保険未収載である．国内でのTTPに対するリツキシマブの医師主導治験多施設共同研究も行われ，リツキシマブ治療を受けた7例全員が血漿交換療法から離脱でき，社会復帰可能であったと学会で報告された．リツキシマブが保険適用となっているのは悪性リンパ腫，ANCA関連血管炎，難治性のネフローゼ症候群，そして2016年に腎移植，肝移植のABO血液型不適合移植における抗体関連型拒絶反応の抑制が追加収載された．今後，TTPに対する保険収載も期待したいところである．

▶ANCA：anti-neutrophil cytoplasmic antibody（抗好中球細胞質抗体）

コビン注®）初回1〜2 mg静注，1週後1 mg追加静注（保険適用外）．

### 2．抗悪性腫瘍薬

- リツキシマブ（リツキサン注®）1回375 mg/m$^2$，1週1回，点滴静注，〜4回（保険適用外）．

## c ― 非典型的TTPの治療

- 薬剤，膠原病，悪性腫瘍など二次性TTPが非典型的TTPとなることが多い．膠原病によるものでは，ADAMTS13活性値はさまざまな値をとる．全身性エリテマトーデス（SLE）によるTTPでは血漿交換療法の反応性は不良であり，免疫抑制治療をより多く必要とする．悪性腫瘍や造血幹細胞移植関連では，ADAMTS13活性著減例は少なくインヒビターは陰性である．血漿交換療法の効果は一時的で，一般に予後は不良である．

▶SLE：systemic lupus erythematosus

## d ― 先天性TTP（USS）の治療

- TTP発作の発症予防のために通常2週間に1度の割合で，ADAMTS13補充療法としてFFP 5〜10 mL/kgの投与を行う．妊娠中には妊娠経過とともにvWF量が著増するので，FFP輸注量と輸注回数が増大する．
- FFPに代わって遺伝子組換えADAMTS13製剤による補充療法が可能になると期待されている．

（武井　卓）

### 文献

1) Rock GA, et al. Comparison of plasma exchange with plasma infusion in the treatment of thrombotic thrombocytopenic purpura. Canadian Apheresis Study Group. N Engl J Med 1991；325：393-7.
2) Furlan M, et al. von Willebrand factor-cleaving protease in thrombotic thrombocytopenic purpura and the hemolytic-uremic syndrome. N Engl J Med 1998；339：1578-84.
3) Tsai HM, Lian EC. Antibodies to von Willebrand factor-cleaving protease in acute thrombotic thrombocytopenic purpura. N Engl J Med 1998；339：1585-94.

4) Levy GG, et al. Mutations in a member of the ADAMTS gene family cause thrombotic thrombocytopenic purpura. Nature 2001；413：488-94.
5) Sadler JE. Von Willebrand factor, ADAMTS13, and thrombotic thrombocytopenic purpura. Blood 2008；112：11-8.
6) 藤村吉博. 血栓性血小板減少性紫斑病の診断と治療. 日本医事新報 2009；4435：45-51.
7) 難病情報センター. 血栓性血小板減少性紫斑病（TTP）. http://www.nanbyou.or.jp/entry/246
8) Scully M, et al；British Committee for Standards in Haematology. Guidelines on the diagnosis and management of thrombotic thrombocytopenic purpura and other thrombotic microangiopathies. Br J Haematol 2012；158：323-35.
9) George JN. How I treat patients with thrombotic thrombocytopenic purpura. Blood 2010；116：4060-9.
10) Lim W, et al. The role of rituximab in the management of patients with acquired thrombotic thrombocytopenic purpura. Blood 2015；125：1526-31.

# 6-3 溶血性尿毒症症候群

## はじめに

- 溶血性尿毒症症候群（hemolytic uremic syndrome：HUS）は，なんらかの原因で主に腎微小血管での血栓性微小血管障害が起こることで，溶血性貧血，血小板減少，急性腎傷害を3主徴とする症候群である．
- HUSは血栓性血小板減少性紫斑病（thrombotic thrombocytopenic purpura：TTP）とともに血栓形成による末梢組織の虚血と組織障害が生じる血栓性微小血管症（thrombotic microangiopathy：TMA）という疾患カテゴリーに分類される（表1）．
- HUSはさらに「typical HUS：腸管出血性大腸菌（enterohemorrhagic Escherichia coli：EHEC）[★1]の産生する志賀毒素[★2]によるHUS」と「atypical HUS：それ以外の原因によるHUS」に大別される．広義のatypical HUSは代謝異常症，感染症，薬剤，自己免疫疾患，HELLP症候群，移植後などで起こるHUSと補体制御因子異常症によるHUSを含むが，狭義のatypical HUSは補体制御因子異常症によるHUSをさす（表1）[★3]．

★1 腸管出血性大腸菌（EHEC）

＝志賀毒素産生性大腸菌（Shiga toxin-producing *Escherichia coli*：STEC）
＝ベロ毒素産生性大腸菌（Vero toxin-producing *Escherichia coli*：VTEC）

★2 志賀毒素（Shiga toxin：STX）

＝ベロ毒素（Vero toxin：VT）

▶HELLP症候群：
溶血（Hemolysis），肝酵素上昇（Elevated Liver enzymes），血小板減少（Low Platelet）．HELLP症候群については，6章「6-4 HELLP症候群」（p.283）参照

★3 TTPとHUS

以前はTTPとHUSを臨床的に鑑別することが困難で，TTP/HUSなどと診断されていたが，ADAMTS13活性により鑑別ができるようになった．しかし，HUSはまだガイドライン上で臨床的にtypical HUSとatypical HUSに分類されているのみである．HUSは病因に基づいた治療法が選択できつつあるため，今後は病因に基づく分類が進められていくと考えられる．

表1 HUSを含む血栓性微小血管症（TMA）の疾患カテゴリー分類

| TMA | TTP | | 先天性TTP（Upshaw-Schulman症候群：USS） |
|---|---|---|---|
| | | | 後天性TTP |
| | HUS | typical HUS | EHECの産生する志賀毒素によるHUS |
| | | atypical HUS | 補体制御因子異常症関連HUS（狭義のatypical HUS） |
| | | | 侵襲的肺炎球菌感染症関連HUS |
| | | | 自己免疫疾患関連HUS |
| | | | 移植関連HUS |
| | | | 悪性腫瘍関連HUS |
| | | | 妊娠関連HUS |
| | | | コバラミン代謝異常症関連HUS |
| | | | ジアシルグリセロールキナーゼε（diacylglycerol kinase ε：DGKE）異常関連HUS |
| | | | 薬剤関連HUS |

TTP：血栓性血小板減少性紫斑病，TMA：血栓性微小血管症，HUS：溶血性尿毒症症候群，EHEC：腸管出血性大腸菌．

## 1 溶血性尿毒症症候群（HUS）の病態

### a — typical HUSの病態

- EHECの産生する志賀毒素が循環血中に入り，腎血管内皮細胞，尿細管上皮細胞に高頻度に発現している globotriaosylceramide 3（Gb3）受容体に結合するとさまざまなサイトカインが血中に放出され，直接的，間接的に血小板を活性化させ，血小板血栓，フィブリン血栓が形成される．また，これらのサイトカインは血管内皮細胞傷害を引き起こし，unusually large von Willebrand factor multimer（UL-vWFM）を形成し，vWF/血小板血栓も生じることが示唆されている[1]．この際に血小板が消費されるとともに，部分的に血栓が形成された狭い血管を赤血球が通過するときに機械的に破壊され溶血性貧血が起こる．腎血流が低下するために急性腎傷害が発症する．

**ここがポイント**
typical HUSは，EHECの産生する志賀毒素による溶血性尿毒症症候群

### b — atypical HUSの病態

- 広義のatypical HUSは原因が多岐にわたるため，代表的なatypical HUSである「補体制御因子異常症関連HUS」と「侵襲的肺炎球菌感染症関連HUS」とについて病態を記す．

**補体制御因子異常症関連HUS**

- 補体制御因子であるH因子（complement factor H：CFH）や[2-4] I因子（complement factor I：CFI），補体制御にかかわる膜糖タンパクである membrane cofactor protein（MCP, CD46）の遺伝子の異常により抑制機能の低下が起こり，補体系を過剰に活性化することによって，溶血性貧血，血小板の消費による血小板凝集，血栓による急性腎傷害が発症する．

**侵襲的肺炎球菌感染症関連HUS**

- 肺炎球菌が産生するノイラミニターゼ（neuraminidase）による赤血球，血小板，腎糸球体内皮細胞表面からのN-アセチルノイラミン酸（N-acetyl neuraminic acid）の解離，細胞表面へのThomsen-Friedenreich抗原の露出により，血漿中の抗Thomsen-Friedenreich IgM抗体と反応し，溶血性貧血，血小板の消費による血小板凝集，血栓による急性腎傷害が発症する[5]．

**ここがポイント**
atypical HUSは志賀毒以外による溶血性尿毒症症候群で，補体制御因子異常症関連と侵襲的肺炎球菌感染症関連に代表される

▶ IgM：immunoglobulin M（免疫グロブリンM）

## 2 HUSの疫学

- HUSは生後数か月から5歳までの乳幼児に好発し，生後6か月以上の小児例が約90%を占め，明らかな男女差はない．5歳以下の発生率は人口10万人あたり6.1人で，全年齢では10万人あたり1～2人以下と報告されている．小児のHUSの約90%は腸管出血性大腸菌（EHEC）の産生する志賀毒素によるtypical HUSであるが，成人のHUSではEHECの産生する志賀毒素によるtypical HUSは5～10%程度である．

- typical HUSの好発時期は夏季から初秋である．EHECの血清型は大腸菌の細胞膜を構成する糖脂質抗原であるO抗原と大腸菌の鞭毛を構成するタン

パク質抗原であるH抗原によってO:Hで表記されるが，O抗原のみの表記も頻用されている．日本ではO157(O157:H7)が最も多く，次いでO26が多い．そのほかにもO111, O121, O103, O145, O165がある．
- EHEC感染症は3類感染症に分類され，医師は無症状保菌者を含め診断後，直ちに最寄りの保健所長に届け出る義務がある．HUSを発症した症例については志賀毒素が検出された場合と血清からO抗原凝集抗体または抗志賀毒素抗体が検出された場合にも届け出が必要である．

## 3 HUSの鑑別診断

### a─鑑別診断の流れ

- 血小板減少と溶血性貧血と急性腎傷害の鑑別診断の流れを図1に示す．EHEC感染によるものかどうかを判断する(血清O157 LPS抗体，便O157抗原，便志賀毒素の迅速検査，便からのEHECの分離)．EHEC感染があればtypical HUSと診断される．EHEC感染が否定的であればADAMTS13活性を測定する(検査依頼についてはAdvice「ADAMTS13関連の検査依頼先」参照)．

▶LPS：lipopolysaccharide (リポ多糖)

- ADAMTS13活性＜10％ならTTPと診断される．ADAMTS13≧10％ならatypical HUSと診断される．

### b─typical HUSの診断基準[6]

- 腸管出血性大腸菌(EHEC)の産生する志賀毒素による血栓性微小血管障害で，臨床的には以下の3主徴をもって診断する．

ここがポイント
typical HUSは，①溶血性貧血，②血小板減少，③急性腎傷害を3主徴とする

A．3主徴
  1．溶血性貧血 (Hb：10 g/dL未満)
     血中Hb値のみで判断するのではなく，血清LDHの上昇，血清ハプト

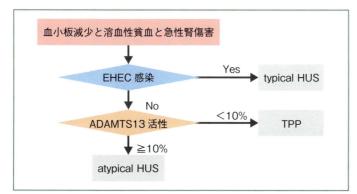

**図1 鑑別診断の流れ**
EHEC：腸管出血性大腸菌，HUS：溶血性尿毒症症候群，ADAMTS13：a disintegrin-like and metalloproteinase with thrombospondin type 1 motifs 13, TTP：血栓性血小板減少性紫斑病，TMA：血栓性微小血管症．

> **Advice** ADAMTS13関連の検査依頼先
>
> ADAMTS13活性やatypical HUSの検査は保険適用外であり，研究レベルでしか実施されていないものもあるので，下記の窓口を紹介する．
> - ADAMTS13活性の検査の窓口
>   - 奈良県立医科大学輸血部
>     http://www.naramed-u.ac.jp/~trans/4-08.html
>   - Alexion Pharma
>     http://www.soliris.jp/Pms/index.html
> - atypical HUSの検査の窓口
>   - 東京大学医学部附属病院　腎臓・内分泌内科
>     http://www.todai-jinnai.com/iryou/ahus

　　グロビンの著減，末梢血スメアでの破砕赤血球の存在を基に微小血管症性溶血の有無を確認する．
2. 血小板減少（血小板数：15万/μL未満）
3. 急性腎傷害（血清クレアチニン値が年齢・性別基準値の1.5倍以上，小児の血清クレアチニン値は小児腎臓病学会の基準を用いる）（**表2**）[7]

B．随伴症状
1. 中枢神経症状：意識障害，痙攣，頭痛，出血性梗塞等
2. 消化管：下痢，血便，腹痛，重症では腸管穿孔，腸狭窄，直腸脱，腸重積等
3. 心臓：心筋傷害による心不全
4. 膵臓：膵炎
5. DIC

参考1：溶血性貧血によるLDHの著明な上昇，ハプトグロビン低下，ビリルビン上昇を伴うが，クームス試験は陰性である．
参考2：血清O157 LPS抗体，便157抗原や便志賀毒素の迅速診断検査，便からの腸管出血性大腸菌の分離等を確定診断の補助とする．

## C — atypical HUSの診断基準[6]

- 腸管出血性大腸菌の産生する志賀毒素によるtypical HUSとADAMTS13の活性著減によるTTP以外の血栓性微小血管障害で，微小血管症性溶血性貧血，血小板減少，急性腎傷害を3主徴とする．以下により診断する．

Definite：3主徴が揃い，志賀毒素に関連するものではなく，血栓性血小板減少性紫斑病でないこと．
1. 微小血管症性溶血性貧血（Hb：10 g/dL未満）
   血中Hb値のみで判断するのではなく，血清LDHの上昇，血清ハプトグロビンの著減，末梢血スメアでの破砕赤血球の存在を基に微小血管症性溶血の有無を確認する．

ここがポイント

atypical HUSは，①微小血管症性溶血性貧血，②血小板減少，③急性腎傷害を3主徴とする

2. 血小板減少（血小板数：15万/μL未満）
3. 急性腎傷害（血清クレアチニン値が年齢・性別基準値の1.5倍以上，小児の血清クレアチニン値は小児腎臓病学会の基準を用いる）（**表2**）[7]

Probable：微小血管症性溶血性貧血，血小板減少，急性腎傷害の3項目のうち2項目を呈し，かつ志賀毒素に関連するものではなく，血栓性血小板減少性紫斑病でもないこと．

## 4 HUSの治療

### a ― typical HUSの治療

- 治療の基本は輸液療法，輸血，血圧管理，急性腎傷害に対する透析療法などの支持療法である．
- 抗菌薬の有効性については結論が出ていない．
- 止痢薬は投与しない．

> **ここに注意**
> typical HUSに対しては，止痢薬は投与しない

**表2** 日本人小児の年齢・性別血清クレアチニン基準値

|  | 2.50% | 50% | 97.5% |
|---|---|---|---|
| 3〜5か月 | 0.14 | 0.2 | 0.26 |
| 6〜8か月 | 0.14 | 0.22 | 0.31 |
| 9〜11か月 | 0.14 | 0.22 | 0.34 |
| 1歳 | 0.16 | 0.23 | 0.32 |
| 2歳 | 0.21 | 0.24 | 0.37 |
| 3歳 | 0.21 | 0.27 | 0.37 |
| 4歳 | 0.2 | 0.3 | 0.4 |
| 5歳 | 0.25 | 0.34 | 0.45 |
| 6歳 | 0.25 | 0.34 | 0.48 |
| 7歳 | 0.28 | 0.37 | 0.49 |
| 8歳 | 0.29 | 0.4 | 0.53 |
| 9歳 | 0.34 | 0.41 | 0.51 |
| 10歳 | 0.3 | 0.41 | 0.57 |
| 11歳 | 0.35 | 0.45 | 0.58 |
| 12歳 男 | 0.4 | 0.53 | 0.61 |
| 13歳 男 | 0.42 | 0.59 | 0.8 |
| 14歳 男 | 0.54 | 0.65 | 0.96 |
| 15歳 男 | 0.48 | 0.68 | 0.93 |
| 16歳 男 | 0.62 | 0.73 | 0.96 |
| 12歳 女 | 0.4 | 0.52 | 0.66 |
| 13歳 女 | 0.41 | 0.53 | 0.69 |
| 14歳 女 | 0.46 | 0.58 | 0.71 |
| 15歳 女 | 0.47 | 0.59 | 0.72 |
| 16歳 女 | 0.51 | 0.59 | 0.74 |

（Uemura O, et al. Clin Exp Nephrol 2011；15：694-9[7]より）

**表3** エクリズマブの用量・用法

| 年齢又は体重 | 導入期 | 維持期 |
|---|---|---|
| 18歳以上 | 1回900 mgを週1回で計4回 | 初回投与4週間後から1回1,200 mgを2週に1回 |
| 18歳未満 | | |
| 40kg以上 | 1回900 mgを週1回で計4回 | 初回投与4週間後から1回1,200 mgを2週に1回 |
| 30kg以上 40kg未満 | 1回600 mgを週1回で計2回 | 初回投与2週間後から1回900 mgを2週に1回 |
| 20kg以上 30kg未満 | 1回600 mgを週1回で計2回 | 初回投与2週間後から1回600 mgを2週に1回 |
| 10kg以上 20kg未満 | 1回600 mgを週1回で計1回 | 初回投与1週間後から1回300 mgを2週に1回 |
| 5kg以上 10kg未満 | 1回300 mgを週1回で計1回 | 初回投与1週間後から1回300 mgを3週に1回 |

（「ソリリス®点滴静注300 mgエクリズマブ（遺伝子組換え）点滴静注製剤」添付文書．2015年11月改訂〈第7版〉[8]より）

**表4** 血漿交換/血漿輸注後のエクリズマブの補充投与

|  | 直近の本剤投与量 | 本剤の補充用量 | 補充投与の時期 |
|---|---|---|---|
| 血漿交換 | 300 mg | 1回につき300 mg | 施行後60分以内 |
| | 600 mg以上 | 1回につき600 mg | |
| 新鮮凍結血漿輸注 | 300 mg以上 | 1回につき300 mg | 施行60分前 |

（「ソリリス®点滴静注300 mgエクリズマブ（遺伝子組換え）点滴静注製剤」添付文書．2015年11月改訂〈第7版〉[8]より）

- 出血傾向（血便を除く）がある場合や観血的処置を行う場合を除いて，血小板輸血は行わない．
- 急性期高血圧に対する第一選択薬はカルシウム拮抗薬．
- 血漿交換療法の有効性は認められない．

## b ― atypical HUSの治療

- 治療の基本は輸液療法，輸血，血圧管理，急性腎傷害に対する透析療法などの支持療法である．
- 侵襲的肺炎球菌感染症関連以外のatypical HUSには血漿交換療法，血漿輸注などの血漿治療をすみやかに行う．
- 補体制御因子異常症が確定しているatypical HUSに対してはエクリズマブ（eculizumab）治療を行う（**表3,4**）．

> **ここに注意**
> typical HUSに対しては，出血傾向がある場合などを除いて，血小板輸血は行わない

> **ここがポイント**
> 補体制御因子異常症が確定しているatypical HUSには，エクリズマブ治療を行う

## 5 HUSの予後

- typical HUSの急性期の死亡率は1～5％で，主な死因は急性脳症などの中枢神経合併症である．一方でatypical HUSの予後は不良で，死亡率が25％程度である．急性腎傷害について，HUS患者の47％が乏尿・無尿を呈し，27％で透析療法が施行されたが，そのほとんどが透析療法から離脱している．しかし，20～40％は慢性腎臓病に移行すると報告されている．

（夏川知輝）

### 文献

1) Moake JL. Thrombotic microangiopathies. N Engl J Med 2002；347：589-600.
2) Warwicker P, et al. Genetic studies into inherited and sporadic hemolytic syndrome. Kidney Int 1998；53：836-44.
3) Rougier N, et al. Human complement factor H deficiency associated with hemolytic uremic syndrome. J Am Soc Nephrol 1998；9：2318-26.
4) Sánchez-Corral P, et al. Functional analysis in serum from atypical Hemolytic Uremic Syndrome patients reveals impaired protection of host cells associated with mutations with factor H. Mol Immunol 2004；41：81-4.
5) Copelovitch L, Kaplan BS. Streptococcus pneumoniae-associated hemolytic uremic syndrome. Pediatr Nephrol 2008；23：1951-6.
6) 五十嵐隆，総括責任者．溶血性尿毒症症候群の診断・治療ガイドライン作成班，編．溶血性尿毒症症候群の診断・治療ガイドライン．東京：東京医学社；2014．http://www.jspn.jp/file/pdf/20140618_guideline.pdf
7) Uemura O, et al. Age, gender, and body length effects on reference serum creatinine levels determined by an enzymatic method in Japanese children：A multicenter study. Clin Exp Nephrol 2011；15：694-9.
8) 「ソリリス®点滴静注300 mgエクリズマブ（遺伝子組換え）点滴静注製剤」添付文書．2015年11月改訂（第7版）．http://database.japic.or.jp/pdf/newPINS/00058745.pdf

# 6-4 HELLP症候群

## はじめに

- HELLP症候群は，Hemolysis（溶血），Elevated Liver enzymes（肝酵素上昇），Low Platelet（血小板減少）の3徴[★1]を示す症候群である．妊娠第3三半期（妊娠28週0日以降）の妊婦や分娩後の女性が，上腹部症状，悪心・嘔吐を訴えた場合に疑うべき疾患であり，血小板減少と肝機能異常により診断される．
- 発生頻度は全妊娠の1％未満とされ，重症妊娠高血圧腎症の10～20％程度に合併するといわれる．発症は分娩前が70％，分娩後が30％とされており，分娩後では分娩48時間以内に発症することが多い[2]．
- 肝破裂などの重篤な合併症を伴うことがある[2]．
- HELLP症候群と非常に類似した疾患に急性妊娠脂肪肝（acute fatty liver of pregnancy）がある．両疾患の鑑別診断においてコンセンサスの得られた診断基準は存在しないが，いずれも有効な治療法はなく，妊娠を終了させることで改善する．

[★1] Louis Weinsteinにより1982年に初めて報告された[1]．

**ここがポイント**
厳密に鑑別診断していくことは難しいので，両疾患の可能性を念頭におき，管理を進める必要がある

## 1 HELLP症候群の病態

- 病態は未解明な部分が多く，妊娠高血圧症候群（pregnancy induced hypertension）[★2]に合併することが多い特徴がある．妊娠高血圧症候群は血管内皮細胞傷害が主病態であり，血管透過性による循環血漿量の減少や血液凝固異常をきたすことで，HELLP症候群が合併すると考えられている[3]．
- また，HELLP症候群の病態の中心的な「微小血管症性溶血性貧血（microangiopathic hemolytic anemia）」においては，損傷した血管内を血液が高速で通過することによって破砕赤血球が生じる．この破砕赤血球が血管内へフィブリン沈着を生じさせることで肝類洞が閉塞し，肝内圧亢進およびそれに続発する肝壊死，時には肝実質や被膜下への血腫形成，肝破裂といった重篤な転帰に至るともいわれている[4]．

[★2] **妊娠高血圧症候群**
妊娠20週以降，分娩後12週まで高血圧がみられる場合，または高血圧にタンパク尿を伴う場合のいずれかで，かつこれらの症状が単なる妊娠の偶発合併症によるものではないものと定義する（「妊娠高血圧症候群（PIH）」管理ガイドライン2009」より）．

### a ― 原因，リスクファクター

- HELLP症候群では90％が，妊娠高血圧症候群に合併しているとされている[3]．他方，急性妊娠脂肪肝では，その80％が高血圧を合併していないため，異常に気づかれにくい[5]．
- 発症前予測の血清マーカーは確立していないが，初産婦，妊娠高血圧症候群の既往[6]，多胎妊娠はリスクファクターとされている[7]．とくに日本においてHELLP症候群の15.5％が双胎妊娠であり，そのうち妊娠高血圧症候群を

> **Column** HELLP症候群の病態に関する研究
>
> 妊娠高血圧症候群の病態も完全には解明されてはいないが，現在では，その病態の主役は胎盤から産生されるsoluble fms-like tyrosine kinase 1 (sFlt-1；可溶型VEGF受容体) およびsoluble endoglinであると考えられている[8]．これらの因子はVEGF，胎盤増殖因子 (placental growth factor：PlGF) およびトランスフォーミング増殖因子 (transforming growth factor：TGF) -β1といった血管増殖因子と血管内皮細胞に発現する受容体との結合に拮抗する．したがって，これらの過剰産生により血管内皮障害をきたすとされている．sFlt-1とsoluble endoglinを同時に過剰発現させた動物モデルにおいて，HELLP症候群と類似した所見を示すことが報告されたが[8]，その後の臨床研究において，妊娠高血圧症候群に合併しHELLP症候群を発症した妊婦においてsoluble endoglinは増加を認めなかったという報告があり[8]，現時点では結論が得られていない．

▶VEGF
vascular endothelial growth factor (血管内皮細胞増殖因子)

合併していたのは25％と低かったという報告がある[7]．「産婦人科診療ガイドライン産科編2014」では，妊娠高血圧腎症 (妊娠高血圧症候群にタンパク尿を伴う) 妊婦ではとくに慎重管理が必要とされるが，双胎妊婦においても早期発見に努めるべく注意を促している[5]．

## b — 臨床症状

- 突然の上腹部痛や心窩部痛 (約90％に出現)，悪心・嘔吐 (約50％)，倦怠感 (約90％)，食欲不振などがみられる[9]．腹部症状の出現の2〜3日前から倦怠感を訴えることもある．急性妊娠脂肪肝でも同様の症状を呈する．
- 常位胎盤早期剝離に合併することもあり，母体だけでなく胎児の観察も同時進行で行っていく必要がある．分娩後の児の蘇生の準備が必要である．
- 臨床症状があまり特異的でないため，また妊産婦であっても子宮付近の痛みではないため，ウイルス感染症など他の内科疾患と誤診することがあるので注意する．
- 肝破裂の場合には，心窩部痛，背部痛，右肩の痛み，貧血，低血圧などを認める．救命のためには，画像診断により早急な診断が必要である[4]．

アドバイス
臨床症状が特異的でなく，また妊産婦であっても子宮付近の痛みもないため，他の内科疾患との誤診に注意する

## 2 HELLP症候群の診断基準 (表1)

- 臨床症状は上述のように非特異的であるため，疑ったら，早急に血液検査を施行することが診断において重要である．
- Sibaiが提唱した以下の診断基準 (Tennessee分類)[10]が有名である (表1)．
  - Hemolysis：血液塗抹標本での異常赤血球，ビリルビン値≧1.2 mgかつLDH≧600 IU/L
  - Elevated Liver enzymes：AST≧70 IU/L
  - Low Platelet：血小板数≦10万/μL
- 産婦人科診療ガイドライン産科編2014では，「LDH＞600 IU/L，AST＞

**表1** 主な診断基準の比較

| HELLP class | Tennessee 分類 | Mississippi 分類 |
|---|---|---|
| 1 | 血小板数 ≦ 10万/μL<br>AST ≧ 70 IU/L<br>LDH ≧ 600 IU/L | 血小板数 ≦ 5万/μL<br>AST または ALT ≧ 70 IU/L<br>LDH ≧ 600 IU/L |
| 2 | | 血小板数 ≦ 5万/μL<br>　　　　 ≧ 10万/μL<br>AST または ALT ≧ 70 IU/L<br>LDH ≧ 600 IU/L |
| 3 | | 血小板数 ≦ 15万/μL<br>　　　　 ≧ 10万/μL<br>AST または ALT ≧ 40 IU/L<br>LDH ≧ 600 IU/L |

(Haram K, et al. BMC Pregnancy Childbirth 2009；9：8[2] より)

70 IU/L，血小板数＜10万/μLの3者を認めた場合に診断されることが多い」としている[5]．

- 他方，重症度を考慮した血小板数の最小値で分類するMississippi分類（**表1**）もよく知られている．class 3は，移行期あるいはHELLP症候群へ進行していく可能性のある状態といった，より早期の段階から認識して積極的管理を行っていくことで，重篤な合併症を防止しようという考え方に基づくものである[11]．
- 3徴のうち1～2徴しか認めない場合はpartial HELLP症候群として，完全型へ進行することがある病態[4]と認識する．
- partial HELLP症候群には急性妊娠脂肪肝が含まれていると考えられている．急性妊娠脂肪肝は，肝組織診で肝細胞内に脂肪滴の沈着を認めた場合に診断されるが，実際には肝生検は出血の危険が高く施行されない[9]．
- 検査結果などから臨床的に診断する臨床的急性妊娠脂肪肝の診断が実際的となるが，とくに重症例では両者を鑑別することは難しいことがある．急性妊娠脂肪肝では，発症時期が30週以降とやや遅いこと，肝不全が中心となるので，ビリルビン高値，アンモニア血症，腎不全を伴いやすく，クレアチニン高値などが鑑別の手がかりとなる★3．
- 妊娠によりアンチトロンビン活性が低下してくる症例でこれらの発症に注意することと，他の所見に比較してアンチトロンビン活性が著しく低下している場合には急性妊娠脂肪肝を疑うという意見もある[12]．

## 3 HELLP症候群の合併症

- 以下に示す重篤な合併症の併発（％は発症率を示す）に注意する[2]．
  - 常位胎盤早期剥離：9～20%
  - DIC：5～56%
  - 脳出血：1.5～40%

★3
Swansea分類という診断基準があり，嘔吐などの症状から，検査データなど全14項目のうち6項目以上満たす場合に診断される[13]．

▶DIC：
disseminated intravascular coagulation（播種性血管内凝固症候群）

- 母体死亡：1〜25%　　● 肝破裂：1.8%　　● 肝皮膜下出血：0.9〜2%
- 脳出血や脳卒中が最大の死亡関連因子となる．肝破裂も死亡率が高い．外科的療法のほか，塞栓術，第Ⅶ因子の補充などが試みられている[2]．

## 4　HELLP症候群の管理法

- 妊娠を終了すること，すなわち児の娩出が治療の基本となるが，児の予後を考慮し，妊娠34週未満と以降とで方針が大きく異なる．妊娠34週未満では，血小板数などの重症度を評価し，待機的に管理できるか検討する．待機できると判断されたら，児の肺成熟および後遺症軽減の目的で，ベタメタゾン12 mgを24時間ごと計2回，筋肉内投与後に娩出とする[4]．
- 妊娠高血圧症候群の重症合併症ともいえるため，降圧薬や硫酸マグネシウム（子癇予防）を投与する[3]など妊娠高血圧症候群の管理も重要である．
- 頭痛，視覚症状（眼華閃発，かすんで見える，チラチラするなど）を訴えている場合には，子癇の発症にも注意する．
- 産科DICを発症している場合には，FFPや血小板投与を行い[3]，妊娠を終了させる．
- 急性妊娠脂肪肝では，DICなど急激に進行することがあるため，児の娩出などを含め早急な対応が必要である．
- 産後発症の症例では腎不全，肺水腫を伴うことが多い．こうした症例では，血漿交換が有用である可能性がある[2]．
- 現時点では，母体の予後への高用量ステロイドの効果についてはコンセンサスが得られていないが[14]，日本産婦人科医会の「母体安全への提言2014」では，前述のMississippi分類を紹介し，重篤な合併症を予防するために，class 1や2では，高用量ステロイド療法を行うことも考慮すべきだと述べている[15] ★4．
    - 【投与例】分娩前：デキサメタゾン10 mg静注/12時間ごと，分娩後：デキサメタゾン10 + 10 + 5 + 5 mg/0, 12, 24, 36時間後[15] ★4．

## おわりに

- 妊産婦が突然上腹部痛を訴えた場合には，HELLP症候群と急性妊娠脂肪肝といった妊娠関連の疾患も念頭におく．またその場合に母体管理のみならず，胎児の管理も必要である．
- 急速に増悪する疾患であり，とくに脳出血や肝破裂，腎不全など重篤化した症例においては，各領域の専門医がチームとして集学的な管理を行っていく必要があると考えられる．

（小谷友美，吉川史隆）

---

**ここがポイント**

HELLP症候群は妊娠高血圧症候群の重症合併症でもあるため，妊娠高血圧症候群の管理も重要

▶FFP：
fresh frozen plasma（新鮮凍結血漿）

★4
日本では脳出血の母体死亡原因に占める割合が増加しており，そのうち半数は妊娠高血圧症候群/HELLP症候群によることが指摘されている．したがって，これらによる母体死亡を減少させるには，HELLP症候群に合併する子癇・脳出血の発症を防止する管理が重要だと考えられる[15]．

### 文献

1) Weinstein L. Syndrome of hemolysis, elevated liver enzymes, and low platelet count : A severe consequence of hypertension in pregnancy. Am J Obstet Gynecol 1982 ; 142 : 159-67.
2) Haram K, et al. The HELLP syndrome : Clinical issues and management. A Review. BMC Pregnancy Childbirth 2009 ; 9 : 8.
3) 森川 守. HELLP症候群. 産科と婦人科 2016 ; 83（増刊号）: 47-50.
4) Dusse LM, et al. Revisiting HELLP syndrome. Clin Chim Acta 2015 ; 451 : 117-20.
5) Minakami H, et al. Guidelines for obstetrical practice in Japan : Japan Society of Obstetrics and Gynecology（JSOG）and Japan Association of Obstetricians and Gynecologists（JAOG）2014 edition. J Obstet Gynaecol Res 2014 ; 40 : 1469-99.
6) Oliveira N, et al. First trimester prediction of HELLP syndrome. Prenat Diagn 2016 ; 36 : 29-33.
7) 水上 尚. HELLP症候群, 急性妊娠脂肪肝─Acute fatty liver of pregnancy : AFLP. 周産期医学 2014 ; 44 : 1513-9.
8) Venkatesha S, et al. Soluble endoglin contributes to the pathogenesis of preeclampsia. Nat Med 2006 ; 12 : 642-9.
9) 森川 守. 上腹部痛に注意せよ. 周産期医学 2015 ; 45 : 731-4.
10) Sibai BM. The HELLP syndrome（hemolysis, elevated liver enzymes, and low platelets）: Much ado about nothing? Am J Obstet Gynecol 1990 ; 162 : 311-6.
11) Martin JN, Jr. Milestones in the quest for best management of patients with HELLP syndrome（microangiopathic hemolytic anemia, hepatic dysfunction, thrombocytopenia）. Int J Gynaecol Obstet 2013 ; 121 : 202-7.
12) Minakami H, et al. Differentiation of acute fatty liver of pregnancy from syndrome of hemolysis, elevated liver enzymes and low platelet counts. J Obstet Gynaecol Res 2014 ; 40 : 641-9.
13) Knight M, et al. A prospective national study of acute fatty liver of pregnancy in the UK. Gut 2008 ; 57 : 951-6.
14) Woudstra DM, et al. Corticosteroids for HELLP（hemolysis, elevated liver enzymes, low platelets）syndrome in pregnancy. Cochrane Database Syst Rev 2010 ; CD008148.
15) 妊産婦死亡症例検討評価委員会 日本産婦人科医会. 母体安全への提言2014. 公益社団法人 日本産婦人科医会 ; 平成27年8月. p.23-9. http://www.jaog.or.jp/medical/ikai/project03/PDF/botai_2014.pdf

# 6-5 抗リン脂質抗体症候群

## はじめに

- 抗リン脂質抗体症候群（antiphospholipid syndrome：APS）は，抗リン脂質抗体（antiphospholipid antibodies：aPL）と総称される数種の抗体群が関連する自己免疫性血栓症および妊娠合併症である．
- APSは後天性血栓傾向疾患としては最も頻度が高いものの一つであり，通常の血栓性疾患とは異なり静脈系のみならず動脈系をも侵す．重篤な血栓症が生命予後や生活機能を規定するばかりでなく，他の血栓傾向疾患と比べて再発が非常に多いことから，臨床的に重要な症候群である．また妊娠合併症の主な症候は不育症，とりわけ反復流産（いわゆる習慣流産）であり，「治療可能な」不育症として産科学的にも重要である．
- APSは単独で発症すれば原発性と分類されるが，約半数は全身性エリテマトーデス（systemic lupus erythematosus：SLE）に合併する．診断基準としてサッポロクライテリア・シドニー改変とよばれる国際分類基準案が広く使用されている．
- 本項では，APSの病態，臨床症状，診断基準，鑑別診断および治療方針について概説する．

> **ここがポイント**
> APSは，抗リン脂質抗体（aPL）が関連する自己免疫性血栓症および妊娠合併症である

## 1 抗リン脂質抗体症候群（APS）の病態

### a ― 疫学

- APSの有病率に関する直接的なデータはないが，SLEの有病率が10万人あたり約50人であること，SLE患者の約10％がAPSを合併していること，APS患者の約半数がSLEを合併していることを考慮すると，APSの有病率は10万人あたり約10人と推定される．男女比は約1：5と女性に多く，好発年齢は20～40代である[1]．

### b ― 病因，病態

- APSの病因はまだ明らかになっていない．APS患者の約半数がSLEを合併することから，APSはSLEの亜型とも考えられている．ゲノムワイド関連解析（genome-wide association study：GWAS）によりHLA-DRB1，STAT4，BLKなどの一塩基多型（single nucleotide polymorphism：SNP）がSLEの発症と関連することが明らかとなったが，これらの遺伝子はAPSの発症とも関連することが示されている[2]．近年の研究では，自己抗原としての$\beta_2$-グリコプロテインI（$\beta_2$ glycoprotein I：$\beta_2$GPI）の提示，T細胞の分化，B細胞

▶HLA：
human leukocyte antigen
（ヒト白血球抗原）

▶STAT4：
signal transducer and activator of transcription 4

▶BLK：
B lymphocyte kinase

#### 表1 抗リン脂質抗体症候群（APS）にみられる症状

1. 血栓症
   〈動脈系〉
   脳梗塞，一過性脳虚血発作，網膜中心動脈血栓症，狭心症，心筋梗塞，腎梗塞，肝梗塞，腸梗塞など
   〈静脈系〉
   深部静脈血栓症，肺梗塞，肺血栓塞栓症，血栓性肺高血圧症，血栓性静脈炎，網膜静脈血栓症，Budd-Chiari症候群など
2. 妊娠合併症
   不育症（2回以上連続する反復流産，3回以上連続する習慣流産など），妊娠高血圧症候群，子癇など
3. 抗リン脂質抗体関連症状
   (1) 血小板減少
   (2) 皮膚症状（網状皮斑，皮膚潰瘍など）
   (3) 神経症状（てんかん，舞踏病，横断性脊髄炎，片頭痛など）
   (4) 心臓弁膜症，疣贅
   (5) 腎障害
4. 劇症型抗リン脂質抗体症候群

の成熟が少なくともAPSの発症に関与していると考えられる．

- aPLは血栓症の発症と強い相関を示すことから病原性自己抗体であると考えられており，aPLの力価が高いほど，また多種のaPLが検出されるほど血栓症のリスクが高まる（Column「抗リン脂質抗体スコア」参照）．*in vitro* においては，aPLで処理された単球，血管内皮細胞で組織因子の発現が上昇することが示されている．また，aPLが血小板においてトロンボキサン$B_2$の産生を誘導することも示されている．以上より，aPLは単球，血管内皮細胞，血小板などの向血栓細胞に作用し同細胞の活性化を介し血栓形成に関与していると考えられる．

> **ここがポイント**
> 多種のaPLが検出されるほど血栓症のリスクが高まる

## 2 APSの臨床症状と予後

- APSではさまざまな部位の動静脈血栓症，不育症などの妊娠合併症のほかに，全身にさまざまな症状をきたしうる．APSでみられる症状，aPLに関連する症状を**表1**に示す．

> **ここがポイント**
> APSでは動静脈血栓症，不育症などの妊娠合併症のほか，全身にさまざまな症状をきたしうる

### a ― 動脈血栓症，静脈血栓症，妊娠合併症

- 動脈血栓症としては，脳梗塞や一過性脳虚血発作が多くみられ，また末梢動脈の閉塞による皮膚潰瘍や網膜中心動脈の閉塞により視野障害や失明をきたすこともある．
- 静脈血栓症としては，下肢の深部静脈血栓症が多く，肺血栓塞栓症をきたすと時に致死的である．
- 妊娠合併症としては，妊娠はするものの生児が得られない不育症（2回連続する反復流産，3回以上連続する習慣流産など），子宮内胎児発育遅延，妊娠高血圧症候群などがある．APSでみられる流産は他の原因によるものと比較し妊娠中期・後期に多い．流産の原因としては子宮自体の異常，染色体

## Column 抗リン脂質抗体スコア

　aPLの多様性を考慮し，複数のaPL検査を行うことはAPS診療において必要と考えられる一方，単独陽性，複数陽性の患者が混在し，この陽性の多寡が実際の臨床症状にどのような影響を与えるかについては不明な点が多かった．そのためわれわれはAPSを含む膠原病患者233人をコホートとして，すべての患者で網羅的にaPL検査と血栓症既往の聴取を行い，各種抗体に応じた血栓リスクをオッズ比で示した．これを基に「抗リン脂質抗体スコア（aPLスコア）」（表2）を定義し，各患者のaPLプロファイルを点数化（定量化）した．
　次にaPLスコアのAPS診断における有用性および血栓症予測能を解析した．aPLスコアはROC曲線による解析で従来の分類基準に匹敵する優れたAPS診断能力をもつことが示され，また，2002～2003年のあいだに当科でaPL検査をした411人の自己免疫疾患者のうち，血栓性イベントがなくフォローアップが2年未満の患者を除外した296人（観察期間中央値：72か月）について，血栓症の危険因子を分析するため多変量Cox回帰分析を行った．その結果「aPLスコア≧30」が血栓症の独立した危険因子であることが明らかとなり（ハザード比〈95％信頼区間〉：3.144（1.383-7.150），$p=0.006$），aPLスコアが血栓症のリスクマーカーとなる可能性が示唆された[3]．

### 表2　抗リン脂質抗体スコア（aPLスコア）

| | カットオフ | オッズ比[*1] | aPLスコア[*2] |
|---|---|---|---|
| aPTT混合試験 | >49秒 | 5.36 | 5 |
| aPTT確認試験（比率） | >1.3 | 4.81 | 2 |
| | >1.1 | 4.38 | 1 |
| KCT混合試験 | >29秒 | 6.64 | 8 |
| dRVVT混合試験 | >45秒 | 3.93 | 4 |
| dRVVT確認試験（比率） | >1.3 | 3.72 | 2 |
| | >1.1 | 3.7 | 1 |
| IgG-aCL（GPL） | >30 | 11 | 20 |
| | >18.5 | 4.31 | 4 |
| IgM-aCL（MPL） | 7 | 1.79 | 2 |
| IgG-$\beta_2$GPI（U） | >15 | 19.3 | 20 |
| | >2.2 | 5.4 | 6 |
| IgM-$\beta_2$GPI（U） | >6 | 1.02 | 1 |
| IgG-aPS/PT（U） | >10 | 11.1 | 20 |
| | >2 | 8.81 | 13 |
| IgM-aPS/PT（U） | >9.2 | 6.45 | 8 |

[*1]：オッズ比（OR）は血栓症のハザード比を示している．
[*2]：aPLスコアは各オッズ比を $[\text{aPL-Score}] = 5 \times \exp(([\text{OR}]-5)/4)$ の数式に代入して算出した．各aPLにおける配点の上限は20点とした．各患者のaPLスコアは各検査のスコア値を加算する．
aPTT：活性化部分トロンボプラスチン時間，KCT：kaolin clotting time（カオリン凝固時間），dRVVT：Russell viper venom time（希釈ラッセル蛇毒時間），IgG-aCL（GPL）：IgG-抗カルジオリピン抗体，IgM-aCL（MPL）：IgM-抗カルジオリピン抗体，IgG-$\beta_2$GPI：IgG-抗$\beta_2$-グリコプロテインI抗体，IgM-$\beta_2$GPI：IgM-抗$\beta_2$-グリコプロテインI抗体，aPS/PT：ホスファチジルセリン依存性抗プロトロンビン抗体．

**表3　当科で経験したAPS 141例の臨床症状の内訳**

- 動脈血栓症　　　　　　　93例（66.0%）
  - 脳梗塞　　　　　　　　86例（61.0%）
  - 虚血性心疾患　　　　　6例（4.3%）
  - 下肢動脈閉塞　　　　　3例（2.1%）
  - 腸間膜動脈閉塞　　　　3例（2.1%）
- 静脈血栓症　　　　　　　46例（32.6%）
  - 深部静脈血栓症　　　　33例（23.4%）
  - 肺血栓塞栓症　　　　　14例（9.9%）
  - 表在性血栓性静脈炎　　4例（2.8%）
  - 網膜中心静脈血栓症　　2例（1.4%）
- 妊娠合併症（計169回の妊娠中）
  - 妊娠10週以前の流産　　54回（32.0%）
  - 妊娠10週以降の流産　　50回（29.6%）
  - 早産（34週以前）　　　15回（8.9%）
  - 正期産　　　　　　　　50回（29.6%）

（Fujieda Y, et al. Lupus 2012；21：1506-14[1]より）

異常と並んでAPSは重要である．当科で検討したAPS 141例の臨床症状の内訳を**表3**に示す．

## b ― その他の症状：抗リン脂質抗体（aPL）関連症状

- APSでは動静脈血栓症や妊娠合併症以外に，血小板減少，網状皮斑などの皮膚症状，神経症状，心臓弁膜症，腎障害などがみられることがあり，抗リン脂質抗体（aPL）関連症状とよばれている．
- APS患者の20～40%程度に血小板減少がみられ，特発性血小板減少性紫斑病と診断された患者では，高頻度にaPLが認められるとの報告もある．通常，APSで認められる血小板減少は軽症のことが多い．
- 皮膚症状としては網状皮斑が多く，皮膚潰瘍なども認められる．
- 神経症状としては，脳梗塞によるもの以外に，てんかん，舞踏病，横断性脊髄炎，片頭痛などがaPLと関連するという報告がある．
- 心合併症としては，弁膜症や疣贅が認められることも多く，心エコーによる評価が必要となる．
- aPL関連腎症では，とくにループス腎炎との鑑別が問題となるが，血栓性微小血管症のほか，細動脈における線維性内膜肥厚，腎皮質の菲薄化などが認められる．
- また，まれではあるが，多臓器の血栓症，臓器障害をきたす劇症型APS（catastrophic APS：CAPS）とよばれる病型があり，急激な経過をたどり致死率が高い．

## c ― 予後

- APSの予後に関しては，欧州のAPS 1,000例（うち53.1%が原発性APS）のコホートの10年間の追跡調査が行われ，5年生存率が94.7%，10年生存率が

> **ここがポイント**
> APSではaPL関連症状として，血小板減少，皮膚症状，神経症状，心臓弁膜症，腎障害などがみられることがある

> **ここに注意**
> まれではあるが，劇症型APS（CAPS）は急激な経過をたどり致死率が高い

**表4 抗リン脂質抗体症候群（APS）の診断基準** *

臨床所見の1項目以上が存在し，かつ検査所見のうち1項目以上が存在するとき，抗リン脂質抗体症候群とする

**臨床所見**
1. 血栓症
   画像診断，あるいは組織学的に証明された明らかな血管壁の炎症を伴わない動静脈あるいは小血管の血栓症
   - いかなる組織，臓器でもよい
   - 過去の血栓症も診断方法が適切で明らかな他の原因がない場合は臨床所見に含めてよい
   - 表層性の静脈血栓は含まない
2. 妊娠合併症
   ① 妊娠10週以降で，他に原因のない正常形態胎児の死亡，または
   ②（i）子癇，妊娠高血圧腎症（子癇前症），または（ii）胎盤機能不全による妊娠34週以前の正常形態胎児の早産，または
   ③ 3回以上続けての，妊娠10週以前の流産（ただし，母体の解剖学的異常，内分泌学的異常，父母の染色体異常を除く）

**検査所見**
1. 国際血栓止血学会のガイドラインに基づいた測定法で，ループスアンチコアグラントが12週間以上の間隔をおいて2回以上検出される．
2. 標準化されたELISA法において，中等度以上の力価の（＞40 GPL or MPL，または＞99パーセンタイル）IgG型またはIgM型のaCLが12週間以上の間隔をおいて2回以上検出される．
3. 標準化されたELISA法において，中等度以上の力価（＞99パーセンタイル）のIgG型またはIgM型の抗$\beta_2$GPI抗体が12週間以上の間隔をおいて2回以上検出される．（日本では抗$\beta_2$GPI抗体の代わりに，抗カルジオリピン／$\beta_2$GPI複合体抗体を用いる）

*：2006年の国際抗リン脂質抗体会議による抗リン脂質抗体症候群の分類基準（2006年サッポロクライテリア・シドニー改変）を用いる．
IgG/M：免疫グロブリンG・M，aCL：抗カルジオリピン抗体，$\beta_2$GPI：$\beta_2$-グリコプロテインI．

（Miyakis S, et al. J Thromb Haemost 2006；4：295-306[4]）より）

90.7％，標準化死亡比が1.8（95％信頼区間：1.5-2.1）と報告された[4]．死亡例93例の内訳は，心筋梗塞，脳梗塞，肺血栓塞栓症などの血栓症が29例（31.2％）と最も多く，次いで感染症が25例（26.9％），出血が原因の死亡が10例（11.8％），SLEの悪化による死亡が7例（7.5％），劇症型APSが5例（5.4％）であった．

## 3 APSの診断基準

- 現在，APSの分類基準としてサッポロクライテリア・シドニー改変とよばれる国際分類基準が広く使用されており[4]，日本においてもAPSの診断には本分類基準を診断基準として用いる（**表4**）．
- APSの診断には，臨床基準として，血栓症と妊娠合併症の少なくともどちらか一方が存在することが必須となる．血栓症としては，表層性の静脈血栓を除く，各種組織や臓器において動脈あるいは静脈血栓症が証明されることが必要である．妊娠合併症としては，①妊娠10週以降での他の原因のない正常形態胎児の死亡，②子癇や妊娠高血圧腎症あるいは妊娠34週以前の早産，③3回以上連続した妊娠10週以前の流産，の3項目のいずれかを満たす

既往があることが必要である．
- APSの検査基準としては，ループスアンチコアグラント（LA），抗カルジオリピン抗体（aCL），抗$\beta_2$-グリコプロテインI（a$\beta_2$GPI）抗体のいずれかを12週以上あけて2回証明されることにより診断される．

## 4 抗リン脂質抗体の多様性

- aPLは広義には種々のリン脂質あるいはリン脂質と血漿タンパクの複合体に結合する自己抗体を意味するが，APSと関連する，すなわち病原性を有するaPLの主な対応抗原は陰性荷電リン脂質と結合した$\beta_2$GPIとプロトロンビンであることが明らかとなっている．
- aPLの検出には，ELISAによって検出される免疫学的手法と，凝固検査で検出される機能的手法がある．両者は同じ性質をもつ自己抗体（群）を異なった手法で検出しているのであるが，その検出は抗体の多様性ゆえに困難なことが多い．また，現時点ではaCL，a$\beta_2$GPI，LAが分類基準に記載されているが，そのほかにホスファチジルセリン依存性抗プロトロンビン抗体（aPS/PT）もAPSとの関連が強い自己抗体であることがわかってきている．
- APSの臨床上の問題点の一つは，疾患を定義するaPLの多様性から，その検出の標準化が困難であることであり，今後の検討課題である．

## 5 APSの鑑別診断

- 若年者の血栓症，反復する妊娠合併症がみられた場合は，APSの可能性を念頭においてaPLを測定する．各種動静脈血栓症をきたす凝固・線溶系の異常（凝固因子欠損症，プロテインCやプロテインS欠損症など），妊娠合併症の原因となる他の原因（子宮の形態異常，染色体異常など）についての鑑別が必要となる．そのほかに鑑別が必要な疾患としては，特発性血小板減少性紫斑病，自己免疫性溶血性貧血，血栓性血小板減少性紫斑病，DICなどがあげられる．また，急激な多臓器の血栓症，臓器障害を認めた場合には，劇症型APSの可能性も考慮する．
- 感染症により一時的にaPLが陽性となることもあり，APSの臨床症状の存在やaPLが持続的に陽性であることを確認する必要がある．

## 6 APSの治療

- APSは自己免疫性の血栓性疾患であるが，劇症型APSなどの特殊な病態および基礎疾患にSLEなどの自己免疫疾患がある場合を除いて，ステロイドや免疫抑制薬は通常使用されない★1．APS患者の急性期の動静脈血栓症に対しては，抗凝固療法や線溶療法など血栓症に対する一般的な治療が行われ，APSに特異的な治療法は現時点ではない．一方でAPSは再発率が高く，APS患者の慢性期の管理においては再発予防（二次予防）が重要である．
- 2015年現在，日本のガイドラインはないが，The British Committee for Standards in HaematologyのガイドラインにAPSに対する治療の推奨が掲

▶LA：
lupus anticoagulant

▶aCL：
anti-cardiolipin antibody

▶ELISA：
enzyme-linked immunosorbent assay（酵素免疫吸着法）

▶aPS/PT：
phosphatidylserine-dependent anti-prothrombin antibody

▶DIC：
disseminated intravascular coagulation（播種性血管内凝固症候群）

★1
実際，レトロスペクティブな解析では免疫抑制療法により抗リン脂質抗体価の抑制は必ずしも得られず，血栓再発予防にも効果は認められなかったと報告されている[5]

載されている[6]．APSの治療において，動脈血栓症，静脈血栓症，妊娠合併症では治療法の選択が異なる．

## a ― 動脈血栓症（主に脳梗塞の再発予防）

- アスピリン喘息など禁忌のない限り，アスピリンの投与を行う．アスピリンの投与のみでは十分に再発を予防できない場合が多いため，他の抗血小板薬（シロスタゾール，クロピドグレルなど）またはワルファリンを併用することが望ましい．

## b ― 静脈血栓症（主に静脈血栓塞栓症の再発予防）

- 静脈血栓の再発予防としては，APS以外の血栓素因をもつ患者と同様にINR 2.0〜3.0，D-ダイマー値を正常範囲とすることを目標にしたワルファリンの投与が推奨されている．一般に，深部静脈血栓症を発症した場合，aPL陰性患者では抗凝固療法は通常3〜6か月継続し治療を終了するが，APS患者においては長期間にわたる抗凝固療法が推奨されている．ワルファリンによる抗凝固治療にもかかわらず血栓症を再発する場合には，ヘパリンの皮下注製剤を使用することもある．
- 近年，Xa阻害薬などの新規経口抗凝固薬が開発され，各種血栓性疾患に対して使用されているが，今後の臨床研究の進展によりAPS患者への応用が期待されている．

▶INR：international normalized ratio（国際標準化比）

## c ― 妊娠合併症（主に流死産の予防）

- 妊婦に安全に使用できる抗血栓薬はアスピリンとヘパリン（未分画ヘパリンまたは低分子ヘパリン）である．両者の併用が基本的に推奨されているが，アスピリンの単独投与も選択肢となる．血栓症の既往がある場合はヘパリンの使用が必須である．

## d ― 再発・治療抵抗性APS

- トロンビン阻害薬，Xa阻害薬，スタチン，ヒドロキシクロロキン，B細胞阻害薬，補体阻害薬，$\beta_2$GPIドメインV由来ペプチド，ビタミンDなどが試みられているが[7]，現時点でコンセンサスの得られている治療法はなく，専門医へのコンサルトが望ましい．理論的には，aPLの力価を下げることができれば血栓症の再発を抑制できると考えられるが，免疫抑制療法を行ってもaPLの力価は変化しないか，低下しても消退しないことが多い．

## e ― その他

- 血栓症の既往のない患者でaPL陽性が判明した場合★2，血栓症の一次予防を支持する十分な根拠はない．慎重に血栓症の有無や胎児の発育に関してモニタリングを行い，症例ごとに血栓症のリスク因子などを考慮したうえでの判断が必要となる．

★2 SLEの診断や流死産の原因検索を目的とした検査では血栓症の既往がなくてもaPLが測定される．

## おわりに

- APSは血栓症，妊娠合併症のみならず多彩な臨床症状を呈し，再発率が高いため，とくに慢性期の再発予防（二次予防）が重要となる．
- 若年者の血栓症，反復する妊娠合併症がみられた場合はAPSの可能性を疑うとともに，診断の確定後はリスク因子を考慮し慎重なフォローアップを行っていく．
- 治療に関しては，現時点では抗血小板薬と抗凝固薬が中心ではあるが，APSの病因や病態の解明とともに安全で効果的な新しいAPSの治療薬の登場が期待される．

（久田　諒，渥美達也）

### 文献

1) Fujieda Y, et al. Predominant prevalence of arterial thrombosis in Japanese patients with antiphospholipid syndrome. Lupus 2012；21：1506-14.
2) Yin H, et al. Association of STAT4 and BLK, but not BANK1 or IRF5, with primary antiphospholipid syndrome. Arthritis Rheum 2009；60：2468-71.
3) Otomo K, Atsumi T. [The significance of antiphospholipid antibodies tests]. Nihon Rinsho Meneki Gakkai Kaishi 2013；36：63-70.
4) Miyakis S, et al. International consensus statement on an update of the classification criteria for definite antiphospholipid syndrome (APS). J Thromb Haemost 2006；4：295-306.
5) Khamashta MA, et al. The management of thrombosis in the antiphospholipid-antibody syndrome. N Engl J Med 1995；332：993-7.
6) Keeling D, et al. Guidelines on the investigation and management of antiphospholipid syndrome. Br J Haematol 2012；157：47-58.
7) Erkan D, et al. 14th International Congress on Antiphospholipid Antibodies：Task force report on antiphospholipid syndrome treatment trends. Autoimmun Rev 2014；13：685-96.

# 6-6 血球貪食性リンパ組織球症

## はじめに

- 血球貪食性リンパ組織球症（hemophagocytic lymphohistiocytosis：HLH），通称，血球貪食症候群（hemophagocytic syndrome：HPS）は，過剰でしかも無効な免疫反応によって引き起こされる持続的な炎症を本態とする症候群である[1,2]．その免疫反応は，NK細胞，細胞傷害性T細胞（cytotoxic T lymphocyte：CTL）の機能障害と炎症性サイトカインの過剰産生（サイトカイン・ストーム）で特徴づけられる．臨床的特徴として，一般に，持続する高熱，肝脾腫，汎血球減少などがあげられるが，いずれも非特異的である★1．
- HLHは特定の遺伝子異常に基づく免疫系の調節障害を基本病態とする「原発性HLH」と，感染，腫瘍，幹細胞移植，リウマチ・膠原病など多様な疾患に続発する「二次性HLH」に大別される（表1，2）[1,2]．「原発性HLH」は主として新生児〜小児期にみられ，マウスモデルなどを使って解明された病態は，HLHのプロトタイプといえる．一方，「二次性HLH」は小児から老人までさまざまな年代に発症し，発症メカニズム・病態は多彩でまだ十分に解明されていない．ただ最近，原因遺伝子の解析が進んだ結果，「原発性HLH」と「二次性HLH」の境界が曖昧になってきている．
- HLHには軽症例から的確かつ迅速な介入なしでは死に至る重症例まである．本項では，HLHについての最近の知見を概観するとともに，最近とみに注目を浴びている成人HLH[3]に重点をおいて，診断・治療を中心にまとめてみたい．

▶NK細胞：
natural killer cell（ナチュラルキラー細胞）

★1
なお，名称にある「血球貪食」は，異常な免疫反応に起因するマクロファージの増殖・活性化を如実に示す組織学的特徴であるが，必ずしも常に観察されるわけではない．

## 1 原発性血球貪食性リンパ組織球症（HLH）

### a ― 定義，分類

- 原発性HLHは遺伝性で，過剰炎症を特徴とする非常にまれな症候群である[2,4,5]．分子的基盤はさまざまであり，一つないし複数の遺伝子のgermline（生殖細胞系列）変異を有する．既知の遺伝子異常が認められず，反復する症状や家族歴などから診断を推定せざるをえない場合もある．原発性HLHはさらに，家族性HLH（familial hemophagocytic lymphohistiocytosis：FHL）と，免疫不全症候群に関連したHLHに大別される（表1）．最近は，免疫不全症候群も含めて広義のFHLと定義される傾向にあるが（すなわち，原発性HLH＝広義のFHL），混乱を避けるため，ここではあえて従来の分類に従ってFHLの名称を狭義で用いることにする．

ここがポイント❗
原発性HLHは，遺伝性で過剰炎症を特徴とする非常にまれな症候群で，家族性と免疫不全症候群に関連する場合がある

## 表1 原発性HLHの分類

| 原発性HLH | | | 染色体 | 遺伝子 | タンパク | 遺伝形式 | タンパクの機能 |
|---|---|---|---|---|---|---|---|
| 家族性HLH（FHL） | | FHL1 | 9q21.3-q22 | 不明 | 不明 | AR | 不明 |
| | | FHL2 | 10q21-22 | PRF1 | Perforin | AR | pore formation |
| | | FHL3 | 17q25.1 | UNC13D | Munc13-4 | AR | vesicle priming |
| | | FHL4 | 6q24 | STX11 | Syntaxin11 | AR | vesicle fusion |
| | | FHL5 | 19p13.2-3 | STXBP2 | Munc18-2 | AR | vesicle fusion |
| 免疫不全症候群に関連したHLH | 免疫不全＋白皮症 | CHS | 1q42.1-q42.2 | LYST | Lyst | AR | vesicle sorting |
| | | GS2 | 15q21 | RAB27A | Rab27a | AR | vesicle docking |
| | | HPS2 | 5q14.1 | AP3B1 | AP3, $\beta_1$ subunit | AR | vesicle polarization |
| | 免疫不全＋誘因EBV | XLP1 | Xq25 | SH2D1A | SAP | XL | signal transduction, activation of lymphocytes |
| | | XLP2 | Xq25 | XIAP/BIRC4 | XIAP | XL | inhibition of apoptosis, various signaling pathways |

HLH：血球貪食性リンパ組織球症，CHS：Chediak-Higashi症候群，GS：Griscelli症候群，HPS：Hermansky-Pudlak症候群，EBV：エプスタイン・バーウイルス，XLP：X連鎖リンパ増殖症候群，AR：常染色体劣性遺伝，XL：伴性劣性遺伝．

## 表2 二次性HLHの誘因と背景：グローバルな頻度

- 感染症：50％
  - ウイルス：69％
    - EBウイルス（日本を含むアジアとアメリカに多い）：43％
    - HIV（欧州に多いが，日本ではまれ）：23％
    - ヘルペスウイルス，サイトメガロウイルス，肝炎ウイルス，インフルエンザウイルス，ヒトパルボウイルスB19，など
  - 細菌：19％
    - 結核菌：38％，リケッチア，ブドウ球菌，大腸菌，など
  - 寄生虫：5％
    - リーシュマニア32％，マラリア，トキソプラズマ，など
  - 真菌：3％
    - ヒストプラズマ49％，など
- 悪性新生物：48％
  - 造血器腫瘍：94％
    - T/NK細胞リンパ腫：35％，B細胞リンパ腫：34％
    - 急性白血病，ホジキンリンパ腫，Castleman病，など
  - 固形腫瘍：3％
- リウマチ性疾患：13％
  - 全身性エリテマトーデス：48％
  - 成人発症Still病：20％，関節リウマチ，血管炎，など
- その他の状況や疾患：8％
  - 臓器移植：52％
    - 腎移植：56％
    - 造血器幹細胞移植：31％
  - 薬剤，など
- 原因不明：4％

（Ramos-Casals, et al. Lancet 2014；383：1503-16[7]より）

## b ― 病因, 病態

- CTLやNK細胞による殺細胞作用にはいくつかのメカニズムが知られている[5]. なかでも重要とされるのが, 細胞傷害性顆粒 (lytic granule) の放出機構とFas/Fasリガンドを介するメカニズムである. 前者によるウイルス感染細胞や腫瘍細胞に対する殺細胞作用は感染免疫や腫瘍免疫できわめて重要であるのは言を俟たない. 一方で, 抗原提示細胞 (antigen-presenting cell: APC) やCTL自身もこの殺細胞機構の標的となり, それによって免疫応答は制御され, 終息へと導かれる.

- パーフォリン (perforin) とグランザイム (granzyme) は細胞傷害性顆粒に含まれる因子で, 脱顆粒によってエフェクター細胞と標的細胞の近接部位に放出されると, パーフォリンが標的細胞の膜にpore (ポア) を形成し, poreを通過したグランザイムがカスパーゼ (caspase) 3の活性化を介して標的細胞をアポトーシスに至らせる.

- FHLは, 細胞傷害性顆粒の形成から放出に至る過程 (trafficking, docking, priming, membrane fusion) にかかわるいくつかの遺伝子 (*PRF1*, *UNC13D*, *STX11*, *STXBP2*) の変異によって生じることが明らかになっている (常染色体劣性遺伝). FHLには5つのサブタイプ (FHL1〜5) が知られるが, FHL1に関してはまだ原因遺伝子が同定されていない (表1). これらの発生頻度には地域・人種差が大きく, 日本ではFHL2, FHL3が80%以上を占める (なお, 10%強は遺伝子不明)[5].

- FHL患児は発症前には一般に健康であり, 発症にはなんらかのトリガー (通常のウイルス感染など) の関与が推定されている[4]. FHLでは上記の細胞傷害性顆粒の放出を介した殺細胞機構が障害されることによって, 感染細胞やAPCからの抗原提示が持続し, 活性化CTLもアポトーシスから逃れて過剰に活性化・増殖し, さらにマクロファージの活性化が起こってHLHに至る.

- その過程では, インターフェロン (IFN) -γを中心として, 腫瘍壊死因子 (TNF) -α, インターロイキン (IL) -1, IL-4, IL-6, IL-8, IL-10, IL-18などの炎症性サイトカインが細胞間のクロストークや臓器障害など病態形成にかかわる. 最近では, この獲得免疫系における過剰活性化に加え, 自然免疫系であるTLR (Toll-like receptor) への直接刺激もHLHに関与していることが示されている[2].

**ここがポイント**
日本では, 家族性HLHのうちFHL 2・3が80%以上を占める

▶IFN:
interferon

▶TNF:
tumor necrosis factor

▶IL:
interleukin

## c ― HLHを合併する免疫不全症候群

- HLHをしばしば合併する免疫不全症候群の代表は, 白皮症を伴うChediak-Higashi症候群 (CHS), Griscelli症候群タイプⅡ (GS2), Hermansky-Pudlak症候群タイプⅡ (HPS2), およびEBウイルス (EBV) によるリンパ増殖が引き金になるX連鎖リンパ増殖症候群タイプⅠ, Ⅱ (XLP1, XLP2) である (表1). CHS, GS2, HPS2はいずれもライソソーム関連オルガネラの細胞内合成, 運搬にかかわる遺伝子 (それぞれ, *LYST*, *RAB27A*, *AP3B1*)

▶EBV:
Epstein-Barr virus (エプスタイン・バーウイルス)

▶XLP:
X-linked lymphoproliferative syndrome

**表3　EBV関連症候群のスペクトラム**

| 重症度 | 感染細胞 | |
| --- | --- | --- |
| | Bリンパ球 | Tリンパ球 |
| 一般に軽症 | IM | CAEB |
| しばしば重篤 | XLP | EBV-HLH, SE-LPD |

IM：伝染性単核症，XLP：X連鎖リンパ増殖症候群，CAEB：慢性活動性EBV感染症，EBV-HLH：EBV関連血球貪食性リンパ組織球症，SE-LPD：小児全身性EBV陽性リンパ増殖性疾患.

(Smith MC, et al. Int J Clin Exp Pathol 2014；7：5738-49[9] より)

の変異を有し，細胞のタイプにより種々のタンパク，ペプチドの放出障害を生じる．パーフォリン介在細胞傷害性の低下もその一つと考えられる．

- XLPはEBV感染を契機に発症する男児の先天性免疫不全症である．この症候群は，EBV感受性，HLH，異常ガンマグロブリン血症を特徴とし，しばしばリンパ系悪性腫瘍を合併する．
- XLP1ではリンパ球シグナルアダプターSAPの遺伝子である*SH2D1A*のヘテロ変異がみられる．EBV感染Bリンパ球(表3)に特異的な細胞傷害活性の低下とT細胞受容体刺激によるAICD(activation-induced cell death)抵抗性のために，CTLの過剰な活性化と増殖が起こると考えられる．
- XLP2ではXIAP(X-linked inhibitor of apoptosis)タンパクをコードする*BIRC4*遺伝子に変異がある．HLHに至るメカニズムはまだ明らかではないが，XIAPがインフラマソーム(inflammasome)の作用を抑制することや，XLP2患者ではIL-18が持続的に高値であることが報告されており，病態解明の糸口になる可能性がある．

▶SAP：
signaling lymphocytic activation molecule (SLAM) associated protein

## 2　二次性HLH

- 臨床像が原発性HLHに酷似しているが，背景となる疾患や状態が明らかな「二次性HLH」はあらゆる年齢で発症し，その頻度は原発性HLHより遙かに高い[6-8]．感染症，悪性腫瘍，自己免疫疾患，免疫不全に伴うものが代表的で，薬剤，妊娠，臓器移植後などの報告もある(表2)．発症メカニズムの詳細は不明であるが，高サイトカイン血症がCTL，NK細胞あるいは両者の機能を傷害し，また，後にふれるように，遺伝的背景がHLH感受性を規定しているのではないかなどとも推察されている．

**ここがポイント**
二次性HLHはあらゆる年齢で発症し，頻度は原発性より遙かに高い

### a—感染症関連

- 感染症関連HLHを起こす病原体は，頻度の順にウイルス，細菌，寄生虫，真菌など多岐にわたる(表2)．ウイルス関連HLHの中でEBV感染に伴うEBV-HLHは，日本を含む東アジアで頻度が高く，しばしば重篤になることで知られる．他のウイルスに起因するHLHとの大きな違いは，CD8陽性CTL自身がEBVに直接感染して，過剰活性化・増殖することである(表3)[9]．

- EBV感染様式はlatency IIのパターンで，発現されるLMP1（latent membrane protein-1）によりTNF-αの産生が増強し，SAPの発現は抑制される（前述のXLP1と類似）．EBV感染が関与する症候群をEBV感染細胞と臨床的重症度で分けると表3のようになるが，疾患ごとの境界は曖昧で，むしろスペクトラムとしてとらえたほうがよい．
- 感染症関連HLHで特筆すべきは，細菌感染に伴うHLHで結核が多いこと，また，今後はリーシュマニア症，マラリア，ヒストプラズマ症など，輸入感染症によるHLHにも留意すべきこと，などである．

> ここに注意
> 細菌感染に伴うHLHで結核が多く，今後は輸入感染症によるものにも留意すべき

## b─悪性新生物

- HLHを引き起こす悪性新生物で最も多いのは悪性リンパ腫である（表2）．ホジキンリンパ腫，非ホジキンリンパ腫ともに報告があるが，とくに，成熟T細胞およびNK細胞リンパ腫（未分化大細胞リンパ腫，皮下脂肪組織炎様T細胞リンパ腫，など）の頻度が高いとする記載が多い[6,8]．
- 一方，最近のフランスの大規模研究ではB細胞リンパ腫のほうが多い[8]．この違いが地域差，人種差のいずれによるかは明らかでないが，世界的にみるとHLHの基礎疾患としてT/NK細胞リンパ腫とB細胞リンパ腫の頻度は拮抗していると推定される[7]．
- 日本では，血管内大細胞型B細胞リンパ腫（アジア型）に合併する頻度が高いことはよく知られている．悪性リンパ腫におけるHLH発症のメカニズムに関する研究は乏しい．急性骨髄性白血病や骨髄異形成症候群などの骨髄性悪性新生物に合併したHLHの報告や，固形腫瘍での報告もあるが頻度は低い．

## c─リウマチ性疾患

- リウマチ性疾患に合併するHLHは，マクロファージ活性化症候群（macrophage activation syndrome：MAS）とよばれる（表2）[10]．その代表疾患は小児の全身型若年性特発性関節炎（systemic juvenile idiopathic arthritis：sJIA）とその成人型ともいえる成人発症Still病（adult-onset Still's disease：AOSD）である．それに加えて，全身性エリテマトーデス（SLE）や川崎病の報告も増加してきている．
- sJIAでのHLH合併率は10％程度であるが，潜在例や軽症例を含めると40〜50％になるといわれる．元来sJIAやAOSDは，慢性的な自然免疫系の活性化が背景にあると考えられている．その結果として，IL-1ファミリーの一つIL-18が持続高値となりNK細胞機能を低下させ，NK細胞による（ヘルパーT細胞の除去を介する）CTL活性化制御機構が破綻する．そこに感染などのトリガーが加わり，間接的にCTLが過剰活性化してMASを発症する[2,11]．このように考えると，MASは合併症というより，疾患そのものの病態の延長上にある（増悪・flare）ともとらえられる．
- sJIAやAOSDはリウマチ性疾患と呼称される一方で，広義の自己炎症性疾

▶SLE：
systemic lupus erythematosus

### 表4　HLH-2004診断ガイドライン

以下の1)または2)のいずれかを満たせばHLHと診断する.
1) 遺伝性HLHに合致する分子診断
2) 以下の8項目のうち5つ以上を満たす.
　(ア) 臨床所見基準
　　　①発熱
　　　②脾腫
　(イ) 検査所見基準
　　　③末梢血で2系統以上の血球減少
　　　　　ヘモグロビン値<9.0 g/dL
　　　　　血小板数<10万/μL
　　　　　好中球数<1,000/μL
　　　④高トリグリセリド血症または低フィブリノゲン血症
　　　　　空腹時トリグリセリド値>265 mg/dL
　　　　　フィブリノゲン値<150 mg/dL
　　　⑤NK細胞の機能低下/欠損
　　　⑥高フェリチン血症>500 ng/mL
　　　⑦可溶性IL-2受容体(sCD25)レベル高値>2,400 U/mL
　(ウ) 組織学的基準
　　　①骨髄, 脾臓, リンパ節における血球貪食像, ただし, 悪性所見なし

(Henter JI, et al. Pediatr Blood Cancer 2007 ; 48 : 124-31[1]/Ishii E. Front Pediatr 2016 ; 4 : 1-9[5]より)

患にも分類される. 最近, インフラマソームの構成物であるNLRs (NOD-like receptors) の異常が, 自己炎症性疾患の原因の一つとして注目され, とくに*NLRC4*遺伝子の機能獲得変異がMASを引き起こすことが示された[12]. 自己炎症性疾患に合併するMASは, SLEをはじめとする自己免疫疾患に合併するHLHとは病態が異なるものと推定される.

▶NOD : nucleotide binding oligomerization domain

## 3　HLHの臨床所見と診断

- HLHの診断は, とくに原発性HLHではもっぱら, Histiocyte Societyによって提唱され, 改訂されてきた診断ガイドラインに基づいて行われる (HLH-2004, 表4)[1,3]. 以下の8つの臨床・検査所見のうち5つ以上を満たせば診断できる:発熱, 血球減少, 脾腫, 高トリグリセリド血症または低フィブリノゲン血症, 高フェリチン血症, 可溶性IL-2受容体(sIL-2R)レベルの高値, NK細胞の機能低下/欠損, 血球貪食の組織学的証明. それらに加えて, 診断をサポートする所見として, 低ナトリウム血症, 肝機能障害, 中枢神経症状/髄液異常などがある.

### a―原発性HLHの診断

- 原発性HLHの診断ではHLH関連遺伝子(*PRF1, UNC13D, STX11, STXBP2*)のbiallelicな病的変異の証明がゴールド・スタンダードであり, もし上記の臨床・検査所見を5項目以上満たさなくても, それだけで診断可能である. HLHの家族歴, 両親の親族婚姻なども診断を支持する重要事項である. しかし, 遺伝子診断結果の解釈は, 時に注意を要する. なぜなら, HLH関連遺伝子のmonoallelic変異や, 複数遺伝子の変異の相乗効果でもHLHが起こ

りうるからである(後述).
- 遺伝子診断以外にも,以下の特殊検査が早期診断に有効である[4].①マルチパラメーター・フローサイトメトリー:表面抗原(パーフォリン,グランザイム,SAP),細胞内抗原(XIAP)の検出.②NK細胞機能検査.③CD107a発現:エクソサイトーシスして初めてT/NK細胞の細胞表面に発現されるCD107aをフローサイトメトリーで検出.脱顆粒の障害を検知するので,FHL2,XLP,二次性HLHでは正常.

> **アドバイス**
> 原発性HLHでは,遺伝子診断以外にも,特殊検査が早期診断に有用

## b ― 二次性HLHの診断

- 二次性HLHの診断もHLH-2004の診断ガイドラインを参考に行われることが多い(表4)[6-8].しかしこの基準は,悪性疾患を除外することが明記されていることからも明らかなように,基本的に小児,とくに原発性HLHを念頭に作成されたものである.
- 二次性HLHは背景疾患によってそれぞれに特徴があり,とくにMASや悪性疾患に伴うHLHに,HLH-2004をそのまま適用するのは無理がある.たとえば,MASの場合,その特性に合わせて国際的な診断基準が提唱されている[13].また筆者らは,リンパ腫関連HLHの診断において可溶性IL-2R/フェリチン比がきわめて有用であることを示した[14].
- 最近,成人の二次性HLHの診断基準を作成する試みも行われるようになってきている.Fardetらは,9つのパラメーター(臨床的3,生物学的5,細胞学的1)を用いた二次性HLH専用のスコアリングシステム,HScoreを開発した(表5)[15].
- また,Hejblumらは国際的なエキスパート・パネルを対象に(著者も参加),webに基づくDelphi Studyを行った.その結果,HScoreと類似しているが一部異なる指標が,成人HLH診断基準のためのpositive consensusとして抽出された(表5)[16].

### 表5 成人HLH診断のためのスコアリングシステム

| HScore | Delphi Study |
| --- | --- |
| 既知の基礎的な免疫抑制 | 素因としての基礎疾患 |
| 高熱 | 発熱 |
| 臓器腫大(肝臓,脾臓) | 臓器腫大(肝臓,脾臓,リンパ節) |
| 高フェリチン血症 | 高フェリチン血症 |
| 血球減少 | 血球減少 |
| 血球貪食像(吸引骨髄) | 血球貪食(吸引骨髄,生検組織) |
| 高トリグリセリド血症 | 高LDH血症 |
| 低フィブリノゲン血症 | |
| 血清AST上昇 | |

(Fardet L, et al. Arthritis Rheumatol 2014;66:2613-20[15]/Hejblum G, et al. PLoS ONE 2014;9:e940241[16]より)

## 4 HLHの治療

### a ― 原発性HLHの治療

- 原発性HLHの治療は大きく2つの相に分けられる[1,4,17]。第I相は，過炎症状態をコントロールするための免疫抑制であり，第II相は，免疫系の欠陥を修復するための造血幹細胞移植（hematopoietic stem cell transplantation：HSCT）である．

> **ここがポイント**
> 原発性HLHの治療は，①免疫抑制と，②HSCTの2つに分けられる

#### 第I相：免疫抑制

- HLH-94スタディに基づくプロトコルでは[17]，初期治療相に，エトポシド（トポイソメラーゼII阻害薬）とデキサメタゾンが組み合わせて用いられる（表6）．エトポシドは以前から経験的に有効性が知られていたが，最近になって，活性化T細胞を選択的に除去し炎症性サイトカインの産生を抑える一方で，静止期のT細胞や自然免疫細胞は温存し，有効に免疫調整を行うことが証明された[18]．このプロトコルの初期治療相（8週間）では，86％で奏効し，そのうち60％が活動期を脱した．
- さらなる効果を期待して，次のプロトコルHLH-2004では，初期治療相にシクロスポリン（CSA）が加えられた[1]．最終解析はまだであるが，このプロトコルでは早期死亡は少ないものの[5]，HLH-94を凌駕するほどの劇的な効果はみられていない模様である[4]．
- フランスのグループは，T細胞を直接的に除去する抗胸腺グロブリンATGを使用したユニークなプロトコル（ATG，デキサメタゾン，CSAの組

▶ATG：
antithymocyte globulin

**表6　HLH-94治療プロトコル**

1）初期治療
　（ア）デキサメタゾン
　　　①最初の2週間　　10 mg/m$^2$　　静注または経口　分2
　　　②次の2週間　　5 mg/m$^2$　　静注または経口　分2
　　　③次の2週間　　2.5 mg/m$^2$　　静注または経口　分1
　　　④次の1週間　　1.25 mg/m$^2$　　静注または経口　分1
　　　⑤次の1週間　漸減し，中止へ
　（イ）エトポシド
　　　①最初の2週間　　150 mg/m$^2$　週2回　　点滴静注　1〜3時間
　　　②3〜8週目　　150 mg/m$^2$　週1回　　点滴静注　1〜3時間
　（ウ）髄注：メトトレキサート＋ヒドロコルチゾン（年齢で用量調節）
　　　①初診時に髄液の異常がみられた例，神経症状が最初の2週間で進行した例
　　　②3週目に開始．髄液に異常がなければ以後中止．異常があれば正常化するまで最大4回施行（3，4，5，6週目）
2）継続治療；以下の併用（詳細略）
　（ア）エトポシド
　（イ）デキサメタゾンパルス
　（ウ）シクロスポリン（トラフ目標値 200 µg/L）
3）同種HSCT；適切なドナーが得られ次第，継続療法中のできるだけ早期に施行

HSCT：造血幹細胞移植．
（Ishii E. Front Pediatr 2016；4：1-9[5]／Johnson TS, et al. J Immunol 2014；192：84-91[18]より）

み合わせ）で，良好な治療成績をあげている（73％の改善，24％の部分改善）[19]．

### 第Ⅱ相：HSCT

- HLH治療の第Ⅱ相であるHSCTは，原発性HLHでは現在ルーチンに行われ，治癒に至る唯一の治療法と考えられている[20]．HLH-94でHSCT治療を受けた患者の5年総生存率は66％であり，HSCTを受けなかった患者の生存はない．
- 一方で，骨髄破壊的前処置による毒性と移植関連死が問題になり，強度減弱前処置（RIC，アレムツズマブ＋フルダラビン＋メルファラン）の優位性が示された．しかし，混合キメラの問題を常に伴い，ドナーリンパ球輸注が多くの場合必要になる．したがって，ドナーソースが臍帯血しかない場合には，RICは適さないとされる．

▶RIC：
reduced-intensity conditioning

## b ― 二次性HLHの治療

- 二次性HLHの治療法は確立されておらず，原発性HLHの治療法（HLH-94あるいはHLH-2004レジメン第Ⅰ相）を参考に，経験的に行われている（**表6**）．ただし，過剰な炎症をコントロールする第Ⅰ相の免疫抑制に加えて，背景疾患やトリガー（感染症，悪性腫瘍，自己免疫疾患など）を標的とした「特異的治療」が行われるのが常である．
- 第Ⅰ相の治療では，軽症の場合はステロイド単剤，CSA，大量ガンマグロブリン療法などが選択される場合も多いが，EBV-HLHの場合は早期のエトポシド使用が予後を改善することが示されている．
- Schramらは，MAS以外の成人のHLHでは，HLH-94に沿った治療を推奨し，カルシニューリン抑制薬の投与は8〜12週以降とし，CSAに代えてタクロリムスを使用している[8]．最近，中国より成人HLHに対する初めての前方視的臨床試験の結果が公開された[21]（下記のColumn「成人HLHに対する世界初の前方視的臨床試験」参照）．
- 二次性HLH，とくに感染症関連HLHで，第Ⅰ相治療の後に第Ⅱ相のHSCTが必要になる頻度は多くない．ただ，難治性，再発性の場合は，小児・成人

ここが ポイント
二次性HLHの治療法は確立されていない

### Column 成人HLHに対する世界初の前方視的臨床試験

HLH-94療法に抵抗性の症例を対象に，リポソーム化ドキソルビシン，エトポシド，そしてメチルプレドニゾロンを組み合わせたDEP療法が行われ，サルベージ療法にもかかわらず，奏効率は76％に上った．しかし，登録患者の背景をみると，リンパ腫関連46％，EBV-HLH 35％，FHL 6％，原因不明13％であり，EBV以外のウイルス感染症がほとんどなく，リンパ腫ではT/NKリンパ腫が大多数を占めるなど，疾患の偏りが目立つ．前方視的にデザインされた試みは評価に値するが，このプロトコルの画一的適用にはまだ議論がある．

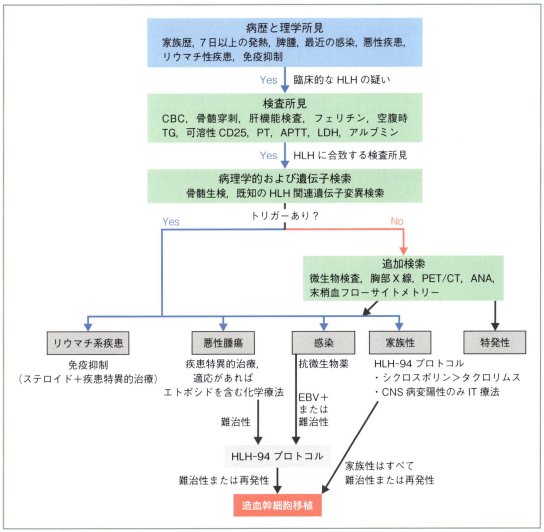

**図1 成人HLHに対するアプローチ**
HLH：血球貪食性リンパ組織球症，CBC：血算，TG：トリグリセリド，PT：プロトロンビン時間，APTT：活性化部分トロンボプラスチン時間，LDH：乳酸脱水素酵素，ANA：抗核抗体，EBV：EBウイルス，CNS：中枢神経系，IT：髄腔内投与．
(Schram AM, et al. Blood 2015；125：2908-14[8]) より)

にかかわらずHSCTが考慮される[8,20]．成人HLHに対する診断・治療アルゴリズムの一例を図1に示す[8]．今後さらに，背景疾患やリスク評価に応じた治療アルゴリズムのブラッシュアップが必要である．

## C─新しい治療法

- 病態に基づいた新しい治療法に関しては，①特定の細胞集団を標的とした治療法，②炎症性サイトカイン遮断療法，③炎症性シグナルを標的とした治療法などについて詳述された優れた総説があるので参照されたい[2]．最近，マウスモデルではあるが，③に関してJanus kinase 1/2（JAK1/2）抑制薬であ

**ここがポイント**
炎症性シグナルを標的としたルキソリチニブが，原発性と二次性HLHの治療に有効との報告がある

- るキソリチニブが，原発性および二次性HLHできわめて有効との報告が発表された[22]．すでに臨床試験が開始されている．
- 多くのサイトカイン受容体は，JAKをSTAT経路へのシグナル・トランスデューサーとして用いており，HLH病態に関与するIFN-γ，IL-1，IL-6，IL-18，TNF-αも例外ではない．これらを同時に抑制することによって，一網打尽に炎症を抑えるというわけである．しかし，総体としての結果は有効でも，抗炎症性サイトカインIL-10もJAK-STAT経路を利用していること，ルキソリチニブは脱顆粒・細胞傷害などの細胞性免疫に対してマイナスに働くことなど，理論的には明解ではない部分もある．ともあれ，新しい切り口の治療法が出てきたことは有意義であり，今後の発展が期待される．

▶STAT：
signal transducers and activator of transcription

## 5 HLHのスペクトラムの広がり

- 原発性HLHは生後1年以内，とくに新生児期の発症がほとんどである．筆者は20年ほど前から，成人の領域にもHLHが少なからず存在し，その臨床・検査所見や重症度が小児とはかなり異なっていることを明らかにしてきた[23]．最近になって，遅発性あるいは成人発症のHLHがにわかに注目を浴びてきた[4]．その最大の理由の一つは，成人発症HLHでもHLH関連遺伝子の変異検索が徐々に行われるようになってきたことにある．
- HLHの発症年齢は，残存するCTL活性が高いほど遅い傾向にあり，重症度は残存CTL活性と逆相関する[24]．そして，変異するHLH関連遺伝子の種類や変異の性状に応じて，残存CTL活性，重症度，さらには発症年齢が異なってくる．典型的なFHLは，いずれかのHLH関連遺伝子が両方のアリルで，コーディング配列に変異（ナンセンスまたはナル変異）を有し，基本的には常染色体劣性遺伝である．しかし，遅発性あるいは成人発症など非典型例では，ナンセンス変異はまれで，むしろ，よりマイルドなミスセンス変異がみられる．さらに，変異部位も非コーディング配列やスプライス部位にあることが多い．
- 比較的頻度の高い*PRF1*のA91V変異とFHL2との関係は長い間議論されてきた．Zangらは，A91V-*PRF1*は決して中立的polymorphismではなく，*UNC13-4*，*STXBP2*のミスセンス変異やスプライス部位の変異と同様に，成人FHLの発症にかかわっていることを示した[25]．このhypomorphicアリルは二次性HLHの約15％に関与しているという．彼らはさらに2種類のHLH関連遺伝子にheterozygous変異を有する遅発性HLH症例を解析し，digenicな遺伝形式を提示した[26]．最近，マウスモデルで，2〜3遺伝子のmonoallelicなHLH関連遺伝子変異（多遺伝子変異）が，細胞傷害性顆粒動態の異常，NK細胞活性低下を起こし，二次性HLH発症の感受性を上昇させることが報告された[27]．
- このように，monoallelic（heterozygous）な変異が，遅発性あるいは成人HLHの発症に関与していることが証明されてきた．いわゆる遺伝子の量的効果（genetic dosage effect）が存在することは，FHLが厳密な意味での劣性

ここが ポイント

成人発症HLHでもHLH関連遺伝子の変異検索が徐々に行われるようになってきたため，遅発性あるいは成人発症のHLHがにわかに注目を浴びてきた

ここが ポイント

monoallelic（heterozygous）な変異が，遅発性あるいは成人HLHの発症に関与していることが証明されてきた

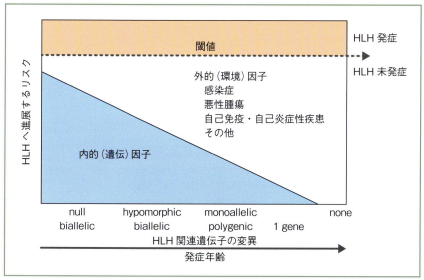

**図2 HLH発症の閾値モデル**
HLHへの進展リスクは内的因子（遺伝因子）と外的因子（環境因子）の総和で決定され，特定の閾値を超えたときに発症する．両因子の関与の程度は発症年齢と相関する．

遺伝ではないことを示唆している．それに加えて，STXBP2のdominant-negativeなmonoallelic変異なども報告され[28]，変異の影響は単なる量的効果にとどまらない．また最近，いわゆるHLH関連遺伝子以外の遺伝子変異が，殺細胞遺伝子の変異との相乗効果で遅発性HLHを起こすという"セカンド・ヒット"メカニズム説も出されている[29]．

- 臨床データの蓄積と遺伝子解析の成果から，HLHの「閾値モデル」が提唱されている[30]．内的因子（遺伝子要因・残存殺細胞機能＋背景となる炎症）と外的因子（背景となる免疫抑制＋トリガーとなる感染）の総和，あるいは，遺伝子変異の蓄積と環境リスク因子が一定の閾値を超えたときにHLHが発症するという考え方である（図2）．このように，小児・成人HLHそして原発性・二次性HLHの境界が曖昧になってきた現在，HLHをスペクトラムとしてとらえる見方が必要である．

## おわりに

- HLHは，敗血症，SIRS，多臓器不全症候群と同様に，特定の外的（環境）因子によって誘起された免疫制御機構の破綻によって生じる病態であり，これらを一連の疾患群とする考え方もある．今後は，これらの疾患の相違点（鑑別）と同時に共通点にも注目した病態解析と治療法開発が望まれる．

（津田弘之）

**ここがポイント**
遺伝子の変異の蓄積と環境リスク因子が一定の閾値を超えたとき，HLHが発症すると考えられる

▶SIRS：
systemic inflammatory response syndrome（全身性炎症反応症候群）

### 文献

1) Henter JI, et al. HLH-2004：Diagnostic and therapeutic guidelines for hemophagocy-

tic lymphohistiocytosis. Pediatr Blood Cancer 2007 ; 48 : 124-31.
2) 八角高裕, ほか. HLH病態の多様性と治療戦略の展望. 臨床血液 2015 ; 56 : 2248-57.
3) Hayden A, et al. Hemophagocytic syndromes (HPSs) including hemophagocytic lymphohistiocytosis (HLH) in adults : A systemic scoping review. Blood Rev 2016 ; 30 : 411-20.
4) Degar B. Familial hemophagocytic lymphohistiocytosis. Hematol Oncol Clin North Am 2015 ; 29 : 903-13.
5) Ishii E. Hemophagocytic lymphohistiocytosis in children : Pathogenesis and treatment. Front Pediatr 2016 ; 4 : 1-9.
6) Campo M, Berliner N. Hemophagocytic lymphohistiocytosis in adults. Hematol Oncol Clin North Am 2015 ; 29 : 915-25.
7) Ramos-Casals M, et al. Adult haemophagocytic syndrome. Lancet 2014 ; 383 : 1503-16.
8) Schram AM, Berliner N. How I treat hemophagocytic lymphohistiocytosis in the adult patient. Blood 2015 ; 125 : 2908-14.
9) Smith MC, et al. The ambiguous boundary between EBV-related hemophagocytic lymphohistiocytosis and systemic EBV-driven T cell lymphoproliferative disorder. Int J Clin Exp Pathol 2014 ; 7 : 5738-49.
10) Ravelli A, et al. Macrophage activation syndrome. Hematol Oncol Clin North Am 2015 ; 29 : 927-41.
11) Welsh RM, Waggoner SN. NK cells controlling virus-specific T cells : Rheostats for acute vs. persistent infections. Virology 2013 ; 435 : 37-45.
12) Canna SW, et al. An activating NLRC inflammasome mutation causes autoinflammation with recurrent macrophage activation syndrome. Nat Genet 2014 ; 46 : 1140-6.
13) Ravelli A, et al. 2016 classification criteria for macrophage activation syndrome complicating systemic juvenile idiopathic arthritis : A European league against rheumatism/American college of rheumatology/Paediatric rheumatology international trials organisation collaborative initiative. Arthritis Rheumatol 2016 ; 68 : 566-76.
14) Tsuji T, et al. A high sIL-2R/ferritin ratio is a useful marker for the diagnosis of lymphoma-associated hemophagocytic syndrome. Ann Hematol 2014 ; 93 : 821-6.
15) Fardet L, et al. Development and validation of the HScore, a score for the diagnosis of reactive hemophagocytic syndrome. Arthritis Rheumatol 2014 ; 66 : 2613-20.
16) Hejblum G, et al. A web-based Delphi study for eliciting helpful criteria in the positive diagnosis of hemophagocytic syndrome in adult patients. PLoS ONE 2014 ; 9 : e94024.
17) Trottestam H, et al. Chemoimmunotherapy for hemophagocytic lymphohistiocytosis : Long term results of the HLH-94 treatment protocol. Blood 2011 ; 118 : 4577-84.
18) Johnson TS, et al. Etoposide selectively ablates activated T cells to control the immunoregulatory disorder hemophagocytic lymphohistiocytosis. J Immunol 2014 ; 192 : 84-91.
19) Mahlaoui N, et al. Immunotherapy of familial hemophagocytic lymphohistiocytosis with antithymocyte globulins : A single center retrospective report of 38 patients. Pediatrics 2007 ; 120 : e622-8.
20) Nikiforow S. The role of hematopoietic stem cell transplantation in treatment of hemophagocytic lymphohistiocytosis. Hematol Oncol Clin North Am 2015 ; 29 : 943-59.
21) Wang Y, et al. Multicenter study of combination DEP regimen as a salvage therapy for adult refractory hemophagocytic lymphohistiocytosis. Blood 2015 ; 126 : 2186-92.
22) Das R, et al. Janus kinase inhibition lessens inflammation and ameliorates disease in murine models of hemophagocytic lymphohistiocytosis. Blood 2016 ; 127 : 1666-75.
23) Tsuda H. Hemophagocytic syndrome (HPS) in children and adults. Int J Hematol 1997 ; 65 : 215-26.

24) Brisse E, et al. Understanding the spectrum of hemophagocytic lymphohistiocytosis : Update on diagnostic challenges and therapeutic option. Br J Haematol 2016 ; 174 : 175-87.
25) Zhang K, et al. Hypomorphic mutations in *PRF1*, *MUNC13-4*, and *STXBP2* are associated with adult-onset familial HLH. Blood 2011 ; 118 : 5794-8.
26) Zhang K, et al. Synergistic defects of different molecules in the cytotoxic pathway lead to clinical familial hemophagocytic lymphohistiocytosis. Blood 2014 ; 124 : 1331-4.
27) Sepulveda FE, et al. Polygenic mutations in the cytotoxicity pathway increase susceptibility to develop HLH immunopathology in mice. Blood 2016 ; 127 : 2113-21.
28) Spessott WA, et al. Hemophagocytic lymphohistiocytosis caused by dominant-negative mutation in *STXBP2* that inhibit SNARE-mediated membrane fusion. Blood 2015 ; 125 : 1566-77.
29) Gao L, et al. Search for the potential 'second-hit' mechanism underlying the onset of familial hemophagocytic lymphohistiocytosis type 2 by whole-exome sequencing analysis. Translational Res 2016 ; 170 : 26-39.
30) Brisse E, et al. Advances in the pathogenesis of primary and secondary haemophagocytic lymphohistiocytosis : Differences and similalities. Br J Haematol 2016 ; 174 : 203-17.

# 6-7 ヘパリン起因性血小板減少症

## はじめに

- ヘパリン起因性血小板減少症（heparin-induced thrombocytopenia：HIT）は，ヘパリンの重大な副作用であり，血小板が活性化されることで血小板減少症や血栓形成促進状態が誘導される病態である[1]．
- HITは，その発症の機序によりtype Iとtype IIに分類される[2]．type Iは非免疫的機序により発症し，血小板減少は軽微で治療は不要であり，ヘパリンの継続も可能とされ，合併症の心配はない．一方，type IIは免疫的機序を介して発症し，ヘパリン依存性の自己抗体（抗血小板第4因子・ヘパリン複合体抗体〈HIT抗体〉，anti-platelet factor 4・heparin antibodies〈HIT antibodies〉）の出現が原因とされる．最近ではtype Iをheparin-associated thrombocytopenia（HAT），type IIをHITと分類するようになり，本項でもHIT type IIをHITと表記する．

> **ここがポイント**
> ヘパリン起因性血小板減少症（HIT）は，ヘパリンの重大な副作用である

## 1 ヘパリン起因性血小板減少症（HIT）の病態

- 図1に示すように，生体内に「①ヘパリンが投与」されると活性化血小板のα顆粒から「②血小板第4因子（PF4）が放出」される．PF4とヘパリンが結合し「③PF4・ヘパリン複合体を形成」すると，PF4の高次構造が変化し，新たな抗原性をB細胞に提示することにより「④HIT抗体が産生」される．次にHIT抗体はPF4・ヘパリン複合体と「⑤免疫複合体を形成」し，そのFc部分が血小板膜上の「⑥FcγRIIa受容体に結合」することにより，血小板を強く活性化し，プロコアグラント活性（procoagulant activity）を有する「⑦マイクロパーティクルの放出」を促す．放出されたマイクロパーティクルによりトロンビン生成が促進される．
- 一方，この免疫複合体は「⑧単球」にも作用して組織因子を発現させ，トロンビンを産生させる．さらに血管内皮細胞上のPF4・ヘパラン硫酸複合体にHIT抗体が結合すると，「⑨血管内皮細胞の活性化」が起こり，組織因子発現を介して最終的にトロンビンの過剰産生が起こる．こうしてトロンビンの過剰産生（トロンビンの嵐と称される）が，血小板減少，さらには血栓塞栓症を誘発すると推定されている[3]．

## 2 HITの診断

- HITは臨床病理的症候群であり，診断には以下が求められる．すなわち，①先行するヘパリン曝露による免疫化と時間的関連性がある1つ以上の臨床イベント（例．血小板減少症，血栓症），②HIT抗体の検出である[4]．

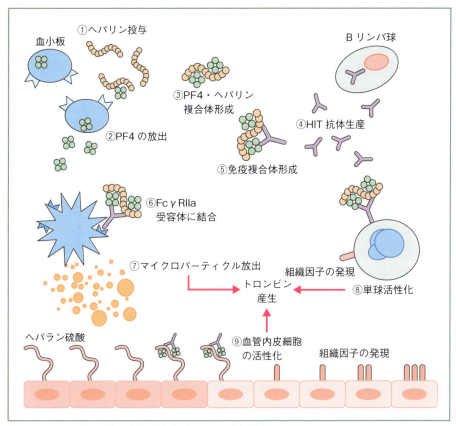

**図1** ヘパリン起因性血小板減少症（HIT）の発生機序

## a―臨床的診断

- HITはヘパリン投与4日以内に発症することはまれで，HIT抗体が産生される5日以降に血小板数がヘパリン投与前値の50％以上の減少，あるいは10万/μL以下に減少し，ほかに血小板を減少させる原因（薬剤，播種性血管内凝固症候群，重症感染症など）がない場合，HITが強く疑われる．また，ヘパリン治療中にもかかわらず血栓症（深部静脈血栓症，肺塞栓，脳梗塞など）の新たな発症あるいは増悪がある場合には，血小板減少が上記の基準を満たさなくてもHITを念頭において対応する必要がある．

- 検査前のHITの確率を推定するためには4 T'sスコアリングシステム[4]が有用である（**表1**）．血小板減少症（<u>T</u>hrombocytopenia），血小板減少症の発症時期（<u>T</u>iming），血栓症（<u>T</u>hrombosis）やその他の続発症，血小板減少症のほかの（o<u>T</u>her）原因の4項目について各2点満点でスコアリングし，低（0～3点）・中（4～5点）・高（6～8点）の3段階に分類できる．

- 低スコアでは，HITの陰性的中率は99.8％とされるが，中スコア以上の症例での陽性的中率は22％しかない．カットオフ値を4点以上とすると，感度と特異度は（0.99，0.54）と報告[5]されており，後述の血清学的診断と組み合わせて診断することがHITの過剰診断を防ぐうえで重要である．

> **ここに注意**
> HITの臨床像には，ヘパリン中止後100日以内にヘパリンを再投与すると，24時間以内に発症するrapid onset typeやヘパリン投与歴がなくとも自然抗体としてHIT抗体を保持し，ヘパリン初回投与時に急速に発症するearly onset typeもあるので注意が必要である

表1 4 T's スコアリングシステムによるHITの臨床診断

| 4 T's | 2点 | 1点 | 0点 |
|---|---|---|---|
| 血小板減少症<br>Thrombocytopenia | ・＞50％の減少<br>・血小板最低値2万/μL以上 | ・30〜50％の減少<br>・血小板最低値1万/μL以上<br>・2万/μL未満 | ・30％＞の減少<br>・血小板最低値1万/μL未満 |
| 血小板減少の発症時期<br>Timing of platelet count fall | ・ヘパリン投与後5〜10日の明確な発症<br>・30日以内にヘパリン投与歴があり，1日以内の発症 | ・ヘパリン投与後5〜10日の不明確な発症（たとえば血小板測定がされていないための不明確さ）10日以降の発症<br>・31日から100日以内のヘパリン投与歴があり，1日以内の発症 | ・今回のヘパリン投与後4日以内の血小板減少 |
| 血栓症やその他の続発症<br>Thrombosis or other sequelare | ・確認された新たな血栓症の発症<br>・ヘパリン投与部位の皮膚の壊死<br>・ヘパリン大量投与時の全身反応 | ・血栓症の進行や再発<br>・ヘパリン投与部位の皮膚の発赤<br>・血栓症の疑い（まだ証明されていない） | ・なし |
| 血小板減少のほかの原因<br>oTher causes for thrombocytopenia | ・明らかに血小板減少の原因がほかに存在しない | ・ほかに疑わしい血小板減少の原因がある | ・ほかに明確な血小板減少の原因がある |

(Lo GK, et al. J Thromb Haemost 2006；4：759-65[4])より)

## b — 血清学的診断

- HIT抗体の検出方法としては，抗体の血小板活性化を測定する機能的測定方法と抗体量を測定する免疫学的測定法がある．

### 機能的測定法

- セロトニン放出率を指標にした$^{14}$C-セロトニン放出試験（SRA），血小板凝集試験（PAT），その他マイクロパーティクル試験などがある．SRAの特異度は高いが煩雑で，実施できる施設は限定的である．

### 免疫学的測定法

- PF4・ヘパリン複合体を抗原として抗PF4・ヘパリン複合体抗体を検出する方法で，酵素免疫測定法（ELISA），化学発光免疫測定法，ラテックス免疫比濁法などがある．
- 抗PF4・ヘパリン複合体抗体が陰性の症例では，ほぼ（95〜99％）HITを否定してよいと報告されている[1]．
- 一方，ELISAは特異度が低く偽陽性が多いため，その判定には注意が必要である．
- 最近その抗体価が高い，すなわちoptical density（OD値）が1.4を超えるような症例ではHITである可能性が高くなることが報告されている[6]．とくにIgGのみを測定するELISAでは，OD値を半定量的に解析することで，HITの診断や予後の判定に有用な指標となりうる．

▶SRA：
serotonin release assay

▶PAT：
platelet aggregation test

▶ELISA：
enzyme-linked immunosorbent assay

**ここがポイント**
免疫学的検査でHIT抗体陽性でも，必ずしもHIT発症を意味しない！

> **Advice  急性期のHITへワルファリンを単独投与した場合**
>
> 急性期のHITに対してワルファリンを単独投与した場合，凝固因子の低下より先に抗凝固因子（プロテインC）の低下をきたすことで一時的に逆に血栓傾向に傾く可能性がある．したがって，静脈性四肢壊疽や四肢欠損の危険があるため，ワルファリンの単独治療は行わない．血小板が回復した時点で，抗トロンビン薬と併用する形で投与開始し，臨床症状の安定とプロトロンビン時間国際標準化比（PT-INR）が治療域に達した時点で初めてワルファリン単独治療への切り替えを行う[6]．

▶PT-INR：
international normalized ratio of prothrombin time

## 3 HITの治療

- HITの治療戦略では，トロンビン活性の迅速な抑制ならびに産生抑制が重要となる．まず，ヘパリンによって誘導されている免疫応答を抑制するために，すべてのヘパリン投与を直ちに中止することが必須である[7]．
- 治療薬としてのヘパリンだけではなく，圧ライン確保のためのヘパリン生食や，ヘパリンコーティングカテーテル，ヘパリンコーティング回路についても中止する必要がある．
- また，ヘパリンを中止しただけで，その後代替の抗凝固療法を行わなければ，1日あたり約6％の患者が血栓塞栓症を発症すること，また代替の抗凝固療法を実施すれば血栓塞栓症の発症が劇的に減少することが報告されている[8]．したがって臨床的に強くHITを疑った場合は血清学的診断の結果を待つことなく，できるだけ早急に代替の抗凝固療法（抗トロンビン薬，Xa阻害薬）を開始する必要があり，少なくとも血小板数が回復するまで継続することが推奨される[4]（Advice「急性期のHITへワルファリンを単独投与した場合」参照）．
- 抗凝固療法の治療期間について明確なエビデンスは存在しないが，HIT抗体が存在する3か月前後が抗凝固療法の継続期間として推奨される[7]．
- 日本で使用可能なHIT治療薬は，現時点ではアルガトロバンとダナパロイドの2種類である．

**ここがポイント**
ヘパリンを投与した意識がなくても，圧ラインやコーティングカテーテルを介して曝露している可能性もある．ICUや手術室では日常的に投与され，使用頻度の高い薬なので，常に発症の可能性を念頭におく

### a ― アルガトロバン

- アルガトロバンは世界初の選択的かつ直接的抗トロンビン薬[9]で，分子量が小さいため抗原性がない．また，肝排泄で半減期が39～51分と短く他剤より調節性に優れる．日本での投与量は，出血のリスクを避けるためアメリカより低く設定されており，HIT患者の血栓治療には0.7 μg/kg/分（肝機能障害がある場合は0.2 μg/kg/分）で開始し，APTTが投与前値の1.5～3.0倍になるように用量を調整する．PCIでは0.1 mg/kgをボーラス投与した後，6 μg/kg/分から開始してACTが250～450秒になるように用量調整するとなっている（Advice「HIT既往患者で心臓血管手術が必要になったとき」参照）．

▶APTT：
activated partial thromboplastin time（活性化部分トロンボプラスチン時間）

▶PCI：
percutaneous coronary intervention（経皮的冠動脈インターベンション）

▶ACT：
activated clotting time（活性化凝固時間）

> **Advice** HIT既往患者で心臓血管手術が必要になったとき
>
> HITを発症した患者は，その後は原則としてヘパリンの再投与は禁忌とされる．しかしながらHIT抗体が陰性化した後は，ヘパリンを再使用してもHITを必ずしも再発しない（むしろ再発は少ない）との報告が増加している．
> HIT既往患者で心臓血管手術（とくに人工心肺使用手術）が必要になった場合，可能な限りHIT抗体が陰性化するまで待機し，人工心肺中はヘパリンを用いて手術を行い，離脱後はヘパリンを直ちに中止し，術後に必要であれば選択的抗トロンビン薬を投与する方法が勧められる[10]．

## b ― ダナパロイドナトリウム

- ダナパロイドはヘパラン硫酸，デルマタン硫酸，コンドロイチン硫酸の混合物で，抗Xa活性と抗トロンビン活性の比は22とされ，より選択的にXaを阻害する[9]．抗Xa活性の半減期は約25時間と非常に長く中和薬が存在しないため，出血には十分配慮する必要がある．
- HIT抗体との交叉反応が約5%あり，日本ではHIT既往歴のある患者では原則禁忌とされる．

## おわりに

- ヘパリン投与後に血小板減少や血栓症を認めたら，まずHITを疑う．
- 4 T'sスコアリングシステムでスコアリングしてから血清学的検査を検討．
- HITと診断したらヘパリンを中止し，代替抗凝固薬の投与開始．

（釈永清志）

> **ここがポイント**
>
> 最近注目されている経口DTIとしてはダビガトラン（プラザキサ®）があり，日本でも2011年に「非弁膜症性心房細動患者における虚血性脳卒中及び全身性塞栓症の発症抑制」で適応承認された．ダビガトランのHIT治療オプションとしての可能性についてレビューが発表され，今後の発展が期待される[11]．
>
> ▶DTI：
> direct thrombin inhibitor
> （直接トロンビン阻害薬）

### 文献

1) Salter BS, et al. Heparin-Induced Thrombocytopenia：A Comprehensive Clinical Review. J Am Coll Cardiol 2016；67：2519-32.
2) Chong BH. Heparin-induced thrombocytopenia. J Thromb Haemost 2003；1：1471-8.
3) Greinacher A. CLINICAL PRACTICE. Heparin-Induced Thrombocytopenia. N Engl J Med 2015；373：252-61.
4) Lo GK, et al. Evaluation of pretest clinical score (4 T's) for the diagnosis of heparin-induced thrombocytopenia in two clinical settings. J Thromb Haemost 2006；4：759-65.
5) Cuker A, et al. Predictive value of the 4Ts scoring system for heparin-induced thrombocytopenia：A systematic review and meta-analysis. Blood 2012；120：4160-7.
6) Warkentin TE, et al. Quantitative interpretation of optical density measurements using PF4-depenent enzyme-immunoassays. J Thromb Haemost 2008；6：1304-12.
7) Linkins LA, et al. Treatment and prevention of heparin-induced thrombocytopenia：Antithrombotic Therapy and Prevention of Thrombosis, 9th ed：American College of Chest Physicians Evidence-Based Clinical Practice Guidelines. Chest 2012；141：e495S-530S.
8) Greinacher A, et al. Heparin-induced thrombocytopenia with thromboembolic compli-

cations: Meta-analysis of 2 prospective trials to assess the value of parenteral treatment with lepirdin and its therapeutic aPTT range. Blood 2000; 96: 846-51.
9) Kelton JG, et al. Nonheparin anticoagulants for heparin-induced thrombocytopenia. N Engl J Med 2013; 368: 737-44.
10) Watson H, et al. Guidelines on the diagnosis and management of heparin-induced thrombocytopenia: Second edition. Br J Haematol 2012; 159: 528-40.
11) Ho PJ, Siordia JA. Dabigatran approaching the realm of heparin-induced thrombocytopenia. Blood Res 2016; 51: 77-87.

# 索引

### 和文索引

## あ

| | |
|---|---|
| 悪性腫瘍 | 182 |
| ──とDIC | 184 |
| ──とVTE | 183 |
| ──に合併したDICの治療 | 189 |
| ──の疫学 | 182 |
| 悪性新生物 | 300 |
| アルガトロバン | 313 |
| アンチトロンビン | 134, 226 |
| ──活性 | 228 |
| ──の血管内皮機能調節作用 | 230 |
| ──の抗炎症作用 | 229 |
| ──の抗凝固作用 | 226 |
| アンチトロンビンIII | 221 |
| アンチトロンビン製剤 | 190 |
| アンチトロンビン濃縮製剤（AT III製剤） | 226, 228 |

## い

| | |
|---|---|
| 一次線溶 | 98 |
| 遺伝子組換え型ヒト可溶性トロンボモジュリン | 236 |
| 移動式免疫発光測定装置 | 112 |
| インスリン様増殖因子-1 | 82 |
| インターフェロン | 67 |
| インターロイキン | 67 |
| インヒビター | 134 |
| インフラマソーム | 55 |

## え

| | |
|---|---|
| エクリズマブ | 269 |
| 炎症 | 205, 228 |
| 炎症性サイトカイン | 67, 104, 176, 246 |
| 炎症反応 | 52, 144 |

## か

| | |
|---|---|
| 外因経路 | 87 |
| 外傷 | 76, 152 |
| ──後凝固障害 | 153 |
| ──後の肺炎 | 161 |
| 科学的標準化委員会 | 33 |
| 化学発光酵素免疫測定法 | 112 |
| 獲得免疫 | 54 |
| 活性化部分トロンボプラスチン時間 | 89, 127 |
| 活性化プロテインC | 220 |
| ガベキサートメシル酸塩 | 190 |
| 可溶性フィブリン | 94 |
| 可溶性フィブリンモノマー | 30 |
| 可溶性フィブリンモノマー複合体 | 94 |
| 顆粒球 | 58 |
| 肝酵素上昇 | 283 |
| 肝細胞増殖因子 | 83 |
| 感染症 | 57, 299 |
| 感染防御 | 147 |

## き

| | |
|---|---|
| 機能的測定法 | 312 |
| （旧）厚生省DIC診断基準 | 27 |
| （旧）厚生省DIC診断基準改訂版 | 27 |
| ──の所見 | 30 |
| ──の補助的検査 | 30 |
| 急性炎症反応 | 67 |
| 急性期DIC診断基準 | 22 |
| 急性期のHIT | 313 |
| 急性呼吸窮迫症候群 | 246 |
| 急性呼吸促迫症候群 | 77 |
| 急性腎傷害 | 269 |
| 急性膵炎 | 246 |
| 急性前骨髄球性白血病 | 184 |
| 凝固 | 8, 87, 120, 121, 123, 134 |
| ──活性 | 138 |
| ──阻害 | 134 |
| 凝固因子 | 87, 127 |
| 凝固カスケード | 191 |
| 凝固カスケードモデル | 87, 127 |
| ──と生体内凝固 | 89 |
| 凝固系検査 | 87, 92, 197 |
| ──の時間軸での評価 | 92 |
| ──の定量評価 | 93 |
| 凝固・線溶系反応 | 2, 144, 154 |

## く

| | |
|---|---|
| グラム陰性菌 | 71 |
| グラム陽性菌 | 71 |

## け

| | |
|---|---|
| 経口抗凝固薬 | 130, 190 |
| 血液凝固 | 87 |
| 血管内皮細胞増殖因子 | 80 |
| 血球貪食症候群 | 296 |
| 血球貪食性リンパ組織球症 | 296 |
| 血漿交換 | 271 |
| 血漿交換療法 | 263, 274 |
| 血小板 | 47, 120, 122, 123, 146 |
| ──凝集 | 124 |
| ──の役割 | 123 |
| ──補充 | 125 |
| ──誘導 | 124 |
| 血小板含有分子 | 10 |
| 血小板減少 | 262, 268, 283 |
| 血小板数 | 29, 41 |
| 血小板第4因子 | 95 |
| 血小板由来増殖因子 | 82 |
| 血漿療法 | 269 |
| 血清学的診断 | 198 |
| 血栓性血小板減少性紫斑病 | 262, 271, 277 |
| 血栓性微小血管症 | 262, 277 |
| 二次性── | 269 |
| ケモカイン | 67 |
| 原発性HLH | 296 |
| ──の診断 | 301 |
| ──の治療 | 303 |

## こ

| | |
|---|---|
| 抗悪性腫瘍薬 | 188, 275 |
| 抗炎症性サイトカイン | 67, 70 |
| 抗凝固薬 | 130 |
| 抗凝固療法 | 30 |
| 抗菌薬開始 | 109 |
| 抗菌薬治療 | 64 |
| 抗血小板薬 | 274 |
| 合成プロテアーゼ阻害薬 | 190, 246 |
| 好中球 | 55, 146 |

| | | |
|---|---|---|
| 好中球細胞外トラップ | 147 | |
| 抗プラスミン作用 | 251 | |
| 抗リン脂質抗体 | 288 | |
| ——関連症状 | 291 | |
| ——の多様性 | 293 | |
| 抗リン脂質抗体症候群 | 288 | |
| 抗リン脂質抗体スコア | 290 | |
| 呼吸器感染症 | 105, 109 | |
| 呼吸窮迫症候群 | 210 | |
| 国際血栓止血学会 | 32 | |
| 固形がん | 187 | |
| 古典的熱中症 | 179 | |
| 古典的（非労作性）熱中症 | 178 | |

## さ

| | |
|---|---|
| サイトカイン | 67 |
| サイトカインプロファイル | 76 |
| 細胞基盤モデル | 90 |
| サッポロクライテリア・シドニー改変 | 288, 292 |
| 産科DIC | 194 |
| 産科DIC診断基準 | 37 |
| 産科DICスコア | 38 |
| 産科DIC臨床効果判定基準 | 40 |
| 産科疾患 | 194 |
| 産褥期大量出血 | 202 |

## し

| | |
|---|---|
| 志賀毒素 | 262, 277 |
| 止血 | 120, 122, 123 |
| 自然リンパ球 | 56 |
| 周産期仮死 | 211 |
| 重症外傷 | 152 |
| 重症熱傷 | 166 |
| 集中治療領域 | 106, 109 |
| 樹状細胞 | 55 |
| 出血 | 46 |
| 出血性合併症 | 258 |
| 腫瘍壊死因子 | 67 |
| 常位胎盤早期剥離 | 194 |
| ——の画像診断 | 196 |
| ——の臨床症状 | 196 |
| 小児・新生児SIRS診断基準 | 214 |
| 静脈血栓症 | 289, 294 |
| 静脈血栓塞栓症 | 182 |
| 初期相 | 90 |
| 新生児 | 44, 205 |
| 新生児DIC | 44, 209 |
| ——の基礎疾患 | 45 |
| ——の検査所見 | 47 |
| ——の診断基準とアルゴリズム | 48 |
| ——の臨床症状 | 46 |
| 新生児DIC診断基準 | 44 |
| 新生児DIC診断・治療指針2016年版 | 216 |
| 新生児SIRS診断基準 | 49 |
| ——とSIRS | 214 |
| ——の凝固系 | 206 |
| ——の血小板 | 208 |
| ——の線溶系 | 208 |
| 新生児感染症 | 212 |
| 心臓血管手術 | 314 |
| 深部静脈血栓症 | 254 |

## す

| | |
|---|---|
| ステロイド | 274 |
| ステロイドパルス療法 | 274 |

## せ

| | |
|---|---|
| 成人HLH | 304 |
| 生体侵襲刺激 | 54 |
| 成長因子 | 80 |
| 接触活性化経路 | 87 |
| セリンプロテアーゼ | 134 |
| セリンプロテアーゼインヒビター | 134 |
| 線維素溶解 | 10 |
| 線維素溶解反応 | 96 |
| 全身性炎症 | 2, 80 |
| 全身性炎症性反応症候群 | 160 |
| 全身性炎症反応症候群 | 3, 16, 53, 145, 152 |
| 線溶 | 10, 96, 134, 139 |
| ——活性 | 140 |
| ——活性化 | 96 |
| ——活性化因子 | 96 |
| ——制御 | 98 |
| ——阻害 | 139 |
| ——抑制因子 | 98, 99 |
| 線溶系検査 | 96, 100 |

## そ

| | |
|---|---|
| 臓器障害 | 46 |
| 臓器不全 | 2 |
| 造血幹細胞移植 | 303 |
| 増殖因子 | 80 |
| 増殖性サイトカイン | 80 |
| 増大相 | 90 |

| | |
|---|---|
| 増幅相 | 90 |
| 組織因子 | 2, 89 |
| 組織因子経路 | 87 |
| 組織型プラスミノゲンアクチベータ | 139 |

## た

| | |
|---|---|
| 胎児 | 197 |
| 胎児心拍数陣痛図 | 196 |
| 代償性抗炎症反応症候群 | 152, 162 |
| 大量輸血プロトコール | 153, 158 |
| 多臓器機能障害 | 17, 18 |
| 多臓器不全 | 18, 67, 152, 246 |
| ダナパロイド | 190 |
| ダナパロイドナトリウム | 314 |
| ダメージ関連分子パターン | 4, 67 |
| 単球 | 55 |
| タンパク波 | 124 |

## ち

| | |
|---|---|
| 腸管出血性大腸菌 | 277 |
| 直接経口抗凝固薬 | 190 |

## て

| | |
|---|---|
| 低分子ヘパリン | 190, 254 |

## と

| | |
|---|---|
| 動脈血栓症 | 289, 294 |
| トランスフォーミング増殖因子-$\beta$ | 81 |
| トロンビン | 11, 124, 134, 250 |
| トロンビン-アンチトロンビン複合体 | 30, 93, 134, 138 |
| トロンビン活性化線溶阻害因子 | 100 |
| トロンビン受容体反応 | 11 |
| トロンボエラストグラフィ | 122, 159 |
| トロンボテスト | 127 |
| トロンボモジュリン | 236 |
| ——の抗炎症作用 | 238 |
| ——の抗凝固作用 | 236 |
| ——の構造 | 236 |
| ——の生理作用 | 236 |
| ——の線溶調節作用 | 238 |
| 鈍的多発外傷 | 152 |

## な

| | |
|---|---|
| 内因経路 | 87 |
| 内因性プロテアーゼ | 134 |
| ナチュラルキラー細胞 | 56 |

## な

ナファモスタットメシル酸塩　190

## に

二次性HLH　299
　　──の診断　302
　　──の治療　304
二次線溶　98
日本血栓止血学会用語集　185
日本版敗血症診療ガイドライン
　　44, 222, 242, 251
日本版敗血症診療ガイドライン
　2016　44, 223, 233, 243, 252, 255
妊娠　194
　　──におけるパートナーとの免疫
　　　学的な相性　201
妊娠合併症　289, 294
妊娠高血圧症候群　199, 283

## ね

熱傷　77, 166
　　──に合併する凝固障害に対する
　　　治療　171
　　──に合併する凝固障害の病態
　　　166
　　──に合併する凝固障害の頻度と
　　　予後　169
熱傷面積　166
熱侵襲　167, 169
熱中症　173
　　──患者発生に関する公開情報
　　　173
　　──に関する委員会　176
　　──の治療　178
　　──薬物治療　179

## は

敗血症　16, 25, 27, 53, 56, 70, 112,
　　144, 145, 166, 257
　　──性ショック　19
　　──の新定義　18
　　──の定義　57
敗血症診療ガイドライン　220
敗血症性ショック　145
破砕赤血球　272
播種性血管内凝固症候群　2, 22, 27,
　　32, 37, 44, 53, 80, 130, 152, 166,
　　176, 182, 220, 236, 246
パスファースト　112
パターン認識受容体　54, 67

## ひ

白血球　52, 119
微小血管症性溶血性貧血　262, 268
ヒストン　69
非典型溶血性尿毒症症候群　262, 265
病原体関連分子パターン　4, 67
病原微生物　58

## ふ

フィブリノゲン　47, 98, 120, 124
　　──製剤　122
　　──の役割　121, 122
フィブリノゲン値　29, 42
フィブリノゲン分解産物　102
フィブリン　96
フィブリン関連マーカー　30
フィブリン・フィブリノゲン分解産
　　物　29, 102
プラスミノゲン　100
プラスミノゲンアクチベータインヒ
　　ビター-1　6, 100, 101
プラスミノゲンアクチベータインヒ
　　ビター-2　6
プラスミン　96, 97, 134
プラスミン-$a_2$プラスミンインヒビ
　　ター複合体　30, 101, 134, 140
プレセプシン　112
プロカルシトニン　104, 113
　　──の役割　104
　　──の臨床的意義　105
プロカルシトニンガイダンス
　　104, 110
　　──の限界　108
プロテアーゼ　246
プロテアーゼインヒビター　246
プロテアーゼ活性化受容体　250
プロトロンビン時間
　　29, 42, 47, 89, 127
プロトロンビンフラグメント1+2
　　94

## へ

ベバシズマブ　189
ヘパラン硫酸　255
ヘパリノイド　254
ヘパリン　254
　　──の合併症　258
ヘパリン起因性血小板減少症
　　258, 310
ヘパリン類　190, 254
ヘパリン類似物質　254

## ほ

包括的遺伝子解析　269
補体　252

## ま

マーカー　52, 58, 61, 62, 70, 82, 87,
　　92, 96, 100, 104, 109, 110,
　　113, 127, 166
マクロファージ　55
末梢血白血球数　57

## み

未分画ヘパリン　130, 254

## め

メシル酸ガベキサート　247
メシル酸ナファモスタット　248
免疫炎症反応　52
　　──の機序　54
　　──の作用　53
免疫学的血栓形成　55, 144
免疫学的生体反応　160
免疫学的測定法　312
免疫反応　52
免疫不全症候群　298
免疫抑制　303
免疫抑制薬　274

## や

薬剤　130

## よ

溶血　283
溶血性尿毒症症候群　262, 277
羊水塞栓症　197
　　──におけるC1インヒビターの
　　　使用　199
　　──の臨床症状　198
　　──の臨床診断　198
予防的血小板輸血禁忌　265

## ら

ランダム化比較試験　105

## り

| | |
|---|---|
| リウマチ性疾患 | 300 |
| リコンビナントアンチトロンビン | 229 |
| リコンビナント活性化プロテインC製剤 | 240 |
| リコンビナントトロンボモジュリン製剤 | 190, 236, 239 |
| リツキシマブ | 264, 275 |

## ろ

| | |
|---|---|
| 労作性熱中症 | 178, 179 |

## わ

| | |
|---|---|
| ワルファリン | 130, 313 |

## 欧文索引

### A

| | |
|---|---|
| $\alpha_2$ antiplasmin ($\alpha_2$AP) | 99 |
| $\alpha_2$ plasmin inhibitor ($\alpha_2$PI) | 99, 134 |
| $\alpha_2$-マクログロブリン | 10 |
| $\alpha_2$AP | 99, 101 |
| $\alpha_2$PI | 10, 99, 101, 134, 139 |
| $\alpha_2$PIの測定 | 140 |
| $\alpha_2$アンチプラスミン | 99, 101 |
| $\alpha_2$プラスミンインヒビター | 10, 99, 101, 134, 139 |
| a disintegrin-like and metalloproteinase with thrombospondin type 1 motifs 13（ADAMTS13） | 262, 271 |
| abruption of normally implanted placenta | 194 |
| ACoTS | 152, 156, 157 |
| activated partial thromboplastin time（APTT） | 89, 127 |
| acute burn-induced coagulopathy（ABIC） | 170 |
| acute coagulopathy of trauma-shock（ACoTS） | 152, 156 |
| acute kidney injury（AKI） | 269 |
| Acute Physiology And Chronic Health Evaluation IIスコア（APACHE IIスコア） | 115 |
| acute promyelocytic leukemia（APL） | 184 |
| acute respiratory distress syndrome（ARDS） | 77, 246 |
| ADAMTS13 | 262, 271, 280 |
| ──の検査 | 280 |
| ADAMTS13補充療法 | 264 |
| aHUS | 262, 265, 277 |
| ──診療ガイド2015 | 268 |
| AKI | 269 |
| alarmin | 4 |
| amniotic fluid embolism | 197 |
| amplification | 90 |
| antiphospholipid antibodies（aPL） | 288 |
| antiphospholipid syndrome（APS） | 288 |
| antithrombin III（AT III） | 221 |
| antithrombin（AT） | 134, 226 |
| APL | 184, 187 |
| aPL | 291, 293 |
| APS | 288 |
| ──の鑑別診断 | 293 |
| ──の診断基準 | 292 |
| ──の治療 | 293 |
| ──の病態 | 288 |
| ──の予後 | 291 |
| ──の臨床症状と予後 | 289 |
| 再発・治療抵抗性── | 294 |
| APTT | 89, 127 |
| ──の測定 | 129 |
| ARDS | 77, 246 |
| AT | 134, 226 |
| AT III製剤 | 221, 228, 232, 233 |
| ──欠乏 | 136 |
| ──の臨床検査 | 137 |
| atypical HUS | 277 |
| ──の検査 | 280 |
| atypical HUS（aHUS） | 262 |

### B

| | |
|---|---|
| $\beta$-TG | 95 |
| $\beta$-thromboglobulin（$\beta$-TG） | 95 |
| $\beta$-トロンボグロブリン | 95 |
| $\beta$エラー | 107 |
| B細胞 | 56 |
| bacterial translocation | 176 |
| blood clotting | 87 |
| blood coagulation | 87 |
| blunt multiple trauma | 152 |
| burn | 166 |

### C

| | |
|---|---|
| C-reactive protein（CRP） | 61 |
| C反応性タンパク | 61 |
| CARS | 162 |
| $CHA_2DS_2$-VASc score | 132 |
| CLEIA法 | 112 |
| coagulation factor | 87 |
| compensatory anti-inflammatory response syndrome（CARS） | 152 |
| CRP | 3, 61, 104, 113 |
| ──の値に影響する因子 | 62 |
| ──の感度と特異度 | 63 |
| ──の合成と代謝 | 61 |
| ──の生体内での作用 | 62 |
| ──の分子的構造 | 61 |
| cytokine | 67 |

### D

| | |
|---|---|
| D dimer | 103 |
| D-ダイマー | 30, 47, 103, 139 |
| damage-associated molecular patterns（DAMPs） | 67 |
| DAMPs | 4, 67, 176 |
| DIC | 2, 6, 27, 32, 37, 44, 53, 80, 130, 144, 152, 157, 166, 176, 178, 182, 184, 194, 209, 220, 222, 236, 239, 246, 247, 254 |
| ──診断基準の比較 | 30 |
| ──治療の開始基準 | 27 |
| ──の概念 | 33 |
| ──の基礎疾患 | 28 |
| ──の定義 | 33 |
| ──の病型分類 | 185 |
| ──の臨床症状 | 28 |
| 線溶均衡型── | 186 |
| 線溶亢進型── | 186 |
| 線溶抑制型── | 185 |
| direct oral anti coagulant（DOAC） | 190 |
| disseminated intravascular coagulation（DIC） | 22 |
| DOAC | 190 |
| DVT | 254 |

### E

| | |
|---|---|
| early-onset burn-induced coagulopathy（EBIC） | 170 |
| EHEC | 277 |

| | | |
|---|---|---|
| elevated liver enzymes | 283 | |
| enterohemorrhagic *Escherichia coli* | | |
| （EHEC） | 277 | |

## F

| | |
|---|---|
| F1 + 2 | 94 |
| FDP | 29, 41, 47, 102 |
| fibrin | 96 |
| fibrin and fibrinogen degradation products（FDP） | 29, 102 |
| fibrin related markers（FRMs） | 30 |
| fibrinogen | 98, 120 |
| fibrinolysis | 96 |
| FRMs | 30 |

## G

| | |
|---|---|
| Glasgow outcome scale（GOS） | 77 |
| GOS | 77 |
| growth factor | 80 |

## H

| | |
|---|---|
| HAP/VAPガイドライン | 108 |
| HELLP症候群 | 283 |
| ――の合併症 | 285 |
| ――の管理法 | 286 |
| ――の診断基準 | 284 |
| ――の病態 | 283 |
| ――の病態に関する研究 | 284 |
| hematopoietic stem cell transplantation（HSCT） | 303 |
| hemolysis | 283 |
| hemolytic uremic syndrome（HUS） | 262, 277 |
| hemophagocytic lymphohistiocytosis（HLH） | 296 |
| hemophagocytic syndrome（HPS） | 296 |
| heparin | 254 |
| heparin sulfate（HS） | 255 |
| heparin-induced thrombocytopenia（HIT） | 258, 310 |
| hepatocyte growth factor（HGF） | 83 |
| HGF | 83 |
| high mobility group box 1 protein（HMGB-1） | 69 |
| histone | 69 |
| HIT | 258, 310 |
| ――の血清学的診断 | 312 |
| ――の診断 | 310 |
| ――の治療 | 313 |
| ――の病態 | 310 |
| ――の臨床的診断 | 311 |
| HLH | 296 |
| ――のスペクトラムの広がり | 306 |
| ――の治療 | 303 |
| ――の臨床所見と診断 | 301 |
| HMGB-1 | 69, 179 |
| HSCT | 303, 304 |
| HUS | 262, 265, 277 |
| ――の疫学 | 278 |
| ――の鑑別診断 | 279 |
| ――の治療 | 281 |
| ――の病態 | 278 |
| ――の予後 | 282 |

## I

| | |
|---|---|
| IFN | 67 |
| IGF-1 | 82 |
| IL | 67 |
| IL-1 | 68 |
| IL-6 | 69, 104, 113 |
| IL-8 | 69, 104 |
| IL-10 | 70 |
| IL-12p70 | 84 |
| ILCs | 56 |
| immunothrombosis | 55, 144, 147 |
| ――と抗凝固療法 | 149 |
| ――の形成機序 | 149 |
| inflammatory cytokine | 67 |
| initiation | 90 |
| innate lymphoid cells（ILCs） | 56 |
| insulin-like growth factor-1（IGF-1） | 82 |
| interferon（IFN） | 67 |
| interleukin（IL） | 67 |
| International Society on Thrombosis and Haemostasis（ISTH） | 32 |
| ISTH DIC診断基準 | 32, 145, 169 |

## L

| | |
|---|---|
| L-アスパラギナーゼ | 188 |
| leukocyte | 52 |
| Logistic Organ Dysfunction System（LODS） | 18 |
| low platelet | 283 |
| low-molecular weight heparin（LMWH） | 254 |

## M

| | |
|---|---|
| MAHA | 268 |
| massive transfusion protocol（MTP） | 153 |
| MCP-1 | 69 |
| MELD score | 130 |
| microangiopathic hemolytic anemia（MAHA） | 262 |
| Model for End-stage Liver Disease score（MELD score） | 130 |
| MOF | 152, 246 |
| monocyte chemotactant protein-1（MCP-1） | 69 |
| MTP | 153, 158 |
| multiple organ dysfunction syndrome（MODS） | 17 |
| multiple organ failure（MOF） | 246 |

## N

| | |
|---|---|
| natural killer cell（NK細胞） | 56 |
| neonatal infection | 212 |
| NETs | 146 |
| neutrophil extracellular traps（NETs） | 147 |
| NF-$\kappa$B抑制効果 | 248 |
| NK細胞 | 56 |
| non-overt DIC | 145 |
| non-overt DIC診断基準 | 35, 169 |

## O

| | |
|---|---|
| overt DIC | 145 |
| overt DIC診断基準 | 34, 169 |

## P

| | |
|---|---|
| PAI-1 | 6, 99, 100, 101 |
| PAI-2 | 6 |
| PAMPs | 4, 67, 176 |
| PAR | 250 |
| PATHFAST® | 112 |
| pathogen-associated molecular patterns（PAMPs） | 67 |
| pattern recognition receptors（PRRs） | 54, 67 |
| PCT | 104 |
| PCTガイダンス | 104, 110 |
| ――の限界 | 108 |
| PDGF | 82 |
| PE | 274 |

| perinatal asphyxia | 211 |
| --- | --- |
| persistent inflammation, immunosuppression, and catabolism syndrome (PICS) | 152 |
| PF4 | 95 |
| PIC | 30, 101, 134, 140 |
| ――の測定 | 141 |
| PICS モデル | 162 |
| PIH | 199 |
| plasma exchange (PE) | 271 |
| plasmin | 96 |
| plasmin-$a_2$ plasmin inhibitor complex (PIC) | 101, 134 |
| plasmin-$a_2$ plasmin inhibitor complex (PPIC, PIC) | 30 |
| plasminogen activator inhibitor-1 (PAI-1) | 99 |
| platelet | 120 |
| platelet factor 4 (PF4) | 95 |
| platelet-derived growth factor (PDGF) | 82 |
| postpartum hemorrhage (PPH) | 202 |
| PPH | 202 |
| PPIC | 30 |
| pregnancy induced hypertension | 283 |
| pregnancy induced hypertension (PIH) | 199 |
| presepsin (P-SEP) | 112 |
| procalcitonin (PCT) | 104 |
| ProGuard 試験 | 107 |
| proliferative cytokine | 80 |
| propagation | 90 |
| PRORATA 試験 | 107 |
| protease | 246 |
| protease-activated receptor (PAR) | 250 |
| prothrombin fragment 1+2 (F1+2) | 94 |
| prothrombin time (PT) | 29, 89, 127 |
| PRRs | 54, 67 |
| PT | 29, 42, 47, 89, 127 |
| ―― -INR | 128, 130 |
| ――の測定 | 127 |
| Owren―― | 127, 130 |
| Quick―― | 127, 130 |

## Q

| quick SOFA (qSOFA) | 18 |
| --- | --- |

## R

| RCT | 105 |
| --- | --- |
| RDS | 210 |
| recombinant human activated protein C (rhAPC) | 240 |
| recombinant human soluble thrombomodulin (rTM) | 236 |
| respiratory distress syndrome (RDS) | 210 |
| rhAPC | 240 |
| rotational thromboelastometry (ROTEM®) | 122, 159 |
| ROTEM® | 122, 159 |
| rTM | 239, 240, 241, 242 |

## S

| SAPS | 107 |
| --- | --- |
| Scientific and Standardization Committee (SSC) | 33 |
| sepsis | 16, 53, 112, 144 |
| septic shock | 145 |
| Sequential Organ Failure Assessment スコア | 170 |
| Sequential Organ Failure Assessment (SOFA) | 18 |
| serine protease inhibitor (serpin) | 134 |
| SF | 94, 95 |
| SFMC | 94, 95 |
| Shiga toxin | 262, 277 |
| SIRS | 3, 16, 145, 152, 160, 166, 214 |
| ――診断基準 | 56 |
| ――の概念 | 16 |
| ――の定義 | 16 |
| ――の病態 | 17 |
| SIRS-CARS モデル | 161 |
| SOFA | 18, 19, 170 |
| soluble fibrin monomer complex (SFMC) | 95 |
| soluble fibrin monomer (SFM) | 30 |
| soluble fibrin (SF) | 95 |
| SSCG | 220 |
| Surviving Sepsis Campaign Guideline (SSCG) | 44 |
| Surviving Sepsis Campaign Guidelines | 233, 242 |
| Surviving Sepsis Campaign Guidelines (SSCG) | 220 |
| Swansea 分類 | 285 |
| systemic inflammatory response syndrome (SIRS) | 16, 53, 145, 152, 166 |

## T

| T 細胞 | 56 |
| --- | --- |
| TAFI | 99, 100 |
| TAT | 30, 93, 134, 138 |
| ――の測定 | 138 |
| TBSA | 166 |
| TEG® | 122, 159 |
| TF | 89 |
| TGF-$\beta$ | 81 |
| Th2 サイトカイン | 81 |
| thrombin activatable fibrinolysis inhibitor (TAFI) | 99 |
| thrombin-antithrombin complex (TAT) | 30, 93, 134 |
| thromboelastography (TEG®) | 122, 159 |
| thrombomodulin (TM) | 236 |
| thrombotest (TT) | 127 |
| thrombotic microangiopathy (TMA) | 262, 277 |
| thrombotic thrombocytopenic purpura (TTP) | 262, 271, 277 |
| tissue-type plasminogen activator (tPA) | 139 |
| TM | 236 |
| TMA | 262 |
| 二次性―― | 266, 269 |
| TNF | 67 |
| TNF-$a$ | 67 |
| total burn surface area (TBSA) | 166 |
| tPA | 101, 139 |
| tPA・PAI-1 複合体 | 101 |
| transforming growth factor-$\beta$ (TGF-$\beta$) | 81 |
| trauma | 152 |
| TT | 127 |
| ――の測定 | 130 |
| TTP | 262, 271 |
| ――の重症度分類 | 272 |
| ――の診断基準 | 272 |
| ――の治療 | 272 |
| ――の病態 | 271 |
| 後天性―― | 271, 273 |
| 先天性―― | 271, 275 |

典型的—— 271, 273
非典型的—— 275
tumor necrosis factor (TNF) 67
typical HUS 277

## U

unfractionated heparin (UFH) 254
Upshaw-Shulman症候群 (USS) 271
USS 271, 275

## V

vascular endothelial growth factor (VEGF) 80
VEGF 80
venous thromboembolism (VTE) 182
von Willebrand factor-cleaving protease (vWF-CP) 262

von Willebrand因子 2, 262, 271
von Willebrand因子特異的切断酵素 262
VTE 182
vWF 262, 271
vWF-CP 262
vWF研究の歴史とTTP治療の最前線 265

中山書店の出版物に関する情報は，小社サポートページを
御覧ください．
https://www.nakayamashoten.jp/support.html

**救急・集中治療アドバンス**

**重症患者における炎症と凝固・線溶系反応**

2017年3月21日　初版第1刷発行 ©
〔検印省略〕

専門編集 ──── 松田直之（まつだ　なおゆき）

発 行 者 ──── 平田　直

発 行 所 ──── 株式会社 中山書店
　　　　　　　　〒112-0006 東京都文京区小日向4-2-6
　　　　　　　　TEL 03-3813-1100（代表）
　　　　　　　　振替 00130-5-196565
　　　　　　　　https://www.nakayamashoten.jp/

装丁 ──────── 花本浩一（麒麟三隻館）

印刷・製本　　株式会社 真興社

Published by Nakayama Shoten Co.,Ltd.
ISBN 978-4-521-74333-2　　　　　　　　　　　　　　　　　　Printed in Japan
落丁・乱丁の場合はお取り替え致します．

・本書の複製権・上映権・譲渡権・公衆送信権（送信可能化権を含む）は株式会社中山書店が保有します．
・JCOPY 〈（社）出版者著作権管理機構 委託出版物〉
本書の無断複写は著作権法上での例外を除き禁じられています．複写される場合は，そのつど事前に，（社）出版者著作権管理機構（電話 03-3513-6969，FAX 03-3513-6979，e-mail:info@jcopy.or.jp）の許諾を得てください．

本書をスキャン・デジタルデータ化するなどの複製を無許諾で行う行為は，著作権法上での限られた例外（「私的使用のための複製」など）を除き著作権法違反となります．なお，大学・病院・企業などにおいて，内部的に業務上使用する目的で上記の行為を行うことは，私的使用には該当せず違法です．また私的使用のためであっても，代行業者等の第三者に依頼して使用する本人以外の者が上記の行為を行うことは違法です．

# 集中治療と救急医療の幅広いニーズにこたえる新シリーズ!!

# 救急・集中治療アドバンス

●編集委員（50音順）
**藤野裕士**（大阪大学）
**松田直之**（名古屋大学）
**森松博史**（岡山大学）

▼本シリーズの特色

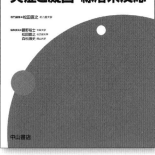

B5判／並製／4色刷
各巻平均300頁
各本体予価10,000円

❶ 集中治療と救急医療の現場で対応が求められる急性期の病態を中心にとりあげ，実際の診療をサポート
❷ 最近の傾向，最新のエビデンスに関する情報もわかりやすく解説
❸ 関連する診療ガイドラインの動向をふまえた内容
❹ ポイントを簡潔かつ具体的に提示
❺ 写真・イラスト・フローチャート・表を多用し，視覚的にも理解しやすい構成
❻ 専門医からのアドバイスや注意点などを適宜コラムで紹介
❼ 補足情報などのサイドノートも充実

◉シリーズの構成と専門編集

| | | |
|---|---|---|
| **急性呼吸不全** | 藤野裕士 | 定価（本体10,000円＋税） |
| **重症患者における炎症と凝固・線溶系反応** | 松田直之 | 定価（本体10,000円＋税） |
| **急性肝不全・急性腎傷害・代謝異常** | 森松博史 | |

［以下続刊］　※タイトル，配本順は諸事情により変更する場合がございます．

**中山書店**　〒112-0006 東京都文京区小日向4-2-6　TEL 03-3813-1100　FAX 03-3816-1015
https://www.nakayamashoten.jp/